MARION GRILLPARZER

KörperWissen

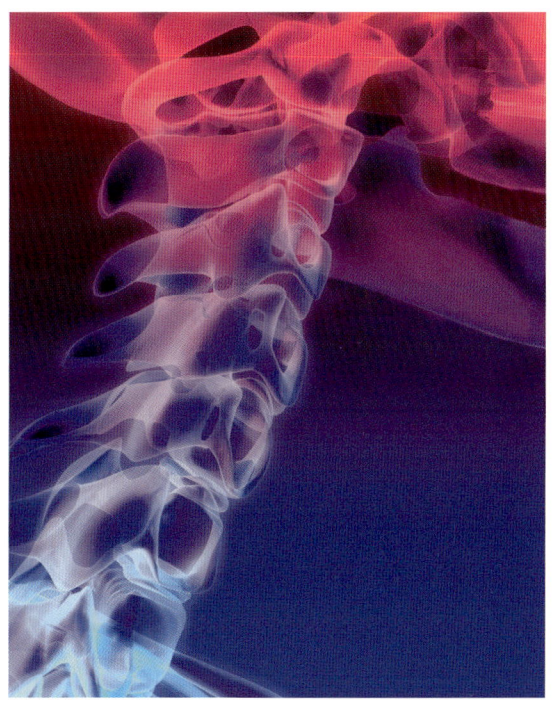

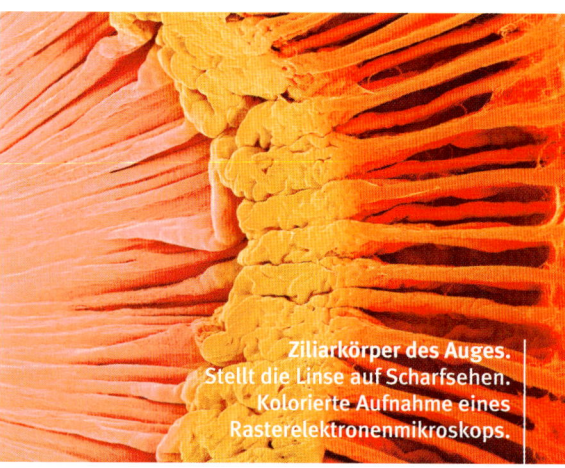

Ziliarkörper des Auges.
Stellt die Linse auf Scharfsehen.
Kolorierte Aufnahme eines
Rasterelektronenmikroskops.

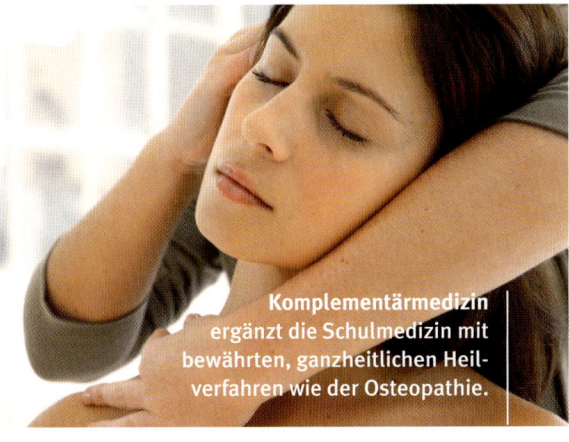

Komplementärmedizin
ergänzt die Schulmedizin mit
bewährten, ganzheitlichen Heil-
verfahren wie der Osteopathie.

Die Lunge beim Einatmen.
Sie sehen den Brustkorb, die Lungenflügel (blau), das Herz (Mitte unten)
und das gesenkte Zwerchfell (unten).
Kolorierte Röntgenaufnahme.

Hodenkanälchen mit heran-
reifenden Spermien (blau).
Kolorierte Aufnahme eines
Rasterelektronenmikroskops.

Ein oder zwei Worte zuvor ...

Wie kommt man eigentlich auf die Idee, ein Buch über KörperWissen zu schreiben? Ich saß bei einem Glas Wein am Wohnzimmertisch und las einen unglaublich spannenden Artikel über das Immunsystem. Über Killerzellen, Fresszellen, Virenangriffe, körpereigene Trainings-Camps für Abwehrkräfte … Und da fragte ich meinen in sein Musikmagazin versunkenen Mann: »Sag mal, Wolf, wo liegt deine Thymusdrüse?« Antwort: »Hab ich so was überhaupt?« Und in diesem Moment krabbelte ein Gedanke in mir hoch …

Am nächsten Tag fragte ich Babsi: »Wie sehen Eierstöcke aus?« »Wie Stöcke?« Und von Manuela wollte ich wissen, wie denn der Schnitt in ihrem Finger heilt: »Irgendwie, ganz von allein!«

Sasa habe ich gefragt, wohin das Wasser geht, das sie gerade trinkt, ins Blut oder in die Niere. »Na, in die Niere!« Von Andreas wollte ich wissen, wo die Lymphe sitzt. »Unter den Achseln.«

Meinen Vater habe ich gefragt, wie groß eine Fettzelle ist, Wolf, wie viel Liter ein Magen fasst und ob der platzen kann, wenn man noch etwas mehr isst als er. Von Bettina wollte ich wissen, ob Gehirnzellen nachwachsen. Von Kurt, ob seine Knochen aus lebendem oder totem Material bestehen, von Pit, wie lang man die Luft anhalten kann und warum seine Finger knacken, von Christine, was Mitochondrien sind. Norbert bat ich, mir zu erklären, warum sein Magen geknurrt hat und wo der Schweinebraten, den er gerade aß, genau hinkommt …

So habe ich mich eine Zeitlang durch meinen – ich behaupte jetzt einfach mal – repräsentativen Bekanntenkreis gefragt, mich nicht unbedingt beliebt gemacht und festgestellt:

Das Wissen der Menschen um ihren eigenen Körper ist einfach katastrophal.

Eineinhalb Pfund Wesentliches

Das Ergebnis meiner kleinen Umfrage halten Sie in der Hand. Eineinhalb Pfund KörperWissen. Zugegeben: Gäbe es den Verlag mit seiner leserfreundlichen Seitenbremse nicht, wäre es wohl noch schwerer, hätte etwa 4000 Seiten. Und könnte ich noch ein paar Jahre länger dran arbeiten, würden es wahrscheinlich 40000 Seiten.

Denn KörperWissen ist schier grenzenlos. Das war eigentlich das größte Problem: Was lasse ich weg? Interessant ist nämlich alles. Aber nicht alles ist wesentlich. So haben wir, meine beiden Mitarbeiter Cora und Tibor und ich, ständig diskutiert, wenn wir über anatomischen Zusammenhängen brüteten, Neues aus der Wissenschaft aufstöberten, nach evolutionären Zusammenhängen fahndeten, in Omas Erste-Hilfe-Kästchen stöberten: Ist das denn wirklich wichtig?

Was ist wirklich wichtig?

Wichtig ist, dass in Ihrem Kopf ein Bild entsteht – von dem Wesen, das Ihnen in so vielen Dingen völlig unbekannt ist, mit dem Sie Ihr tägliches Leben verbringen. Ein Bild von dem Wunder, das die Evolution über Milliarden Jahre hervorgebracht hat. Ein mehrdimensionales Bild, tief hinein in die faszinierende Körperwelt – bis zu den Haarzellen im Innenohr, bis zur Schweißzelle der Haut, den Knochenbälkchen im Oberschenkel, den Mitochondrien im Muskel, den Sternzellen im Gehirn, den Fresszellen im Blut … Unterstützt wird dieses Bild von elektronenmikroskopischen Aufnahmen, die sich durchs ganze Buch ziehen. Es ist wirklich unglaublich, was sich die Natur da für Sie hat einfallen lassen – lauter wunderwunderschöne Kunstwerke (zugegeben, die Aufnahmen sind koloriert, was Sie, also Ihren Körper, natürlich noch schöner macht).

Und wichtig ist, dass ein ganzheitliches Bild in Ihrem Kopf entsteht. Es soll deutlich machen, wie das Gehirn, das Glück und die Leber zusammenhängen. Die Niere und die Leistung. Die Wade und die Gehirnzellen. Die Krawatte und das Auge, der Schmerz im Rücken und das Gehirn … Denn unser Körper ist mehr als eine Ansammlung von Organen und Knochen in einem Hautbeutel.

Die ansteckende Faszination der anderen

Dass dieses Buch wirklich ein Buch wurde, verdanke ich renommierten Wissenschaftlern wie Prof. Herta Flor, Prof. Dieter Felsenberg, Prof. Ingo Froböse, Dr. Martin Grunwald, Prof. Hanns Hatt, Prof. Jürgen Zulley, Prof. Eberhart Zrenner. Und ich verdanke es Ärzten wie Dr. Carl-Hermann Hempen, Dr. Ulrich Strunz, Dr. Christian Kieberl-Wigoschnig … Lesen Sie die Interviews – ich finde, die Highlights in diesem Buch!

Und dass es ein Buch wurde, verdanke ich natürlich auch all den anderen wunderbaren Experten, die mich aus ihren Büchern, Artikeln oder am Telefon mit ihrer Faszination angesteckt haben. Lauter Menschen, die auf ihre Art und Weise den Körper bis ins kleinste Detail erforschen, anderen helfen – und mit Begeisterung darüber erzählen. Eine große Hilfe war mir auch Dr. Arne Schäffler. Er schreibt selbst medizinische Lehr- und Fachbücher und las das ganze Manuskript gegen. Nicht zu vergessen: meine einfach großartigen Mitarbeiter Cora Wetzstein und Tibor Trautmann. Und natürlich Felicitas Holdau, die beste und kreativste Lektorin der Welt.

Ein Wort zum Schluss

Die Forschung, die Schulmedizin, die Pharmaindustrie sind etwas, das wir ganz dringend brauchen. Mein Vater hätte letzte Woche nicht überlebt, gäbe es den Computertomographen nicht, der seine Blutung im Gehirn feststellte. Und gäbe es nicht das fantastische Team von Chirurgen im

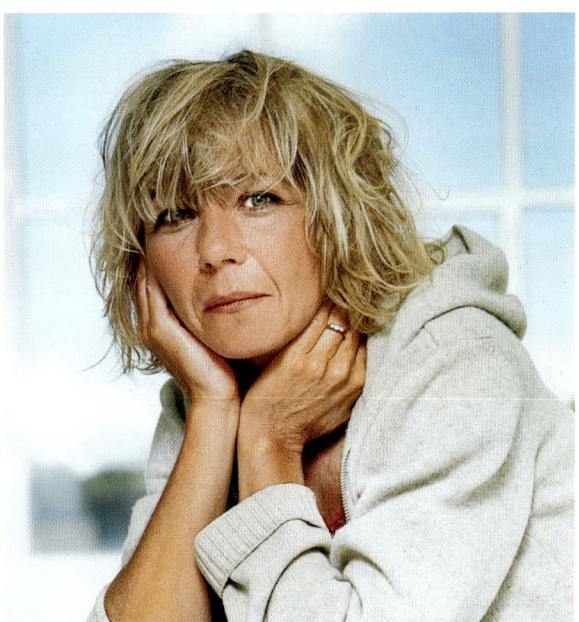

Marion Grillparzer: »Wer weiß, was der Körper alles für ihn tut, ist viel, viel freundlicher zu ihm.«

Münchner Klinikum Großhadern, die Löcher in seinen Kopf bohrten und mit mikroskopisch kleinen Instrumenten die Blutung stoppten (Danke für meinen Daddy!). Und gäbe es nicht die Medikamente, die ihn in die Narkose geschickt haben, die ihm den Schmerz genommen haben …

Nur: Die Schulmedizin ist viel – aber nicht alles. Sie repariert Schäden. Dafür, dass man gesund bleibt, sorgt die Alternativ- oder Komplementärmedizin – und der innere Doktor. Und der will bei Laune gehalten werden. Jeden Tag. Wie? Auch das lesen Sie in »KörperWissen«. Damit Sie mit 99 Jahren noch Freude an Ihrem Wunder haben.

Ich wünsche Ihnen viel Spaß beim Entdecken einer fantastischen Welt!
Herzlichst

Marion Grillparzer

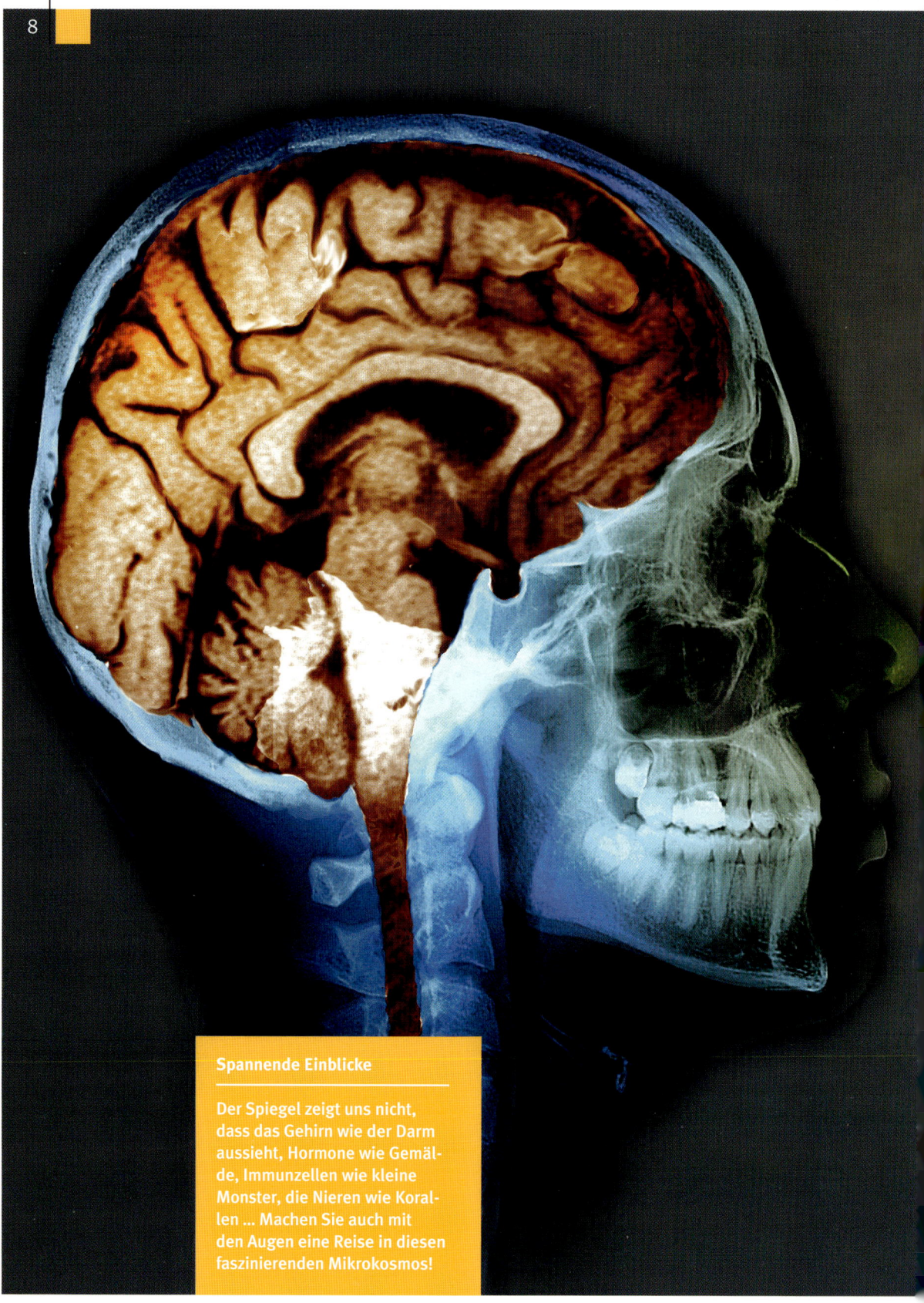

Spannende Einblicke

Der Spiegel zeigt uns nicht, dass das Gehirn wie der Darm aussieht, Hormone wie Gemälde, Immunzellen wie kleine Monster, die Nieren wie Korallen ... Machen Sie auch mit den Augen eine Reise in diesen faszinierenden Mikrokosmos!

BasisWissen

Mit wem leben Sie da eigentlich?

Mit wem stehen Sie jeden Morgen auf, gehen Sie nachts ins Bett? Nichts ist Ihnen näher – und doch so fremd. Oder kennen Sie Ihren Körper wirklich? Nein? Dann machen Sie eine Reise in eine fantastische Welt. Testen Sie erst Ihr KörperWissen – und starten Sie dann mit Genen, Zelle und Gehirn.

Wissen Sie, warum Männer Brustwarzen haben? Warum nur Ihre Nase den richtigen Partner findet? Warum kräftige Atemzüge schlank machen? Warum Sie zwei Nieren haben? Wieso der Magen knurrt? Wie viel Er da unten wiegt? Ob man im Kopfstand eine Mozartkugel schlucken kann? Dass Homocystein gefährlicher fürs Herzerl ist als Cholesterin? Wo unser Fell geblieben ist? Dass das Bauchhirn oft klüger ist als der Kopf? … Nun, dann hätten Sie Medizin studiert – und dieses Buch ganz bestimmt nicht in der Hand.

Sie besitzen etwas ganz Wunderbares. Etwas, das wahrscheinlich mit nichts anderem in der Schöpfung vergleichbar ist. Ein Wunderwerk der Natur. Etwas, das Sie Glück und Jugend fühlen lässt, tanzen, lieben, lachen, herumspringen, sprechen und nachdenken lässt – und träumen. Ihren Körper. Ein wirkliches, wahrhaftiges Wunder. Ein Geschenk, das Ihnen ein Leben lang niemand wegnimmt. Ein Geschenk, an dem die Natur Milliarden Jahre gebastelt hat, um einen Einzeller zu einem so sensationell vollkommenen Meisterwerk von 70 Billionen Zellen zu konstruieren.

Unser Körper ist im Grunde ganz perfekt

Seit dem Ende der Steinzeit vor 10 000 Jahren hat sich an unserem genetischen Programm nichts geändert. Gut so, denn im Grunde ist unser Körper ja perfekt. Egal ob Ohrmuschel oder Blinddarm, Mandeln oder Wade – die Natur hat sich bei jedem einzelnen Teil etwas gedacht. Die Evolution mistet nur aus, was wir nicht wirklich brauchen. Den Schwanz zum Beispiel, der mal an unserem Steißbein hing. Den brauchte der Mensch nicht mehr. Das Steißbein schon, da hängen Muskeln dran. Ohne die würden die Eingeweide rausfallen.

WER BRAUCHT NOCH DEN WEISHEITSZAHN?

Sogar der Blinddarm, genauer: sein Wurmfortsatz, macht Sinn. Er trainiert im Kindesalter die Abwehrkörper. Zeigt dem Immunsystem, was gefährlich ist, was nicht. Irgendwann hat er ausgedient. Nun können wir ihn nicht einfach abfallen lassen wie die Eidechse ihren Schwanz. Aber vielleicht wird er sich ja in einer halben Million Jahre selbst verdauen. Vielleicht schreibt uns die Evolution so ein biologisches Programm.

Auch der Weisheitszahn wird uns irgendwann nicht mehr wachsen. Den haben wir früher gebraucht, um mit viel Kaufläche Ungekochtes zu zermahlen. Heute ist kaum noch Platz für ihn im Gebiss. Immer mehr Menschen kriegen gar keinen mehr, weil wir, seit es das Feuer gibt, Weichgekochtes essen – und neuerdings Junk-Food schlucken, ohne unsere Zähne zu bemühen. Es dauert halt 500 000 Jahre, bis die Weisheit der Evolution uns diesen unnützen Zahn zieht.

Sinnvoll ist sogar der Energierucksack

Sogar bei unserem Energierucksack namens Fettgewebe hat sich die Natur was gedacht: Es dient als Vorrat für Notzeiten. Die Natur hat natürlich nicht geahnt, dass wir Tag für Tag, das ganze Jahr über, dauernd etwas hineinstopfen.

Wir nehmen 600 000 verschiedene Farbstufen wahr, können 10 000 Düfte unterscheiden. Können 1000 Seiten dicke Telefonbücher auswendig lernen oder geniale Gedanken ausbrüten – mit nur anderthalb Kilo Gehirn. Würde man unsere Nerven zusammenknoten, würden sie einmal von der Erde bis zum Mond und zurück reichen.

Zwei Kilo wiegt unser Immunsystem, es arbeitet Tag und Nacht gegen Umweltgifte und andere feindliche Eindringlinge. Und unser Körper kann sich sogar selbst heilen. 450-mal könnte eine Frau ein Kind gebären, so viele Eier springen.

30 Tonnen Nahrung verwandelt unser Stoffwechsel im Laufe des Lebens in Jugend, Gesundheit und Energie – es sei denn, Sie nehmen ständig die »Schnauze voll für 1 Euro«, wie eine Fast-Food-Werbung empfiehlt. Denn dann sieht man – wie Morgan Spurlock in seinem Film »Super Size Me« – doch bald ziemlich alt aus. Und wenn die Leber einer Gänsestopfleber gleicht, fragen Sie: Zahlt das eigentlich die Kasse?

Ausdauer für 40 Kilometer

Unser Herz schlägt drei Milliarden Mal im Leben – in der Regel ohne auszusetzen. Unser Skelett von 215 Knochen bewegt 30 Kilo Muskulatur. Wir können 179,5 Kilo stoßen oder einfach die süßen Früchte von den Bäumen pflücken.

Stabil und gleichzeitig mobil sind auch alle unsere Gelenke. Sie tragen uns auf einem Seil durch die Lüfte, lassen uns Saltos schlagen, Pirouetten drehen, Marathon laufen … Normalerweise. Eine Ausdauer haben wir – unglaublich! Wir können 40 Kilometer am Tag laufen. Können! Laut unseren Genen. Wir haben einen perfekten Körper.

Und den behalten wir Menschen in den Industrie-
nationen evolutionstechnisch gesehen so lange,
bis der Großteil von uns fett und träge vor Computer und Glotze hängt. Denn dann sehen unsere Nachfahren irgendwann ganz anders aus als
wir. Wenn sie nicht zu faul werden, sich überhaupt fortzupflanzen. Zahlt das dann die Kasse?

Der kindliche Wohlfühlkörper

Der Körper ist ein wunderbares Geschenk – was
wir in der Regel leider erst dann erkennen, wenn
er an Glanz verliert, Beulen hat, nicht mehr so
richtig anspringt oder gar wehtut. Und dann
geben wir das defekte Teil zur Reparatur. Erwarten eine schnelle Lösung. Eine Pille. Eine repa-
rierte Bandscheibe. Ein neues Knie. Eine Leber
aus der Organbank.
Wohl fühlen wir uns dann in diesem Körper nicht
mehr. Nicht mehr so wie früher, als Kind – als
wir noch springen konnten, herumkugeln, lachen,
tanzen, hüpfen …
Wäre doch schön, immer in so einem Wohlfühlkörper zu leben – oder? Nicht nur mit 6 Jahren,
auch mit 30, 40, 60 und 90. Das geht.

ARMES PROBLEMZONENOBJEKT

Wir vernachlässigen unseren Körper. Wir schauen
zwar, dass er nicht zu dick wird. Wir cremen unsere Falten zu und trainieren an Problemzonen
rum. Aber ansonsten lassen wir ihn immer mehr
verkümmern. Indem wir ihn seiner natürlichen
Kräfte berauben. Wir setzen ihn in unnatürlicher
Biegung auf einen Stuhl. Wir zwängen die Füße
in tote Tierhäute, statt barfuß auf Bäume zu klettern. Wir beugen die Schultern unter der Last der
Sorgen, statt die Brust zu zeigen – offen, erleichtert, frei, stolz.
Wir tragen Designerklamotteneinheitsgrau-
schwarz, statt fröhlich Farbe zu bekennen. Wir
schrubben uns mit Tensiden den natürlichen

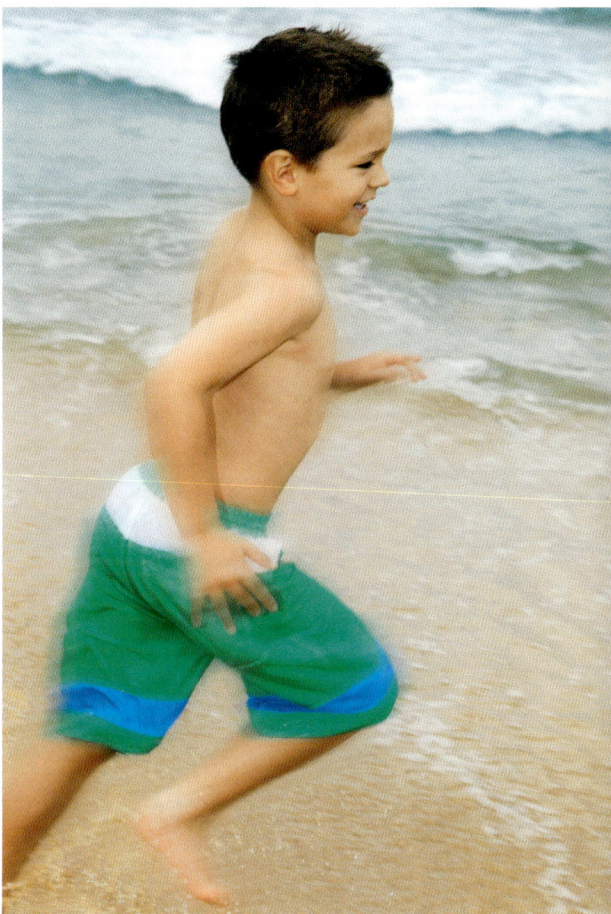

WIR ALLE steckten mal in einem Wohlfühlkörper. Beneidens-
werte tun das mit 60, 80, 90 noch. Weil sie ihren Körper kennen, lieben, pflegen – und checken.

Schutzfilm der Haut ab, überdecken mit Die-
kann-jeder-kaufen-Düften unsere Individualität.
Wir berühren andere Menschen nicht mehr,
lassen uns von Schmerzen das Gehirn besetzen,
kleben unsere Geschmackspapillen mit künstlichen Aromen zu. Ganz einfach: weil wir unseren
Körper nicht kennen.
Ich glaube, auch Sie würden vieles nicht tun oder
vieles tun, wenn Sie Ihren Körper etwas besser
kennen würden.

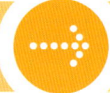

TEST: Wer wird Medicus?

Wie gut kennen Sie Ihren eigenen Körper? Beantworten Sie folgende Fragen – ohne auf die Auswertung zu schielen.

1. Wann erschrecken Sie? Wenn der Doktor sagt:
   A) Ihr HDL-Cholesterin liegt über 40 mg/dl
   B) Ihr Blutdruck beträgt 145/90
   C) Sie haben 3 Olf

2. Sie sind ständig müde, woran könnte das liegen?
   A) An den Schilddrüsenhormonen
   B) Am Schlafdefizit-Hormon Serotonin
   C) Am Mangel an Aldehyddehydrogenase

3. Sie halten einem Baby zum ersten Mal ein faules Ei unter die Nase.
   A) Es lächelt freundlich
   B) Es bringt sein Näschen in Sicherheit.
   C) Es zeigt Ihnen einen Vogel

4. Sportmediziner messen die Vitalität mit dem …
   A) Genom
   B) Alkomat
   C) Spiroergometer

5. Die Mitochondrien …
   A) werden von Fresszellen vernichtet
   B) entfernt man mit den Mandeln
   C) liefern Lebensenergie

6. Für was sind verkalkte Arterien nicht verantwortlich?
   A) Impotenz
   B) Falten
   C) Diabetes

7. Was tat der Erfinder Edison, um die Klangqualität seines Phonographen zu prüfen?
   A) Er biss in die Tischplatte
   B) Er benutzte ein Hörrohr
   C) Er machte die Augen zu, um sein Gehör zu schärfen

8. Wie viel wiegt Ihr Gehirn?
   A) 1500 Gramm, so viel wie ein männliches Meerschwein
   B) 10 Gramm, wie eine halbe Walnuss
   C) 800 Gramm, wie ein Fußball

9. Was spüren Sie, wenn Sie ganz schnell hintereinander »k-k-k…« sagen?
   A) Das Sprachzentrum im Gehirn
   B) Den Blinddarm
   C) Das Zwerchfell

10. Wie viele Kilokalorien hat ein Teelöffel Sperma? So viel wie …
    A) eine Praline, etwa 50 kcal
    B) ein Gummibärchen, etwa 7 kcal
    C) ein Teelöffel Joghurt, etwa 5 kcal

11. Was erhöht das Risiko für ein Glaukom im Auge (grüner Star)?
    A) Die Krawatte
    B) Fußpilz
    C) Cabriofahren

12. Hängt man alle Ihre Nerven aneinander, wie weit führt das?
    A) Von München nach Hamburg
    B) Vom Nordpol zum Südpol
    C) Von der Erde zum Mond und zurück

13. Mit was reagiert Ihr Darm manchmal auf Kohl und Bohnen? Mit …
    A) Metatropismus
    B) Flatulenz
    C) anaphylaktischem Schock

14. Eine gemästete Leber regeneriert sich in …
    A) drei bis sechs Wochen
    B) zwei Jahren
    C) Eine Fettleber wird nie wieder schlank

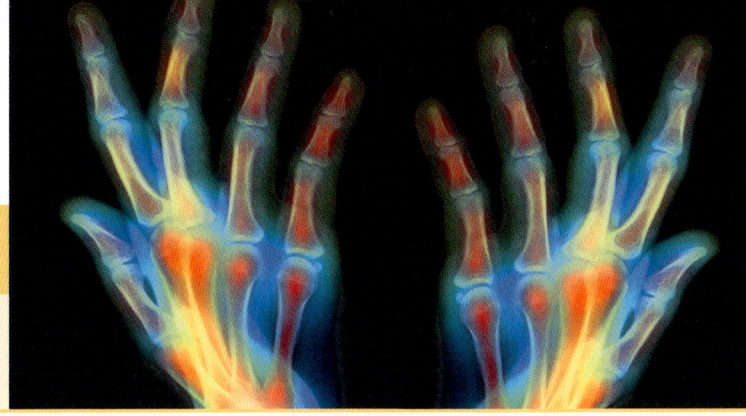

WIE VIELE Knochen haben 2-mal
5 Finger? Auflösung Seite 148.

15. Was nennt man Homunculus?
A) Einen nach innen wachsenden Pickel
B) Ein »Männlein« im Gehirn mit ganz großer
   Zunge und riesigen Händen
C) Ein Bakterium, das Durchfall erregt

**16. In Ihrem Körper werden pro Sekunde wie
viele Zellen neu gebildet?**
A) 50 000, genauso viele sterben auch ab
B) Eine Billion bis zu einer Quintillion
C) Im Schnitt 3,4 – das kommt auf die Aktivität
   des Phallus an

**17. Das Gehirn besteht zum größten Teil
aus …**
A) Fett
B) Stroh
C) Eiweiß

**18. Kann man 53 Hotdogs in 12 Minuten essen,
und brennen dann die Fürze?**
A) Ja und nein. Fürze brennen auch bei
   Hotdogs nicht
B) Nein und ja, aber nur, wenn genug
   Zwiebeln drauf sind
C) Ja, stimmt beides

**19. Die Hauptverantwortlichen im Stoff-
wechsel heißen …**
A) Hormone, Vitamine, Enzyme
B) Hormone, Enzyme, Mikroben
C) Glukose, Galaktose, Fruktose

**20. Warum vertragen Frauen weniger
Alkohol?**
A) Sie haben weniger Alkoholdehydro-
   genasen
B) Sie haben eine kleinere Leber
C) Sie bringen ihn einfach seltener aufs
   Örtchen

21. Wovon hängt ein positives Selbstbild ab?
A) Vom Gewicht
B) Vom Tastsinn
C) Von den Osteoklasten

**22. Wenn man auf Pollen allergisch reagiert,
was hilft?**
A) Küssen
B) Niesen
C) Davonrennen

Auswertung

Richtige Antworten: 1 B, 2 A, 3 A, 4 C, 5 C, 6 C,
7 A, 8 A, 9 C, 10 C, 11 C, 12 C, 13 B, 14 A, 15 B,
16 A, 17 A, 18 C, 19 A, 20 A, 21 B, 22 A

Wie viele richtige Antworten haben Sie?

0 bis 10   Oje. Gut, dass es keine Führer-
scheinprüfung für Ihren Körper gibt.
Sie wären glatt durchgefallen.
Lesen Sie die nächsten 350 Seiten.
Und dann machen Sie den Test
noch einmal.

11 bis 18   Na ja, Ihr Wissen reicht vielleicht
fürs Vordiplom, zum Medicus
sollten Sie noch ein wenig weiter-
studieren, Ihr Körper dankt es
Ihnen mit Glück, Gesundheit, Jugend, Vitalität …

über 19   Hallo Herr/Frau Doktor!
Wem schenken Sie das Buch?

WISSEN, PFLEGEN, CHECKEN

»Gesundheit ist nicht alles, aber ohne Gesundheit ist alles nichts«, hat der berühmte deutsche Philosoph Arthur Schopenhauer gesagt. Und um Ihre Gesundheit kann sich nur einer kümmern: Sie selbst.

Es gibt einen neuen Trend: Nach Fitness und Wellness kommt Selfness, das gesunde Sich-um-sich-selbst-Kümmern:

› die Lust daran, die innere Welt zu entdecken,
› die Freude daran, den Körper zu pflegen,
› und die Vernunft, die Gesundheit regelmäßig abzuchecken.

KörperWissen macht Spaß. Es ist ein Abenteuer, sich durch die unbekannten Galaxien des kleinen Universums namens Körper zu bewegen. Und: Wenn Sie wissen, wie Sie Schmerzen wegdenken, Muskeln, Knochen und Gelenke mit wenig Zeitaufwand jung halten können, wie Ihre Haut frisch bleibt ohne Konservierungsstoffe, wie Sie Ihren Partner mit Zitronenduft zum Putzen erziehen können, wie Pfefferminzöl Kopfweh vertreibt, wie Muskeln Ihr Fett verbrennen, wie Ihr Körper sich einfach selbst heilt …

Wenn Sie das alles wissen, dann wissen Sie auch, wie Sie Körper, Geist und Seele glücklich und gesund zusammenhalten. 90 Jahre. Oder länger.

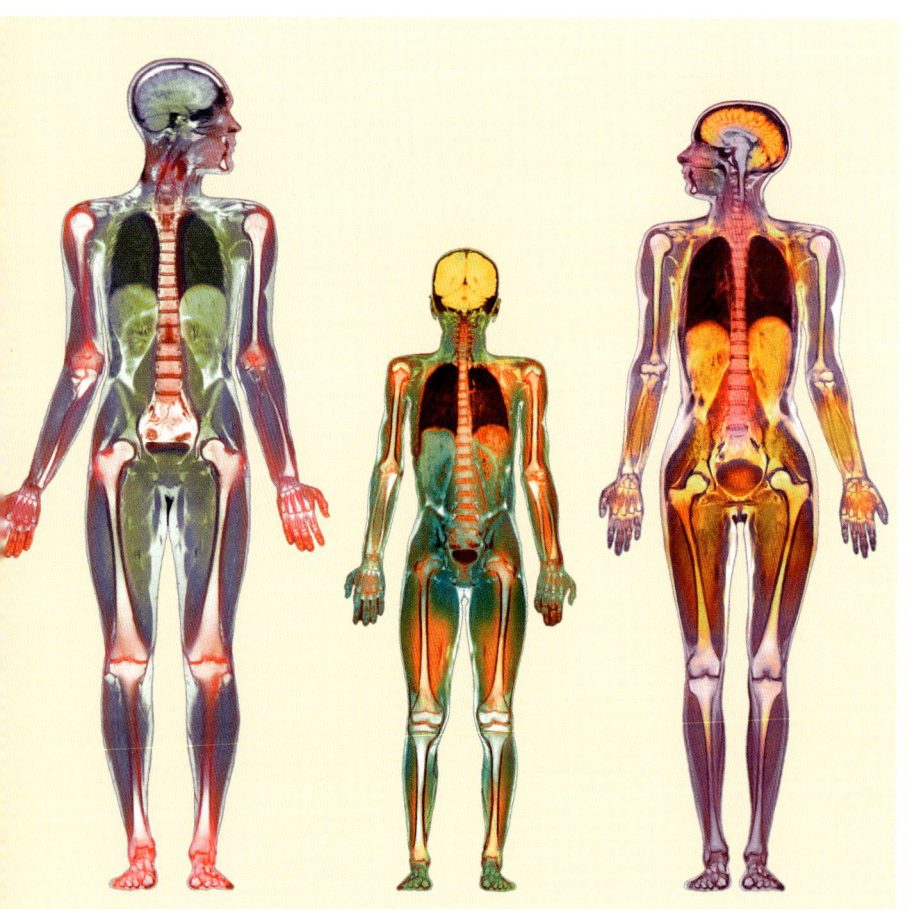

NEUE TECHNIKEN ermöglichen Medizinern faszinierende Einblicke in den Körper. Hier die (eingefärbten) Aufnahmen eines Magnetresonanztomographen (MRT) von einem Mann, einem Kind und einer Frau. Man erkennt nicht nur das Skelett, sondern auch Organe wie Herz, Lunge, Leber, Blase. Und man kann damit sogar ins Gehirn blicken. So funktioniert es: Mit Radiowellen und einem Magnetfeld bringt man die Wasserstoffatome im Körper zum Schwingen. Das kann ein Computer messen und daraus Bilder berechnen. Die MRT belastet nicht mit Strahlen wie eine Röntgenaufnahme.

ESOTERIK TRIFFT EXOTERIK

Kürzlich hat mich ein Professor gefragt (Sie finden ein Interview mit ihm auf Seite 176, ob ich denn wirklich so fröhlich und esoterisch wäre, wie es den Anschein in meinen Büchern hätte. Da habe ich erst mal gelacht. Ich und esoterisch? Wie kommt der denn da drauf?

Was bedeutet überhaupt esoterisch? Okkultismus? Orakeln? Astrologie? Spiritismus? Fernöstliche Heilslehren? Laut Lexikon bedeutet das griechische »esoterikos« wörtlich: nach innen gerichtet, verborgen, geheim, zum inneren Kreis gehörig. Esoterik ist ursprünglich ein Überbegriff für spirituelle Geheimlehren, die nur Eingeweihten zugänglich sind. Heute meint man damit allgemein religionsunabhängige Konzepte zur spirituellen Entwicklung.

Exoterik ist das Gegenteil: eine offene, für jeden zugängliche Lehre, Naturwissenschaft. »Quod erat demonstrandum« – was zu beweisen war. Exoteriker konzentrieren sich auf die fünf Sinne des Menschen und den Verstand und lehnen alles Spirituelle ab.

Der Glaube an Kartoffelwickel

Vielleicht bin ich ja wirklich ein bisschen esoterisch. Ich weiß zwar nix von einer Geheimlehre, halte nichts vom Gläserrücken. Hege leise Zweifel an der Wirkung eines Edelsteins gegen elektromagnetische Strahlung. Aber ich glaube auch an Dinge, die man noch nicht in einer klinischen Studie nachgeprüft hat. An den Kartoffelwickel für den wehen Rücken. An das Ingwerwasser für den Stoffwechsel. An die Ölziehkur für die Entgiftung. Daran, dass richtiges Atmen Verspannungen, auch seelische, lösen kann. Daran, dass natürliches Salz aus Berg oder Meer besser ist als das chemisch gereinigte aus der Industrie.

Und ich glaube an Tradition. An das, was jahrtausendelang überliefert wurde, weil es sich in der Praxis bewährt hat, dem Menschen guttut – ganz ohne Wirknachweis durch Doppelblindstudien mit Scheinmedikamenten und Tierversuchen. Und da mache ich ehrlich gesagt keinen Unterschied, ob das Mittel aus dem Fernen Osten oder von der Gelsenkirchner Kräuterwiese kommt.

Der Glaube an die Forschung

Natürlich glaube ich auch an die Wissenschaft. Manchmal wünsche ich mir, sie wäre ein bisschen schneller, weil es 15 Jahre dauert, bis die Forschung in die Praxis durchdringt, bis auch jeder weiß: Wir dürfen an den richtigen Pflanzenfetten nicht sparen. Oder: Homocystein sollte man mal messen lassen – dem Herzen, dem Hirn zuliebe. Und was die Studien selbst betrifft, die sind leider auch nicht immer das Gelbe vom Ei. Wer hat sie denn bezahlt? Zu 80 Prozent die Industrie. Da steckt selbstverständlich ein Interesse dahinter. Natürlich glaube ich an die Wissenschaft. Vor allem an die, die jetzt den Körper und den Kopf und die Seele als Ganzes betrachtet. Wie die Psychoneuroimmunologie. Das Gehirn im Darm. Den Schmerz, der im Gehirn erst entsteht. Die Magersucht durch fehlendes Tastempfinden. Dass Operationen alleine mit Hypnose machbar sind. Denn daran glaube ich ganz fest: an den Körper. Und an den Willen. Und dass man mit beidem ganz viel erreichen kann. Nämlich gesund, glücklich und zufrieden zu leben. Was will man mehr?

Ganz einfach: eine alternative Exoterikerin

Also, im Grunde bin ich eine Exoterikerin, die auch an den sechsten Sinn glaubt. Und die Augen nicht zumacht bei allem, was nicht doppelblindstudienmäßig einen Stempel der Wissenschaft hat. Lieber Herr Professor Felsenberg: Ja, so bin ich, esoterisch-exoterisch. Und hier in diesem Buch steht eine allen zugängliche Geheimlehre – nennen wir es traditionellen, gesunden Menschenverstand – und die Naturwissenschaft auch.

Eine kurze Entwicklungsgeschichte des Menschen

Der kleine, 90 Zentimeter große, 23 Kilo leichte iCub hat viele Väter: Elf europäische Forschungslabors, zwei aus den USA und drei aus Japan warfen all ihr Wissen zusammen, um das erste Roboterkind zu zeugen. Das Köpfchen kommt aus Lissabon, die Fingerchen aus Pisa und die Beine aus Salford.

Der iCub erkundet die Welt auf allen vieren krabbelnd, soll Spielsachen greifen, aufwachsen wie ein Mensch – und durch Erfahrung lernen. Einen Hammer verwenden, Gesichter erkennen, Gesten deuten, Stimmungen aus dem Tonfall lesen. Zu seiner Grundausstattung gehören Greifreflex, Tast- und Gleichgewichtssinn und eine Portion Neugierde im programmierten Köpfchen. Ein Programm sagt ihm: »Das tut mir gut, das tut mir nicht gut.« Und durch seine Aktionen soll er lernen. Wenn er sich sein mechanisches Kniechen aufschlägt, sich vorsichtiger bewegen … Vielleicht springt ja ein Funken Intelligenz aus dem Humanoidenköpfchen, so die vage Hoffnung der Forscher für ihr Fünfjahresprojekt (mehr dazu auf www.robotcub.org). Aber ob der kleine iCub jemals Liebe, Dankbarkeit oder Sehnsucht fühlt? Na, vielleicht Sehnsucht nach der Steckdose.

DIE NATUR LÄSST SICH ZEIT

Wir schaffen künstliche Knie, künstliche Aromen, künstliche Intelligenz. Sensationell! Nur, die Natur kann es viel besser. Der Grund: Sie lässt sich Zeit – für den Menschen ziemlich viele Jahre und viele, viele Mutationen. In etwa lief das so ab: Vor einigen Milliarden Jahren kam's zum Urknall. Vier Milliarden Jahre später fügten sich Moleküle zu Zellen. Diese ersten einfachen Geschöpfe namens Einzeller gaben ihr Erbgut weiter, der Zufall mixte seinen Beitrag dazu. Neue Formen entstanden. Aus dem genetischen Spiel entwickelte sich vor 55 Millionen Jahren der erste Primat, ein dem Eichhörnchen ähnelndes, auf Bäumen lebendes Nachttier.

Erst vor fünf Millionen Jahren entwickelte sich der erste Hominide. Unser direkter Vorfahre. Die Schnauze und die Eckzähne bildeten sich zurück, die Beine wurden länger, das Gehirn wuchs … und vor 2,5 Millionen Jahren, einige Mutationen später, betrat der Mensch der Gattung Homo (habilis und rudolfensis) die Szene. Er hatte schon 750 Gramm Gehirn, die Hälfte von unserem heutigen. Und er ernährte sich mit einem noch affenähnlichen Gebiss von Pflanzen und Aas, dessen Eiweiß und Phosphor sein Gehirn wachsen ließen. Er maß 1,45 Meter.

Aufrecht und weise: Homo sapiens

Vor 1,5 Millionen Jahren betrat Homo erectus die Szene, 1,80 Meter groß, mit 1000 Gramm Gehirn, mit Werkzeugen in der Hand und mit Zähnen, die zeigen, dass er Früchte aß und gebratenes Fleisch. Der Homo sapiens – der »verständige, weise Mensch« – erschien erstmals vor 120 000 Jahren. Das Skelett war grazil. Die Stirn stieg steil empor, die Augenbrauenwülste waren verschwunden, das Kinn stand vor. Das Gehirn wog wie unseres heute 1500 Gramm. Er sprach, baute Musikinstrumente, bemalte die Wände seiner Höhlen. Vor 12 000 Jahren, als die Eiszeit endete, ließ sich Homo sapiens am Acker nieder, pflanzte Getreide an, molk Ziegen und Kühe. Schrumpfte ein wenig, wurde häufiger krank, starb früher, weil die neue Form der Ernährung – Getreide, sprich Kohlenhydrate – nicht so gut zu seinem genetischen Programm passte.

Vor 200 Jahren deckte erstmals auch die Industrie seinen Tisch, und er erfand das Auto und die Roll-

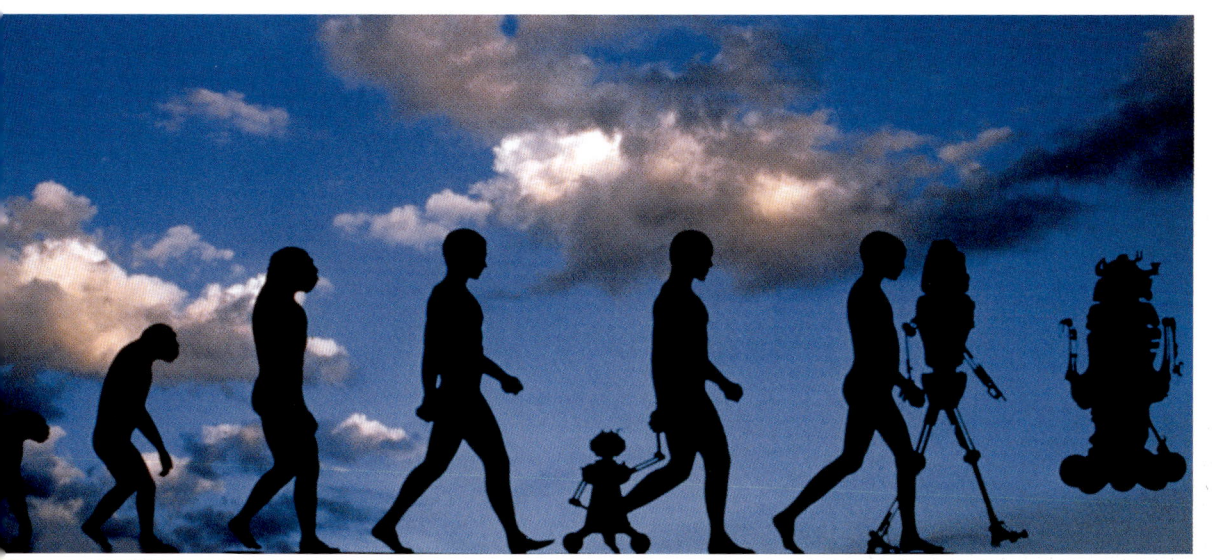

DAS GEHIRN des Menschen entwickelte sich parallel zum aufrechten Gang weiter, denn der förderte die Intelligenz, regte bestimmte Gehirnareale zum Wachsen an. Dann erfand der Mensch den Stuhl und setzte sich hin. Wurde größenwahnsinnig und meinte, eine Kopie des Homo sapiens aus Blech und Schrauben bauen zu können. Den Roboter. Und wenn sich Homo sapiens nicht wieder aufrichtet, seine Beine bewegt, stirbt er aus. Und Robo sapiens ...

treppe. Fortan wurden seine Muskeln immer fauler, sein Essen immer künstlicher, sein Bauch immer dicker.

Vor ein paar Jahren erklärte die Weltgesundheitsorganisation (WHO) Übergewicht zur Krankheit Nr. 1 und Stress zum Gesundheitsräuber Nr. 1. 2005 stand in der Zeitung: »Erstmals überleben Eltern ihre Kinder. Jedes fünfte Kind ist krankhaft übergewichtig. Das reduziert die Lebenserwartung um Jahrzehnte.«

Sie sehen, die Natur ließ sich so richtig Zeit, es dauerte eine Ewigkeit, bis sich aus dem Affen der wissende Mensch entwickelte. Übrigens entschlüsselten Forscher erst kürzlich das Genom des Schimpansen. Nun haben sie die 1,2 Prozent Erbgut in der Hand, die uns vom Affen unterscheiden. Und diese 1,2 Prozent, die uns vom Affen unterscheiden, kann man mit zwei Worten ausdrücken: Genie und Irrsinn. Oder ist es vielleicht kein Irrsinn, dass aus dem stattlichen Homo sapiens im Bruchteil einer Evolutionssekunde der Homo stressus crassus wurde, der gestresste, dicke Mensch?

Kraftlos und krank: Homo stressus crassus

Homo stressus crassus, so nenne ich jetzt einfach mal den Durchschnittsmenschen unserer Zeit. Dazu zählt etwa jeder Zweite. Leicht übergewichtig, häufig unter Stress, es zwickt im Rücken oder in den Gelenken, es mangelt an Energie, man ist etwas unzufrieden, leidet unter Allergien oder Schlafstörungen oder Migräne oder allem zusammen. Irgendwann geht dieser Homo stressus crassus mit dem Körper, in dem er sich alles andere als wohl fühlt, zum Arzt und möchte eine schnelle Lösung. Ein Medikament. Ein guter Arzt sagt: »Lieber Homo stressus crassus, ein Medikament wirkt nur kurzfristig und lange nicht so gut, wie wenn du dein Verhalten änderst. Und dafür ist es nie zu spät.«

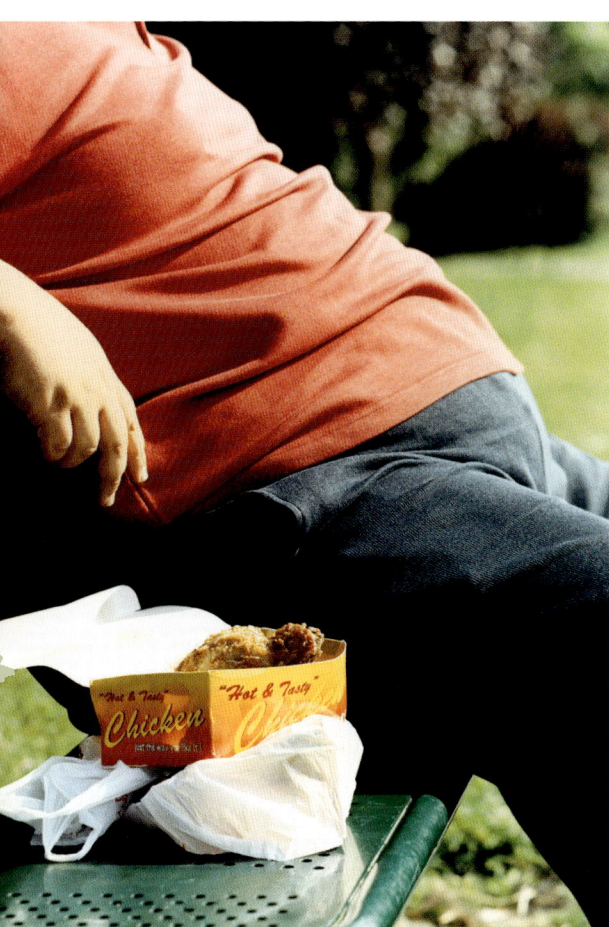

DER HOMO STRESSUS CRASSUS liebt Parkbänke,
Junk-Food und Fertigprodukte, die ewig haltbar sind.
Das drosselt sein Mindesthaltbarkeitsdatum gewaltig.

»Himmel!«, denkt sich der Homo stressus crassus.
»Verändern? Dafür habe ich ja keine Kraft!« Und
die Trägheit hält ihn in seinem alten Leben. Er
schluckt Schmerzmittel und Beruhigungsmittel
und Entzündungshemmer und Antihistaminika,
wird dicker und kränker und stirbt, lange bevor
er sein biologisches Mindesthaltbarkeitsdatum erreicht hat. Irgendwann verschwindet er vom Globus, wie einst der Neandertaler. Und der Homo
lohas erobert die Welt.

Vital und weitsichtig: Homo lohas

Nehmen Sie mir nicht übel, dass ich diesen Men-
schentypenbegriff »Lohas« aus der Konsum-
forschung in diesem Buch heranziehe. Aber auch
der Yuppie (»young urban professional« = junger, großstädtischer Berufstätiger) hat seinen Ur-
sprung dort – und wurde zum Begriff im Volksmund. Lohas steht für »lifestyle of health and sus-
tainability« und bezeichnet den Lebensstil eines
Konsumtyps: eines Menschen, der motiviert ist,
ein gesundes, verantwortungsvolles und naturbe-
zogenes Leben zu leben. Und dabei auch an die
Kindeskinder denkt.
Lohas-Typen essen mit Genuss hochwertige Lebensmittel, leben gesundheitsbewusst, ökologisch,
befürworten also die umweltverträgliche Wirt-
schaftsweise – und die alternative Medizin.
Rund ein Drittel der Amerikaner entsprechen
mittlerweile diesem Typ. Auch bei uns trifft man
immer häufiger auf ihn. Im Biosupermarkt,
beim Heilpraktiker und am Stammtisch von Slow
Food. Das ist ein Anti-Fast-Food-Verein, der sich
für eine neue Esskultur einsetzt, für alte Gemüse-
sorten, qualitativ hochwertige landestypische Produkte, traditionelle Herstellung, Genuss und
Freude am Essen (Seite 108). Ein Lohas ist Mitglied von Foodwatch, unseren »Essensrettern«:
der Verbraucherverein, der seit dem Jahr 2000
Lebensmittelskandale aufdeckt, zu Razzien im
Supermarkt aufruft und zu Protesten an die
Adresse von Ernährungspolitikern. An die Gam-
melfleischgeschichten mögen wir uns ja alle nur
mit Grauen erinnern – oder etwa nicht?
Lohas tragen modische Baumwolle aus organi-
schem Anbau, »made in USA« oder Germany
(nicht in Billiglohnländern unter miserablen Ar-
beitsbedingungen produziert). Lohas leben ihre
Sehnsucht nach einem vitalen Körper und einem
Dasein im Einklang mit der Natur. Sie kennen,
lieben, pflegen ihren Körper. Zum Homo lohas
kann jeder werden – dazu ist es nie zu spät.

Die Gene – und der perfekte Mensch

Lieben Sie Krimis? Dann kennen Sie sich schon ein bisschen aus mit den Genen, mit dem genetischen Fingerabdruck. Eine spannende Geschichte. Von der Entschlüsselung des Erbgutes verspricht sich der Mensch aber noch viel mehr, als Täter oder Väter zu entlarven: den Sieg über Krankheiten, den gentechnisch modifizierten, perfekten Menschen, Unsterblichkeit. Doch bis dahin wird es wohl noch ein wenig dauern.

Der Mensch hat 25 000 Gene. Eine Fruchtfliege hat übrigens 14 000, ein Fadenwurm 19 000 Gene. Die Gene sind vergleichbar mit dem Strichcode auf der Lebensmittelpackung im Supermarkt. Die Kassiererin zieht den Code über den Scanner, dann spuckt die Kasse einen Preis aus.

Im Körper scannt ein Enzym den Strichcode des Gens und sorgt dafür, dass nach diesem Code ein bestimmtes Eiweiß produziert wird, das eine bestimmte Aufgabe im Körper erfüllt: Blut bildet oder Hormone, die Augenfarbe mitbestimmt oder die Größe des Mittelfingers. Alles im Körper, jedes Organ, jede Reaktion, jeder chemische Vorgang, jeder Gedanke basiert auf einem oder mehreren solcher Produktions-Codes.

DNS: DAS BUCH DES LEBENS

Gene sind also die Träger der Erbinformation. Sie enthalten den individuellen Bauplan des Lebens, der jeden Menschen und jedes Lebewesen einzigartig macht.

Baupläne haben leider die Angewohnheit, sehr komplex zu sein. Nun holen Sie tief Luft und schicken Ihre frischen Gehirnzellen durch ein kleines Stück Humangenetik – es reicht wirklich, wenn Sie einen Hauch von Ahnung mitnehmen.

So sind Gene in Ihrem Körper verpackt: Mama liefert mit ihrem Ei 23 Chromosomen, das sind Eiweißwürstchen mit den Genen drin. Und Papa liefert mit seinem Samen auch 23 Würstchen. Die verschmelzen zu Paaren. So stecken also im Kern der befruchteten Eizelle und in jeder Körperzelle, die aus ihr hervorgeht, 23 Chromosomenpaare mit dem Erbgut von Mama und Papa. Diese Würste bestehen aus ellenlangen, dicht verknäuelten Fäden: Das ist die DNS (Desoxyribonukleinsäure). Im Krimi oft DNA genannt, weil das international klingt, A steht für »acid«, Säure.

Diese DNS ist ein ewig langes Riesenmolekül und sieht aus wie eine Strickleiter, die sich um eine Achse dreht. Für die Erkenntnis, dass sich das ganze Geheimnis des Lebens auf einer gewundenen Strickleiter verbirgt, haben Francis H. C. Crick, James D. Watson und Maurice H. F. Wilkins 1962 den Medizinnobelpreis gekriegt. Nur haben die das nicht Strickleiter, sondern Doppelhelix genannt. Gene sind Teilstücke dieser Strickleiter. Die Seile der Strickleiter bestehen aus Nukleotiden. Das sind Zucker-Phosphat-Teilchen mit einer

MEHR WISSEN

Haariges aus der Gerichtsmedizin

Der Kommissar klaut heimlich ein Haar aus der Bürste des Verdächtigen, um ein paar Buchstaben der DNS mit Blut oder Sperma vom Tatort zu vergleichen …

In der Forensik, der Gerichtsmedizin, werden nicht die Gene selbst untersucht, sondern sogenannte Minisatelliten, kleine, sich wiederholende Abschnitte im Erbgut. 8 bis 15 dieser Minisatelliten ergeben den genetischen Fingerabdruck. Sie reichen aus, um einen Menschen aus 50 Millionen zu identifizieren, außer er hat einen eineiigen Zwilling.

von vier verschiedenen Basen. Und die Basen hei
ßen Adenin, Thymin, Guanin und Cytosin. Die
Sprossen der Leiter entstehen, weil sich immer
zwei Basen die Hand reichen. Adenin reicht immer Thymin die Hand. Guanin reicht immer Cytosin die Hand. Teilt sich die Zelle, lassen sich die
Basen los und reichen in der Tochterzelle einer
neuen Basenpartnerin die Hand.

Wie kann man Gene nun »lesen«?

Die Anfangsbuchstaben der Basen bilden den
Code der Gene. Ein Gen ist ein Stück auf der
DNS-Leiter, eine lange Reihe von Buchstaben:
GTCCTGAAGTCCTGA… Die Sequenz der
Basen. Die lesen im Körper Enzyme ab – und
basteln nach dieser Strick(leiter)anleitung das
Körpereiweiß.

Natürlich hat es sich die Natur nicht einfach gemacht, weder beim Fadenwurm noch beim Menschen. Nur ganz selten ist ein einziges Gen für
eine Aufgabe verantwortlich.

Beim Fadenwurm steuern 400 Gene den Auf- und
Abbau von Körperfett. Auch beim Menschen entschlüsselt man ständig neue Gene, die man gerne
für Übergewicht verantwortlich machen würde.
Doch allein für die Farbe der Augen, die Pigmentierung der Iris, sind an die hundert Gene verantwortlich. Drei bislang bekannte Gene reichen
zwar aus, um mit dem Haar aus der Bürste auch
auf die Augenfarbe des Täters zu schließen. Aber
es besteht keine Hoffnung, mit drei Genen das
Problem Übergewicht lösen zu können.

Kann man Krankheiten ausmerzen?

Etwa 6 000 Krankheiten gehen mit auf das Konto
eines oder mehrerer defekter Gene – darunter
Alzheimer, Brustkrebs (10 Prozent!), Parkinson,
Mukoviszidose. Darum besteht die große Hoffnung der Wissenschaft darin, alle Gene und ihre
Funktion zu entschlüsseln. So könnte man Krankheiten, die mit Genen in Verbindung stehen,

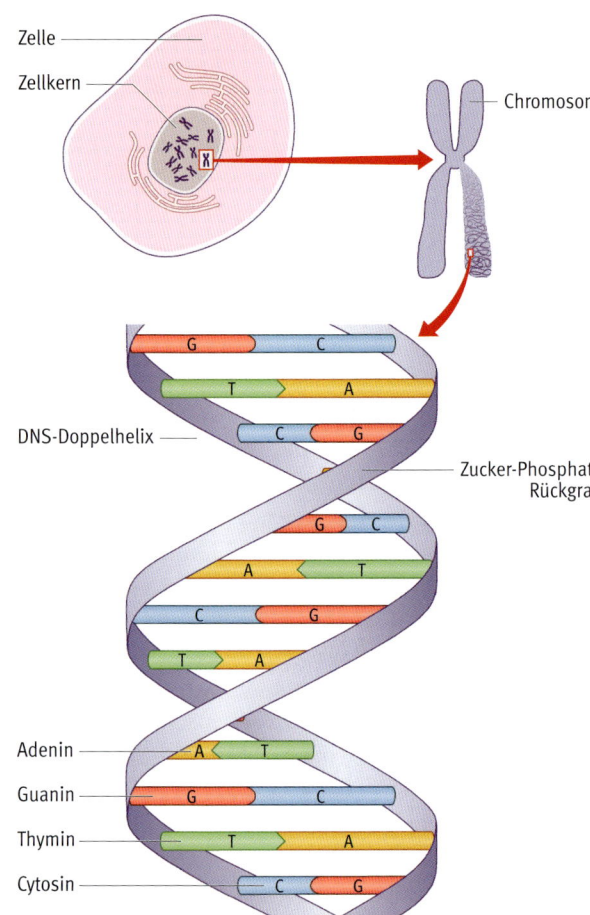

IN JEDEM ZELLKERN stecken 46 Chromosomen beziehungsweise 23 Chromosomenpaare. Sie werden von der
spiralig verknäuelten DNS (Desoxyribonukleinsäure) gebildet. Entwirrt sieht sie aus wie eine sehr lange, verdrehte
Strickleiter – mit zwei Seilen und unzähligen Sprossen:
Die Seile bestehen aus Zucker- und Phosphatgruppen, die
Sprossen aus je zwei von vier Basen. Die Abfolge der
Basen ergibt den Code der Gene, der unterschiedlich langen Teilstücken der Chromosomen.

frühzeitig erkennen – bevor sie ausbrechen. Man
könnte sie verhindern oder heilen, indem man
das kranke Gen aus dem Zellkern fischt und stattdessen ein gesundes einschleust. Das nennt man
Gentherapie. Nur: In der Praxis funktioniert sie
kaum. Denn ein Gen hat nicht nur eine, sondern

viele Aufgaben, und viel zu viele Gene mischen an einer Krankheit mit. Außerdem funktionieren die in die Zellen geschmuggelten Gene irgendwann nicht mehr.

Gentest – ja oder nein?

Schon lange kann man in den Genen die Anlage für bestimmte Krankheiten lesen, für Veitstanz, für die Bluterkrankheit, für Brustkrebs und vieles mehr. Das ist sehr sinnvoll, wenn man schwere Erbkrankheiten frühzeitig erkennen und auch vor Ausbruch besser behandeln kann. Aber irgendwann wird man als Baby schon wissen: Mit 40 werde ich dick. Mit 50 entwickle ich Dickdarmkrebs. Mit 78 macht mein Herz nicht mehr so mit. Will man das wissen? Man könnte früh vorbeugen – oder sich gleich krank vor Sorgen ins Bett legen. Will man, dass es andere wissen? Untersucht man alle auf die Gene, dann gibt es »genetisch Kranke und Gesunde«. Wer kriegt dann den Job, wie viel kostet die Krankenkasse, die Lebensversicherung? Manchmal ist Nichtwissen einfach besser. Denn ob ein defektes Gen wirklich eine Krankheit auslöst, ist ungewiss. Außerdem spielen die Umweltfaktoren wie Ernährung, Bewegung, Stress eine viel größere Rolle als die Gene. Man kann im Übrigen auch selbst Genforschung betreiben. Mma und Papa fragen: Welches Familienmitglied hat in welchem Alter welche Krankheit gehabt? Theoretisch kann man sich irgendwann sogar ohne Kopf klonen lassen, sozusagen als Ersatzteillager. Das hängt dann im Vorratsschrank beim Hausarzt.

Gibt es bald den perfekten Menschen?

Eines Tages kann man sich sein Kind schon vor der Schwangerschaft auf dem Computer angucken, indem man den genetischen Code von Samen und Eizelle in ein Programm eingibt. Man sieht, wie das Kind in zehn, zwanzig oder dreißig Jahren aussieht. Theoretisch kann man sich natürlich auch den Samen (oder die Eizelle) verschiedener Menschen angucken und sich das Gewünschte zusammenstellen. Eine schreckliche Vorstellung. Wer sich ein Kind wünscht: »Bitte nur männlich, nur blond, nur sportlich« – der sollte es besser bleiben lassen.

Die eigentliche Arbeit hat erst begonnen. Wir kennen mit den Genen die Zeichen einer Sprache, die wir nicht verstehen. Wir wissen von ein paar tausend Genen, welche Aufgabe sie haben. Nur: Wie sie sich gegenseitig beeinflussen, was sie wie steuert, wissen wir nicht. Der Mensch ist ein Geheimnis – und wird es wohl noch die nächsten 500 Jahre bleiben. Denn so lange dauert es voraussichtlich, bis wir das Buch des Lebens nicht nur buchstabieren, sondern auch verstehen können.

 MEHR WISSEN

Prävention via Gen-Check

Kennen Sie SNP? »Single Nucleotide Polymorphism« nennt man das Aufspüren von Genvariationen. Die Anwender der SNP-Methode sprechen von der Vorsorgemedizin der Zukunft. Ein Zellabstrich von der Mundschleimhaut – die ja ebenfalls das gesamte Erbmaterial enthält – verrate, welche genetischen Voraussetzungen und Risiken die DNS birgt. Darin stehe, ob der Körper zu Übergewicht, Krebs, Alzheimer oder Allergien neigt und wie lange er Geschlechtshormone produzieren kann. Schon heute soll man mit Hilfe der SNP-Methode erkennen, ob ein erhöhtes Risiko für Herz-Kreislauf-Erkrankungen in den Genen sitzt, welche Medikamente man wie dosiert benötigt und verträgt, ob eine Hormontherapie überhaupt Sinn macht oder eventuell sogar Schaden anrichtet. Manche großen Universitätskliniken und Anti-Aging-Mediziner wenden diese Methode inzwischen schon an.

Die Zelle – ein Meisterstück der Natur

Sagen Sie mal »Einundzwanzig«. Dauert etwa eine Sekunde. Und glauben Sie, dass Sie sich in dieser Zeit verändert haben? Ja, haben Sie. Permanent findet in Ihrem Körper Zerstörung und Erneuerung statt. In dieser einzigen Sekunde sterben 50 000 Zellen. Und 50 000 neue entstehen. Gut so, denn sonst hätten Sie ja als Oma oder Opa Babyflaum auf dem Kopf.

Die Zellen eines 90-Jährigen sind nicht 90 Jahre alt, sondern im Schnitt 15 Jahre. Nur bestimmte Nervenzellen im Gehirn begleiten uns ein Leben lang. Andere Dinge muss der Körper einfach öfter austauschen, weil sie schneller abgenutzt werden. So leben Hautzellen nur zwei Wochen, Schleimhautzellen im Magen sogar nur zwei Tage. Zellen in Muskeln und Organen liegen geschützter. Sie können mehrere Jahre alt werden.

ZELLEN SIND LEBEWESEN

Jede Zelle ist im Prinzip ein kleines Lebewesen. Einzeller kämpfen sich zum Beispiel als Bakterien durchs Leben. Bis dann ein anderer Einzeller, eine Amöbe, kommt und sie frisst. Das Leben als Einzeller ist gefährlich. Deswegen haben sich im Laufe der Evolution Zellen zu Lebensgemeinschaften zusammengeschlossen. So wie die 70 Billionen, die Ihren Körper bilden. Dafür zahlen sie allerdings den Preis, dass sie allein nicht mehr überleben können. Sie sind aufeinander angewiesen. Trotzdem ist jede Zelle ein eigenständiges System. Sie kann sich ernähren, wachsen, sich vermehren und mit anderen Zellen kommunizieren. Und damit am Ende so etwas Sensationelles wie ein Mensch durchs Leben läuft, haben sich die Zellen spezialisiert: 220 verschiedene Typen gibt es – Eizellen, Muskelzellen, Nervenzellen, Leberzellen, Blutzellen … Und jeder dieser Zelltypen übernimmt spezielle Aufgaben. Filtert als Nierenzelle Gifte aus dem Blut, baut als Osteoblast Knochen auf, frisst als Immunzelle Eindringlinge, versorgt als Sternzelle (siehe Foto rechts) das Gehirn.

Wunderbare Stammzelle

Stammzellen sind Urzellen. Aus ihnen entwickeln sich Haut, Knorpel, Knochen, Nerven, Blut, Herz, Gehirn, Leber … also alle 220 Zelltypen des Körpers. Die Urstammzelle, die Mutter aller Zellen, ist die befruchtete Eizelle. Sie teilt sich und teilt sich und teilt sich … In den ersten Tagen und Wochen können aus diesen Stammzellen im Embryo noch alle Arten von Körpersubstanz entstehen: Haut, Leber, Blut …

Das Alles-herstellen-Können geht aber verloren. Während der Fötus heranwächst, spezialisieren sich die Zellen darauf, nur noch Gehirn zu bilden, nur noch Muskeln, nur noch Haut. Nur ein paar Stammzellen bleiben auch dem Erwachsenen noch erhalten: die adulten Stammzellen. Sie übernehmen dann die Reparaturarbeiten in dem Organ, in dem sie angesiedelt sind.

DIE ZELLE UNTER DER LUPE

Kleine Zellen – wie weiße Blutkörperchen – sind 5 Mikrometer (µm = tausendstel Millimeter) klein, die größte Zelle – das ist die Eizelle – misst 150 Mikrometer im Durchmesser. Umhüllt wird die Zelle von einer fetthaltigen Zellmembran. Sie schützt die Zelle, hält sie jung und geschmeidig (solange Sie Omega-3-Fettsäuren essen, siehe Seite 258), lässt Nährstoffe und Sauerstoff rein und Abfallprodukte des Zellstoffwechsels raus. Im Zytoplasma, der wässrigen Flüssigkeit in der Zelle, schwimmt so allerlei herum. Zellkern, Ribosomen, Mitochondrien …

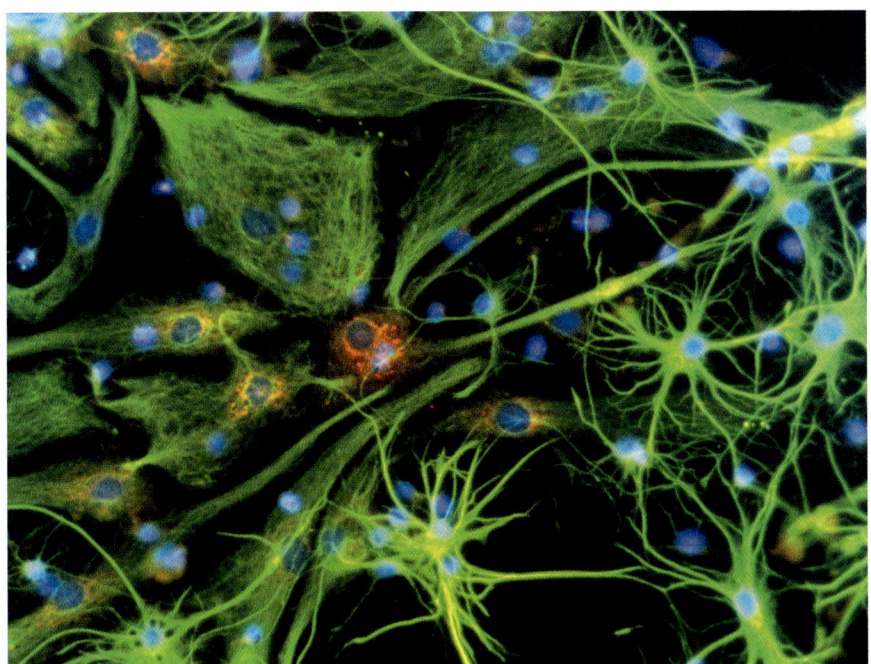

DIESES NATURGEMÄLDE haben Sie im Kopf. Die lichtmikroskopische Aufnahme zeigt Sternzellen, Astrozyten (hellgrün). Die blauen Punkte sind die Zellkerne der Astrozyten, ihre spinnenförmigen Ärmchen strecken sie zu den Nervenzellen, die sie mit Nährstoffen versorgen. Außerdem sorgen die Astrozyten im Gehirn für einen ausgeglichenen Flüssigkeitshaushalt und helfen mit bei der Speicherung von Informationen.

Der Rezeptor und das Schlüssel-Schloss-Prinzip

Jede Zelle ist gespickt mit zahllosen »Schlössern«, lauter kleinen Rezeptoren. Kommt ein bestimmtes Molekül daher, ein passender »Schlüssel«, dann kann es die Zelle aufschließen und hineingelangen – oder es dockt einfach nur an – und löst damit im Inneren der Zelle einen biochemischen Prozess aus. So gibt es Rezeptoren für Hormone, für Spermien, für Viren …

Der Zellkern und das Erbgut

Im Kern jeder Zelle steckt der größte Teil der DNS, also das Erbgut des Menschen, die Gene. Alles im Körper besteht aus Proteinen (Eiweißen), sprich Ketten von 40 bis über 1000 Aminosäuren. Jeder Genbauplan legt ganz genau fest, wie ein Protein auszusehen hat – die Abwehrzelle, das Blutkörperchen, der Zehennagel. Wird ein neues Eiweiß gebraucht – für Reparaturmaßnahmen oder Neubildung einer Zelle –, muss der zugehörige Bauplan auf dem speziellen Gen abge-

lesen werden. Das tut ein Enzym, die Polymerase. Die wandert an den Buchstaben der DNS entlang und produziert eine Kopie der Gensequenz. Diese Boten-RNS (-Ribonukleinsäure) schlüpft aus dem Zellkern zu den Eiweißfabriken der Zelle, den Ribosomen.

Ribosomen: die Fabriken in der Zelle

Die Ribosomen stellen das benötigte Protein genauso her, wie es die Bauplankopie vorschreibt – natürlich wieder mit Hilfe von Enzymen, den Stoffwechselarbeitern. Sie basteln Bausteine für Abwehrkörper, Muskeln, Haut, Haare, Hormone, Enzyme. Je nachdem, welches Protein der Körper gerade braucht.

Das Protein können die Ribosomen natürlich nur herstellen, wenn Rohstoff da ist: Aminosäuren. Und die nehmen Sie auf – in Form von Huhn, Quark, Fisch, Ei, Hülsenfrüchten. Und die Enzyme in den Ribosomen können nur produzieren, wenn sie ihr Werkzeug haben: Vitamine, Spurenelemente, Biostoffe der Pflanze.

MEHR WISSEN

Stammzellenforschung

Aus embryonalen Stammzellen kann jede beliebige Zellart hervorgehen. Deswegen drängen Wissenschaftler weltweit darauf, mit embryonalen Stammzellen forschen zu dürfen. Weil sie hoffen, mit diesen Stammzellen zerstörtes oder fehlerhaft arbeitendes Gewebe reparieren zu können. Viele bislang unheilbare Krankheiten ließen sich dann behandeln: Diabetikern züchtete man neue Inselzellen in der Bauchspeicheldrüse, Herzinfarktpatienten neue Herzmuskelzellen, Parkinson- und Alzheimerpatienten neue Nervenzellen. Und vieles mehr. Gibt man so eine Stammzelle mit einem Hormon, das das Wachstum anregt, in ein Reagenzglas, kann man Gewebe züchten, Haut und Knorpel. Manche Forscher träumen sogar schon von im Labor gezüchteten Ersatzorganen. Doch bis dahin ist es höchstwahrscheinlich ein weiter Weg.

Noch stößt die Stammzellforschung an technische und vor allem an ethische Grenzen. Embryonale Stammzellen gewinnt man bisher ausschließlich aus befruchteten Eizellen und Embryos. Deswegen suchen Forscher fieberhaft nach ethisch vertretbaren Wegen, an Stammzellen zu gelangen.

Vielleicht gelingt es, adulte Stammzellen (Seite 22) so zu verändern, dass sie universeller einsetzbar sind. Man weiß zum Beispiel schon, dass adulte Stammzellen aus dem Knochenmark zu Nervenzellen im Gehirn werden. Oder dass sich Stammzellen aus dem Blut in den Herzmuskel einfügen.

Für die Zukunft der Kinder kann man heute schon vorsorgen: mit Stammzellen aus dem Nabelschnurblut. Das sollte man aufheben – oder spenden.

Lysosomen: Entgiftungsstation

In kleinen, flüssigkeitsgefüllten Kügelchen namens Lysosomen wohnen Enzyme, die Fremdstoffe abbauen – wie Zellbestandteile, die man nicht mehr braucht, aber auch Bakterien oder Gifte.

Endoplasmatisches Retikulum (ER): das Transportsystem

Das ist ein Netzsystem aus Hohlräumen, das den Zellkern umschließt und sich durch das ganze Plasma der Zelle zieht. Es schleust chemische Stoffe durch die Zelle. Das raue ER ist gespickt voll mit den Zellfabriken namens Ribosomen. Es setzt Proteine zusammen, verpackt sie und verschickt sie an den Golgi-Apparat. Am glatten ER (ohne Ribosomen) haften viele Enzyme an, die Gifte und Medikamente abbauen, Hormone und Fette aufbauen.

Golgi-Apparat: die Post der Zellen

Hier kommen verpackte Proteine an, die in der Zelle hergestellt werden. Defekte Proteine werden aussortiert und abgebaut. Die Golgi-Post leitet die Proteinpäckchen innerhalb der Zelle weiter, wenn zum Beispiel etwas repariert werden muss. Und sie schickt Proteinpäckchen auch ins Ausland – in den Darm, den Muskel …

Mitochondrien: die Kraftwerke

Für ihre Arbeit braucht die Zelle jede Menge Energie. Den Brennstoff für die Energie schickt ihr das Blut. In den Zellkraftwerken, den Mitochondrien, verbrennt sie Zucker oder Fett mit Hilfe von Sauerstoff zu Kohlendioxid und Wasser. Genau wie bei einem richtigen Feuer entsteht dabei Energie. Die speichert die Zelle in Energiespeichermolekülen, dem Adenosintriphosphat (ATP). Das ATP stellt dann kurzfristig Energie bereit, um zum Beispiel eine Muskelfaser zu kontrahieren (Seite 159). Oder um eine der Molekülfabriken in der Zelle selbst anzuwerfen.

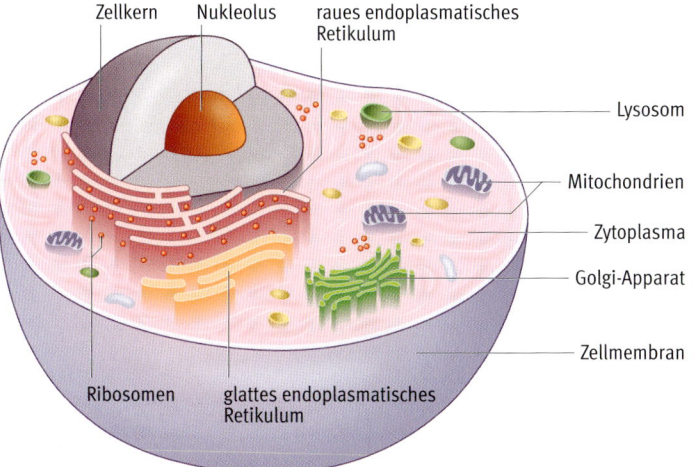

Zellkern Nukleolus raues endoplasmatisches
Retikulum

Lysosom

Mitochondrien

Zytoplasma

Golgi-Apparat

Zellmembran

Ribosomen   glattes endoplasmatisches
Retikulum

DIE KÖRPERZELLE sieht aus wie ein
Abenteuerspielplatz auf dem Mars. Und
so geht es darin auch zu: quicklebendig.
Sicher, Muskel-, Haut-, Herz-, Leberzellen sehen nicht völlig gleich aus und verrichten auch andere Arbeiten im Körper.
Doch steckt in allen dasselbe drin:
Zellkern mit Erbgut und eigener Eiweiß-
fabrik (Nukleolus), Eiweißfabriken (Ribosomen) in der Zellflüssigkeit (Zytoplasma), Post (Golgi-Apparat), Kraftwerke
(Mitochondrien) …

Leben und Absterben

Jede gesunde Zelle kann sich auch vermehren,
indem sie sich teilt. So entstehen neue Hautzellen,
Leberzellen, Blutkörperchen … Nach 50-mal Teilen ist dann Schluss. Das ist ihre biologische Uhr.
Kann sie sich nicht mehr teilen, hat sie ausgedient.
Und stirbt. Und irgendwann stirbt mit ihr der
ganze Mensch. Nur die Krebszelle könnte sich
theoretisch ewig teilen. Ach ja, auch wenn Sie sich
das wünschen: An unserer Biouhr kann nicht
mal die Gentechnik drehen. Unsterblichkeit, das
wird es nie geben. Gott sei Dank.

DAS HÄLT DIE ZELLE FIT

In Ihren Körperzellen finden 10 hoch 30 chemische Reaktionen pro Sekunde statt. Also so viel:
1 000 000 000 000 000 000 000 000 000 000. Eine
Quintillion. Um Energie zu gewinnen, um Stoffe
auf- oder abzubauen – sprich: um Sie am Leben
zu halten. Können Sie sich vorstellen, wie schnell
das alles abläuft? Nein. Kann keiner.

Enzyme sind die Zugpferde

Enzyme sind kleine Biokatalysatoren, die diese
chemischen Reaktionen beschleunigen und dafür sorgen, dass ganz schnell ein Stoff im Körper
gespalten, umgewandelt oder gebildet wird: Die
Alkoholdehydrogenase baut in der Leberzelle
Schnaps ab. Die Ligase verknüpft DNS-Stränge
zur Strickleiter, baut auch neue Körperzellen auf,
fürs Immunsystem, für den Muskel. Die Amylase
nagt Stärke zu Einfachzucker (Glukose) klein.
Man schätzt, dass es etwa 5 000 verschiedene Enzyme gibt. Ohne diese Enzyme würde alles im
Körper stehen bleiben. Und, wie gesagt, diese Enzyme brauchen, um zu funktionieren, Vitamine,
Mineralien, Biostoffe der Pflanze.

Die Zelle braucht Vitamine

Das meiste von dem, was in Ihren Mund wandert,
landet auch in den Zellen. Mit jedem Apfel, jeder
Möhre tanken Ihre Zellen Vitamine.
Zum Beispiel das Vitamin A. Es beteiligt sich am
Aufbau und Schutz der Verbindungskanäle, der
sogenannten »gap junctions« zwischen den ein-
zelnen Zellen. Über diese Kanäle tauschen die
Zellen Informationen aus, stoppen beispielsweise
mit chemischen Signalen das Wachstum von
Nachbarzellen. Nun wissen Sie, auf welche Weise
Vitamin A Krebs vorbeugt.
B-Vitamine bauen an jedem Protein im Körper
mit. Vitamin C schützt das Erbgut in der Zelle vor
der Zerstörung durch freie Radikale (Seite 31).

Das fettlösliche Vitamin E kümmert sich derweil als hochpotenter Radikalfänger um die fetthaltige Wand der Zelle.

So hat jedes Vitamin seine eigene Aufgabe. Und die Vitamine unterstützen sich gegenseitig. Weshalb keines fehlen darf.

Die Zelle braucht Elektrolyte

Mehr als die Hälfte Ihres Körpers besteht aus Wasser (Seite 333). Und das steckt in und außerhalb der Zelle. Darin schwimmen sogenannte Elektrolyte. Natrium, Kalium, Kalzium, Magnesium, Chlorid, Phosphat und Hydrogencarbonat. Das kennen Sie vom Etikett der Mineralwasserflasche. Auch da steckt ja Wasser drin. Elektrolyte sind Mineralstoffe, die Wasser binden, Säuren oder Basen bilden können oder elektrische Signale weiterleiten.

Denken ist ein elektrochemischer Vorgang, der Herzschlag ebenso, genauso wie die Kontraktion des Muskels, die Arbeit der Leber, der Niere …

MEHR WISSEN

Gute und böse Mutationen

Will sich die Zelle teilen, muss sie erst die DNS verdoppeln. Das tut sie laufend. Ab und zu passieren dabei aber auch Fehler. Das nennt man Mutation.

Eine DNS-Kopie gleicht dann nicht der anderen. Sodass in Folge auch die Proteine fehlerhaft produziert werden. Das steckt der Körper einfach weg. Es kann sogar von Vorteil sein, sonst hätten wir immer noch einen Schwanz. Es kann aber auch Krebs auslösen – oder zu Erbkrankheiten führen, zum Beispiel zu Farbenblindheit, Albinismus, Bluterkrankheit, Mukoviszidose, Phenylketonurie. Die man mit einer Gentherapie irgendwann heilen zu können hofft.

Und all das machen Elektrolyte. Unter anderem, indem sie Enzyme aktivieren.

Natrium zum Beispiel bindet vor allem außerhalb der Zelle das Wasser. In der Zelle hält Kalium das Volumen aufrecht. Gemeinsam kümmern sich die beiden Elektrolyte darum, dass elektrische Signale von Zelle zu Zelle weitergeleitet werden.

Kalzium setzt Nervensignale in Muskelkontraktionen um. Als Gegenspieler des Kalziums sorgt Magnesium dann wieder für Entspannung.

All diese Elektrolyte haben ihre Aufgabe im Körper. Fehlt eines, weil Sie es nicht essen, brechen biochemische Vorgänge im Körper zusammen.

Die Zelle braucht Spurenelemente

Spurenelemente sind Mineralien, die in ganz winzigen Mengen im Essen stecken – und Großartiges leisten. Sie arbeiten gemeinsam mit Enzymen, Hormonen, Vitaminen an allen Lebensvorgängen im Körper mit. Und jedes einzelne hat unzählige Aufgaben.

Ohne Zink kein Immunsystem, kein Hormon wie Testosteron. Zink aktiviert über 300 enzymgesteuerte Reaktionen. Und es stabilisiert jede Zellmembran, schützt jede Zelle vor Zerstörung.

Selen ist zum Beispiel wichtiger Bestandteil des Entgiftungsenzyms Glutathion-Peroxidase. Das Enzym hält die Zelle jung, hilft mit bei der Zellerneuerung und -reparatur. Und das Enzym löst im Körper den Selbstmord von Krebszellen aus, die ja ständig entstehen – bewahrt uns so täglich davor zu erkranken. Deshalb schützt uns ein Selenspiegel von 150 Mikrogramm vor Krebs (Seite 213). Das zeigen viele Studien.

Ohne Chrom, Eisen und Mangan kann die Zelle keine Energie gewinnen. Fehlt nur eines dieser wichtigen Spurenelemente, dann fühlen wir uns antriebslos und müde.

Sie sehen, die Zelle braucht auch jedes Spurenelement. Ist darauf angewiesen, dass Sie es essen oder trinken.

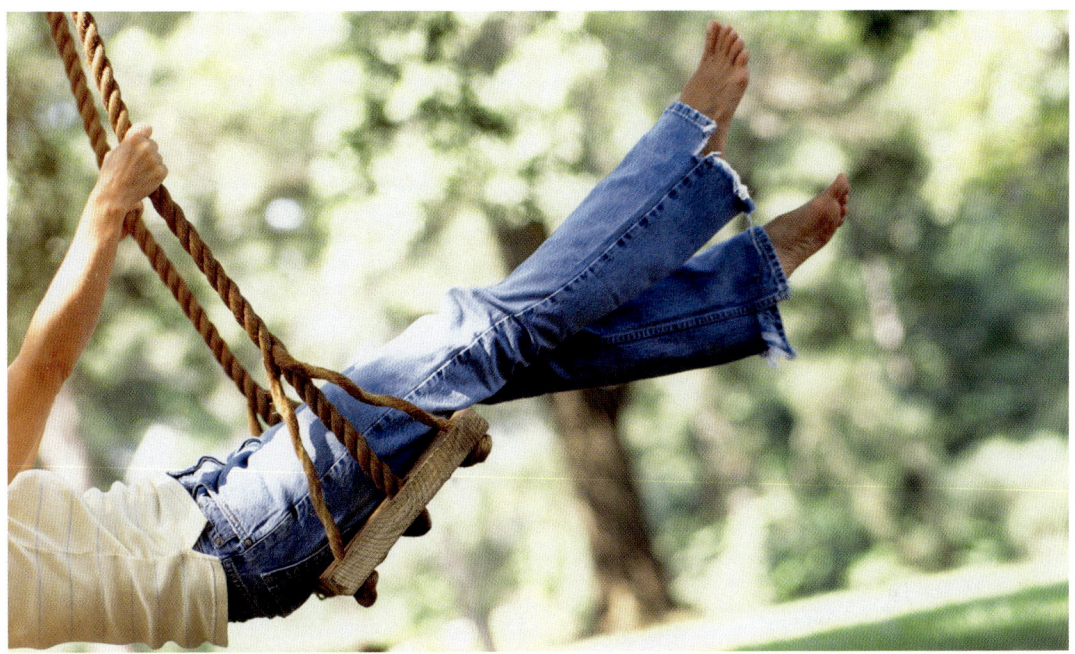

WANN FÜHLEN SIE SICH richtig gut gelaunt und energiegeladen? Wenn Sie ausgeschlafen sind, sich genug bewegt haben, gesund gegessen haben, nicht gestresst sind ... Wenn Sie dem Körper geben, was er braucht.

Die vier Säulen des Glücks

Eine gesunde Haut, gute Nerven, starke Muskeln, ein pumperlgesundes Herz, hochaktive Nieren, eine gut ackernde Leber, ein zufriedener Darm, ein leistungsfähiges Hirn, ein tatkräftiges Immunsystem, sensible Sinne brauchen alle das Gleiche:

> Bewegung
> Entspannung
> Gesundes Essen & Trinken
> Ganzheitliches Denken und Handeln

BEWEGUNG: MEDIZIN DES JAHRTAUSENDS

Wir müssen uns bewegen. Das steht in unseren Genen. Denn im unbewegten Körper gerät der Stoffwechsel aus dem biologischen Gleichgewicht: Im Muskel, in den Knochen, in den Organen, im Blut, im Darm, an jeder einzelnen Zelle laufen dann ständig krank machende Prozesse ab, die mit Sicherheit irgendwann richtig wehtun. Bewegung tut nicht nur etwas für die Gesundheit. Bewegung ist die Grundvoraussetzung dafür, dass unser Körper normal funktioniert. Jeder Tag, an dem Sie sich nicht bewegen, heißt für den Körper: Ausnahmezustand. Ich bin krank.

Wer nicht irgendwann an Sarkopenie leiden will (griechisch: Fleischmangel), dem Muskelschwund mit all seinen Folgen für Körper und Geist, muss sich nur 30 Minuten täglich bewegen. Dazu rät heute auch die Weltgesundheitsorganisation (WHO). Mehr ist auch erlaubt. 30 Minuten schaffen übrigens nur 13 Prozent der Deutschen –

wahrscheinlich der Teil der Bevölkerung, der nicht für 23 Milliarden Euro pro Jahr Medikamente schluckt.

Also 30 Minuten. Macht 3,5 Stunden die Woche: 2,5 Stunden Ausdauertraining, und 1 Stunde sollte man in ein kluges Krafttraining investieren – oder in ein superkluges, wenige Minuten kurzes (mehr dazu ab Seite 172).

Wer sich bewegt, erntet nicht nur Fröhlichkeit, sondern beugt auch all den apokalyptischen Reitern der Neuzeit vor: Krebs, Herzinfarkt, Schlaganfall, Diabetes, Osteoporose und Alzheimer. Wie sich Bewegung auf die Gesundheit der einzelnen Organe auswirkt und auf das Glück, lesen Sie in den folgenden Kapiteln.

STRESS: DIE PEST DER NEUZEIT

Die Natur hat uns ein Stressprogramm in die Gene gepackt. Wunderbar, denn es hilft uns, den wilden Bären zu überleben. Auch den der Neuzeit, den im Blechmantel, der uns auf der Autobahn auf die Bremse steigen oder ausscheren lässt. Mit jeder Stressreaktion versucht der Organismus, sein Gleichgewicht zu wahren.

Der Stoffwechsel stellt sofort Energie bereit für Kampf oder Flucht, unterstützt den Menschen, jede Herausforderung schnell zu meistern. Ist die Aufgabe erledigt, die Gefahr gebannt, verschwinden die Stresshormone, die Energiereserven werden sofort aufgefüllt, das biologische Gleichgewicht wiederhergestellt.

Warum kriegt die Gämse keine Migräne? Trifft sie auf den Bären, springt sie davon. Und stellt sich dann ruhig grasend auf die Alm. Sie entspannt sich und füllt die Energievorräte wieder auf. Freilich hat die Evolution nicht damit gerechnet, dass es eine Spezies gibt, die den ganzen Tag mit Bären zu tun hat. Wir haben rund um die Uhr lauter Bären im Kopf. Gedanken, die uns den ganzen Tag in Stress versetzen. Bären in Form von

wachsenden Papierbergen, nörgelnden Kindern, hohen Rechnungen, brüllenden Chefs, mobbenden Kollegen. Dazu gesellen sich Straßenlärm, Infoflut, Umweltgifte, die den Körper unter oxidativen Stress (Seite 212) setzen.

Diese chronischen Stressauslöser sind die Krankheitserreger der Neuzeit.

Krankmachende Lebensretter

An und für sich sollten Sie Adrenalin und Kortisol mögen. Das sind zwei wunderbare Hormone, die Ihr Körper herstellt, damit Sie jede Herausforderung meistern können: den Job rechtzeitig erledigen, den Freund im Schach besiegen, den Bus erwischen …

› Adrenalin macht uns bereit, zu kämpfen oder zu fliehen. Der Puls steigt an, das Herz schlägt rascher, und der Blutdruck steigt, um mehr Blut in die Muskeln zu pumpen. Nur: Schwimmt ständig zu viel Adrenalin im Blut, schwächt es das Immunsystem, führt zu Arteriosklerose, Schlaganfall, Herzinfarkt. Außerdem hemmt es die Produktion des Glückshormons Serotonin. Ein Teufelskreis beginnt: Stresshormone machen unglücklich, reizbar und hemmen unsere Immunabwehr. Die Folge: Der Körper schüttet noch mehr Stresshormone aus.

› Kortisol spielt eine wichtige Rolle im Eiweiß- und Zuckerstoffwechsel. In Stresssituationen sorgt Kortisol dafür, dass schnell mal Blutzucker für Energie zur Verfügung gestellt wird. Damit die Gedanken fließen, der Muskel schnell was zum Verbrennen hat. Das ist kurzfristig ganz wichtig. Nur: Unter Dauerstress steigt Kortisol langfristig an. Normal ist ein Wert von 100 ng/ml (Nanogramm pro Milliliter). In unserer heutigen Gesellschaft ist ein Kortisolspiegel um die 200 beinahe an der Tagesordnung. Ab 250 wird es dann richtig gefährlich. Kortisol ist ein kataboles Hormon, es baut Körpersubstanz ab: Das kostet uns wertvolle Muskelmasse, richtet unser Immunsystem zu-

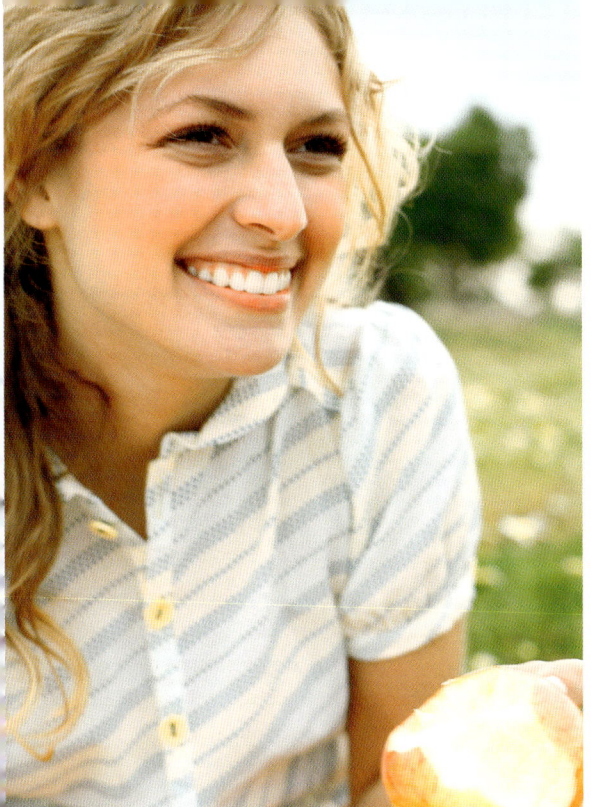

GREIFEN SIE ins Schatzkästchen von Mutter Natur, dann kriegen Sie alle Vitalstoffe, die Ihr Körper braucht, um gesund und fit zu bleiben. Kleiner Tipp: Wer bewusst und in Ruhe genießt, ist anschließend satt, zufrieden, ausgeglichen und glücklich.

WER GUT ISST, BRAUCHT KEINE MEDIZIN

Schon Anfang des 18. Jahrhunderts sagte der Poet und Mediziner Albrecht von Haller: »Je weniger Natur, desto mehr Wissenschaft ist notwendig.« Bedeutet: Wer vollwertig isst, das, was der Biobauer im eigenen Land anbaut, abwechslungsreich, frisch, à la saison, der braucht keine Wissenschaft aus der Pille. In der Natur steckt all das drin, was der gesunde Körper braucht.

Hippokrates, der griechische Arzt, hat vor rund 2400 Jahren gesagt: »Lasst eure Nahrung eure Medizin sein.« Genau. Das wissen auch die Mediziner heute, die ganzheitlich an den Menschen herangehen. Egal ob Anhänger von Ayurveda, Kneipp-Therapie, TCM, Osteopathie: Immer steht auch eine »Diät« auf dem Rezeptblock. Denn Diät bedeutet eigentlich »Lebensweise«. Und nicht: zwei Wochen lang Fettaugen zählen.

Muskeln können Sie nur aufbauen, wenn Eiweiß auf dem Teller liegt. Fröhlich und geistig fit ist man nur, wenn die richtigen Fettsäuren oben im Gehirn ankommen. Zu wenig Magnesium macht schwache Nerven, zu wenig Kalzium mürbe Knochen. Der Körper braucht alle Stoffe vom Teller der Natur, um sich selbst aufzubauen, zu regenerieren, jung und gesund zu bleiben. Fehlt nur einer, läuft das Rad des Lebens nicht mehr rund (Seite 292).

Dass der Körper gutmütig ist, werden Sie in diesem Buch auch lesen. Er verzeiht Ihnen viel. Sie müssen ihn nur wie Ihr Auto lieben, gut pflegen, regelmäßig bewegen, ab und zu zum »TÜV« bringen und den richtigen Treibstoff tanken. Das heißt: Schenken Sie ihm 70 Prozent von dem, was die Natur bereitstellt, dann nimmt er auch die 30 Prozent Genussmittel aus der Industrie nicht übel. Den Apfel zum Stück Schokolade, die Schüssel Salat vor der kleinen Pizza, das große Glas Gemüsesaft zum Sandwich …

grunde – und unser Gehirn. Kennen Sie Ihren Kortisolspiegel? Den kann man messen. Das geht schlicht und einfach über den Speichel – ist ziemlich heilsam … Dann lernt man, den Stress auch an der Wurzel zu packen.

Das funktioniert im Grunde ganz simpel: Indem man sich bewegt und die Zellen mit all den Vitalstoffen versorgt, die sie brauchen, erhöht man die Stresstoleranz. Dann braucht man noch eine einfache Antistresstechnik, um die akuten kleinen Krankheitserreger ganz schnell zu vertreiben. Zum Beispiel über den Atem, Seite 220.

Auch zum Thema Stress und wie er mit den einzelnen Organen Ihres Körpers zusammenhängt, finden Sie viel in diesem Buch.

BODY & MIND

Körperbedürfnisse auf einen Blick

Wer schlank, vital, gesund und fit durchs Leben gehen will, sollte seinen Körper täglich verwöhnen – und zwar zum Beispiel so ...

> 2 bis 3 Liter Wasser und/oder ungesüßte Kräuter- oder Früchtetees
> 1 Schüssel gemischter Salat
> 1 Glas Gemüsesaft
> 1 Portion gedünstetes Gemüse
> Gemüsestreifen, soviel Sie Lust haben
> 2 Esslöffel Olivenöl oder Rapsöl, 1 Esslöffel Walnussöl
> 1 Teelöffel Leinöl (im Gemüsesaft)
> 20 bis 30 Gramm Nüsse
> 1 bis 2 Portionen Fisch, Geflügel, Wild
> 1 Eier-, Hülsenfrüchte-, Tofu- oder Käsegericht
> 2 Portionen Milchprodukte (Quark, Joghurt, Buttermilch, Kefir, Hüttenkäse ...). Alternativ ein Sojaprodukt: Sojadrink (ungesüßt), Sojajoghurt
> 2 Portionen Obst
> 1 Scheibe Vollkornbrot oder 3 Esslöffel Müsli ohne Zucker
> 1 Portion Vollkornnudeln, Naturreis oder 2 Kartöffelchen
> 1 Esslöffel Leinsamen (geschrotet)
> 1 Esslöffel Weizenkeime oder 1 Teelöffel Hefeflocken (gibt's im Bioladen oder Reformhaus)
> Viele Kräuter und Gewürze
> Wenn Sie wollen: 1 Glas trockenen Wein
> Achten Sie darauf, 2 Portionen fetten Seefisch pro Woche zu essen.

Und: Essen Sie nur die Lebensmittel, die Sie persönlich vertragen. Sie wollen ja nicht Ihren Darm irritieren, die wichtigste Durchgangsstation zur Zelle.

Und: Sprechen Sie einmal mit dem Arzt, einem guten Heilpraktiker oder einem Orthomolekularmediziner über eine auf Sie zugeschnittene, gute Nahrungsergänzung aus der Apotheke (siehe rechts).

Der Apfel plus die Pille

Sie werden in diesem Buch viele Beispiele finden, die Ihnen zeigen, was der Körper braucht, um zu sehen, um zu hören, um zu fühlen, um dynamisch zu sein, um Lust zu verspüren. Aber bitte: Es ist nie *ein* Stoff, der alles gutmacht, *eine* Pille, die uns die Gesundheit erhält. Ihr Körper braucht all das, was die Natur in den Apfel, in den Fisch, in die Beere gepackt hat. Und davon kennt die Wissenschaft noch reichlich wenig. Geben Sie das Ihrem Körper – und packen Sie zur Sicherheit ein gutes Vitalstoffpräparat und/oder einen Pflanzenextrakt mit drauf. Als Nahrungs*ergänzung.* Idealerweise sprechen Sie das mit Ihrem Arzt oder Heilpraktiker ab. Und: Jeder Mensch erlebt Zeiten, in denen er eine Extradosis Nahrungsergänzung braucht. Ergänzung! Nur: Jeder braucht etwas anderes und eine andere Dosis, über einen gewissen Zeitraum – und nicht immer. Und es dauert auch unterschiedlich lang, bis die Speicher wieder voll sind. Dafür brauchen wir fachlichen Beistand.

GANZHEITLICH DENKEN – GESUND ALT WERDEN

Ich bin jetzt 45. Meine statistische Lebenserwartung ist 81,81 Jahre. Die ältesten Frauen leben übrigens in Andorra, sie werden 86. Man vermutet, es liegt am Olivenöl. Also, ich möchte auch mit 86 noch auf dem Pferd sitzen können, viel lieber als im Schaukelstuhl im Altenheim. Ich möchte auch noch wie meine Oma (94!) die Um-die-Ecke-gedacht-Rätsel lösen. Mit Freunden einen Wein trinken gehen. Ich möchte, solange es geht, jung bleiben, meine Falten ehren und mit meinem ganzen Körper das Leben genießen.

Was heißt altern?

Ganz einfach: Abnutzung durch das tägliche Leben. Wir alle haben unser Mindesthaltbarkeitsdatum, manchem schenken die Gene mehr, andere verbrauchen ihren Körper eben schneller. Zellen teilen sich. Sterben ab. Erneuern sich. Täglich jede Sekunde 50 000 Stück. Dafür braucht der Körper die optimalen Rohstoffe vom Teller und eine funktionierende Entgiftung und eine gesunde Dosis Bewegung. Dann altern wir erstens nicht so schnell – und vor allem ohne Wehwehchen. Graue Haare können Sie färben, Falten abdecken, aber Diabetes, Herzinfarkt, Osteoporose-Knochen können Sie nicht wegschminken. Doch Sie können vorbeugen. 80 Prozent aller Alterskrankheiten lassen sich durch den Lebensstil vermeiden. Sprich: Man gibt dem Körper das, was er braucht, und meidet das, was ihm schadet.

Ganzheitlich: das Zauberwort ewiger Jugend

Der Körper ist ein Wunder. Es hängt einfach alles zusammen. Die Seele, das Gehirn und der Rest. Auch zwischen den einzelnen Geweben und Organen hat er wundersame Fäden gesponnen. Von der Wade zum Nacken, vom Muskel zum Hirn, vom Auge zur Leber, vom Fuß zur Niere. Deswegen kann ich nur raten, ganzheitlich zu denken – und zu handeln. Nur wer die Muskeln bewegt, bleibt im Kopf fit. Nur wer den Darm pflegt, bleibt fröhlich. Nur wer den Geist bewegt, kann sein Herz schützen.

Darum würde ich, neben dem Facharzt, auch mal einen der vielen Heilkundigen aufsuchen, die sich ganzheitlich um den Menschen kümmern (wie früher der Hausarzt!) – vom Naturheilarzt über den Osteopathen bis zum TCMler (Traditionelle Chinesische Medizin, Seite 309). Und den würde ich dann aufsuchen, wenn es mir noch gutgeht – oder wenigstens, bevor das Leiden chronisch wird. Also: Denken Sie um. Irgendwann tun das auch die Krankenkassen.

Warum Frauen länger leben

Männer haben überall auf der Welt eine um etwa sechs Jahre geringere Lebenserwartung (hier: 75,66 Jahre). Lange hieß es, der Schutz der Hormone lasse uns Frauen länger leben. Heute macht man, abgesehen von genetischen Faktoren, auch das Gesundheitsverhalten – oder besser Nichtverhalten – dafür verantwortlich, dass Männer früher sterben. Weil sie mehr rauchen, mehr trinken, ungesünder essen, sich eher vom Stress reiten lassen – und keine Vorsorge wahrnehmen.

 MEHR WISSEN

Einige Theorien des Alterns

1. Die Oxidativer-Stress-Theorie: Im Körper entstehen freie Radikale, die das Erbgut verändern, Zellen schneller altern lassen. Sie entstehen vermehrt durch Giftstoffe aus Nahrung und Umwelt, UV-Strahlen, Nikotin, zu viel Zucker, Fett, Alkohol. Wer mehr Enzyme hat, die freie Radikale entschärfen, lebt länger. Auch Antioxidanzien helfen, mehr dazu auf Seite 204.

2. Die Telomer-Theorie: Unsere Chromosomen haben wie Schnürsenkel Kappen, Telomere. Bei jeder Zellteilung verkürzt sich das Telomer. Und wird durch ein Enzym repariert. Wird das Telomer zu kurz, begibt sich die Zelle in den programmierten Selbstmord. Je aktiver das Enzym, desto länger lebt die Zelle. Hier erhoffen sich Forscher den Schlüssel zur Unsterblichkeit. Bislang vergeblich.

3. Die AGE-Theorie (Advanced Glycation Endproducts)**:** Zucker verklebt mit Eiweiß die glatten Innenwände der Gefäße. Dort entstehen freie Radikale, führen zu chronischen Entzündungen, Gefäßerkrankungen und degenerativen Hirnerkrankungen. Wie Sie dem vorbeugen können, lesen Sie ab Seite 200.

4. Die Kalorien-Theorie: Kaloriensparen verlängert nachweislich das Leben. Allerdings nur, wenn man alle Vitalstoffe aufnimmt.

Das Gehirn und das Feuerwerk der Neuronen

Indem Sie diese Zeilen lesen, benutzen Sie Ihr Gehirn. Logisch. Nur: Sie lesen nicht fließend, wie Sie glauben. Ihr Blick springt in drei bis vier ruckartigen Bewegungen über die Zeile, bleibt etwa eine fünftel Sekunde lang an einem markanten Wort haften. In dieser Zeit verarbeitet das Gehirn Informationen, die bis zu 4 Buchstaben links und 15 Buchstaben rechts vom Blickpunkt liegen. Es fügt selbstständig viele kleine Bruchstücke zu einem Ganzen zusammen.

Kopfarbeit heißt Neuronenfeuerwerk

Wenn Ihnen diese Info gefällt, speichern Sie sie in der Großhirnrinde ab. Und wenn Sie das heute Abend Ihrem Partner erzählen, blitzt ein gigantisches Netz von Nervenzellen im Gehirn.

Für alles, was Sie dort oben abspeichern – von der Telefonnummer über den Duft einer Rose bis zu einem Film, den das Leben schreibt –, haben Sie ein Muster an Nervenzellen (Neuronen), das losfeuert, Strom fließen lässt, wenn Sie sich erinnern.

 MEHR WISSEN

Wir wissen im Grunde nichts

Seit zehn Jahren arbeiten Schweizer Forscher daran, die Hirnfunktionen einer Ratte im Computer zu simulieren. Doch selbst das Rattenhirn ist äußerst komplex. Deshalb beschränken sich die Forscher zunächst auf einen Verbund von 10000 Nervenzellen. Das entspricht einem halben Millimeter Rattenhirn. Dazu brauchen die Forscher schon einen der weltweit schnellsten Computer mit 8192 Prozessoren. Für das menschliche Gehirn wäre ein Rechner mit mindestens 10 Milliarden Prozessoren nötig.

Wenn dieses Muster verblasst, vergessen Sie. Wenn Sie lernen und wiederholen, verstärken Sie das Muster. Sie bauen sich mehr Datenverbindungsstraßen zwischen Nervenzellen im Gehirn, integrieren Nervenzellen für Düfte, für Zahlen, für Sprache, für Bilder, für Motorik in das Muster. Diese blitzen dann alle gemeinsam, wenn Sie Wissen oder Fertigkeiten abrufen.

Während Sie weiterlesen, nimmt Ihr limbisches System im Gehirn Düfte wahr. Kaffee? Das limbische System freut sich mit einem Neuronenfeuerwerk. Das Großhirn trägt auch mit einer kleinen Erinnerung an Omas köstlichen Apfelkuchen zum Kaffee bei.

In Ihrem Gehirn entzünden 100 Milliarden Neuronen jede Millisekunde ein kleines Feuerwerk. Je nachdem, welche Sinneswahrnehmung Sie gerade verarbeiten, welche Gedanken Sie beschäftigen, funkt es in unterschiedlichen Hirnarealen. Das Neuronenfeuerwerk im Kopf lässt Sie lachen, tanzen, nachdenken, Schmerz fühlen, lieben, lesen … Jedes einzelne Neuron hält dabei mit bis zu 10000 Verbindungen Kontakt zu anderen Neuronen. Im Gehirn selbst verquicken die Neuronen Gefühle und Erinnerungen, und über das Rückenmark beziehen sie den ganzen Körper bis zum kleinen Zeh hinunter mit ein. Was machen Sie gerade mit Ihrem Zeh, während Sie das lesen? Wackeln? Muskeln, Augen, Ohren, Nase, Gleichgewichtsorgan und Haut schicken, während Sie lesen, unablässig Informationen. Gefühle und Gedanken entstehen und vergehen. Nebenbei kontrollieren die Neuronen dort oben Blutdruck, Herzschlag, Atem, Körpertemperatur, Verdauung, alle Drüsen und Organe. In jeder Millisekunde zischen Hunderttausende Neuronenimpulse kreuz und quer durchs Gehirn. Jeder Gedanke, jede Bewegung, jedes Geräusch löst eine kleine Kettenreaktion aus.

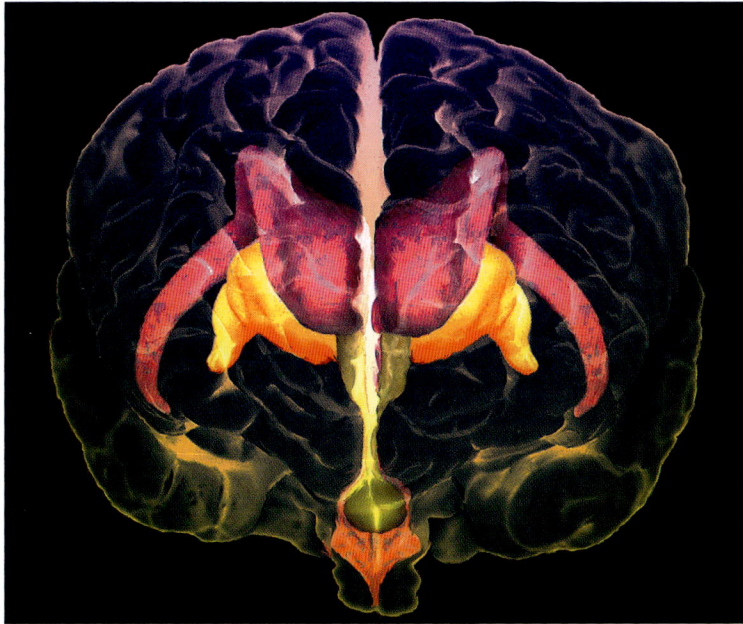

EINEN BLICK AUFS GEHIRN von vorn können Sie hier mit Hilfe einer kombinierten MRT und CT (Computertomographie) werfen. Sie sehen die beiden Gehirnhälften. Pink leuchtet die Gehirnflüssigkeit in ihren Kammern, Ventrikel genannt. In der Mitte sehen Sie den Thalamus (orange), der Sinneseindrücke verarbeitet, und den Hypothalamus (grün), der Gefühle kontrolliert und über chemische Stoffe die Hypophyse (unten) veranlasst, ihre Hormone in den Körper zu schicken.

Ständig fließt Strom

Wenn Sie am Ende der Buchseite angelangt sind, wollen Sie umblättern. Im motorischen Kortex, also in dem Bereich der Großhirnrinde, der bewusste Bewegungen steuert, fließt Strom zwischen den Nervenzellen. Der Reiz wird binnen 100 Millisekunden über Nervenfortsätze in den Hirnstamm weitergeleitet, dann über das Rückenmark zur linken Hand. Das Kleinhirn sorgt dafür, dass Sie wohlkoordiniert Daumen und Mittelfinger nehmen, umblättern …

Herrlich, wie dieses wabbelige Ding da oben arbeitet. Und dabei verbrauchen die Hirnzellen zwanzigmal so viel Energie wie Muskelzellen – und machen nie Pause.

Obwohl auch der klügste Kopf das große Geheimnis Gehirn nie verstehen wird, begreifen wir mittlerweile schon viel mehr. Weil wir dem Gehirn bei der Arbeit zusehen können – mit Verfahren wie der Elektroenzephalographie (EEG), der Kernspin- oder funktionellen Magnetresonanztomographie (fMRT) und der Positronenemissionstomographie (PET). Sie zeigen zum Beispiel, wo es funkt, wenn wir die Hand bewegen, Sex haben, Schmerz fühlen, wenn Freude uns ergreift, wenn wir total gelassen sind, aggressiv oder traurig.

Ein langes Leben mit und ohne Gehirn

Wussten Sie, dass nicht alle Tiere ein Gehirn besitzen? Schwämme zum Beispiel können einfach gar nichts. Sie besitzen weder Nerven noch Sinnesorgane noch Muskeln. Sie ernähren sich von Plankton und Kleinstlebewesen, die sie aus dem Meerwasser filtern. Dafür brauchen sie keine einzige Nervenzelle. Schwämme werden so bis zu 3 000 Jahre alt. Für ein langes Leben muss man also nicht mal besonders klug sein. Unser Hirn ist übrigens auf 150 Jahre ausgelegt, hat mir ein Gehirnforscher erzählt. So alt können wir quasi werden, wenn wir »wollen«.

EVOLUTION IM MUTTERLEIB

Während seiner etwa neunmonatigen Entwicklungszeit im Mutterleib vergrößert sich das Gehirn eines Embryos dramatisch. In einer Schwan-

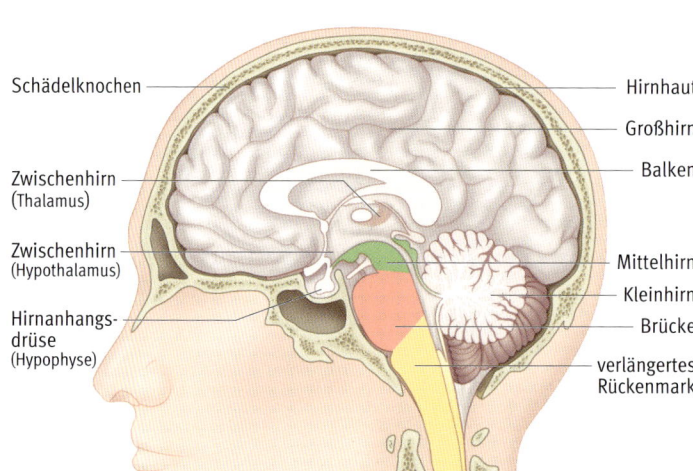

Schädelknochen

Zwischenhirn
(Thalamus)

Zwischenhirn
(Hypothalamus)

Hirnanhangs-
drüse
(Hypophyse)

Hirnhaut

Großhirn

Balken

Mittelhirn

Kleinhirn

Brücke

verlängertes
Rückenmark

Rückenmark

UNSER GEHIRN liegt gut verpackt unter der Schädeldecke. Ein Balken aus Nerven-fasern verbindet die beiden Großhirnhälf-ten. Mit der faltigen Großhirnrinde denken Sie. Das Kleinhirn koordiniert Ihre Bewe-gungen. Hypothalamus und Thalamus fan-gen Sinnesreize auf, filtern sie. Der Hypo-thalamus verarbeitet zudem Gefühle. Die Hypophyse produziert Hormone. Mittel-hirn, Brücke und verlängertes Rückenmark sind der älteste Teil des Gehirns, der Hirn-stamm. Er kontrolliert lebenswichtige Funktionen wie Atmung und Herzschlag. Und das Rückenmark ist die Datenauto-bahn vom und zum Rest des Körpers.

gerschaftsminute wächst es durchschnittlich um 250 000 Nervenzellen.

Im Kopf des Embryos spielt sich die Evolution des Gehirns im Zeitraffer ab. Die Entwicklung be-ginnt etwa in der dritten Schwangerschaftswoche. Zunächst bildet sich das sogenannte Neuralrohr, an dessen Kopfende zwei kleine Bläschen knos-pen. Aus diesen beiden Bläschen entfaltet sich dann immer mehr das Gehirn, so wie man es kennt. Am 25. Schwangerschaftstag ähnelt das embryonale Gehirn dem eines Wurms. Zwischen dem 40. und 50. Tag könnte man es mit einem Fischgehirn verwechseln. Nach 100 Tagen erkennt man schon deutlich das Gehirn eines Säugetieres. Ab dem fünften Monat entspricht es dem eines Affen, dessen Gehirn um zwei Drittel leichter ist als unseres. Und von da an ist es nur noch ein winziger Sprung zum typischen Menschengehirn. Übrigens kann das Gehirn schon im Mutterleib Informationen aufnehmen. Lange vor der Geburt können Embryos riechen. Und sie nehmen die Sprache der Mutter wahr, was später das Erlernen der Muttersprache erleichtert. Und sie reagieren auch auf Musik. Auf Mozart (Seite 120).

DREI PFUND GENIALITÄT

Das etwa 1500 Gramm schwere Gehirn liegt gut geschützt unter der Schädeldecke.

› Das, was faltig und furchig von außen wie eine Walnusshälfte aussieht, ist das Großhirn. Es ist wie bei der Walnuss in zwei Hälften geteilt, die linke und rechte Hemisphäre. Beide sind mit dem Bal-ken, einem dicken Nervenstrang, verbunden. Der ist bei Frauen viel ausgeprägter als bei Männern. Ihre beiden Hirnhälften sind besser verlinkt, des-wegen können sie zwar nicht so gut einparken, aber besser zuhören, besser kommunizieren. Die linke Hemisphäre steuert die rechte Körperseite, die rechte Hemisphäre die linke. Jede Hälfte ist spezialisiert: Links sitzen unter anderem Sprache und Logik, rechts räumliche Orientierung und Kreativität. Zumindest im Modell. In der Wirk-lichkeit ist das Gehirn viel, viel komplexer. Es ar-beiten viele Gehirnregionen zusammen. Und geht durch einen Unfall eine Region kaputt, können andere Gehirnzellen die Aufgaben übernehmen.

› Die Großhirnrinde (Kortex) hat die Evolution zum Schluss entwickelt. In der faltigen Denkerschicht sitzt unser Bewusstsein. Hier wird gesehen, gehört, gefühlt, gelernt, erinnert, gerechnet, geplant und die Bewegung kontrolliert.

> Das Kleinhirn koordiniert alle Bewegungsabläufe. Das Kleinhirn ist bei mir immer überfordert, wenn ich mit Händen, Füßen, Po, Gewicht meinen Moony steuern soll. Reiten ist wirklich nicht einfach. Außer man lernt es ganz früh.

> Das Rückenmark ist die allererste Schaltzentrale zwischen Körper und Gehirn. Hier laufen die Nervenbahnen vom Gehirn zu den Muskeln, zu den Organen und zurück. Und wenn es sein muss, löst es einen Reflex aus. Zum Beispiel, weil Sie mit der Hand auf eine heiße Herdplatte fassen: Sie ziehen die Hand zurück, noch ehe das Signal »heiß« Ihr Bewusstsein erreicht hat.

> Der Hirnstamm ist der älteste Teil des Gehirns, bestehend aus verlängertem Rückenmark (Nachhirn), Brücke und Mittelhirn. Er verbindet das Rückenmark mit den höher liegenden Gehirnregionen und kontrolliert alle lebenswichtigen Funktionen wie Herzfrequenz, Blutdruck und Atmung, aber auch elementare Reflexe wie Augenbewegungen, Niesen, Husten und Schlucken.

> Das Zwischenhirn (Thalamus und Hypothalamus): Der Thalamus ist das Tor zum Bewusstsein, hier kommen Sinnesreize aus der Umwelt und dem Körper an, werden ausgefiltert oder an das Großhirn weitergeleitet. Das, was oben ankommt, wird uns also bewusst: der Sonnenuntergang, der angeschlagene Zeh …
Der Hypothalamus gilt als unser wichtigstes Kontrollzentrum für Gefühle. Zusammen mit der wichtigsten Hormondrüse namens Hypophyse steuert er den Hormonhaushalt im Körper, regelt das Hungergefühl, den Schlaf, die Körpertemperatur, macht Lust auf Sex.

> Das limbische System ist das Zentrum, in dem die Emotionen entstehen. Wenn wir uns über einen Brief freuen, wütend über den Kollegen sind … Es ist kein fester Bereich im Gehirn, sondern besteht

aus einem Netz vieler Verbindungen im Gehirn. Mitwirkende sind zum Beispiel Amygdala (Mandelkern) und Hippocampus. Auch mit dem Thalamus, dem Hypothalamus und der Großhirnrinde hält das Netz Kontakt. Alle Sinneswahrnehmungen werden vom limbischen System mit einem Gefühl oder einer Emotion ausgestattet: »Das ist unangenehm, das ist wichtig, das macht mir Angst, das macht mir Lust …« Eine zentrale Schaltstation ist der Hippocampus. Er liegt mittig in jeder Hirnhälfte und entscheidet unter anderem über Erinnern und Vergessen. Hier nehmen wir Eindrücke wie in einem Zwischenspeicher auf. Das meiste wird wieder gelöscht. Die Informationen, die er mit einem Gefühl verknüpft, mit Freude, mit Angst, mit Triumph, wandern weiter ins Langzeitgedächtnis. Deswegen behalten wir viel eher, was wir mit Spaß lernen. Zerstört die Alzheimerkrankheit den Hippocampus, nehmen die Menschen nichts Neues mehr auf, leben nur noch in der Vergangenheit.

 MEHR WISSEN

Der Schmerz und die Angst

Warum spürt der Fakir nichts, wenn er auf dem Nagelbett liegt? Ganz einfach: Der Fakir lässt den Schmerz nicht ins Hirn. Wir schon.
Schmerz brennt sich von Tag zu Tag stärker ins Gehirn ein. Die Nervenzellen im Gehirn reagieren auf den gleichen Schmerzreiz immer aktiver, und es tut immer mehr weh. Der Schmerz driftet auch ins limbische System, wo wir Gefühle verarbeiten. Er flirtet mit der Angst. Wer Angst hat, dass der Schmerz wiederkommt, verleiht ihm Kraft, spürt ihn stärker. Wenn der Schmerz will, bleibt er. Die Ursache ist zwar weg. Aber das Gehirn funkt weiter: Leide, leide, leide! Die gute Nachricht: Schmerzen kann man weglernen. Wie, lesen Sie ab Seite 39.

Großhirn an Zeh: Meine Nerven!

Würden Sie all Ihre Nerven zusammenknoten, dann reichten sie einmal von der Erde bis zum Mond und zurück. Bis zum kleinsten Teil in Ihrem Körper hängt alles an dem sensiblen Netz.

> Gehirn und Rückenmark fasst man unter dem Begriff zentrales Nervensystem (ZNS) zusammen. Das Rückenmark nimmt dem Boss da oben einige Arbeit ab, indem es sich um vieles kümmert, was automatisch ablaufen soll, zum Beispiel die Reflexe. Dass Sie sich ducken, wenn eine Hand droht.

> Vom Rückenmark verzweigen sich die Nerven weiter überall in den Körper hinein. Diese Nerven zählen zum peripheren Nervensystem. Dazu gehören auch alle Nerven, die vom Gehirn aus das regeln, was im Kopf stattfindet: riechen, schmecken, sehen, mit den Wimpern klimpern.

Und so flutschen die Informationen als elektrische Reize hin und her, von der Hand, vom Darm, vom Auge zum Gehirn – und zurück.

Nervenzellen (Neuronen) bestehen immer aus einem Zellkörper und seinen Kabeln (Axonen) zur nächsten Nervenzelle. So gibt es motorische Neuronen, die für die Bewegung zuständig sind. Vegetative Neuronen, die dafür sorgen, dass die inneren Organe funktionieren. Sensible Neuronen, die Sie etwas spüren lassen.

DAS EVOLUTIONÄR GUTE ELEKTRISCHE PRINZIP

Was Muskeln hat, hat Nervenzellen. Sogar Quallen haben Muskeln, die sie mit einem primitiven Nervensystem steuern. So können sie gezielt auf Nahrung zuschwimmen. Ihr Nervensystem überträgt Informationen von einer Zelle zur nächsten mit einem elektrochemischen Mechanismus. Dieses Prinzip funktioniert so gut, dass die Evolution es überall eingebaut hat, auch bei uns: Die

Nerven ziehen durch den Körper wie ein weitverzweigtes Telefonnetz. Von Kopf bis Fuß gibt es über 100 Milliarden Anschlüsse.

Ein Anschluss entspricht einer Nervenzelle. An jeder Nervenzelle hängen Kabel – und wo sich die Kabel berühren, hängen Stecker und Steckdose: die Synapsen. Kommen elektrische Impulse an, übersetzt das die Synapse in chemische Botenstoffe, die sie über den synaptischen Spalt zur nächsten Nervenzelle schickt.

Jedes Lebewesen, ob Qualle, Krake, Ameise oder Mensch, überträgt Signale von einer Nervenzelle zur nächsten nach demselben Prinzip. Sie unterscheiden sich aber gewaltig durch die Anzahl der Neuronen und wie diese vernetzt sind. Zum Vergleich: Eine Fliege hat gerade mal 100 000 und eine Maus etwa 10 Millionen Neuronen.

Willen und Unwillen

Manche Nerven können Sie mit Ihrem Willen beeinflussen, wie motorische Nerven, über die Sie Ihre Muskeln etwas tun lassen. Oder die sensiblen Nerven, mit denen Sie bewusst etwas wahrnehmen wollen, einen Eiswürfel anfassen.

Das autonome Nervensystem ist nicht Ihrem Willen unterworfen. Es regelt alles, was unbewusst abläuft: Stoffwechsel, Verdauen, Schwitzen, Atmen oder den Herzschlag. Es besteht aus zwei Nervenbahnen – einem idealen Team: dem Sympathikus und dem Parasympathikus. Sie sorgen dafür, dass Ihr Körper so funktioniert, wie es der Moment erfordert. Mal dominiert der eine, mal der andere:

> Die Arbeit des Sympathikus spüren Sie, wenn Ihnen ein Bär begegnet oder der Chef brüllt: Das Herz pocht, der Blutdruck steigt, die Muskulatur verspannt sich, der Atem geht unruhig, der Darm muss stillhalten. Der Sympathikus schaltet auf Notfallprogramm um: kämpfen oder flüchten. In

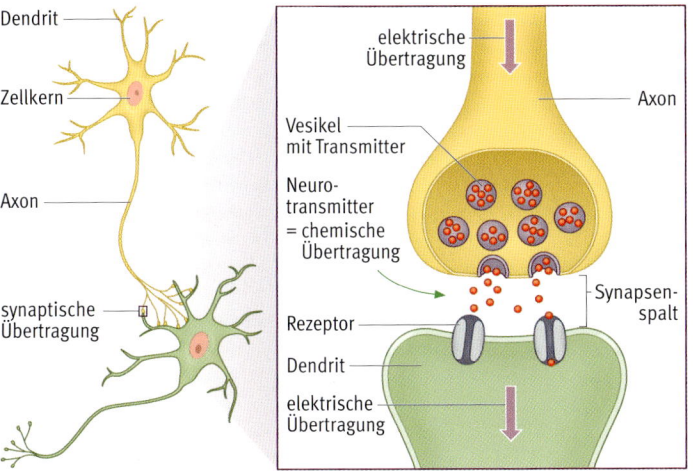

Dendrit

Zellkern

Axon

synaptische Übertragung

elektrische Übertragung

Axon

Vesikel mit Transmitter

Neurotransmitter = chemische Übertragung

Rezeptor

Dendrit

elektrische Übertragung

Synapsenspalt

SYNAPTISCHE ÜBERTRAGUNG. An jeder Nervenzelle (Neuron) hängen Kabel, die elektrische Signale leiten: Über Axone versenden die Zellen Nachrichten in Form von Botenstoffen (Neurotransmittern). Die Dendriten strecken sich den Axonen anderer Neuronen entgegen, um Signale zu empfangen. Wo ein Axon auf einen Dendriten oder direkt auf den Zellkörper trifft, sitzt eine Synapse. Das Axon spuckt die Botenstoffe aus und erregt über den Synapsenspalt hinweg die Rezeptoren am Dendriten der nächsten Nervenzelle.

beiden Fällen pumpt das Blut verstärkt Sauerstoff und Nährstoffe in die Zellen, damit sie genug Energie haben. Die sympathische Nervenbahn springt also immer dann an, wenn Sie aufgeregt sind, Leistung bringen müssen, Stress haben.

> Gut, dass es da noch den Parasympathikus gibt. Der macht nämlich so ziemlich das Gegenteil vom Sympathikus. Er beruhigt Sie, indem er das Herz wieder langsamer schlagen lässt und die Muskeln entspannt. Der Darm darf dann auch wieder verdauen. Der Körper kann sich wieder erholen und Sie wieder ruhig durchatmen.

DES KÖRPERS FLÜSTERPOST: NERVENBOTENSTOFFE & HORMONE

Der Körper braucht ein System, mit dem ein Organ einem anderen ein Signal, eine Nachricht schicken kann. Leber an Großhirn: Schnaps kommt! Großhirn an Auge: Hübsches Subjekt anzwinkern! Und weil nicht jedes Signal supereilig verschickt werden muss, hat uns die Natur gleich mit zwei Nachrichtensystemen ausgestattet. Mit einem langsamen, das Nachrichten über das Blut verschickt, und mit einem schnellen, das den Blitzversand über die Nervenbahnen erledigt. Das langsame funktioniert mit Hormonen, das schnelle mit Nervenbotenstoffen, den Transmittern, die zwischen den Nervenverbindungen, den Synapsen, tanzen.

Die Nervenbotenstoffe

Wo kommen Nervenbotenstoffe her? Entweder essen Sie diese Botenstoffe, zum Beispiel bestimmte Eiweißbausteine, die Sie fröhlich stimmen. Oder die Nervenzelle stellt die einfachen chemischen Substanzen selbst her. Jeder Botenstoff hat viele Aufgaben im Körper.

> Dopamin beispielsweise stimmt uns euphorisch, koordiniert Bewegungen, reguliert die Durchblutung der inneren Organe … Wie macht es das? Jeder Botenstoff findet an bestimmten Nervenzellen seinen Rezeptor. Und nur diesen kann er aktivieren. Im Gehirn macht uns Dopamin high, weil es die Nerven der Hirnareale im Kopf funken lässt, die uns total zufrieden stimmen – das Belohnungssystem. Deswegen machen Drogen übrigens süchtig. Auch sie setzen Dopamin frei. Genauso, wenn Sie sich verlieben oder Sport treiben.

> Serotonin ist auch so ein Botenstoff, er sorgt für Zufriedenheit und mindert den Appetit. Fehlt er uns, macht uns das depressiv. Unsere Nervenzellen produzieren ihn, wenn wir Licht tanken, uns bewegen, Schokolade oder Nüsse essen.

> Acetylcholin heißt ein weiterer solcher Neuro-
transmitter. Der lässt uns denken, Dinge merken –
und sorgt auch dafür, dass Strom zwischen den
Nerven und den Muskeln fließt.

> Manche Nervenbotenstoffe kommen auch im Blut
vor, zum Beispiel Adrenalin oder Noradrenalin.
Dort bezeichnet man sie dann aber als Hormone,
die in der Nebennierenrinde entstehen. Als Nervenbotenstoffe bildet sie das Gehirn selbst. Die
Stresshormone im Blut dringen nämlich nicht
durch die Blut-Hirn-Schranke.

Die meisten Nerven des Sympathikus setzen die
Botenstoffe Adrenalin und vor allem Noradrenalin ein. Darüber hinaus regt der Sympathikus die
Nebennierenrinde an, zusätzlich Adrenalin ins
Blut auszuschütten. Man fühlt sich dann energiegeladen und beschwingt, die Wahrnehmung wird
intensiver – eine Wirkung, die verlockend und
auch gefährlich sein kann. Für den ultimativen
Kick hat schon mancher Adrenalin-Junkie sein
Leben gelassen, beim Fallschirmspringen, Snow-
boarden, Eisklettern oder auf der Autobahn.

SO SCHÖN kann Stress sein: Kristalle des Stress-
hormons Adrenalin unter dem Lichtmikroskop.

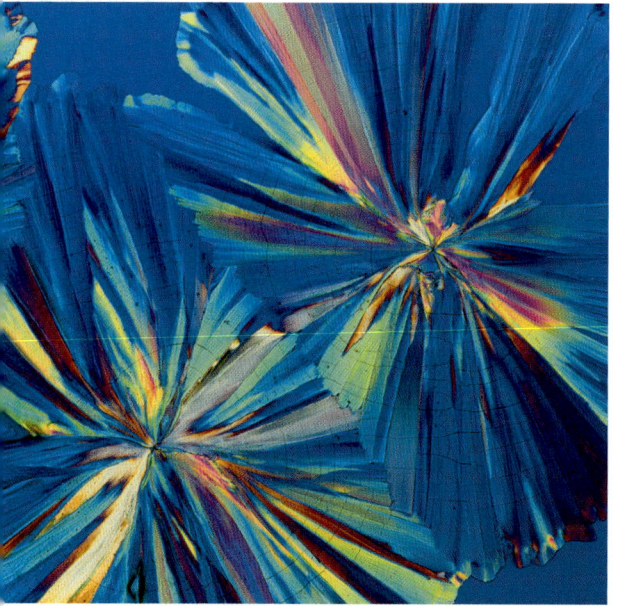

Die Hormone

Ihr Namenspatron ist der Götterbote Hermes.
Hormone sind Botenstoffe, die »antreiben« und
»anregen«. Sie treiben Stoffwechsel, Fortpflanzung
und Wachstum an, steuern Hunger, Durst, Schlaf,
Sexualität und Psyche.

Hormone werden in Drüsen gebildet und bei Bedarf in die Blutbahn geschickt. Die Hypophyse
im Gehirn ist die wichtigste Hormondrüse, weil
ihre Hormone auch die anderen Drüsen kontrollieren – zum Beispiel die Schilddrüse mit ihren
Energiehormonen, die Nebennierenrinde mit den
Stresshormonen, Eierstock und Hoden mit ihren
Geschlechtshormonen.

Auch die Hormone docken an einem Rezeptor
ihrer speziellen Zielzelle an, an der Muskelzelle,
der Milchdrüsenzelle, der Fettzelle – und setzen
dann eine chemische Reaktion in Gang. Zum
Beispiel: Wachstumshormon ordert das Fett aus
der Fettzelle. Adrenalin erweitert die Blutgefäße,
damit mehr Blut zu den Muskeln fließt. Insulin
sorgt dafür, dass Zucker für die Energiegewinnung in die Zelle kommt. Prolaktin lässt die Muttermilch fließen. Melatonin sorgt für guten Schlaf.
Aldosteron steuert den Wasserhaushalt im Körper. Testosteron lässt Barthaare sprießen. Oxytocin sorgt für Treuegefühle … Mehr über die wun-
dervollen Botenstoffe namens Hormone lesen Sie
im Laufe dieses Buches.

Ein gutes Team: Gehirn & Körper

Das Gehirn ist der Boss. Gemeinsam mit dem
Nervensystem und den Botenstoffen arbeitet es
mit jeder Körperzelle zusammen. Und es profitiert auch immer davon, wenn Sie mit Ihrem Körper gut umgehen. Lesen Sie in den folgenden Kapiteln, wie Sie das Gehirn über die Augen wach
halten, über die Verdauung glücklich, über die
Beine jung und beweglich … Sie wissen ja: »Mens
sana in corpore sano.« Ein gesunder Geist steckt
in einem gesunden Körper.

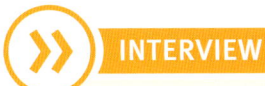

INTERVIEW

Der Schmerz sitzt im Gehirn

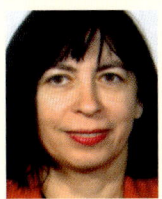

Die international bekannte Schmerzforscherin Professor Dr. Herta Flor, Universität Mannheim, lindert Schmerzen per Genusstraining und mildert Tinnitus mit Tontherapie.

Sie sind Psychologin und interessieren sich vor allem für das Gehirn?

Wir machen experimentelle Studien, in denen wir uns anschauen, was sich im Gehirn verändert, wenn im Körper etwas nicht stimmt. Wenn man zum Beispiel Schmerzen hat.

Im Gehirn gucken Sie sich dann den Homunculus an, was ist das?

Homunculus heißt aus dem Lateinischen übersetzt »Männchen«, man könnte aber auch »Frauchen« sagen. So ein Männchen kann man auf die Tastrinde des Großhirns, den somatosensorischen Kortex, malen – es repräsentiert unsere Körperoberfläche, zeigt die verschiedenen Zielareale der Sinneseindrücke sehr plastisch. Nervenimpulse aus dem Mund oder von der Hand kommen an Hand und Mund des Homunculus an. Reize, die nicht ankommen, existieren nicht für den Körper.

Gibt es das wirklich?

Ja, es gibt Leute, die angeborenerweise keine Schmerzempfindung haben. Die sterben auch relativ früh. Die merken nicht, wenn sie sich ein Bein brechen. Die merken nicht, wenn sie sich verbrennen. Ihnen fehlen genetisch bedingt die entsprechenden Nervenfasern, und es wird nichts zum Gehirn geleitet. Das zeigt uns: Schmerz entsteht nicht dort, wo wir ihn fühlen, also in der Hand oder im Fuß, sondern Schmerz entsteht immer im Gehirn. Das erklärt auch den Phantomschmerz, den ein amputiertes Glied hinterlassen kann.

Der Indianer kennt keinen Schmerz ...

Wie stark man Schmerz empfindet, ist nicht nur genetisch bedingt. Auch die Erfahrung spielt eine Rolle. Wir wissen, dass es eigentlich ganz gut ist, bei kleinen Kindern nicht zu viel Aufhebens zu machen, wenn sie hinfallen und sich verletzen. Sonst machen sie die Erfahrung, dass Schmerz mit positiver Zuwendung verknüpft ist. Diese Kinder können dann chronische Bauchschmerzen und Ähnliches entwickeln – durch eine falsch geleitete Aufmerksamkeit für Schmerzen. Aber »Der Indianer kennt keinen Schmerz« hat auch etwas Negatives. Das heißt nämlich, dass man Schmerzen unbedingt aushalten muss.

Und schon schlägt das Schmerzgedächtnis zu!

Man weiß heute, dass sich so ein Schmerzgedächtnis ganz leicht bilden kann. Deshalb ist es keine gute Idee, Schmerzen lange auszuhalten. Ich sehe kein Problem, wenn man bei akuten Schmerzen ein Schmerzmittel nimmt.

Was verstehen Sie unter Schmerzsensibilisierung?

Der Schmerz wächst mit der Zahl der Reize, statt schwächer zu werden. Stellen Sie sich vor, man pikst Sie mit der Nadel in den Finger. Beim zehnten Mal spürt das ein normaler Mensch weniger stark als beim ersten Mal. Man gewöhnt sich daran. Nun gibt es Leute, die das zehnte Piksen sehr viel stärker erleben als das erste. Das nennt man Sensibilisierung. Kinder, die früh Schmerzerfahrungen machen, werden leichter sensibilisiert.

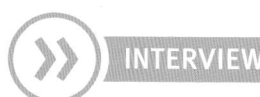

Und genau das führt doch auch zum chronischen Schmerz?

Frühe Erfahrung und Lernen spielen sicher eine Rolle, aber auch, wie man mit dem Schmerz umgeht. Schafft man es, sich abzulenken? Oder fokussiert man sich voll und ganz auf den Schmerz? Welche Schmerzbewältigungsstrategien lernt man also? Von seinen Eltern, Großeltern, Geschwistern, Freunden, Lehrern …

Jeder Nervenimpuls löst etwas im Gehirn aus …

Wir wissen heute: Das Gehirn ist dynamisch und reagiert auf jede Veränderung, die aus den Nervenzellen in Richtung Gehirn kommt. Das bezeichnet man auch mit dem Begriff »Neuroplastizität« oder »Plastizität des Gehirns«. Wenn mehr Nervenimpulse ins Gehirn kommen, wenn wir Radfahren lernen oder Tennisspielen oder Klavierspielen, dann vergrößern sich Regionen im Gehirn.

Und genau das tut Schmerz auch?

Ja. Wenn jemand über lange Zeit Schmerzen hat, die aus einem ganz bestimmten Körperteil Nervenimpulse in Richtung Gehirn ausschicken, zum Beispiel vom Rücken, dann ist das ein sehr wichtiges Signal für das Gehirn. Das behandelt es dann auch mit Priorität. Es wird sehr viel besser abgespeichert. Und entsprechend mehr Nervenzellen repräsentieren im Gehirn diese Region. Wenn jemand über lange Zeit Schmerzen hat, wird ein und derselbe Schmerzreiz umso stärker verarbeitet, da ja mehr Nervenzellen für diese Region zuständig sind.

Darum können winzige Reize bei manchen auch große Schmerzen auslösen?

Genau. So kann man auch erklären, warum man bei chronischen Schmerzpatienten vor Ort häufig gar nichts mehr findet. Die Bandscheibe ist völlig verheilt, es sieht alles gut aus – und trotzdem hat der Patient Schmerzen. Das hängt damit zusammen, dass das Nervensystem einfach sensibler geworden ist. Schmerz entsteht im Gehirn und nicht dort, wo es wehtut. Das beobachten wir gut mit der Magnetresonanztomographie. Man sieht, dass ein und derselbe Schmerzreiz bei Gesunden sehr viel weniger Aktivierung im Gehirn auslöst als beim chronisch schmerzkranken Patienten.

Wie kann man das Gehirn durch Training so beeinflussen, dass der Schmerz verschwindet?

Die Idee ist ja eigentlich klar. Wenn im Gehirn Veränderungen durch Lernen entstehen, dann kann man sie mit Lern- und Trainingsverfahren auch wieder rückgängig machen.

Wir machen ein ganz einfaches Verhaltenstraining. Wir wollen die betreffende Hirnregion, die sich durch Schmerz ausgeweitet hat, ja nur wieder kleiner kriegen. Man schickt als Gegenstimulation Impulse ins Gehirn, die nichts mit Schmerz zu tun haben. So versucht man, Areale zu stärken, die mit der Verarbeitung von positiven Reizen zu tun haben. Und die Areale, die mit dem Schmerz zusammenhängen, immer kleiner zu kriegen. Im Gehirn ist ja alles miteinander vernetzt. Also versucht man, die Vernetzung »Alltagsaktivität-Schmerzreiz« rückgängig zu machen.

Was machen Sie genau? Womit überschreiben Sie?

Bei chronisch Schmerzkranken drehen sich ganz viele Dinge im Leben nur noch um den Schmerz. Der Partner ist besonders aufmerksam, wenn man Schmerzen hat. Man geht nicht mehr spazieren, man geht nicht mehr essen, weil man nicht mehr lange genug sitzen kann. Man entwickelt Schonhaltungen. Man vernachlässigt soziale Aktivitäten. Viele Patienten liegen den Großteil des Tages, bewegen sich gar nicht mehr. Die Idee ist, alles umzudrehen in eine positive Richtung, um Aktivität auf- und Medikamente abzubauen. Alles, was negativ mit dem Schmerz verknüpft ist, versucht

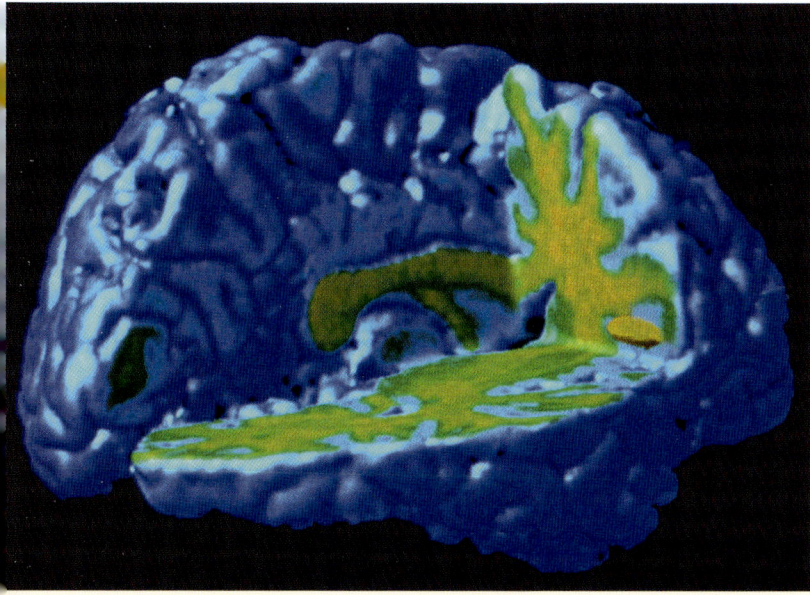

AUCH SCHMERZFORSCHER blicken ins Gehirn. Hier sind zwei Bilder übereinandergelegt: Die Magnetresonanztomographie (MRT) zeigt die Strukturen, die Positronenemissionstomographie (PET) stellt die Durchblutung und damit die Aktivität des Gehirns farbig dar. Man sieht: Schmerz wird in mehreren Hirnregionen verarbeitet. Übrigens: Mitgefühl mit dem zahnschmerzgeplagten Partner aktiviert dieselben Hirnareale, die den Schmerz verarbeiten, so Neurologen des University College in London.

man mit Positivem zu verknüpfen. Das ist ein Genusstraining.

Ein Beispiel bitte!

Nehmen wir das Beispiel körperliche Bewegung. Die Leute haben gemerkt: Wenn sie sich bewegen, tut es weh. Und darum hören sie auf, sich zu bewegen. Dadurch wird das Sich-nicht-Bewegen immer positiver erlebt. Man verliert Muskelmasse, man fühlt sich schlapp. Man wird depressiv. Leidet noch stärker unter den Schmerzen. Mit einem Genusstrainingsprogramm bewegt man sich nur ein bisschen und hört immer auf, bevor der Schmerz kommt. Und man belohnt sich für diese Bewegung. So wird die Bewegung nicht mit Schmerz verknüpft, sondern mit positiven Dingen. Dann steigt die Motivation, sich zu bewegen. Man kann sein Pensum jeden Tag ein bisschen erhöhen. Und diese Assoziation »Bewegung und Schmerz« wird im Gehirn gelöscht. Sie wird ersetzt durch die Assoziation »Bewegung ist was Positives«.

Beim Tinnitus, dem ständigen Geräusch im Ohr, verzeichnen Sie Erfolge mit Tontherapie.

Töne sind im Gehirn wie Perlen auf der Schnur aufgereiht. Die Hirnregion, wo der Tinnituston ankommt, weitet sich aus und ist verstärkt aktiv. Wir verwenden Töne, die in der Nähe vom Tinnitus liegen. So können die Patienten lernen, die Hirnregion in der Umgebung vom Tinnitus zu verstärken. So kann man die Hyperaktivität in der Tinnitus-Hirnregion vermindern.

Wie groß ist die Erfolgsquote?

Wir haben das bisher erst an wenigen Patienten ausprobiert. Und eine Verminderung von 40 Prozent festgestellt. Das ist noch nicht super.

Wie soll man prinzipiell mit Schmerz umgehen?

Akute Schmerzen immer sofort behandeln. Beim chronischen Schmerz darf man nicht in Depression und Hilflosigkeit versinken. Und man muss aufpassen, dass sich in der eigenen Umgebung nicht alle Aufmerksamkeit auf den Schmerz konzentriert. Man muss für sich selbst Methoden herausfinden, wie man den Schmerz positiv beeinflussen kann. Ablenkung, Bewegung. Belohnung. Nicht passiv sein und darauf warten, dass einem der Arzt hilft. Sondern aktiv dem Schmerz Paroli bieten.

Website vom Deutschen Grünen Kreuz für Schmerzgeplagte: www.forum-schmerz.de

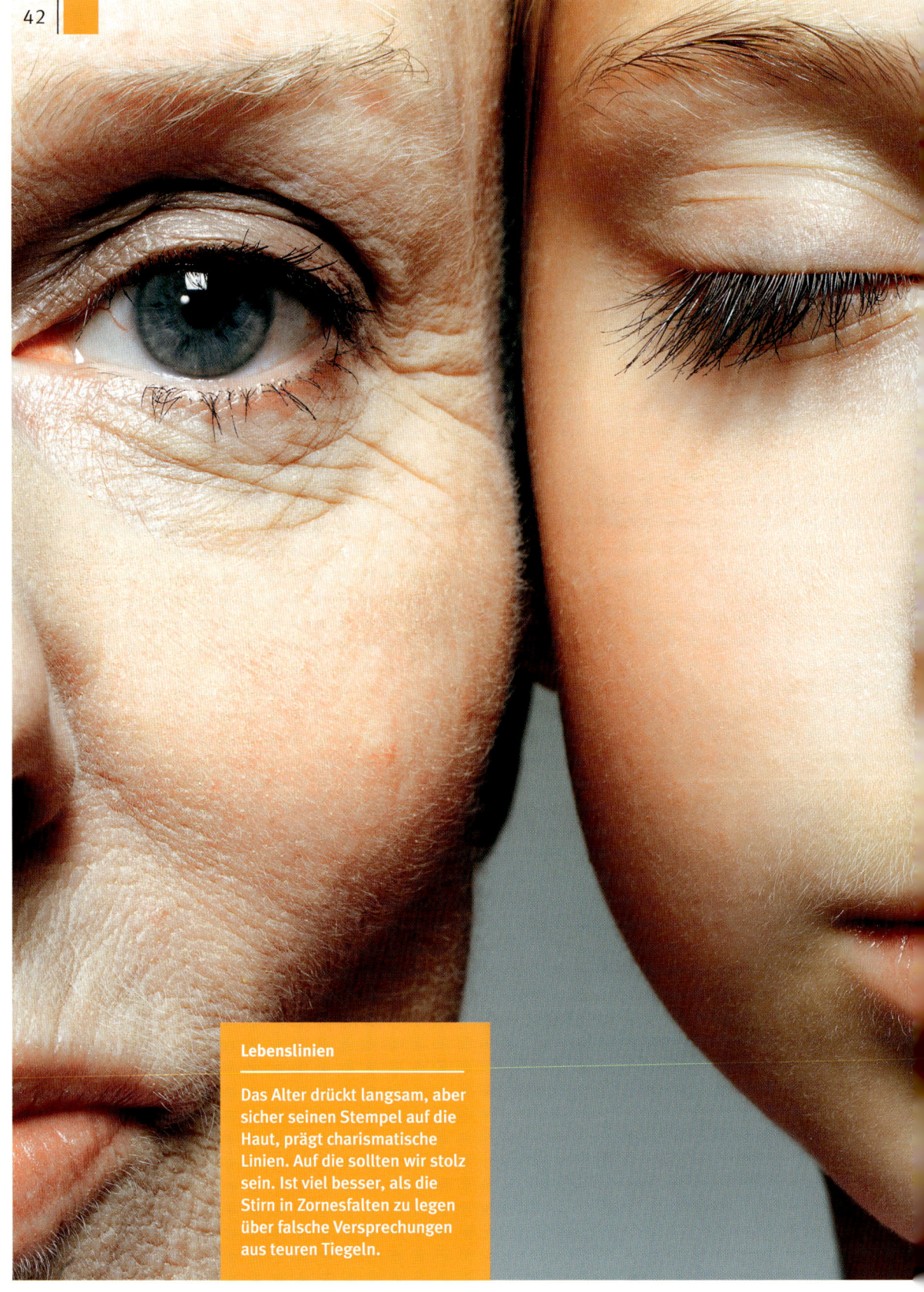

Lebenslinien

Das Alter drückt langsam, aber
sicher seinen Stempel auf die
Haut, prägt charismatische
Linien. Auf die sollten wir stolz
sein. Ist viel besser, als die
Stirn in Zornesfalten zu legen
über falsche Versprechungen
aus teuren Tiegeln.

Haut und Bindegewebe

Stecken Sie auch so gern in Ihrer Haut?

Wenn nicht, dann ignorieren Sie mal die Ewige-Jugend-Werbung und lesen lieber hier, wie dieses Wunderwerk der Natur Ihren Körper zusammenhält, Wunden flickt, die Seele widerspiegelt, mit einem Hormonwalzer auf Berührung reagiert ... Dann waschen Sie sich künftig wie die Wilden und tasten sich in eine neue Welt.

Etwas Sensationelles hat sich die Natur da ausgedacht: einen Stoff, der sich selbst flickt, wenn er kaputtgeht, der sich jeder Bewegung anpasst, beim Waschen nicht einläuft, superreißfest ist – und schier unendlich dehnbar. Immerhin kann man die zwei Quadratmeter große Fläche mit 420 Kilo Fett füllen.

Na ja, das mit der Badewanne ist nicht ganz so perfekt. Wenn man da raussteigt, sieht man aus wie ein Albino-Ochsenfrosch. Die Oberhaut quillt auf und wird runzelig, aber die Lederhaut darunter verändert sich nicht.

Zöge man uns das Fell über die Ohren, würde es 10 Kilo auf die Waage bringen. Die Haut ist unser größtes Organ – und natürlich, wie alles andere, in das die Natur so viel Intelligenz reinsteckt, unglaublich wichtig. Ihre Hauptaufgabe – neben Tasten und Schwitzen und Fetten und Schön-Aussehen – ist: Torwart des Immunsystems zu sein. Sie hält all das Fremde, das in unserem Körper nichts zu suchen hat, davon ab, einzudringen. Abgesehen von den Fußsohlen mit fünf Millimetern, ist die Haut ein eher zarter Lebensbegleiter. Darum geht uns auch so schnell was unter die Haut.

Was die Haut für uns tut

> Sie hält uns schön zusammen.
> Sie kühlt und wärmt uns. Schützt unser Körperinneres vor UV-Strahlen, der heißen Herdplatte, dem Rosendorn.
> Sie bewahrt uns als äußeres Immunsystem vor Pilzen, Bakterien und Viren.
> Sie produziert Vitamin D für starke Knochen und gegen Krebs.
> Tastend erforschen wir unsere Umwelt, lernen, heiß und kalt zu unterscheiden, rau und glatt, trocken und feucht, hart und weich, spitz und stumpf, borstig, krümelig, sandig, cremig.
> Der Tastsinn hat einen direkten Draht zum limbischen System im Gehirn. Über Berührungen ernten wir Glücksgefühle.
> Der Tastsinn ermöglicht Ihnen die Bewegung im Raum. Er sitzt nämlich auch in Ihren Sehnen, Muskeln und Gelenken.
> Der Tastsinn verhilft uns zu einem positiven Selbstbild.

 BODY & MIND

Der Spiegel der Seele

In den ersten Wochen entwickeln sich beim Embryo Haut und Gehirn. Sie kommunizieren über die gleichen Botenstoffe. Kein Wunder, dass sich Anspannung und Kummer so oft auf der Haut äußern. Jeder dritte Neurodermitis-Patient kriegt seinen Schub, weil er unter Stress steht, traurig ist oder Angst hat. Unter psychischem Druck schüttet der Körper Stresshormone aus, die das Immunsystem so stark aktivieren, dass es zum Schub kommt. Das kann auch erst nach einer Hochleistungsphase passieren, nach der Prüfung. Man fällt in eine sogenannte Entlastungsdepression, die Abwehrkräfte sind erschöpft, Neurodermitis bricht aus.

WO IST NUR DAS FELL GEBLIEBEN?

Das Haarkleid schützt ein Kamel gegen die sengende Mittagssonne genauso wie gegen die kalte Wüstennacht. Ein Reh im Wald trägt zu jeder Jahreszeit denselben Schick – ohne zu frieren. Und wir Menschen? Wo ist bloß unser angewachsener Allwetternerz geblieben? So genau weiß das keiner zu beantworten. Manche Forscher glauben, die blanke Haut sei eine Anpassung an das Leben in der afrikanischen Savanne. Auf nackter Haut verdunstet Schweiß schnell und kühlt so besser. Andere Forscher argumentieren, dass in viel Haar viel Ungeziefer haust. Deswegen haben sich die Menschen bevorzugt Geschlechtspartner mit wenig Haaren gesucht. Die haben weniger Flöhe, weniger Läuse – und es juckt nach der Paarung nicht so schlimm. Wieso der Mensch dann aber ausgerechnet seine Schambehaarung behalten hat, wissen die Forscher auch nicht.

In einem sind sich jedoch alle einig: Ohne die menschliche Intelligenz wäre ein fellfreies Leben nicht möglich gewesen. Oder können Sie sich vorstellen, ohne Feuer (Zentralheizung …) und Fleecepulli den Winter zu überstehen?

Urzeitrelikt: die Gänsehaut

Ganz abgeschüttelt hat der Mensch seine Haarpracht trotzdem nicht. Ein kleiner Flaum stellt sich noch auf, wenn man Gänsehaut bekommt. Die kriegen wir, wenn's uns friert oder wenn uns der Schreck in die Glieder fährt oder wenn wir etwas ganz wunderschön finden, einen Sonnenuntergang oder eine streichelnde Hand. Die Gänsehaut ist ein Überbleibsel aus der Zeit, als wir noch mit dickem Fell gesegnet waren. Wenn wir nun frösteln oder uns gruseln, dann setzt das Nervensystem winzige Muskeln an den Haarwurzeln in Aktion. Die Haut um das Haar beult sich aus. Zugegeben, so richtig viel Sinn macht das heute nicht mehr. Zumindest bei uns. Bei Pelztieren bildet sich zwischen den aufgestellten Haaren ein Luftpolster, das gegen Kälte isoliert. Und wenn sich die Tiere fürchten, dann wachsen sie, werden um ein kleines Stückchen bedrohlicher. Aber ganz sinnlos ist die Gänsehaut auch nicht. Durch die kleinen Hügelchen vergrößert sich die Hautoberfläche um bis zu 20 Prozent. Und das trägt zur Wärmeregulation bei: Kleine Muskeln ziehen sich zusammen, stellen die Haare auf. Das Blut zieht sich aus den oberen Hautpartien zurück, aus dem Körper entweicht weniger Wärme. Es bleiben – wie bei einer Thermoskanne – ein warmer Kern und eine kühlere Hülle, die gegen die kalte Außenwelt schützt.

Was das Streicheln betrifft, hat die Gänsehaut auch ihre Funktion. Über sie streckt sich die Haut sozusagen der Berührung entgegen, will mehr fühlen. Lesen Sie mehr über Ihren faszinierenden Tastsinn ab Seite 66.

MEHR WISSEN

Sonderfall: Schleimhaut

Die Schleimhaut ist eine Haut ohne Hornschicht und Haare, sie kleidet hohle Organe aus – wie Magen, Darm, Nase, Mundhöhle, Gebärmutter – und bedeckt Augenlider und Scheide von innen. Meistens hat sie Drüsen, deren Sekret die Haut feucht hält. Schleimhäute können Abwehrkörper (Immunglobuline) bilden und somit Krankheitserreger effektiv abwehren. Die Schleimhaut schützt sich mit einem niedrigen pH-Wert (Seite 47). In der Scheide liegt er bei 4,5. Wäscht man das mit Intimlotionen kaputt, machen sich Pilze breit. Und die häufige Verwendung von Sprays kann den pH-Wert der Nase verändern.

Schicht für Schicht – der Mantel der Natur

Die Haut schmückt den Menschen und verteidigt ihn, hält die Körpertemperatur konstant, empfindet Schmerz, Berührung, Wärme, Kälte … Wäre die Haut nur ein Haufen lebloser Zellen, die den Körper zusammenhalten – sie könnte all das nicht. Die Haut lebt, zumindest in ihren unteren Schichten, und sieht an jeder Stelle des Körpers anders aus. An bewegten Stellen wirft die Haut Falten, ohne die jeder Schritt, jedes Kopfnicken unangenehm ziehen würde. Am Augenlid ist sie leicht und dünn, zwinkert in Bruchteilen von Sekunden. Am Fuß dagegen ist sie zäh und dick, trägt 70 Kilo Mensch, ohne kaputtzugehen.

Die vielen Hautschichten erinnern an die Lagen einer Zwiebel. Außen, gut sichtbar, liegt die Oberhaut, darunter die Lederhaut und schließlich die Unterhaut. Alle drei erfüllen ganz unterschiedliche Aufgaben.

DIE OBERHAUT HÜLLT EIN

Die Oberhaut, auch Epidermis genannt, besteht größtenteils aus bereits verhornten, abgestorbenen Zellen. Die schützen den Körper gegen Angriffe von außen.

Unter den toten Zellen liegt die Keimschicht mit den ersten Tastrezeptoren (Seite 67). Die Zellen der Keimschicht teilen sich und produzieren so laufend Nachschub für den äußeren Schutzschild. Neue Zellen drängen nach oben, die alten fallen als Schuppen ab. Alle 27 Tage erneuert sich so die Haut komplett. Die Klapperschlange könnte vor Neid erblassen: Die häutet sich nämlich nur viermal im Jahr.

Vor den UV-Strahlen der Sonne bewahren die Melanozyten. Sobald man in die Sonne geht, produzieren sie einen Farbstoff, das Melanin. Das

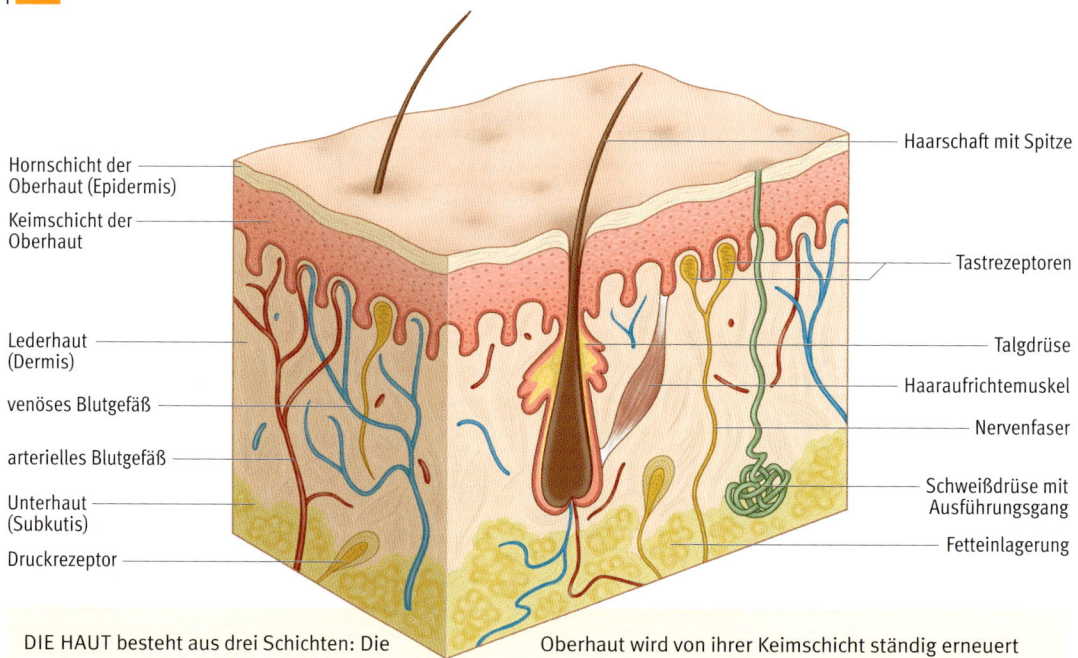

Hornschicht der
Oberhaut (Epidermis)

Keimschicht der
Oberhaut

Lederhaut
(Dermis)

venöses Blutgefäß

arterielles Blutgefäß

Unterhaut
(Subkutis)

Druckrezeptor

Haarschaft mit Spitze

Tastrezeptoren

Talgdrüse

Haaraufrichtemuskel

Nervenfaser

Schweißdrüse mit
Ausführungsgang

Fetteinlagerung

DIE HAUT besteht aus drei Schichten: Die Oberhaut wird von ihrer Keimschicht ständig erneuert und schützt uns mit den Pigmentzellen namens Melanozyten vor UV-Strahlen. Die Lederhaut enthält straffendes Bindegewebe und viele Blutgefäße. Hier hat auch das Haar seine Wurzel, hier arbeiten Schweiß- und Talgdrüsen, hier enden viele Nervenfasern, die uns Kälte empfinden lassen, Druck und auch Schmerz. Die Unterhaut dient als gigantisches Depot für Wasser und Fett.

färbt die Oberhaut dunkel, legt eine Art Schutzmantel über den Körper und hindert die gefährlichen UV-Strahlen daran, ihn zu beschädigen.

DIE LEDERHAUT MACHT JUNG UND FEST

Unter der Oberhaut liegt die zähe Lederhaut, die Dermis. Sie ist durchwebt von einem dichten Netz aus Kollagenfasern und Bindegewebe. Interessant für alle, die das Altern fürchten: Die Kollagenfasern straffen die Haut, halten sie elastisch. Und mit dem Alter lassen sie nach, die Haut erschlafft. Je nach Körperregion verläuft dieses Netzwerk in eine bestimmte Richtung. Es bilden sich sogenannte Spaltlinien. Chirurgen schneiden entlang dieser Linien. Setzen sie das Skalpell senkrecht dazu an, klafft die Haut zu sehr. Die Wunden heilen schlecht, es bilden sich unschöne Narben.

Rote Wangen, wachsende Blasen

Eingebettet in das Fasernetz, zieht ein weit verzweigtes Geflecht aus Blutgefäßen durch die Lederhaut. Pumpt der Körper mehr Blut durch die Gefäße, röten sich die Wangen. Sie geben Wärme an die Umgebung ab. Das kühlt.

Platzen die Blutgefäße mal, sickert Blut ins umliegende Bindegewebe. Ein Bluterguss entsteht. Und wenn eine Mücke sticht, springt das Immunsystem an. Der Körper schickt dann Blut und Lymphflüssigkeit in die betroffene Hautregion. Der Stich rötet sich, schwillt an, die Lymphe transportiert die Schadstoffe ab. Und Sie lindern das Ganze mit einer halben Zwiebel.

Lymphe können Sie auch sehen, wenn Sie eine Blase haben. Die entsteht, wenn sich durch Druck oder Reibung die Ober- von der Lederhaut trennt. Die Flüssigkeit darin ist nichts anderes als Lymphflüssigkeit. Aufgestochene Blasen entzünden sich übrigens leicht. Besser hilft ein Pflaster, bis die Blase wieder von selbst verschwindet.

Viel zu viel Gefühl

In der Lederhaut endet auch eine Vielzahl an Nervenfasern, die Berührung, Schmerz, Temperatur und natürlich auch den Juckreiz vom Mückenstich wahrnehmen. Dazwischen dringen Haarwurzeln, Talg-, Schweiß- und Duftdrüsen bis zur Hautoberfläche.

Auf einem Quadratzentimeter Lederhaut zählt man 200 Schmerzrezeptoren, 12 Kälterezeptoren, 2 Wärmerezeptoren, 100 Schweißdrüsen und 40 Talgdrüsen. Natürlich nur durchschnittlich. Talgdrüsen zum Beispiel findet man nur, wo Haare wachsen. Diese Drüsen dienten übrigens auch dem Mammut als Frostschutzmittel.

Wie ein Pickel entsteht

Verändern sich die Hormone im Körper – in der Pubertät, während des Zyklus, in der Schwangerschaft –, dann sprießen Pickel. Wenn nämlich die männlichen Hormone (haben auch Frauen, Seite 353) zunehmen, produzieren die Talgdrüsen mehr Fett. Das staut sich im Ausgang. Man sieht ein weißes Knötchen. Oft mit einem schwarzen Punkt. Ein gefundenes Fressen für Bakterien, die sich von Hautfett ernähren. Das Knötchen entzündet sich, es wächst ein Pickel heran. Wie er verschwindet, lesen Sie auf Seite 63.

DIE UNTERHAUT HÄLT WARM

In der tiefsten Schicht der Haut, der Unterhaut, liegt das größte Wasserdepot des Körpers. Es enthält gut ein Drittel des gesamten Wassers. Wenn nicht, dann sieht die Haut alt aus. Darum sollte man täglich mindestens zwei Liter trinken. Und noch etwas anderes speichern Sie hier: Fett. Die Unterhaut besteht aus lockerem Bindegewebe (Seite 49), in das reichlich Fettpolster eingelagert

sind. Bei Frauen sammeln sich diese Fettzellen vorrangig um die Hüfte, bei Männern am Bauch. Fett wärmt. Und wenn Sie nichts mehr zu verbrennen haben, wenn der Körper keine Zuckerreserven mehr hat oder wenn Sie mit dem Fettweg-Puls joggen (Seite 168), versorgt Sie diese Decke der Natur auch noch mit Energie.

EIN SAURER FILM SCHÜTZT

Natürlich hat sich die kluge Natur auch einen wunderbaren Schutz für unser wertvolles Organ ausgedacht. Einen Säureschutzmantel. Ein schwach saurer Film aus Fett und Wasser (pH-Wert 5,5) überzieht die Haut, hält Bakterien und Pilze davon ab, in den Körper einzudringen. Der Schutzmantel hält die Haut auch schön jung rosig, gut durchblutet, gesund. Nur der dumme Mensch wäscht ihn sich jeden Tag ab. Es dauert 24 Stunden, bis er sich wieder regeneriert, und da steht man schon wieder unter der Dusche und

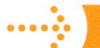 **MEHR WISSEN**

Vitaminproduzent Haut

Mit Hilfe der Sonnenstrahlen bildet unsere Haut Vitamin D. Wenn Sie über Gesicht und Hände 30 Minuten lang Sonnenlicht tanken, deckt das locker den ganzen Tagesbedarf. Und das schützt nicht nur die Knochen vor Osteoporose, die Muskeln vor Multipler Sklerose, sondern auch vor Krebs. Forscher haben festgestellt: Wer sich mehr im Tageslicht aufhält, erkrankt zum Beispiel seltener an Dickdarm- und Prostatakrebs, an Brust- und Eierstockkrebs. Im US-Fachmagazin »Cancer« stand: In den USA ließen sich jährlich 30 000 Todesfälle vermeiden – durch mehr Sonne (UV-B-Licht). Also: Genießen Sie wohldosiert (Seite 60) die Hautmedizin.

wäscht den wunderbaren Schutzmantel mit bunten, duftenden Duschgels einfach weg (Seite 54). Das tun wir unserem Hund nicht an, denn da wissen wir, dass zu häufiges Baden seine Hautschutzstoffe zerstört.

DER SCHWEISS UND DAS BAKTERIUM

2,6 Millionen Schweißdrüsen schicken ihre Kanälchen zu den Poren an die Hautoberfläche. Sie produzieren rund um die Uhr ein wässrig-fettiges Sekret. Kommt ein Bakterium vorbei, zerlegt dieses die Fettsäuren im Schweiß und produziert Ammoniak und andere Düfte. Je nachdem, welche Bakterien auf uns siedeln, welche chemische Formel hinter unserem Schweiß steckt und wie gesund wir essen, so riechen wir. Wenn wir nicht alle gleich nach Deo riechen.

Was macht das Deo, wenn es nicht versagt? Es tötet binnen kurzer Zeit unsere Achselhöhlenbewohner ab. Schickt seine zerstörerische Chemie durch die Haut in den Körper, vernichtet auch die Bakterien, die uns schützen. Und raubt dem Immunsystem einen wichtigen Mithelfer: Dermicid. Ein erst kürzlich entdeckter Eiweißstoff, der im Schweiß sitzt und uns vor Mikroorganismen feit. Abhilfe: den Schweiß nicht mit Duft überdecken. Probieren Sie doch mal einen unparfümierten Deokristall aus Alaun, einem Tonerde-Mineral. Der Kristall zieht die Poren zusammen, verschließt sie nicht und bremst die Bakterien bei ihrer Zersetzungsarbeit.

Antischwitztraining

Barfußlaufen und heiß-kalte Wechselbäder bremsen die Schweißdrüsenaktivität im Fuß. Sauna und Sport trainieren die Drüsen, regeln die Produktion für den Alltag runter. Kaffee, Alkohol, scharfes Essen lassen uns mehr schwitzen. Wer weniger wiegt, schwitzt weniger. In lockerer Kleidung aus Naturmaterialien riecht man besser.

MEHR WISSEN

Haut aus dem Labor

Aus körpereigenem Gewebe können wir Ersatzteile züchten – ein neues Knie, eine neue Nase, eine neue Harnblase, eine neue Haut. Mit dem Vorteil: wird nicht vom Immunsystem abgestoßen. »Tissue Engineering« heißt die Wissenschaft, die die Gebrüder Jay, Chuck, Martin und Frank Vacanti Anfang der 1990er Jahre ins Leben riefen. 1995 schockten sie die Öffentlichkeit mit einer Maus, der sie ein menschliches Ohr aus dem Labor auf den Rücken transplantiert hatten. Mittlerweile wachsen in einer Petrischale ein paar Zellen zu richtigen Hautlappen zusammen, ersetzen die verbrannte Haut eines Unfallopfers. Auch das kommt aus dem Biolabor: Kieferknochen, Finger, Muskeln, Ohrknorpel, Bandscheibe, Knochen, Kniescheibe. Die Gewebezüchter träumen davon, auf diese Weise irgendwann ganze Organe herstellen zu können.

Und wenn das alles nicht hilft, dann rät der Hausarzt zu einem Gel mit dem Wirkstoff Aluminiumchlorid, das kann den Fluss eindämmen. Oder zur Leitungswasseriontophorese: Man steckt beide Hände oder Füße je in eine Wasserschüssel. Ein schwacher Strom fließt und drosselt die lokale Schweißproduktion binnen weniger Wochen. Oder der Arzt spritzt Botulinumtoxin. Das Bakteriengift glättet nicht nur Stirnfalten (Seite 57). Einmalig injiziert, bremst es auch überaktive Schweißdrüsen für mehrere Monate, indem es die Kommunikation zwischen den Nerven und Schweißdrüsen lahmlegt. Hier hilft Botox, von einem guten Arzt verabreicht, als Medikament, echtes Leiden zu lindern. Als Schönheitsmittel in der Stirn, finde ich, hat ein Gift nix zu suchen.

Das Bindegewebe und die Wund(er)heilung

Sie haben eine kleine Networkerin im Körper, die dafür sorgt, dass alles vereint ist, im Team zusammen hält. Und reißt etwas auseinander, flickt sie es ganz schnell wieder zusammen. Die Networkerin heißt Bindegewebe – und sie ist es auch, die Wunden schließt.

EIN GEWEBE, DAS ALLES BINDET

»Bindegewebe« kennen Sie vermutlich im Zusammenhang mit Cellulite. Die Orangenhaut kriegt man, wenn das Bindegewebe schwach ist – das unter der Haut. Nun haben Sie aber viel mehr Bindegewebe im Körper. Überall. Sie können es sich als Netz vorstellen, das den ganzen Körper durchzieht. Es umhüllt Organe, Muskeln, Knochen, Blutgefäße und Nervenbahnen. Die verankert es an ihrem Platz. Und eingebettet in Bindegewebe, können empfindliche Organe wie die Leber an anderen reiben, ohne Schaden zu nehmen. Sie gleiten einfach aneinander vorbei.

Das Bindegewebe bindet, wie sein Name schon sagt: Es vereinigt sämtliche Körperzellen. Und dient ihnen als Lebensquell. Es lagert Wasser ein, leider manchmal so viel, dass man aufgedunsen aussieht. Es versorgt jede Zelle mit Nährstoffen und Sauerstoff, leitet Hormone und Abwehrstoffe weiter. Umgekehrt dient es auch als Müllabfuhr, leitet Kohlendioxid und Säuren, die Abfallstoffe der Zellen, weiter zum Abtransport in die Blut- und Lymphbahnen.

Auch der Lebensquell vieler Schönheitschirurgen hängt im Bindegewebsnetz: die ungeliebten Fettzellen. Dabei sind sie von Natur aus nicht hässlich, sondern nützlich: Sie wärmen den Körper, versorgen ihn mit Energie und schützen die Organe vor Stößen. Auch zu ihnen könnten Sie mal Danke sagen dafür, dass es sie gibt (Seite 288).

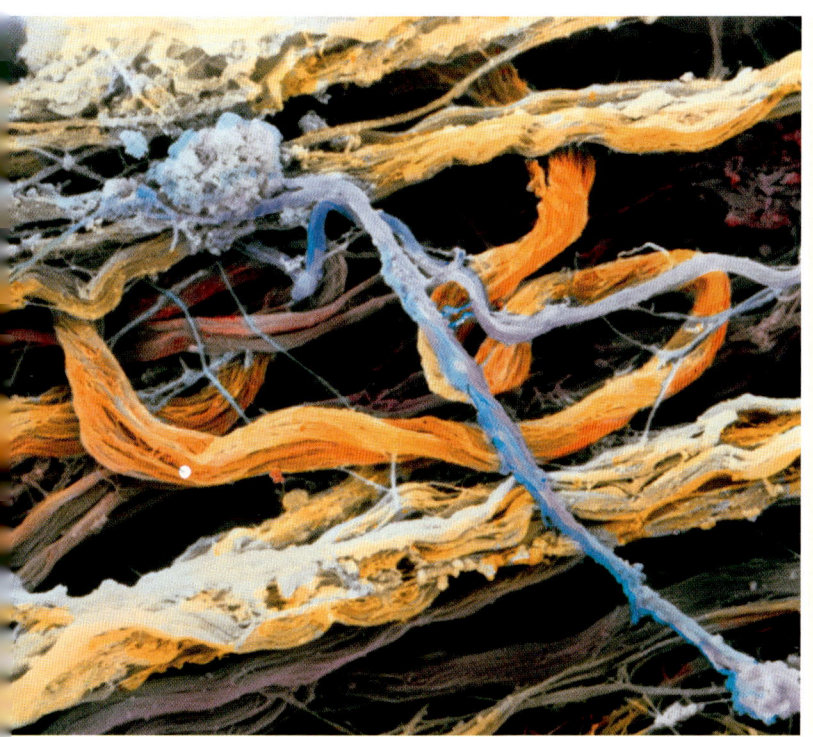

IHR BINDEGEWEBE sieht – auf der eingefärbten Aufnahme des Rasterelektronenmikroskops – wie verfilzte Wollfäden aus. Daraus strickt die Natur ein feines Netz, das uns von Kopf bis Fuß durchwirkt und dafür sorgt, dass jedes Organ, jedes Gewebe seine Struktur hat. Fasern aus Kollagen festigen das Bindegewebe, Fasern aus Elastin halten es elastisch. Elastinfasern sorgen auch dafür, dass sich das Bindegewebe nach der Dehnrunde, nach dem Zu- und Abnehmen normalisiert.

Kollagen hält stabil

Das Bindegewebe hat viele Konsistenzen. Mal ist es gallertartig, mal zäh, mal wabbelig, mal elastisch, mal hart. Je nachdem, wo es sitzt: im Dickbauch, in Bändern und Sehnen, in Knorpeln, Knochen oder im Zahnzement. Es enthält Kollagen und Elastin.

Kollagen ist eine faserige Struktur aus Eiweiß. Ein Drittel des ganzen Körpers besteht aus Kollagen. Je nach Typ festigt es den Körper, strafft die Haut, dichtet Wunden ab, macht den Knochen flexibel, isoliert die Nervenbahnen. Sehnen und Bänder entstehen, wenn sich die Kollagenfasern wie ein Stahlseil miteinander verzwirbeln.

Das Problem: Kollagen baut sich schnell ab, wenn man das Bindegewebe schont. Das heißt, wenn man sich nicht bewegt. Und es dauert lang, bis sich das Kollagen wieder bildet. In der Bandscheibe sogar Jahre.

Elastin macht dehnbar

Elastin, der zweite Fasertyp im Bindegewebe, ähnelt dem Kollagen, verhält sich aber eher wie ein Gummi. Das Elastinnetz kann sich nämlich auf über das Doppelte seiner Länge strecken und sich kurz darauf wieder zusammenziehen. Häufig gedehnte Körperteile – wie die Blutgefäße, die Lunge, die Haut und die Sehnen – enthalten deshalb Elastinfasern. Im Bund mit dem Kollagen entsteht dann eine geniale Kombination aus Stabilität und Elastizität. Am besten arbeitet das Elastin übrigens bei 37 Grad. Deshalb ist es auch so wichtig, sich vor dem Sport aufzuwärmen.

Das Bindegewebe mag ...

... Bewegung und Wechselduschen mit Sisalhandschuh, weil das die Durchblutung ankurbelt. Viel Wasser von innen, denn das hält es straff. Basische Lebensmittel (Seite 333) sorgen dafür, dass sich nicht so viel Schlacken (saure Salze) im Bindegewebe ablagern. Vitamin C kurbelt die Kollagenbildung an. Silizium (Kieselsäure) vernetzt im Bindegewebe das Eiweiß und macht es straff. Sie zweifeln?

Der Ernährungsmediziner Professor Hans Konrad Biesalski von der Universität Hohenheim sagt: »Silizium ist ein notwendiger Bestandteil der Mucopolysaccharide in Epithelien und Bindegewebe. Orale Siliziumgaben verbessern die Dicke und den Turgor der Haut sowie die Beschaffenheit brüchiger Haare und Nägel. Im Tierversuch treten bei Siliziummangel Störungen an Knochen, Knorpel, Haut, Haaren, Nägeln und Bindegewebe auf.« Viel Silizium steckt in Hirse, Hafer und Weizen – nur im vollen Korn.

KÖRPERWUNDER WUNDHEILUNG

Wenn das Messer ausrutscht oder wenn die Knie auf dem Straßenpflaster entlangschlittern, beginnt die frische Wunde schon nach wenigen Sekunden zu heilen.

Das sehen Sie erst mal nicht, weil ja Blut austritt. Das schwemmt Schmutz und Krankheitserreger raus. Aber dann ziehen sich die Blutgefäße zusammen. Ihre körpereigenen Notärzte eilen heran, kleine Blutplättchen, die Thrombozyten. Die verklumpen, bilden einen Pfropf. Nun kommen die Blutgerinnungsfaktoren dazu, zum Beispiel Fibrinogen und viele andere. Die verkleben mit den Blutplättchen. Stellen Fibrin her, ein Netz aus feinen Fasern, das das Leck dauerhaft abdichtet.

Das Blut gerinnt, die Wunde verschorft. Fehlt ein Blutgerinnungsfaktor, blutet es und blutet es, man leidet unter der Bluterkrankheit.

Ist die Blutung erst einmal gestoppt, kann der Reparaturtrupp sein Werk beginnen. Ist die Haut nicht tief verletzt, lebt also die Keimschicht der Oberhaut noch, dann bildet sie durch Zellteilung neue Haut. Mama tut eine Salbe mit Panthenol, Zinkoxid und Lebertran drauf – oder pustet nur. Keine Narbe bleibt zurück.

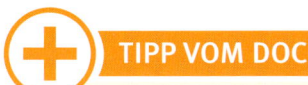

TIPP VOM DOC

Honigsüße Medizin

Wenn sich meine Nichte Lina das Knie aufschürft, holen wir uns Honig. Ein Finger darf in den Mund, ein weiterer landet mit süßem Aufstrich auf dem Knie. Wenn Moony, mein Pferd, eine Bisswunde hat: Honig. Wenn Timmi, mein Golden Retriever, unter einem Ekzem leidet: Honig. Das mache ich seit Jahren so, auch bei mir. Weil das die Ägypter schon vor 2000 Jahren taten. Nun beweist auch eine Metastudie, dass Honig Wunden heilt.

Honig enthält einen hochwirksamen Mix aus Fruchtzucker, Enzymen, Vitaminen, Aminosäuren, Pollen und Mineralien – und der ersetzt fast eine ganze Hausapotheke. Honig säubert die Wunden, beschleunigt die Wundheilung, hat antibakterielle Eigenschaften, bekämpft Pilze, fördert das Gewebewachstum, heißt: Es bilden sich weniger Narben. Mit Honig hat man selbst Verbrennungen geheilt, bei denen andere Salben nicht mehr halfen. Wählen Sie Biohonig, am besten dunklen, der hat mehr Wirkstoffe.

Akne: 1 TL Weizenkleie und 1 TL Honig (möglichst Manukahonig) verrühren, auf die Aknestellen über Nacht auftragen, morgens mit warmem Wasser abwaschen. Fördert den Talgabfluss und die Heilung.

Rissige Lippen: Über Nacht mit Honig bestreichen. Macht die Lippen samtweich.

Lippenherpes: Schon im Anfangsstadium (Brennen, Spannen) mehrfach am Tag mit Honig bestreichen – das stoppt die leidigen Bläschen wirksam wie ein Medikament. Übrigens soll auch Melissenöl hervorragend wirken. 5 Tropfen in 1 EL Olivenöl mixen – mehrmals täglich die Lippen betupfen.

Wie tiefe Wunden heilen

Bei einer tiefen Wunde wächst von den Rändern her neues Bindegewebe nach. Es bilden sich neue Blutgefäße und Kollagenfasern. Nur haben die keine Orientierung. Sie wachsen irgendwie kreuz und quer. Das sieht körnig aus, man nennt es Granulationsgewebe. Dort lagern sich mit der Zeit Zellen ein, die sich zusammenziehen können, die Wundränder rücken näher. Unterstützt durch eine medizinische Klammer oder Naht, funktioniert das natürlich besser. Und auch die Kollagenfasern ändern langsam ihre Richtung, sie verlaufen senkrecht zur Narbe. Darüber bildet sich eine feine neue Hautschicht.

Eine Wunde heilt übrigens schneller, wenn sie sauber desinfiziert wird, damit sich keine Infektion bildet. Und wenn man genug Kalzium für die Blutgerinnung hat sowie genug Vitamin C für die Kollagenbildung in der Narbe. Vitamin B_5 (Pantothensäure) wirkt nicht nur in der Salbe, sondern verbessert auch von innen die Elastizität der Haut und die Wundheilung. In einigen Ecken des Körpers heilen Wunden langsam: an Schienbein und Knie. Und bei Kindern geht's doppelt so schnell. Lokale Durchblutungsstörungen – vor allem durch Diabetes, Zinkmangel, Rauchen, schlechte Ernährung und Stress – verzögern die Wundheilung.

Warum Wunden wehtun

Das Gebiet rund um eine Wunde wird stärker durchblutet. Die Haut wird warm, errötet und schwillt an. Die Schwellung drückt auf sensible Nervenenden in der Haut, weshalb die Wunde schmerzt. Ihnen signalisiert das: Bitte schonen, Wunde heilt!

Die richtige Wundpflege

Kindertränen hören meist erst auf zu kullern, wenn ein buntes Donald-Pflaster auf der frischen Schürfwunde prangt. Doch was Mama zum Trösten nimmt, muss nicht unbedingt das Beste für die Wunde sein. Viele Wehwehchen heilen besser ohne Pflaster. Und mit klaffenden oder kräftig blutenden Wunden sollte man lieber zum Onkel Doktor gehen. Das können Sie selbst tun – um Narben klein zu halten:

> **Schnittwunden:** Bluten lassen, das spült den Dreck raus. Dann mit Wunddesinfektionsmittel besprühen.

> **Schürfwunden:** Die bluten meist wenig. Daher gründlich unter fließendem Wasser reinigen. Gröbere Partikel mit einer sauberen Pinzette entfernen. Desinfizieren.

> **Pflaster:** An der Luft heilt die kleine Wunde am besten. Braucht man ein Pflaster, dann möglichst ein Hydrokolloidpflaster: Durch das Zweikammersystem können weder Bakterien noch Wasser an die Haut dringen. Umgekehrt kann das Pflaster aber Flüssigkeit nach außen abgeben. Das verhindert, dass die Haut aufweicht oder dass sie Blasen wirft. Es lässt auch Blasen schneller abheilen.

> **Vorsicht, Salben:** Ringelblumen- oder Panthenolsalben benutzen Sie nur bei oberflächlichen, abheilenden Wunden. Sie weichen den Schorf auf und bieten Bakterien einen guten Nährboden.

> **Narbenpflege:** Sobald der Wundschorf abgefallen ist, immer wieder sanft massieren, um die Durchblutung anzuregen. Sonne, Solarium, Sauna und extreme Kälte wirken negativ auf die Gewebsbildung. Tragen Sie weite Kleidung und dehnen Sie die betroffene Stelle möglichst wenig.

> **Narbenpflaster:** Sie üben Druck auf das Gewebe aus, regen Stoffwechselprozesse an und fördern die Regeneration. Nach der Wundheilung trägt man sie über zwei bis drei Monate täglich etwa zwölf Stunden.

Das Haar – und sein Verlust

Ein Haar wird sieben Jahre alt. Es wächst pro Monat einen Zentimeter, dann stellt es das Wachstum für vier Monate ein und fällt schließlich mit 99 anderen aus.

Das Haar sprießt aus der Lederhaut (Seite 46). Seine Wurzel wird über Blutgefäße versorgt. Eine eigene Talgdrüse fettet es ein. Es dringt durch den Haarwurzelkanal über die Oberhaut nach außen. Eigentlich nur, um uns schön zu machen. Darum wollen wir unsere Haare auch so ungern verlieren. Vor allem, wenn wir zu den Rothaarigen zählen, die nur 90 000 davon auf dem Kopf haben. Blonde Menschen immerhin 140 000. Braunhaarige und Schwarzhaarige etwa 100 000.

Dass Haare grau werden, ist in der Regel normal. Das sieht meist auch ganz gut aus, wenn man nicht meint, das Grau unter blauer oder lila Farbe verstecken zu müssen. Das Haar enthält Pigmentzellen mit dem Farbstoff Melanin. Und der wird halt mit den Jahren weniger produziert. Manchmal früher, manchmal später. Das liegt an den Genen – und es heißt, auch am Vitaminmangel oder am Rauchen. Und genauso normal ist Haarausfall. Zumindest meistens.

DIE SORGEN MIT DEM HAARAUSFALL

Nur wenn uns mehr als 100 Haare am Tag ausfallen, sollten wir uns Gedanken machen. Und zu einer Haarsprechstunde in einer dermatologischen Klinik gehen. Wann lassen wir zu viele Haare? Durch Mineralienmangel (etwa Zink und Eisen), Medikamenteneinnahme (zum Beispiel für die Schilddrüse, Antiepileptika, Rheumapräparate), Hormonschwankungen (Schwangerschaft und Stillzeit). Oder wenn eine Immunerkrankung an den Haarwurzeln nagt, sodass sie ein kreisrundes Loch auf dem Kopf hinterlässt.

Am häufigsten ist der androgenetische Haarausfall. Der trifft jeden zweiten Mann. Schuld ist ein Hormon namens DHT (Dihydrotestosteron), das die Haarwurzel angreift und den Männerkopf mit einer Glatze überzieht. Die Anlage erbt man von Mama. Ein wichtiges Gen für die Glatzenbildung liegt auf dem X-Chromosom. Gentest für Männer: Auf den Kopf des Vaters der Mutter gucken! Natürlich hat sich da die Pharmaindustrie eine Pille einfallen lassen, die das DHT hemmt. Sie erhält höchstens den Bewuchsstand, lässt aber nichts Neues sprießen. Und setzt man die Pille ab, fällt das Haar wieder aus. Die Kasse zahlt die 50 Euro im Monat nicht. Wem das zu teuer ist, der trägt den Kojak-Kopf einfach als Trophäe. Ich finde Glatzen männlich.

Ich glaube, bei Frauen ist das eher ein Problem. Nach den Wechseljahren leidet jede dritte unter diffusen Lichtungen am Scheitel. Hier können Haarwässer mit Östrogen helfen oder mit Phytohormonen oder einfach, wie meine Oma empfiehlt: mit Brennnesselhaarwasser oder Birkensaft die Kopfhaut täglich einreiben. Das fördert die Durchblutung und hemmt den Haarausfall.

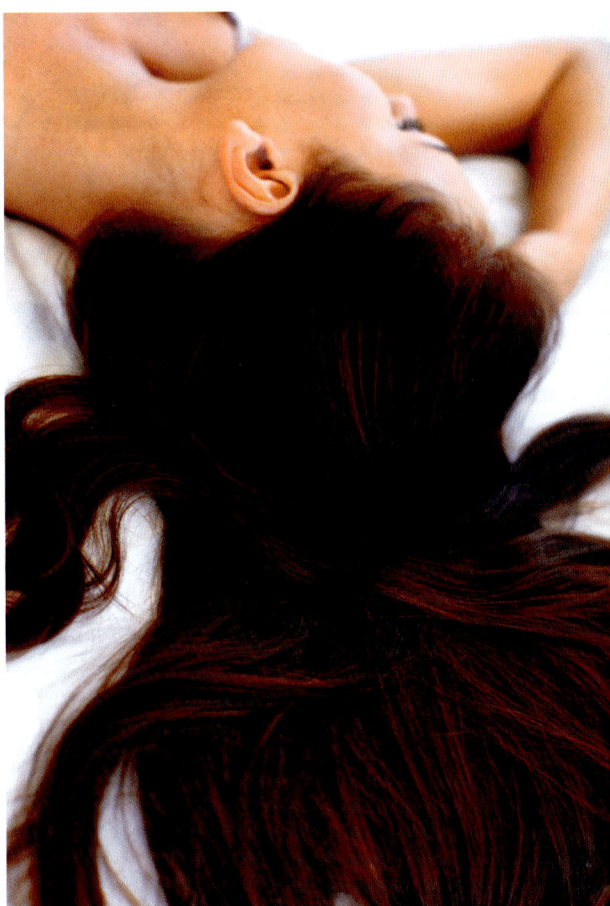

DIE BESTE KOPFREINIGUNG ist die physikalische. Tägliches Bürsten erspart die oft zu häufige Haarwäsche. Es entfernt Ablagerungen, regt massierend die Durchblutung an und damit die Nährstoffversorgung der Haare. Mit Glanzgarantie!

DICHTES HAAR MIT ZINK, BIOTIN & BÜRSTE

> Zu wenig Zink lässt die Haare langsamer wachsen, macht sie dünn und kann zur Glatze führen. Ein gutes Zinkpräparat (täglich 25 mg) stoppt die Symptome. Sinnvoll find ich auch Biotin: Das »Vitamin H« brauchen Haare und Nägel für den Aufbau von Kreatin. Es macht beide kräftiger und dicker. Empfohlene Dosis: 2,5 mg pro Tag.

> Und so bürsten Sie richtig: Prachthaar braucht die Fünf-Minuten-Bürstung mit Naturborsten.

Am besten morgens – weil die Körpermüllabfuhr nachts so aktiv war. Erst ist die Kopfhaut dran: Kopf nach vorn beugen, mit leichtem Druck langsam in mehreren Bahnen vom Nacken nach vorn bürsten. Dann von einem Ohr zum anderen, von der Stirn nach hinten. Nun die Haare vom Ansatz bis zur Spitze bürsten. Mit der Hand nachstreichen, damit sich nichts auflädt. Wer so regelmäßig bürstet, hat weder fettiges noch schuppiges Haar.

Die richtige Pflege – so haut's hin

WASCHEN WIE DIE WILDEN

Wenn wir unter der Dusche stehen und uns kräftig einseifen, dann lösen Tenside die Fette aus unserer Haut, machen sie trockener, empfindlicher, die Poren weiten sich, die Haut verliert an Feuchtigkeit. Je mehr das Duschgel schäumt, desto trockener wird die Haut. Tiefenreinigung sorgt dafür, dass es noch tiefer unter die Haut geht.

Wir spüren zwar schon, dass die Haut gereizt ist, trocken, fettarm. Aber dann tun wir ja wieder etwas drauf, mit Fett und/oder Feuchtigkeit, das die Poren zusammenzieht oder verstopft – das Hautbild wenigstens optisch verfeinert. Wir reinigen und pflegen – und zerstören dabei ein völlig intaktes System. Das ist dann mit der Zeit immer weniger intakt, und man muss immer mehr draufschmieren. Und irgendwann hat die Haut das satt, reagiert mit Juckreiz, Ekzemen, Infektionen.

Klares Wasser und Mechanik

Wasser löst Substanzen wie Harnsäure und Aminosäuren aus der Haut, die Wasser binden und die Haut feucht halten. Schon Wasser allein trocknet also aus. Wie stark, das sieht man nach dem Schrumpelwaschgang in der Badewanne.

MEHR WISSEN

Chemie in der zweiten Haut

Wussten Sie, dass in Ihrem Kleiderschrank etwa ein Viertel aller von der Industrie produzierten Chemikalien hängen? Die Textilbranche bedient sich freizügig aus einem großen Fass mit über 7 000 Chemikalien. Darunter finden sich Spinn- und Webhilfsstoffe, Reinigungs-, Bleich-, Ausrüstungs- und Flammschutzmittel, Färbebeschleuniger, Farb- und Druckstoffe und vieles mehr. Manche dieser Chemikalien sind bei uns längst verboten. Pentachlorphenol (PCP) zum Beispiel. Auf langen Seereisen bewahrt es Leder und Baumwolle vor Schimmel. Was die neue Bluse schützt, schützt aber nicht Sie. Denn Ihre Haut saugt das Gift auf, und Sie können unfruchtbar werden, Kopfweh bekommen, Schweißausbrüche, Chlorakne, schwere Nervenschäden oder sogar Krebs.

Drei Viertel aller bei uns verkauften Textilien stammen aus Billiglohnländern ohne strenge Verbote. Sodass man hier nach wie vor PCP und Co.

von der Stange kauft. Greenpeace fand vor ein paar Jahren Tributylzinn (TBT) in Fußballtrikots. Tausende jugendliche Nachwuchskicker stürmten damit über Deutschlands Fußballplätze. TBT wirkt antibakteriell. Supergesund, dachten sich die Trikotdesigner. Das Gift sammelt sich aber in Leber und Niere, schwächt das Immunsystem. Frauen wachsen Barthaare, und die Stimme klingt tiefer. Und Männer verlieren ihre Zeugungskraft, weil TBT die Samenzellproduktion stört.

Was tun gegen Textilgifte? Damit sich Ihre Kleidung nicht als Reizwäsche entpuppt, meiden Sie am besten alle Textilien, die Warnhinweise tragen wie »separat waschen«, »Farbe blutet aus« oder »Fade out«. Vor dem ersten Tragen waschen Sie neue Kleider mit einem schonenden Biowaschmittel. Ganz auf der sicheren Seite sind Sie, wenn Sie beim Kauf auf Prüfzeichen wie »Naturtextil« oder »Öko-Tex Standard 100« achten. Die garantieren Ihnen gesunde Mode aus Naturfasern, nicht von Kinderhänden produziert, ohne Giftstoffe.

Im Grunde sollten wir leben wie die Wilden. Ab und zu im Fluss baden. Ohne Seife. Uns mit Schlamm abrubbeln. Naturvölker kennen kaum Hautkrankheiten, kaum Allergien. Nein, sie stinken nicht. Denn dort, wo natürliche Bakterien leben, wo sie nicht durch Tenside zerstört werden, dort machen sich die Stinker unter den Bakterien nicht so breit.

Übrigens: Noch vor einem halben Jahrhundert war auch bei uns nur am Freitag Waschtag.

Jetzt halten Sie mich für verrückt? Nein. Ich dusche auch jeden Tag, vergesse auch die Füße nicht, die haben's nämlich auch nötig. Nur: Meist reicht doch schon ganz normales klares Wasser. Lassen Sie einfach die Mechanik mitarbeiten, den Waschlappen, stellen Sie den Wasserstrahl auf hart – und am Schluss auf kalt. Das massiert die Haut, durchblutet sie besser. Aktiviert den Tastsinn und bildet wunderbare Verknüpfungen im Gehirn, die unsere positive Selbstwahrnehmung fördern (siehe Interview Seite 70).

Seife oder Syndet?

Seife ist Gift für fettige Haut. Und Syndets, die seifenfreien, synthetisch hergestellten Waschstücke oder -lotionen, schaden trockener Haut. Auch ein »pH-hautneutrales« Syndet trocknet die Haut stark aus. Und »pH-neutral«, wie man es Ihnen auch andrehen will, sollten Sie gar nicht nehmen, das wäre 7. Die Haut hat einen pH-Wert von 4,5 bis 5,5.

Also, wenn Seife oder Syndet, dann wenig, nur dort, wo es notwendig ist – und das alles spülen Sie danach ganz gründlich wieder weg. Reste reizen die Haut.

Hilft die Feuchtigkeitslotion?

Raubt Wasser der Haut Fett, sollte man ihr das wieder schenken. Früher taten es Allroundcremes, mit viel Fett und ein bisschen Wasser. Heute mag man lieber Feuchtigkeitscremes mit viel Wasser und wenig Fett. Sie ziehen schneller ein und hinterlassen ein Frischegefühl. Und sie lassen die Haut schneller altern. Die Hornhautzellen quellen kurzfristig auf, das lässt die Haut glatt erscheinen. Doch genau das macht sie undicht. Das Wasser aus den tiefer gelegenen Hautschichten dringt nach außen und verdunstet. Natürlich weiß das der Hersteller. Drum tut er auch noch Glycerin und Harnsäure rein, die Wasser binden. Und er mixt Wachse, Vaseline und Fettsäureester dazu, die die Hautoberfläche von oben abdichten. Viel Aufwand für wenig Wirkung.

Wenn Sie eine gut fettende Haut haben, dann brauchen Sie nur selten eine Creme. Wenn Sie eine trockene Haut haben, dann probieren Sie es mit kalt gepressten Ölen, zum Beispiel aus Mandeln, Jojoba, Hanfsamen, mit Aloe-vera-Gel oder Sheabutter – kombiniert mit Wildrosen-, Schwarzkümmel-, Nachtkerzenöl … Die ungesättigten Fettsäuren schützen die Haut auf natürliche Weise. Ein Rezept finden Sie auf Seite 59.

Und wenn man sich ein hautaustrocknendes Vollbad gönnt, warum nicht in einem wunderbaren Ölbad? Der Ölfilm, der sich auf der Haut bildet, wirkt rückfettend.

FALTEN GLATT GELOGEN

US-Star Cameron Diaz hat mal gesagt: »Ich persönlich empfinde Altern als etwas ausgesprochen Positives. Was gibt es Schöneres, als sich selbst mehr und mehr kennenzulernen?«

Zum Altern gehört die Falte. Es gibt nur eine einzige Möglichkeit, keine Falten zu kriegen: indem man aufhört, älter zu werden. Falten zu kriegen gehört zum Leben. Jede Falte erzählt ein Lächeln, zeugt von Erfahrungen, Weisheit – und Würde. Wer genug trinkt, Anti-Aging-Stoffe der Natur isst, die Haut vor massiver Sonnenstrahlung schützt und nicht raucht, bekommt die Falten nicht früher, als die Natur sie vorgesehen hat.

Natur heißt altern

Ab Mitte 20 produziert die Oberhaut weniger Zellen, sie dünnt aus, Schadstoffe dringen leichter ein. Die Lederhaut speichert weniger Feuchtigkeit, da weniger Hyaluronsäure da ist. Ihre Kollagenfasern verlieren an Elastizität. Die Haut wird trocken, schlaffer, faltig. Das dauert. Nur: Weil man den natürlichen Prozess nicht hinnehmen mag, zahlt man in Europa jährlich zehn Milliarden Euro für Hautcremes. Für den Tag. Für die Nacht. Für das Gesicht. Das Lid. Die Lippen. Für das Dekolleté. Für die Oberschenkel. Die Hände. Die Füße … Und diese Cremes halten selten, was sie versprechen.

Die Wirkung von Cremes ist mikroskopisch klein

Selbstverständlich kommen die Cremes im ausgeklügelten Design daher, enthalten Fantastisches wie Survivalmoleküle, Perlmuttprotein, Diamantstaub, Beluga-Kaviar und tragen den Stempel der Medizin »klinisch geprüft«. Und steckt so was Gewöhnliches wie Wasser drin, was selbstverständlich jede Creme enthält, schreiben sie drauf: »+ H$_2$O«. Damit's wissenschaftlich klingt. Sonst wäre man ja nicht bereit, 120, ja 800 Euro für weniger Falten hinzublättern. Und wirkt's? Der Hautexperte Professor Hans-Hermann Dubben von der Uniklinik Hamburg hat im »Zeit«-Interview (1/2005) für die angeblich wissenschaftlich getesteten Pflegeprodukte nicht viel übrig: »Der Effekt der Körpermilch wird mit dem Mikroskop nachgewiesen. Soweit ich weiß, ist dies keine sehr alltägliche Methode zur Betrachtung von Frauenbeinen. Es liegt der Schluss nahe, dass der gemessene Effekt im Alltag nicht auffällt.«

Lauter falsche Versprechungen

Die Grundlage einer Creme ist Fett und Wasser. Das Wasser gibt der Haut Feuchtigkeit, das Fett oder Öl soll den natürlichen Fettfilm unter-

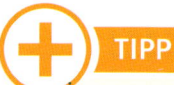

TIPP VOM DOC

Ohne Zusatzstoffe!

Menschen mit einer sensiblen Haut, vor allem Allergiker, sollten das Immunsystem nicht noch extra mit Zusatzstoffen in Kosmetika belasten. Allergiker sollten konsequent auf alle Pflegeprodukte verzichten, die künstliche Farb-, Duft- und Konservierungsstoffe enthalten. Manche Menschen reagieren auch auf an sich wertvolle, pflanzliche Zusatzstoffe und ätherische Öle allergisch. Sensible Haut reagiert ja sogar schon auf Temperaturschwankungen, Stress und Seife mit Rötungen und Spannungsgefühl. Schauen Sie also immer genau auf die Inhaltsstoffangaben.

stützen, sorgt für cremige Konsistenz und Haftung. Und weil Wasser und Öl sich nicht mögen, setzt man Emulgatoren (zum Beispiel Lanolin) zu, die beide vereinigen. Bis hierhin ist nichts einzuwenden, wenn das Lanolin sauber ist.

Nun allerdings würzt man das Ganze mit Konservierungsstoffen, Farbstoffen, Duftstoffen, »moisturizing factors« (die die Haut noch feuchter machen), Vitaminen, Liposomen, Kollagen … mit lauter leeren Versprechungen. Das Kollagen gegen die Falten legt sich wie ein Film auf die Haut, dringt jedoch niemals in die Oberhaut, um Falten zu glätten. Gott sei Dank, denn da würde sich das Immunsystem mit Abstoßen wehren. Liposome sollen Vitamine und Ähnliches in die tiefen Schichten der Haut transportieren. Ganz einfach: Blödsinn. Die kommen nie dort an. Dafür sind die viel versprechenden und nichts haltenden Liposome viel zu groß. Der beste »moisturizing factor« heißt Wasserflasche. Von innen heraus können Sie für die Haut am meisten tun (Seite 333).

Welche Creme darf's dann sein?

Soll man nun gar nicht schmieren? Doch, natürlich. Mit Naturprodukten, für die so wenig Werbung wie möglich gemacht wird und nur so viel Umhüllung wie nötig. Ihre Haut braucht nicht mehr als das Fett und die Extrakte einer Pflanze, ein paar Vitamine, die schützen oder konservieren, und ein bisschen Wasser. Und wer unter trockener oder sensibler Haut leidet, lässt das am besten mal den Dermatologen checken und pflegt nach seiner Anleitung.

Übrigens: Unter www.bio-kosmetika.com werden Inhaltsstoffe bewertet, jedes Produkt individuell auf Verträglichkeit getestet.

Gibt es ein Antifaltenmittel?

> Das einzige Mittel, das wirklich nachweislich Falten glättet, heißt Vitamin-A-Säure. Erst wurde sie als Mittel gegen Akne eingesetzt, dann entdeckten Hautärzte, dass die Vitamin-A-Säure (Tretinoin) auch Falten glätten kann. Ganz einfach, indem sie die Haut stark schält – die neue Haut darunter ist glatter, feiner und rosiger. In Deutschland sind Vitamin-A-Säure-Cremes rezeptpflichtig und müssen von einem Hautarzt verschrieben werden. Nur kurmäßig zweimal im Jahr für drei bis vier Wochen anwenden! Wer das häufig draufschmiert, hat bald eine Haut, die aussieht wie Pergamentpapier (oder wie die eines Albino-Ochsenfrosches).

> Hydroxysäure: Fruchtsäuren oder Salicylsäure wirken wie ein sanftes Peeling, indem sie die abgestorbenen Hautzellen lösen und die Haut so glatter erscheinen lassen. Empfindliche Haut kann mit Brennen und Röten reagieren.

> Mancher lässt sich vom Arzt auch Botox gegen die Zornesfalte in die Stirn spritzen. Heißt eigentlich Botulinumtoxin A – und ist ein starkes Nervengift, das von Bakterien gebildet wird. Das Gift lähmt in der Stirn den Muskel, der für die Falte zuständig ist, und macht ein natürliches Stirnrun-

zeln praktisch unmöglich. Seltene Nebenwirkungen: Taubheitsgefühle oder auch vorübergehende Lähmungen.

> Zum Unterspritzen von Falten gibt es noch Hyaluronsäure, die der Körper wieder abbaut, die aber nicht jeder verträgt. Dazu chemische Peelings, Abschmirgeln mit dem Laser, Liften … Ich würde lieber in Würde über die netten Fältchen lächeln.

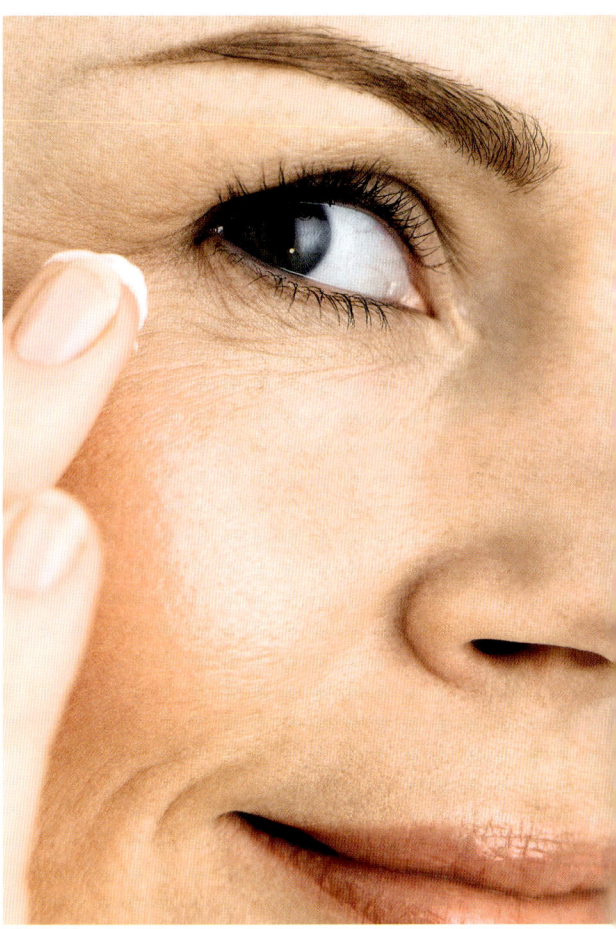

GLAUBEN SIE an die Anti-Lachfalten-Creme? Dann vergraben Sie lieber eine Fledermaus bei Vollmond hinter dem Haus. Das ist genauso wirkungsvoll – und billiger. Am effektivsten ist: viel lachen! Das hält das Bindegewebe straff.

GESUND BLEIBEN

Lieber ein bisschen Haut Couture

Schönheit kann man essen

Am wirkungsvollsten schützen Sie Ihre Haut von innen. Phytohormone kurbeln die Kollagenbildung an – warum nicht aus dem Sojajoghurt? Trauben-kernöl pflegt mit seinen ungesättigten Fettsäuren jede Hautzelle, auch über den Salat. Kupfer fördert die Bildung von neuem Kollagen: Essen Sie ein Stück Bitterschokolade oder Meeresfrüchte.

Vitamin A (Retinol) reguliert die Hauterneuerung und Talgproduktion, hemmt Entzündungen, beugt Akne vor. Steckt in Eiern und Käse.

Vitamin C (Ascorbinsäure) unterstützt die Bildung von Kollagen, dem Stützgerüst der Haut. Dazu schützt es die Zellen vor Schäden, stärkt die Haut-abwehr gegen Bakterien und Viren. Ideal: täglich ein Löffel Sanddornmark.

Vitamin E (Tocopherol) bindet Feuchtigkeit in der Haut, polstert sie und unterstützt die Zellreparatur. Ideal: Olivenöl, Avocados, Nüsse, Weizenkeime.

B-Vitamine halten die Haut jung. Vor allem Biotin und Pantothensäure (Vitamin B_5). Sie bremst vor-zeitige Hautalterung und auch das Ergrauen der Haare. Bester Lieferant: Bierhefe – sie enthält 17 Vitamine, 16 Aminosäuren und 14 Mineralien.

Zink und Eisen: Zink stärkt das Immunsystem, för-dert die Kollagenbildung, sorgt für straffe, elasti-sche Haut. Eisen versorgt alle Zellen mit Sauer-stoff, schenkt einen rosigen Teint und ist für die Immunabwehr der Haut wichtig. Ein Mangel führt zu rissigen Lippen, Pilzinfektionen, trockener, fah-ler Haut und zu Haarausfall. Darum machen Wei-zenkeime und Nüsse schön.

Omega-3-Fettsäuren: Diese Fettsäuren lagern sich in die Zellwände ein, halten jede Körperzelle ge-schmeidig und jung. Fehlen sie, altert die Haut sichtbar. Gut: der tägliche Löffel Leinöl (Seite 260).

Silizium, auch **Kieselsäure** genannt, ist für die Struktur von Haut, Haaren und Fingernägeln ver-antwortlich. Schützt vor brüchigen Nägeln, Haar-ausfall und schwachem Bindegewebe. Ideal: ein Löffel Kieselsäure im Joghurt.

Hefe ist ein toller Anti-Aging-Wirkstoff für die Haut. Denn Hefe fängt freie Radikale (Seite 31), stärkt die Barriereschicht der Haut, kurbelt die Lipidpro-duktion der Haut an. Und die Zellwände der Hefe enthalten Beta-Glucane, die die Immunzellen der Haut stärken können. Ideal für sensible Haut und Allergiker. Hefe steckt in vielen Gesichtscremes. Extratipp: Selen-Hefe-Tabletten (Apotheke) helfen gleich zweifach gegen freie Radikale (Seite 26).

Waschen mit Nüssen: Die Schalen der indischen Waschnuss enthalten Saponin. In Wasser geben sie eine seifige Lauge ab. Auch in der Waschma-schine. Statt Waschpulver einfach ein Baumwoll-säckchen mit vier bis fünf halben Waschnussscha-len zwischen die Wäsche legen. Die Waschnuss eignet sich für Bunt- und Kochwäsche, für 30 bis (unnötige) 90 Grad, für Seide und Wolle. Die Wä-sche wird sauber, riecht nicht und fühlt sich weich an, ohne die Umwelt zu verschmutzen. Die Wasch-nuss bewahrt die Farben der Kleidung und schont die Haut. Gut für Allergiker und Menschen mit Hautproblemen. 500 Gramm gibt's für 8 bis 12 Euro im Bioladen, Reformhaus, Internet. Das reicht für 50 Waschgänge. Bei niedrigen Waschtempe-raturen kann man sie sogar zweimal verwenden.

Tomaten schützen vor Sonnenbrand. Denn ihr Farb-stoff Lycopin verlängert die Eigenschutzzeit der Haut. Kleiner Tipp: Lycopin aus gekochten Toma-ten kann der Körper besser verwerten. Vielleicht gibt es deshalb im sonnigen Italien Spaghetti mit Tomatensauce …

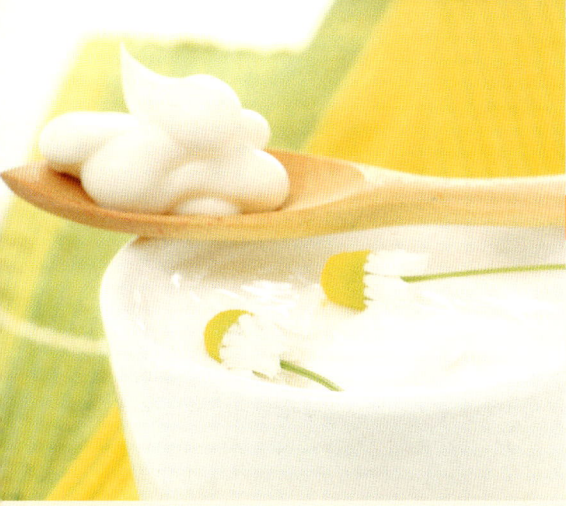

WOLLEN SIE GENAU WISSEN, was im Tiegel steckt? Dann machen Sie sich Ihre Kosmetik einfach selbst – ohne reizende Zusatzstoffe. Mit pflegendem Jojobaöl, lindernder Aloe vera, beruhigender Kamille …

Quarkauflage löscht Sonnenbrand: Zu viel Sonne getankt? Streichen Sie eine etwa 1 Millimeter dicke Quarkschicht auf ein Leintuch und legen Sie das Tuch mit der bestrichenen Seite nach unten auf den Sonnenbrand. Über 2 bis 3 Stunden wirken lassen. Übrigens auch gut: Ein Blatt Aloe vera teilen und den Saft auf die Haut streichen. Aloe-vera-Pflanzen wachsen überall, wo es warm ist. Man bekommt sie im gut sortierten Pflanzenfachhandel. Sie können den Saft auch als Aloe-vera-Gel im Reformhaus kaufen.

Teebeutel gegen Tränensäcke: Gegen Tränensäcke oder andere Schwellungen um die Augen gibt es ein ganz preiswertes Medikament – Teebeutel mit Schwarztee. Er enthält Gerbstoffe, die Gewebe straffen, kleine Gefäßschäden kitten und antientzündlich wirken. Untersuchungen zeigen, dass Schwarztee äußerlich auch gegen Ekzeme, Mückenstiche und Sonnenbrand hilft. Einfach 2 Teebeutel mit heißem (nicht kochenden) Wasser überbrühen, abkühlen lassen, auf die Augen legen.

Kosmetik selber machen: Ich habe eine Freundin, die heißt Bettina, und die macht all ihre Cremes, Duschgels & Co. selbst: »Das geht schnell, ist gar nicht so kompliziert, ist naturrein, macht Spaß – und ist ein nettes Geschenk.«

› Hier ein **Cremerezept** für trockene Haut:
8 g Tegomuls (Emulgator, der auch in der Lebensmittelindustrie verwendet wird) · 10 g Avocadoöl · 10 g Jojobaöl · 5 g Bienenwachs · 1,5 g Cetylalkohol
Alle Zutaten im Wasserbad auf 70 °C erhitzen. 100 ml destilliertes Wasser ebenfalls auf 70 °C erhitzen und dann kräftig unter die Fettmasse rühren, bis sie abgekühlt ist.
Wer Lust hat, kann auch noch Aloe-vera-Konzentrat (30 Tropfen) zugeben. Und mit einem naturreinen ätherischen Öl seine persönliche Duftnote setzen.
Infos und Zutaten: www.duft-und-schoenheit.de oder www.omikron-online.de, www.hobby-kosmetik.de

Hilfe aus dem Meer: Schon in der Antike behandelte der griechische Arzt Hippokrates (460–377 v. Chr.) Entzündungen, Wunden und Hauterkrankungen mit Meersalzanwendungen. Meersalz enthält 84 Mineralien, die entzündungshemmend, hautberuhigend und feuchtigkeitsspeichernd wirken – ideal für eine trockene, schuppende, juckende Haut. Patienten mit chronischen Hautproblemen wird heute noch die Kur am Toten Meer mit seinem extrem hohen Salzgehalt empfohlen. Sie können das Meer auch in die Badewanne holen.

› **Meersalzbad:** 1 Pfund Meersalz in ein 37 Grad warmes Vollbad einrühren, maximal 20 Minuten darin baden.

› **Salzpeeling fürs Gesicht:** Grobes Meersalz und Olivenöl im Verhältnis 1 : 1 mischen, die Haut gut anfeuchten, vorsichtig einmassieren (nicht auf offenen Stellen!), abspülen. Löst Verhornungen, desinfiziert, zaubert einen zarten Teint.

HALLO SONNENSCHEIN!

Sind wir nicht alle kleine Sonnenanbeter? Man strotzt vor Glück und guter Laune, sobald die ersten Sonnenstrahlen wärmen. Licht auf der Haut heißt Serotonin im Kopf. Glück pur. Heißt leider heutzutage auch: Hautalterung, Sonnenbrand und Krebs. Das hat die Natur so nicht vorgesehen. Sonne ist Leben. Sonne ist Medizin. Nur: Der Mensch hat sich ein Ozonloch in die Atmosphäre gegraben. Und nun müssen wir mit den herrlichen Sonnenstrahlen vorsichtig umgehen.

Die einen machen Falten ...

Die UV-A-Strahlen (320 bis 400 Nanometer) dringen ganz tief in die Haut ein und lösen eine Flut freier Radikale aus. Die zerstören das Haut-Stützgerüst aus Kollagen und Elastin. Hauteigene Reparaturenzyme, sogenannte Metalloproteina-

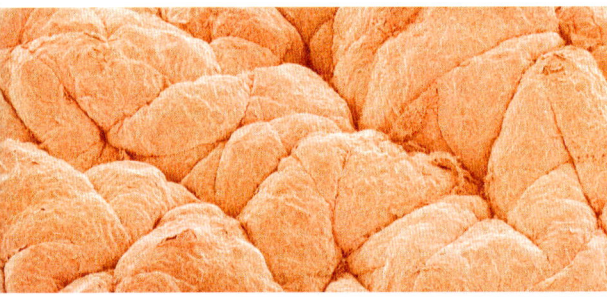

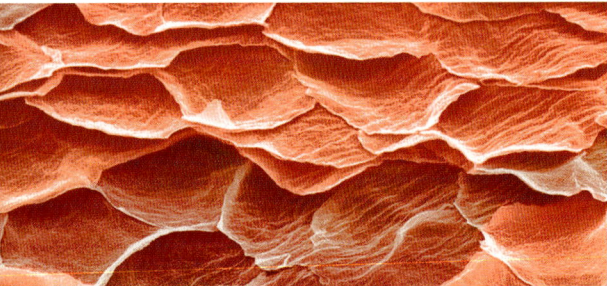

GESUNDE HAUT (oben) und die Haut nach einem Sonnenbrand (unten): Das Elektronenmikroskop zeigt die Schneise der Zerstörung durch UV-Strahlen.

sen, flicken zwar das kaputte Elastin, zerstören aber bei ihren Bauarbeiten noch mehr Kollagen. Tiefe Krater entstehen im Kollagennetz. Falten.

... die anderen Sonnenbrand und krank

Die kurzwelligeren UV-B-Strahlen (280 bis 320 Nanometer) graben sich zwar nicht so tief in die Hautschichten, verrichten ihr zerstörerisches Werk dafür umso effektiver. Sie verbrennen nicht nur die Hautoberfläche, sondern schleichen sich direkt in die Zellkerne der Epidermis und schädigen das Erbgut. Die Zellteilung gerät aus dem Ruder. Fatale Folge: Hautkrebs.
Am gefährlichsten sind die UV-C-Strahlen, sehr kurzwellig, sehr energiereich. Eine intakte Ozonschicht blockt sie ab. Aber wo ist die noch intakt?

Hautkrebs, nein danke!

Jedes Jahr erkranken in Deutschland 140 000 Menschen an Hautkrebs, 20 000 davon am gefährlicheren sogenannten schwarzen Hautkrebs oder malignen Melanom. Ein regelmäßiger Check beim Hautarzt (Seite 73) tut nicht weh und kann Leben retten. Denn ein Melanom, das frühzeitig erkannt wird, bevor es eine Tiefe von einem Millimeter erreicht hat, kann operativ entfernt werden.

Ungefilterte Kritik

Also, ich würde mir nur vom Dermatologen (meines Vertrauens) ein Sonnenschutzmittel empfehlen lassen. Denn man konnte ja in der Presse lesen: »Wer Sonnencremes mit Lichtschutzfaktor benutzt, reibt sich in vielen Fällen Fremdstoffe mit unerwünschter Hormonwirkung in die Haut.« Forscher der Universität Zürich warnten, dass chemische Sonnenfilter die Fruchtbarkeit und die Geschlechtsentwicklung stören.
So eine Sonnencreme enthält neben Konservierungsstoffen und Parfüm chemische und/oder mineralische Filter. Die mineralischen reflektieren das Licht an der Hautoberfläche und dringen

nicht in die Haut ein. Die chemischen gelangen in die Haut und wandeln dort UV-Strahlen in Wärme um. Und meist ist es nicht die Sonne, sondern die Creme, die Allergien auslöst. Also: Lassen auch Sie sich Ihre Sonnenschutzcreme nicht von der Werbung empfehlen, sondern vom Dermatologen – auf den Hauttyp zugeschnitten.

Ob's allerdings hilft, ist fraglich. Studien zeigen: Eincremer haben im Vergleich zu Nichtanwendern mehr Sonnenbrände zu beklagen.

Vielleicht doch lieber Schatten oder Hut?

Der beste Sonnenschutz wächst auf dem Baum. In Form von Blättern, die Schatten spenden. Auch darunter wird man braun. Und dort können Sie Ihren Eigenschutz aufbauen (dazu gleich mehr). Mittlerweile gibt es sogar Kleidung mit eingebautem UV-Schutz, dem sogenannten UPF (UV Protection Factor). Ein Werbegag. Sonnenbrille, Hut, lange Hose und ein langärmeliges Shirt aus dichtgewebten Naturfasern bedecken wie der Lichtschutzfaktor der Sonnencreme die Haut, ganz ohne Chemie. Das Lichtschutz-Styling tragen Sie zwischen 11 und 15 Uhr – und bauen sich morgens und nachmittags langsam und vernünftig Ihren natürlichen Sonnenschutz auf.

Das Eigenschutztraining

Die Natur ist klug. Weil Sonne Leben heißt, hat sie uns auch gleich einen Sonnenschutzfilter mitgeliefert. Der würde sich ganz natürlich bilden, wenn wir draußen mit der Jahreszeit lebten. Nur: Wir springen blass vom Hamburger Bürostuhl auf die Sonnenliege in Asien. Die verlassen wir rot. Je heller die Hautfarbe, desto kürzer ist die Eigenschutzzeit der Haut. Sehr heller Haut vom Typ 1 droht bereits nach 10 Minuten ein Sonnenbrand, während dunkle Haut vom Typ 4 bis zu 30 Minuten gefahrlos Sonne tanken kann.

Gewöhnen Sie Ihre Haut langsam an die Sonne. Minutenweise. Am besten über ein, zwei, drei Wo-

MEHR WISSEN

Schwarz oder weiß?

Der »schwarze Hautkrebs« entsteht, wenn UV-Strahlen an einem Pigmentfleck das Erbgut eines Melanozyten (melaninbildende Zelle) schädigen. Der Melanozyt kann sich dann unendlich oft vermehren, man spricht vom Melanom. Das Muttermal beginnt zu wuchern, wächst in die Tiefe. Einzelne Zellklumpen des Melanoms können sich ablösen, in die Blutbahn oder das Lymphsystem gelangen und beispielsweise in der Leber Metastasen bilden.

Der »weiße Hautkrebs« (Basaliom oder Spinaliom) tritt meistens an Stellen auf, die häufig der Sonne ausgesetzt sind. Vor allem im Gesicht. Er zerstört das umliegende Gewebe, bildet so gut wie nie Metastasen und kann, rechtzeitig erkannt, gut behandelt werden.

chen. Je nach Hauttyp. So schützt sich die Haut nämlich selbst: Melanozyten produzieren unter UV-Licht mehr Melanin, den braunen Hautfarbstoff. Zudem verdickt Sonnenlicht die Hornschicht, es bildet sich die Lichtschwiele, die Licht reflektiert und absorbiert und so die darunter liegenden Hautschichten vor UV-Strahlen schützt. So kriegen Sie ganz natürlich einen Lichtschutzfaktor, je nach Hauttyp bis 40. Wasserfest.

Das können Sie mit Vitalstoffen unterstützen. Lassen Sie sich vom Hautarzt eine Kombination aus den Vitaminen C und E, Beta-Carotin und Kalzium empfehlen. Das sorgt, zwei Wochen vor dem Urlaub genommen, für mehr Hautschutz.

Taugt das Solarium als Sonnenbrandprophylaxe vor dem Urlaub? Nein. Nur UV-B-Strahlen bilden die Lichtschwiele. Die gibt's im Solarium kaum. Braune Farbe allein schützt nicht ausreichend.

KURZ GEMELDET Das geht unter die Haut

Eben noch ein Haar – und vier Wochen später ein praktikabler Hautersatz für kleine Wunden. Thomas Hunziker und sein Team an der Universitätsklinik Bern entdeckten vermehrungslustige Zellen in den Haarwurzeln, aus denen sich in kürzester Zeit Hautzellen züchten ließen. Der Materialeinsatz ist gering: 20 bis 100 Haare genügen für transplantierfähige Haut. Eine Firma in Lausanne stellt bereits die Haut aus eingesendeten Haaren her.

Antifalten-Praline: »Felice« heißt die Praline mit Anti-Aging-Effekt, die ein Hamburger Konditor in Zusammenarbeit mit einem Alterspräventionsmediziner schuf. Ein Kakaoanteil von über 90 Prozent (GLYX-niedrig!) vereint sich mit Mangopüree und Sojamilch zu einer Vitalstoff-Armada gegen freie Radikale, die die Haut altern lassen. Da kann man mit ruhigem Gewissen täglich eine oder zwei Pralinen genießen!

Kakao trinken: Täglich 1 Teelöffel gutes (flavanolreiches) Kakaopulver verbessert Struktur und Feuchtigkeit der Haut. So eine deutsche Studie.

Mordzeuge Haar: Ist Napoleon (1769–1821) wirklich an den Folgen einer Magenkrebserkrankung gestorben? Nein, er wurde vergiftet, sagt ein elsässischer Forscher. Er fand in Napoleons Haaren Arsen, das nur über den Weg des Blutkreislaufs dorthin gelangt sein kann. Qualifizierte Haaranalysen decken auch Umweltgifte, Drogen und Mineralienmangel auf. Mit jedem Zentimeter wächst das Informationsarchiv.
Infos: www.umwelt-apotheker.de

Neues Froschschutzmittel: Frösche lieben Fliegen und Prinzessinnen – aber keine Mücken. Wissenschaftler rieben Mäuse mit dem Hautsekret australischer Frösche ein. Dann steckten sie die kleinen Nager in ein Terrarium voller Mücken. Und die Mücken fielen nach zwölf Minuten über die Mäuse ohne Froschsekret her. Mit Froschschutzmittel dauerte es ganze 50 Minuten. Nun müssen die Wissenschaftler nur noch den Antimückenstoff im Sekret finden und daraus einen Mückenschutz entwickeln. Damit auch Prinzessinnen stichfrei küssen können.

Sinne schärfen: Forscher der Universität Rom verbanden Testpersonen die Augen. Und ließen sie einen Tasttest machen. Die Gruppe, die vorher bereits 90 Minuten lang »blind« war, schnitt viel besser ab als die Kontrollgruppe. Das zeigt: Fällt ein Sinn weg, stellt der Körper seine Ressourcen einem anderen Sinn zur Verfügung. Erfindet die Natur nicht geniale Konzepte?

Killekille: Wie kitzlig wir sind, legen uns Mama und Papa in die Wiege. Kitzlige Eltern kriegen auch kitzlige Kinder. Aber Kitzligkeits-Gen hin oder her, selber kann man sich nicht kitzeln. Denn das Gehirn berechnet voraus, wann die eigene Hand die Fußsohle berührt, und unterdrückt die Nervensignale, die uns kitzeln würden.

Saubere Hände, reines Gewissen: Wer etwas Unmoralisches getan hat, verspürt verstärkt den Drang, sich die Hände zu waschen, fanden US-Forscher in einem Experiment heraus. Denn das reinigt auch das Gewissen. Man spült sich quasi den Dreck seiner Taten von den Fingern. Und: Wer seine Hände wäscht, empfindet danach viel weniger das Bedürfnis, für ein reines Gewissen anderen zu helfen. Die Erklärung der Forscher: Reinigung des Körpers ist kulturell fest verankert mit Reinigung des Geistes (Gewissen).

ERSTE HILFE BEI HAUTPROBLEMEN

Vitamin E radiert Altersflecken aus

Die Haut speichert im Laufe ihres Lebens Sonne und lässt diese mit zunehmendem Alter auf Händen und Gesicht wieder aufgehen. Als bräunliche Pigmentflecken, die sogenannten Altersflecken.

Das hilft: Eine Vitamin-E-Kapsel zerdrücken und die Flecken mit dem Inhalt betupfen. Das bleicht schon viel aus. Der Arzt kann die Male weglasern. Kostet zwischen 150 und 400 Euro. Nachteile: Die Haut kann sich entzünden. Ein zu starker Laser verursacht Verbrennungen und Narben. Die Haut muss zudem möglichst blass sein, sonst kann der Laser die Altersflecken nicht von gebräunter Haut unterscheiden und entfernt die gleich mit.

Um einer weiteren Pigmentierung vorzubeugen, meiden Sie ausgedehnte Sonnenbäder und versorgen Ihre Haut mit Antioxidanzien (Vitamin C, E, Beta-Carotin, Selen – Tabelle Seite 368).

Mit Grün gegen Couperose

Die feinen, erweiterten Gesichtsäderchen, die bläulich-rot durch die Haut scheinen, erbt man von Mama oder Papa. Sonne, Bluthochdruck und Alkohol fördern ihr Erscheinen an Nase und Wangen.

Das hilft: Eine grünliche Abdeckcreme neutralisiert als Komplementärfarbe das Rot.

Von innen beugen Vitamin C und B$_3$ vor. Rubbeln und massieren sollten Sie lieber nicht.

Der Hautarzt verklebt die Äderchen in drei bis sechs Sitzungen mit einem Diodenlaser. Die Äderchen können allerdings wiederkommen.

Dicke Lider weglöffeln

Schuld daran ist häufig ein Lymphstau. Weil man zu flach liegt oder das Schmusekissen zu fest ans Gesicht drückt. Aber auch ein salziges Essen, das Wasser im Körper bindet, oder eine Allergie können die Lider anschwellen lassen.

Das hilft: Schnelle Besserung verschafft Kälte. Einfach einen Esslöffel auf die Augen legen oder Teebeutel mit Schwarztee (Seite 59). Um die Ursache zu ergründen, arbeiten Sie mit dem Ausschlussverfahren: Verändern Sie Ihre Schlafposition, achten Sie auf Ihre Salzzufuhr. Gibt es Lebensmittel, nach deren Verzehr Ihre Lider besonders stark anschwellen? Wenn Sie auf diese Weise nicht fündig werden, gehen Sie zum Dermatologen. Der unterzieht Sie einem gründlichen Check.

Können Pickel töten?

Sie zeigen sich meist dann, wenn Hormone schwanken. In der Pubertät, am Ende des Zyklus und auch, wenn man mit Hormonen den Muskeln nachhilft, sprich: dopt.

Wer selbst Hand anlegt, macht alles nur noch schlimmer. Drückt den Talg in noch tiefere Hautschichten, verteilt Bakterien – schickt sie mitunter bis ins Hirn. Vor allem die Pickel an der Oberlippe sollten Sie tunlichst nicht anfassen. Wenn die sich entzünden, können Keime über kleine Blutgefäße zum Gehirn wandern und dort eine Hirnvenenthrombose auslösen. Und die kann sogar tödlich enden.

So geht's: Wer's nicht lassen kann, wartet zumindest, bis sich ein gelbes Köpfchen bildet. Dann Ränder auseinanderziehen, sodass das Köpfchen platzt. Mit einem Taschentuch austretende Flüssigkeit aufsaugen. Nicht drücken! Das Sekret tritt jetzt von selbst aus. Desinfizieren!

Mitesser – die verstopfte Pore, der Vorläufer des Pickels – entfernt man mit Strips aus der Drogerie oder Apotheke.

Besser überlässt man die Hautunreinheiten einer Kosmetikerin oder dem Arzt, den man bei schwerer Akne unbedingt konsultieren sollte.

Das hilft: Heilerde wirkt entzündungshemmend und beruhigt die Haut. 3 bis 4 Esslöffel Heilerde (Drogerie, Apotheke) mit lauwarmem Wasser zu einem zähen Brei verrühren. Gleichmäßig aufs

Gesicht auftragen. 15 Minuten antrocknen lassen. Mit warmem Wasser abspülen und das Gesicht danach eincremen.

Bürsten gegen Dehnstreifen

Schwangerschaft, übervolle Fettzellen, intensives Muskeltraining, Kortisontherapie dehnen das zu schwache Bindegewebe. Das feine Geflecht aus kollagenen und elastischen Fasern reißt ein. Es bilden sich Entzündungen. Das führt zu den narbenähnlichen Streifen (Striae).

Vorbeugen kann man wenigstens ein bisschen, indem man die Durchblutung anregt: Die Gefahrenzonen Busen, Bauch, Po, Oberschenkel während der Schwangerschaft mit einer Bürste unter der Dusche massieren. Dann gut einölen.

Hilft die Anti-Cellulite-Jeans?

Die Orangenhaut an Oberschenkel, Bauch, Po und Armen haben 80 Prozent der Frauen mehr oder weniger ausgeprägt. Füllen sich Fettzellen in der Unterhaut, schieben sie die Lederhaut und Oberhaut beulenförmig nach oben. Männer sind davor so gut wie gefeit, weil die Fasern ihres Bindegewebes nicht parallel liegen, sondern vernetzt sind. Ein straffes Bindegewebe schützt. Allerdings macht sich ein Mangel an männlichen Sexualhormonen dann auch mit hässlichen Dellen bemerkbar. Und an denen mangelt es, wenn man einen dicken Bauch hat. Weil im Fettgewebe ein Enzym sitzt, das Testosteron vernichtet.

Hat die Tochter von ihrer Mama die Anlage zu schwachem Bindegewebe geerbt, kann die Pille die Cellulite zutage fördern. Natürlich treten die Dellen dann auf, wenn man zu viele Pfunde mit sich herumträgt, zu viel Stress hat, den Körper übersäuert und sich nicht bewegt.

Was hilft? Der Glaube an die Hightech-Produkte der Kosmetikindustrie hilft reichlich wenig. Die Dellen werden Sie weder mit Yamswurzel, Tigergras, Lakritzextrakt, Ginseng, Koffein noch Salicylsäure los. Sie müssen schon mit dem Sisalhandschuh Hand anlegen, Durchblutung fördern, gesund essen, sich bewegen. Nein, auch die Jeans mit Anti-Cellulite-Ausrüstung hilft nicht.

Sellerie macht Sonnenallergie?

Es gibt drei Formen der Sonnenallergie:
> Die polymorphe Lichtdermatose (PMD). UV-A-Strahlen lassen in der Haut freie Radikale tanzen. Der Schutzmechanismus der Haut versagt. Das Immunsystem reagiert über. Es bilden sich Quaddeln, Bläschen und juckende Flecken an Stellen, die noch nicht an die Sonne gewöhnt sind (Ausschnitt, Nacken, Arme). Ein bisschen vorbeugen können Sie mit einer Beta-Carotin-Kur: 4 Wochen vor dem Urlaub 75 bis 100 mg pro Tag. Nach zwei Wochen auf 50 mg reduzieren und diese Dosis während des Urlaubs weiter nehmen. Wählen Sie Sonnenmittel mit hohem UV-A-Filter und Vitamin E oder C. Der Hautarzt verschreibt zudem Antihistaminika, eventuell eine Lichttherapie.
> Die »Mallorca-Akne«: Freie Radikale reagieren mit fetthaltigen Sonnenschutzmitteln, Cremes

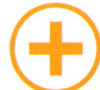

TIPP VOM DOC

Essigsocken gegen Fußpilz

2001 untersuchten Bochumer Hautexperten die Füße der Schalke-04-Spieler. Sie fanden heraus: 80 Prozent der Fußballer litten unter Fußpilz. Meine Oma hätte ihnen allen Essigsöckchen angezogen.

Apfelessig gibt den Pilzen Saures. Nicht nur im Brotkorb. Er erzeugt auf der Haut ein leicht saureres Milieu, das Pilze in die Flucht treibt. Tipp: 6 EL Apfelessig mit 200 ml Wasser mischen, Baumwollsocken eintunken, vor dem Schlafengehen anziehen. Darüber ein paar trockene Wollsocken tragen. Mehrere Nächte einwirken lassen.

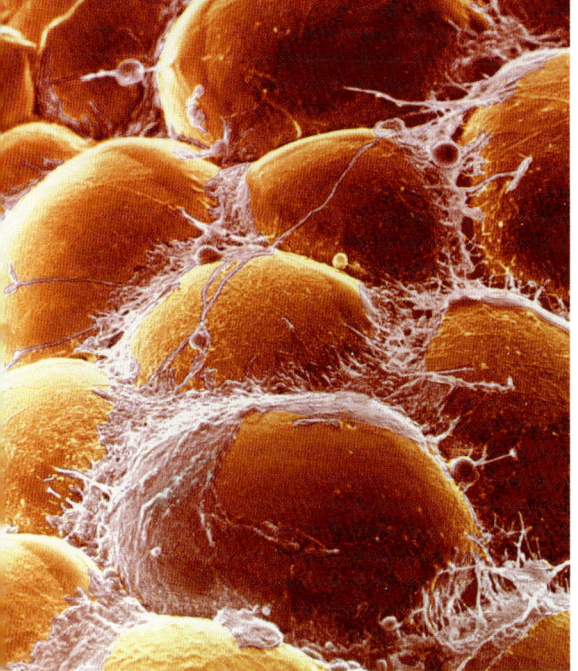

FETTZELLEN (Adipozyten) sind mit die größten Zellen, die wir besitzen. Hier wirft das Elektronenmikroskop einen Blick auf die Cellulite-Verursacher, die eingebettet in Bindegewebe liegen, den Körper wärmen und schützen – und Torten sammeln.

oder hauteigenem Talg. Die Haarfollikel entzünden sich, es bilden sich akneartige Knötchen, vor allem im Dekolleté. Nutzen Sie nur fettfreie Sonnengels mit hohem UV-A-Schutz.

› Photoallergische Reaktionen: Bestimmte Medikamente (zum Beispiel Antibiotika, Rheumamittel), Parfüms, Konservierungsstoffe, aber auch Pflanzen wie Sellerie und Zitrusfrüchte können unter Sonneneinstrahlung Allergien oder Hautverfärbungen auslösen. Häufig ist man auf die chemischen Filter in den Sonnencremes allergisch. Besser: mineralische Filter.

Der Hautpilz mag's feucht

Hat der Säureschutzmantel der Haut ein Loch, können Pilzsporen eindringen. Dort keimen sie und bilden ein Geflecht aus Pilzfäden. Die schlängeln sich zwischen den kaputten Zellverbänden hindurch in tiefere Hautschichten. Das Keratin der Hornhaut ernährt den Pilz, gibt ihm genug Energie, um immer weiter ins Körperinnere zu wachsen und im schlimmsten Fall via Blutautobahn innere Organe zu besiedeln.

Wie jeder Pilz liebt auch der Hautpilz das feuchte Milieu. Er siedelt sich gerne zwischen den Zehen, im Mund oder in der Leistengegend an, aber auch unter den Nägeln. Erkennbar ist er an juckenden, geröteten und schuppenden Hautstellen, die nässende Bläschen bilden, an gelblich-weißen Stellen unter dem Nagel. Ab zum Arzt. Den Nagelpilz werden Sie nur mit einer speziellen Therapie los.

So beugen Sie vor: Füße immer gut abtrocknen. Socken und Handtücher bei 60, besser 95 Grad waschen, das tötet Sporen ab. Dort, wo fremde nackte Füße den Pilz verbreiten können, zum Beispiel im Fitnessstudio, selbst nicht barfuß laufen. Schuhkauf nur mit Socken. Diese täglich wechseln. Immunsystem stärken (Seite 256).

Kann man Warzen wegküssen?

Im Schwimmbad, in Duschen und Umkleidekabinen lauern Warzenviren (meist Papilloma-Stämme) auf nackte Füße. Tauchen plötzlich Verhornungen auf, ohne oder mit kleinen dunklen Pünktchen, haben sie sich in der Haut eingenistet. Warzen verschwinden manchmal erst nach zehn Jahren – und oft von allein. Darum wirkt es auch, wenn man bei Vollmond auf dem Friedhof eine Kröte küsst.

Das hilft: Sitzen die Warzen unter der Fußsohle, sollten sie trotzdem beseitigt werden, damit sie nicht beim Laufen stören, nach innen wuchern und sich entzünden. Hautärzte entfernen sie zum Beispiel durch Vereisen, Aufweichen mit Salicylsäure oder Ausschälen. Ein Mittel, das nachgewiesenermaßen die Viren vernichtet, ist auch Monochloressigsäure – sie löst die infizierten Hautschichten ab, tötet gleichzeitig die Erreger. Diese Substanz gibt es als Lösung in Apotheken. Einmal pro Woche über fünf Wochen anwenden.

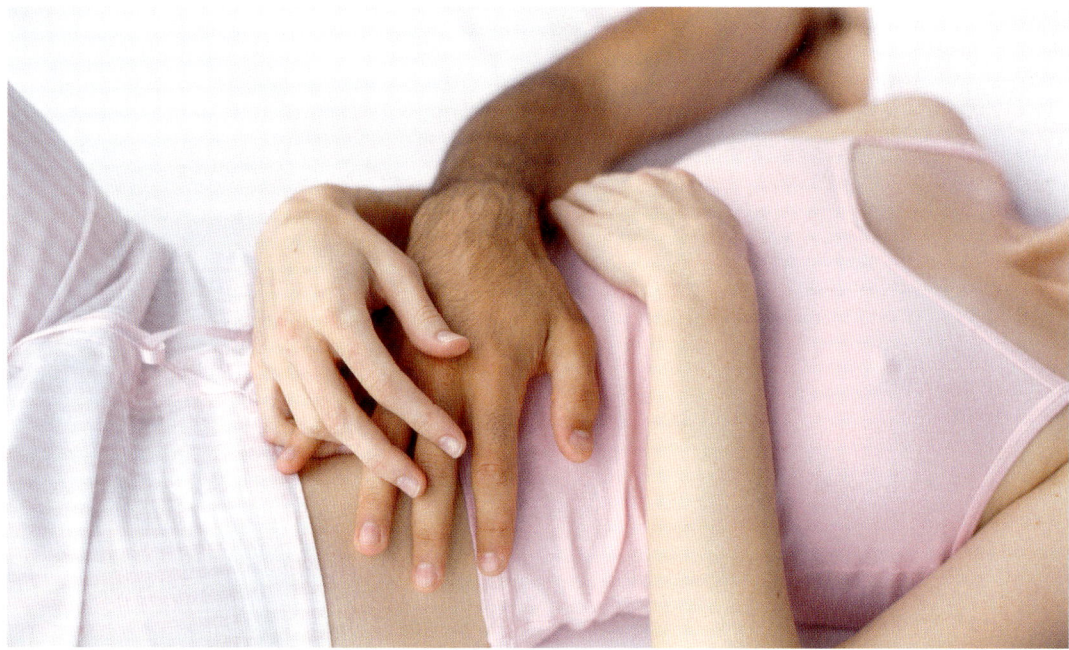

MIT DEN HÄNDEN ertasten wir uns die schönste Welt. Die der Liebe. Der Tastsinn ist unser wichtigster Sinn – der erste, den wir im Mutterleib anlegen, der einzige, den wir niemals verlieren, weil wir ohne ihn nicht leben können.

Der neuentdeckte Tastsinn

Im Dunklen tasten wir nach dem Lichtschalter. Wir fühlen fast exakt die richtige Badewannentemperatur und zucken rechtzeitig von der Herdplatte zurück. Treppen düsen wir ohne zu überlegen rauf, unser Tastsinn schenkt uns nämlich auch optimale Orientierung im Raum. Nur: Wehe, eine Stufe ist ein paar Millimeter höher als die anderen. Das Gehirn wird nämlich über die internen Tastsensoren nur auf die Höhe der ersten Stufe programmiert.

Berührt uns ein geliebter Mensch, schütten wir gleich mal eine Menge Drogen aus. Im frühen Alter solche, die uns wachsen lassen, später solche, die uns anhänglich machen. Doch kaum schlüpfen wir aus den Kinderschuhen raus, fangen wir an, den Tastsinn zu vernachlässigen.

Traurig eigentlich. Denn auch hier hat uns die Natur was Wunderbares gebastelt – viel besser als jeder Cyber-Handschuh, mit dem man virtuell Dinge ertasten kann, die gar nicht da sind.

DER ALLERWERTESTE KAUFT MIT

Weil unsere anderen Informationskanäle durch zu viele Sinnesreize längst verstopft sind, wenden sich immer mehr Forscher dem Sinn zu, der seit dem Mittelalter als »nieder« gilt. Überall entstehen Haptiklabore (Haptik = Lehre vom Tastsinn). Die beschäftigen sich damit, dass der Porschesitz das spritzige Körpergefühl vermittelt, der Audi-Aschenbecher ein Schließerlebnis schenkt, das Armaturenbrett des Mercedes einen Softtouch-Lack

hat, der gerne befingert wird. Ist so: Die Finger-
kuppe und der Allerwerteste kaufen mit.
Deutschlands führender Haptikforscher Martin
Grunwald (Interview Seite 70) hält das Auto übrigens für eine haptische Krücke. Da könnte man
viel mehr machen, um den beim Fahren überfor-
derten Sehsinn zu entlasten: vibrierendes Lenk-
rad, wenn man zu viel Tempo draufkriegt. Hitze-
stöße, wenn Gefahr droht, Armlehnen, die einen
schlagen, wenn man wegnickt …

Vom Reiz zum Tasterlebnis

Man könnte denken, da sitzt ein Tastrezeptor in
der Haut, und der nimmt einfach alles wahr: den
Windhauch, die fiebernde Stirn, die Stechmücke,
das Ruckeln der U-Bahn, den Stein im Schuh. Die
Evolution war mal wieder raffinierter. Sie erfand
viele verschiedene Tastrezeptoren, die jeweils
einen ganz bestimmten Reiz weiterleiten. Merkel-
Zellen reagieren auf Druck, Meißner-Körperchen
und Haarfollikelrezeptoren registrieren Berüh-
rungsreize, Vater-Pacini-Körperchen feuern bei
Vibrationen, Ruffini-Körperchen fühlen Dehnun-
gen, Nozizeptoren empfinden Schmerz, Wärme-
und Kälterezeptoren messen die Temperatur.
Die vielen Rezeptoren senden ihre Signale ins Gehirn. Der somatosensorische Kortex verarbeitet
die Tastinformationen und macht sie bewusst.

Test für den Tastsinn

Mit einer Art Zirkel testen Neurologen, ob ihre
Patienten richtig fühlen können – meist nach
einem Schlaganfall. Sie stechen an verschiedenen
Stellen des Körpers mit beiden Zirkelspitzen
gleichzeitig in die Haut. Einen guten Tastsinn hat,
wer selbst enge Zirkelspitzenentfernungen noch
als zwei Zirkelspitzen wahrnimmt.
Kleiner Selbstversuch: Wie gut ist Ihr Tastsinn?
Nehmen Sie einen gebogenen Draht und piksen
Sie sich vorsichtig in die Hand, in den Unterarm,
den Oberschenkel, auf den Rücken … Variieren

Sie dabei den Abstand zwischen den Drahtenden.
Bei welchem Abstand können Sie wo noch einen
Doppelpikser wahrnehmen? An den Fingerspitzen
sollten es 2 Millimeter sein, an den Lippen 4, an
der Nasenspitze 7, an den Wangen 11, am Handrücken 31, am Unterarm 40, am Oberarm 67 und
am Oberschenkel 68 Millimeter!

DAS NETZ UNTER DER HAUT

Ein dichtes Netz an Rezeptoren sitzt direkt unter
der Hautoberfläche. Die melden dann: Das Bade-
wasser ist zu kalt, Heißwasserhahn aufdrehen, zu-
drehen, erneut prüfen …
Sie befühlen ein Stück Stoff. Die Tastrezeptoren
feuern Information ins Gehirn, lassen dort ein

 MEHR WISSEN

Auch die Gelenke tasten!

Ein Netz von zehn Millionen Tastrezeptoren
durchzieht den Körper. Viele davon sitzen in
den erogenen Zonen, im Mund und auf den
Fingerkuppen. Aber auch im Inneren des Körpers siedeln sich spezielle Tastsensoren an.
Neben der »taktilen Wahrnehmung«, der
Oberflächensensibilität, verfügen wir noch
über die »kinästhetische Wahrnehmung«,
über Tiefensensibilität. In Gelenken, Sehnen,
Muskeln funken Tastsensoren ständig zum Gehirn, wenn sich die Muskelspannung ändert
oder die Sehne dehnt. So weiß das Gehirn, wo
wir stehen, berechnet, wie wir den Stein am
besten übersteigen, wann der nächste Fuß mit
welcher Bewegung dran ist.
Unten an der Fußsohle liegen dichtgedrängt
Rezeptoren, die dem Gehirn jede noch so
kleine Deformation des Fußes melden, damit
es für uns ausknobelt, wohin und wie wir den
nächsten sicheren Schritt tun.

Bild entstehen. Je nach Menge der Tastrezeptoren zeigt das Bild mehr oder weniger Details: »Samt. Zwei Millimeter dick. Fühlt sich rot an. Warm.« Der Finger schickt ein exaktes Bild ans Hirn. Probieren Sie mal, ohne hinzugucken, ob Sie den Stoff mit der Nasenspitze auch so gut erfühlen, mit den Zehen, dem Ellenbogen, den Knien …

Mit den Fingern kann man lesen

Richtig dicht drängen sich die Rezeptoren auf den Fingerkuppen. Dort sitzen auf einem Quadratmillimeter bereits 24. Mit dem Finger können Sie problemlos Reize unterscheiden, die nur einen halben Millimeter voneinander entfernt liegen. Darum können Blinde mit den Fingern eine Relief- oder Punktschrift lesen. Auf dem Rücken liegen die Tastrezeptoren zum Teil mehrere Zentimeter auseinander. Deswegen ist es auch so schwierig, schnell zu finden, wo genau es juckt. Das beste Tastorgan, das Sie besitzen, ist übrigens die Zunge. Mit ihr können Sie selbst kleinste Un-

BARFUSSLAUFEN stimuliert die Tastrezeptoren der Fußsohlen. Das macht Spaß und tut zugleich gut.

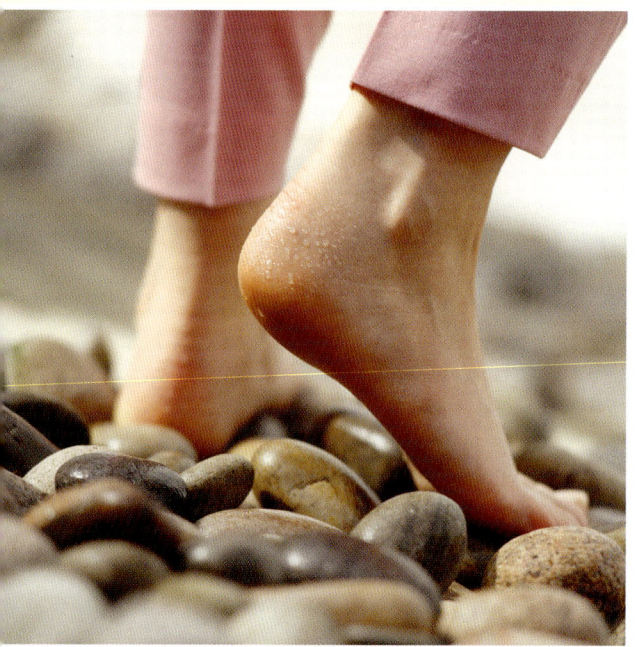

ebenheiten an den Zähnen erfühlen, und Sie merken sofort, wenn sich ein Haar in den Mund verirrt hat. Die Zunge ist so dicht mit Tastrezeptoren besetzt, dass sich eine Art Vergrößerungseffekt einstellt. Die Fischgräte im Mund erscheint einem viel größer als die, die man anschließend zwischen den Fingern hält. Vielfach lebensrettend! Und Tastwonnen für die Füße fördern ein positives Selbstbild. Deswegen gibt es in Deutschland mittlerweile 30 Barfußparks (www.barfusspark. info). Mit großen und kleinen Steinen, kühler Erde, Laub, Holz, Schlamm, Gras, Wasser, Sand, Lehm … Ich habe einen Barfußpfad zu Hause. Dann, wenn mein Kollege Tibor gekocht hat: weiche Nudeln, olivenölige Schlieren, klebriger Akazienhonig, krümelige Brotbrösel …

VOM TASTEN ZUM FÜHLEN

Unser erster Sinn

Der Tastsinn entwickelt sich beim Embryo als erster. Ein Säugling greift nach der Mutter, sucht mit dem Mund die Brustwarze, während seine Augen noch nicht viel mehr als hell und dunkel erkennen. Mit sanften Berührungen schenkt die Mutter ihm Wärme und Geborgenheit. Wie lebensnotwendig das ist, zeigen Tierversuche: Entzieht man jungen Ratten die Mutter und damit alle Liebkosungen und Streicheleinheiten, produzieren sie keine Wachstumshormone mehr. Erst wenn die Forscher die Rattenbabys mit nassen Malpinseln stimulieren, fangen sie wieder an zu wachsen. So einen Versuch hat im 13. Jahrhundert Kaiser Friedrich II. mit Menschen gemacht. Er isolierte Babys, ließ sie nur von Ammen füttern – sie durften sie nicht berühren. Er wollte herausfinden, ob es eine Ursprache gibt. Die Babys starben.

Berühren schenkt Freude und Frieden

Tasten weckt Vertrauen. Wir wissen heute: Viel Gewalt in einer Gesellschaft geht einher mit wenig

Berührung. Berührung schenkt Sicherheit, Wärme und Geborgenheit. Jede liebevolle Berührung regt den Kreislauf an, die Funktion der Organe und wirkt sich positiv auf Immunsystem und Hormonhaushalt aus.

Amerikanische und schwedische Mediziner empfehlen zum Beispiel Massagen für Frühgeborene. Sie schlafen dann ruhiger, nehmen schneller zu und schütten weniger Stresshormone aus.

Von Streicheleinheiten profitieren Körper und Seele – des Gebenden und des Nehmenden. Nur: Wir leben in einer Gesellschaft, die den Tastsinn verkümmern lässt. Berühren verboten. Nicht nur beim Einkaufen – auch zwischen den Menschen. Und weil die Kontaktabstumpfung auf die Seele schlägt, bezahlt man nun für die sanften Körperkontakte: den Masseur, die Kosmetikerin … Berühren Sie wieder. Umarmen Sie jeden Tag einen Menschen, der Ihnen nahesteht.

Was Streicheln mit Bindung zu tun hat

Unter der Haut liegt ein spezielles Nervensystem für Streicheleinheiten, die sogenannten C-Fasern. Lange Zeit dachte man, die seien nur für das Empfinden von dumpfen Schmerzen zuständig. Bis dann schwedische Wissenschaftler herausfanden, dass die C-Fasern auch angenehme Gefühle vermitteln können. Berührt Sie Ihr Partner zärtlich, senden die C-Fasern ein Signal zum limbischen System, dem Gefühlszentrum im Gehirn. Fordern einen Cocktail Glückshormone an, darunter auch das Bindungshormon Oxytocin.

So halten Männer Frauen fest

Der Körper produziert Oxytocin, wenn Sie Ihren Partner umarmen, beim Orgasmus, aber auch während der Schwangerschaft und der Geburt. Das Hormon entspannt, macht glücklich und stärkt das Immunsystem.

Außerdem spielt es eine Rolle für das Zusammenleben zweier Individuen: Oxytocin macht treu,

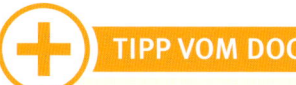

TIPP VOM DOC

Massage löscht Schmerzen

Massierende Hände locken Endorphin und Oxytocin, beide wirken schmerzstillend. Deswegen empfiehlt man Massage auch bei Fibromyalgie, einer chronischen Schmerzerkrankung des Bewegungsapparates. Zusätzlich hilft dabei noch das sogenannte Auslöschphänomen: Schmerzen verschwinden, weil die Nerven dem Gehirn einen neuen, stärkeren Impuls melden: den Druck des Massagegriffs. Der überlagert ganz einfach das ursprüngliche Schmerzsignal. Positiv. Das machen wir oft instinktiv, wenn wir uns bei Kopfschmerzen die Schläfen massieren, bei Nackenschmerzen Hals und Schultern und bei Muskelkater den leidenden Muskel. Nebenbei fördert das auch noch die Durchblutung, treibt die Heilung voran.

ganz sicher manche Mäuse. Bergwühlmäuse schütten nur wenig vom Liebeshormon aus. Sie leben einsam in ihrer Höhle. Ihre Verwandten, die Präriewühlmäuse, hingegen produzieren nach dem ersten Mal Sex ganz viel Oxytocin. Und sie bleiben diesem Partner ein Leben lang treu. Wahrscheinlich setzen Frauen deswegen bei der Geburt so viel von diesem Hormon frei. Das stärkt die Bindung zwischen Mutter und Kind.

Oxytocin kann der Schlüssel für eine lebenslange, harmonische Partnerschaft sein. Geben Sie also Ihrem Partner ruhig öfter mal einen Kuss und umarmen Sie ihn. Schon sprudelt das Bindungshormon. Und das bindet auch. Zumindest, was die Frau betrifft. Männliche Sexualhormone schwächen die Wirkung von Oxytocin ab. Wohl der Grund, warum Männer es mit der Bindung nicht immer ganz so ernst nehmen.

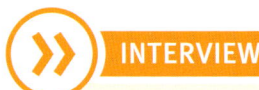

Tasten macht Sinn

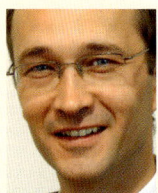

Der Psychologe Dr. Martin Grunwald, Universität Leipzig, ist Deutschlands führender Haptikforscher. Er beschäftigt sich mit dem Tastsinn – und mit dessen Rolle in der Selbstwahrnehmung.

Welcher Sinn ist der wichtigste?

Da streiten sich die Philosophen, seit Aristoteles die Fünf-Sinne-Ordnung aufgestellt hat. Eigentlich ist es klar: Sie können von Geburt an blind sein, Sie können taub sein. Sie müssen nicht unbedingt etwas riechen oder schmecken können. Aber niemals wird ein Mensch ohne Tastsinn geboren. Sie können Ihren Tastsinn auch nicht mehr verlieren. Sie können vielleicht ein paar Tastrezeptoren verlieren, durch Diabetes zum Beispiel. Sie können durch Verletzungen des Gehirns bestimmte Tastleistungen nicht mehr vornehmen. Das Gesamtsystem kann aber nicht abhandenkommen.

Der Tastsinn ist ja der erste, der sich entwickelt.

Er wird als erster Sinn um die achte Woche herum im Fötus angelegt. Im Experiment ist nachweisbar, dass dieser kleine Wurm von 2,5 Zentimetern bereits Hautreizungen verarbeitet. Alle anderen Sinne kommen viel später ins Spiel. Ohne den Tastsinn geht gar nichts. Sie könnten nicht auf Ihrem Stuhl sitzen, nicht ohne Lebensgefahr mit einer Gabel hantieren. Er ist die Grundlage für alle anderen Wahrnehmungsprozesse.

Mit dem Tastsinn nehmen wir auch uns selbst wahr.

Ja. Der Tastsinn ist ein sehr komplexes Gebilde. Und nur eine seiner Dimensionen ist, dass wir die Welt berühren. Weit wichtiger ist: Immer wenn wir uns bewegen, stellt uns der Tastsinn koordinierende, kontrollierende Informationen zur Verfügung. Der Tastsinn ist die Basis für unsere gesamte Körperwahrnehmung. Wie breit, wie dick, wie träge, wie schlank wir uns fühlen, sind lauter Informationen, die uns der Tastsinn von Millisekunde zu Millisekunde zur Verfügung stellt.

Wer sich nicht bewegt, lässt seinen Tastsinn verkümmern – und seine Selbstwahrnehmung?

Ja. Wir leben in einer Zeit, in der wir uns viel zu wenig bewegen. Motorik und Sensorik gehören immer zusammen. Tastorgane sitzen ja auch in den Gelenken.

Kann man denn den Tastsinn schulen?

Ja, kann man, absolut. Wenn Sie über eine Braille-Schrift fahren würden, könnten Sie nichts lesen. Sie müssen eine Weile üben, dann können Ihre Finger die Blindenschrift entziffern. Je mehr Sie einem Kind, einem Jugendlichen eine differenzierte Tastumgebung präsentieren, umso stärker schulen Sie auch seine Unterscheidungsfähigkeit.

Was empfehlen Sie für den Alltag?

Im Kinderzimmer sollten sich mehrere Materialien befinden, nicht nur Lego. Wer nur Plastikoberflächen anbietet, muss sich nicht wundern, wenn das Kind feinmotorisch unterbelichtet ist.

Und Erwachsene?

Wir können unsere Tastumwelten gestalten. Statt reizarme Plastik- und Glasoberflächen besser Terrakotta, Ton, Holz, Keramik mit einziehen lassen. Und das andere ist: sich mehr zu trauen. Dinge, die einem wichtig sind, die einen interessieren, soll man auch anfassen. Ich war gestern beim Friseur. Da hab ich alle Utensilien angeguckt – und angefasst. Ich hab da keine Scheu. Ich will wissen, wie schwer das ist, ob es aus Plastik ist oder aus Metall.

Sogar der eigene Körper ist vielen fremd.

Der eigene Körper gehört natürlich auch zu den Tastobjekten. Man muss merken, dass man sich sehr viel Gutes tut, wenn man sich in der Dusche nicht nur einfach saubermacht, sondern sich zum Beispiel mit einer Bürste traktiert. Es ist auch für unser Gehirn gut, wenn wir komplexe körpereigene Reize erhalten. Damit trainieren wir den Tastwahrnehmungsbereich, halten ihn jung.

Gibt es eine Sportart, die den internen Tastsinn besonders schult?

Jede Sportart, die mit wohlkoordinierten Bewegungen einhergeht. Also alles außer Bodybuilding. Der Körper ist da nur mit sich beschäftigt, an einem Gerät, das im Bereich xyz nur bestimmte Bewegungen erlaubt. Unter den Bodybuildern finden sich viele, die schwere Essstörungen haben, schwere Körperschemastörungen.

Was also empfehlen Sie?

Alle Sportarten, die eine Interaktion des eigenen Körpers mit anderen menschlichen Körpern mit sich bringen. Kampfsportarten – Judo, Karate, Tang Soo Do, Jiu-Jitsu – trainieren die Einheit von Körper und Geist. Man kann kein guter Judoka sein, wenn man nur Schrott in der Birne hat. Man wird auch klüger, wenn man Judo macht.

Ein guter Tastsinn schenkt uns ja auch ein positives Selbstbild?

Ein adäquater Tastsinn, ein gesund funktionierendes Tastwahrnehmungssystem ist die Basis dafür, dass wir uns positiv sehen können. Der Tastsinn ist wahrnehmungsleitend. Wenn eine magersüchtige Patientin vor dem Spiegel steht, sieht sie sich als fett, aufgedunsen, ekelig. Objektiv wiegt sie 30 Kilo und ist 1,76 Meter groß. Sie ist physiologisch am Ende. Aber ihr visueller Eindruck von sich ist geprägt durch den verzerrten inneren Tastsinn. Er sagt dem Auge: »Sieh mich dick, fett und aufge-

dunsen.« Das hat nichts mit Intelligenz zu tun. Wir haben festgestellt, dass Magersüchtige einen IQ von 130 und 140 haben. Das Einzige, was bei vielen nicht funktioniert, ist der Tastsinn.

Woran liegt das?

Es scheint so zu sein, dass ein bestimmtes Hirngebiet die körpereigenen Informationen nicht richtig verarbeitet. Dieses Hirngebiet nennt man den rechten parietalen Kortex. Wir vermuten, dass der Grund dafür eine Entwicklungsstörung in der Kindheit oder Jugend ist.

Können Sie das therapieren?

Wir haben uns die Frage gestellt: Wie können wir dem Gehirn helfen, die körpereigenen Reize schneller und adäquater zu bearbeiten? Die Antwort ist: Man muss dem Gehirn mehr körpereigene Reize zur Verfügung stellen als bisher. Wenn wir auf die Körperoberfläche starken Druck ausüben und sich diese Druckempfindungen in dem Moment ändern, in dem sich die Probanden bewegen, kann das dem Gehirn helfen, festzustellen, wo mein Körper zu Ende ist, wo meine Gelenke momentan sind – und dass ich gar nicht so breit bin.

Also eine Ganzkörperstimulation – wie machen Sie das praktisch?

Wir zogen einer 19-jährigen Patientin einen halblangen Neoprenanzug an. Und sahen uns vorher die Hirnaktivität an. Dann trug sie diesen Anzug 15 Wochen lang, dreimal täglich eine Stunde. Sie bewegte sich ganz normal damit, ging ihrem Alltag nach, ohne spezielle Übungen zu machen. Auch in dieser Zeit haben wir uns das EEG angeschaut. Darauf sieht man hirnelektrische Signale. Wir stellten fest, dass im rechten Parietalkortex erst Ruhe herrschte. Nach und nach fing diese Hirnregion an, stärker zu arbeiten. Die Wahrnehmungsleistungen der Patientin verbesserten sich. Auch in Haptiktests zeigte sie immer bessere Leistungen.

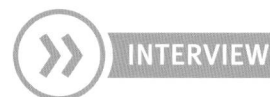

Der Tastsinn revolutionierte die Medizin – der virtuelle OP-Roboter Phantom ...

Da ist wahnsinnig was los. Militär und Medizintechnik treiben die virtuelle haptische Technologie enorm voran. Sie fassen einen Gegenstand nur virtuell an und können so die Oberflächenstrukturen erfassen.

Wie kann man sich das vorstellen?

Nehmen Sie einen Stift in die Hand, machen Sie die Augen zu und gehen Sie mit Ihrem Stift über die Tastatur. Und jetzt stellen Sie sich vor, Sie gehen mit dem Stift in den luftleeren Raum und bewegen ihn dort. Jetzt stellen Sie sich vor, dass der Stift so vibriert und wackelt, als würden Sie mit ihm über die Tastatur gehen. Im Stift werden mikrofeine Vibrationen und Zuckungen erzeugt. Und das erzeugt in Ihrem Gehirn, wenn Sie dazu auch noch ein Bild sehen, den Eindruck, Sie würden mit dem Stift eine Tastatur berühren.

Und so arbeitet der Phantom. Der Arzt hat sein ganz normales Operationswerkzeug in der Hand. Nur ist am anderen Ende Elektronik, ein virtuelles Gehirn, und nicht der tatsächliche Körper. Und über Datenleitungen landen seine Bewegungen in einer Maschine. Aber der Arzt fühlt das so, als ob er im Kopf des Patienten arbeiten würde.

Hat die virtuelle OP keine Nebenwirkungen?

Im Grunde ist diese Technik nicht so ausgereift, dass man schon so viel darüber reden sollte. Studenten können damit lernen – aber im Grunde nicht optimal. Und ich glaube nicht, dass das jemals so weit entwickelt werden kann, dass die virtuelle Haptik auch nur in die Nähe einer natürlichen Berührung kommt.

Von Cybersex hört man ja auch nicht mehr viel.

Schauen Sie sich solche Anzüge doch mal an. Bis Sie reingekrochen und angeschnallt sind, brauchen Sie eine Stunde. Die ganze Sexkiste im Internet kann die körperliche Berührung nicht ersetzen. Mit keiner Technologie kann man den multidimensionalen Eindruck einer Körperberührung simulieren. Und deshalb müssen die Leute sich am Ohr kraulen. Das geht nicht mit einer Tastatur.

Was halten Sie vom Chip im Gehirn?

Das ist eine reale Gefahr: Tastwahrnehmungen direkt im Gehirn zu erzeugen. Unter dem Deckmäntelchen der »Rehabilitation« wird da schon viel geforscht. Leute haben Probleme bei der Ansteuerung der Gliedmaßen, und dann werden ihnen Neurochips implantiert. Irgendwann wird einer sagen: Wir präsentieren dir eine Bitfolge, die dir im Gehirn die Monroe konstruiert mit entsprechenden körperlichen Sensationen. Ich hoffe, ich bin dann schon tot. Das dauert aber eh noch ewig. Weil wir im Grunde keine Ahnung vom Gehirn haben.

Der Unterschied zwischen virtueller und realer Welt bleibt uns erhalten?

Die Natur hat Zeit gehabt, uns in Millionen von Jahren zusammenzubasteln. Und wir wollen in ein paar Dekaden eines der komplexesten Sinnessysteme austricksen? Unmöglich, solange wir nicht erklären können, warum und wie ein Pantoffeltierchen lernt – und das macht das Pantoffeltierchen ohne eine Nervenzelle! Japaner haben gezeigt, dass eine Amöbe im Futterlabyrinth irgendwann den kürzesten Weg wählt und nicht mehr den langen. Wo ist bei der blöden Amöbe der Lernprozessor? Diese Tierchen haben nicht eine einzige Nervenzelle, und wir haben mit der Geburt hundert Milliarden. Wir können das nicht erklären, wie die das machen. Und wir können das nicht nachbauen. Das heißt, wir können keine Natur simulieren.

Zur Forschung: www.haptik-labor.de
Zu Essstörungen: www.ab-server.de
Lesen: Büchertipps ab Seite 380.

Nicht nur cremen, auch gucken: Haut-Check-up

Wie jung ist Ihre Haut? Zwicken Sie die Haut auf dem Handrücken mit Daumen und Zeigefinger zusammen, hochziehen, zehn Sekunden lang halten. Loslassen. Wenn die Schrumpelspuren binnen drei Sekunden verschwinden, haben Sie eine junge Haut – und trinken genug Wasser.

KLEINES SELBST-CHECK-ABCDE

Haben Sie Ihre Haut regelmäßig im Blick? Nicht nur Fältchen, Augenringe, kleine Unreinheiten? Sondern auch die Leberflecken – auch am Rücken? Schließen Sie mit Ihrem Partner einen regelmäßigen Untersuchungspakt. Die ABCDE-Regel hilft Ihnen, die Muttermale zu beurteilen.

> A steht für Asymmetrie. Weichen Muttermale von einer runden bis ovalen Form ab, kann das ein Hinweis auf eine bösartige Veränderung sein.

> B meint die Begrenzung des Pigmentflecks. Sind die Ränder »ausgefranst« statt scharf umrandet, ist ein Besuch beim Hautarzt Pflicht.

> C kürzt Color ab, also die Farbe der Muttermale. Ein gutartiger Leberfleck ist einfarbig. Verschiedene Farbschattierungen können Alarmzeichen sein.

> D gleich Durchmesser. Ist er größer als fünf Millimeter oder wächst das Mal sehr schnell, sollte Sie das in Habtachtstellung bringen.

> E steht für Erhabenheit. Muttermale, die hügelig sind, können gefährlich sein.

VORSORGE HAUTNAH

Die Hautanalyse

Der Dermatologe misst Feuchtigkeit, Fettgehalt, pH-Wert und analysiert den Zustand der Barriereschicht, der obersten Hautschicht, die zwischen innen und außen abgrenzt, die vor Umweltgiften schützt und den Feuchtigkeitsverlust reduziert.

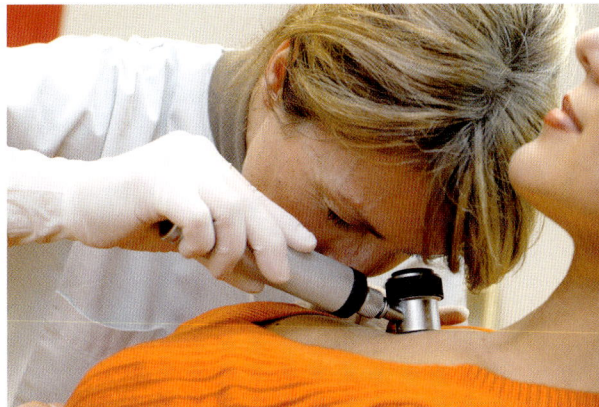

EIN GUTER HAUTARZT nimmt die Leberflecken nicht nur unter die Lupe, er fotografiert sie auch.

Mit einem differenzierten Hautbild können Dermatologen ein individuelles Pflegekonzept erstellen. Und sie können dann kontrollieren, ob die medizinischen oder kosmetischen Anwendungen auch wirklich wirken und wie sich das Hautbild verbessert. Preis für die Analyse: etwa 30 bis 80 Euro, je nach Aufwand und Messmethoden.

Hautkrebsprophylaxe

Der Hautarzt untersucht die Pigmentflecken. Mehr als 50 Muttermale am Körper erhöhen das Krebsrisiko. Auch der Hauttyp spielt eine Rolle. Je heller die Haut, desto größer das Risiko, dass die Sonne Schaden anrichten kann. Menschen, die zur Risikogruppe gehören, sollten auf alle Fälle einmal im Jahr ihren Hautarzt zur Kontrolle aufsuchen. Dann zahlt auch die Kasse. Prinzipiell empfiehlt sich aber für jeden, der sich gerne in der Sonne aufhält, ein Hautkrebs-Screening in regelmäßigen Abständen. Kostet als IGeL (individuelle Gesundheitsleistung) zwischen 30 und 40 Euro.

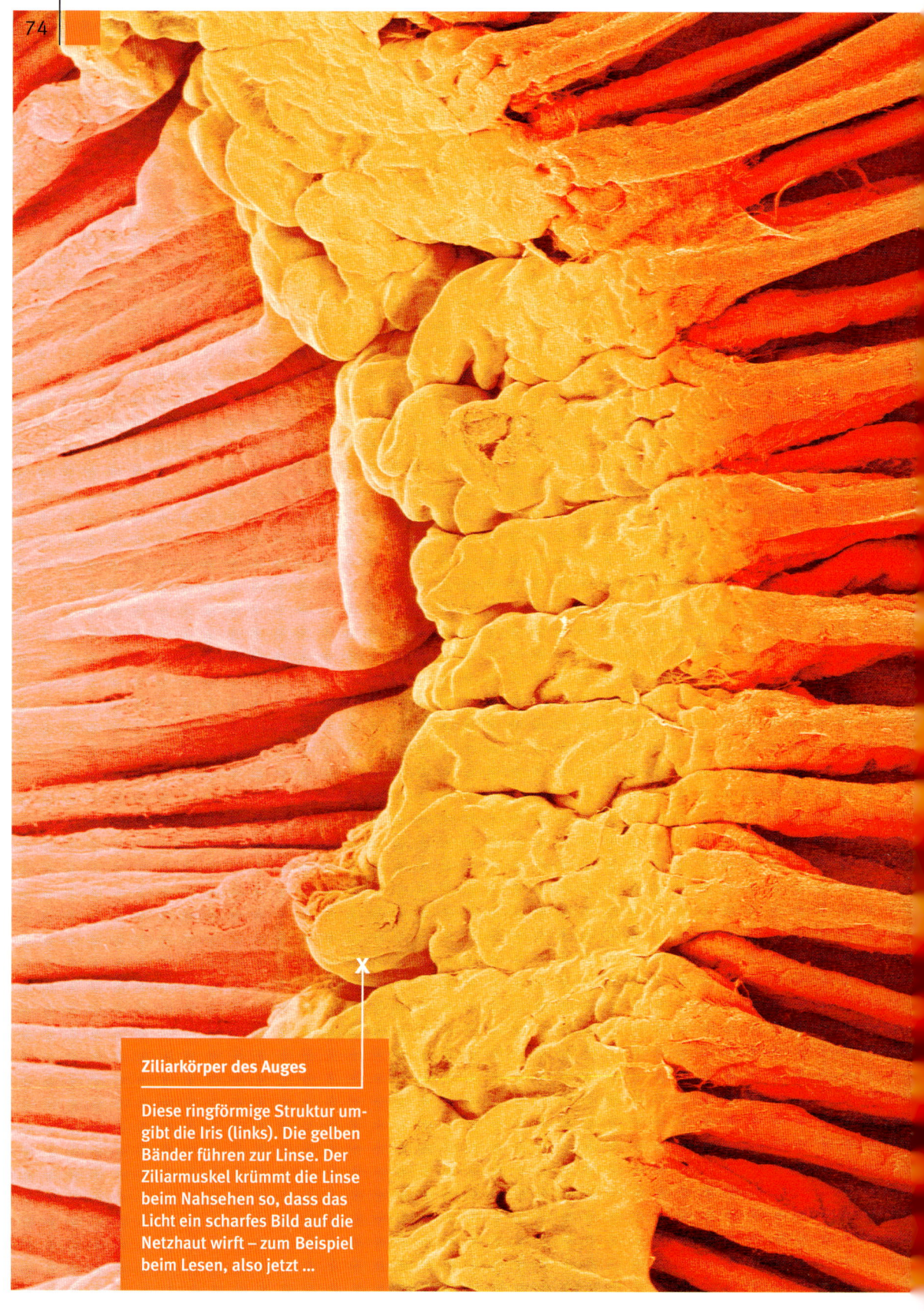

X

Ziliarkörper des Auges

Diese ringförmige Struktur um-
gibt die Iris (links). Die gelben
Bänder führen zur Linse. Der
Ziliarmuskel krümmt die Linse
beim Nahsehen so, dass das
Licht ein scharfes Bild auf die
Netzhaut wirft – zum Beispiel
beim Lesen, also jetzt ...

Augen

Die Welt gut im Blick

Augenblick mal! Wissen Sie, wie diese Buchstaben in Ihren Kopf gelangen? Oder wie optische Täuschungen Ihr Gehirn austricksen? Weshalb Sie Glück über das Auge tanken? Warum Schlaf schlank macht und Krawatten gefährlich sind? Nein? Dann schauen Sie sich die folgenden Seiten ruhig genau an.

Der Frosch benutzt seine Augen zum Schlucken. Er macht die Augen zu und drückt die Augäpfel gegen den Gaumen – so rutscht die Fliege schneller in den Schlund.

Und wenn man genauer hinsieht, stellt man fest: Auch bei uns hat das Auge etwas mit der Verdauung zu tun. Der Anblick einer Pizza lässt uns das Wasser im Mund zusammenlaufen – und wenn wir die Augen schließen, werden wir schlank. Der Körper produziert dann das Hormon Leptin, das den Hunger bremst. Sie wissen ja: Wer schläft, sündigt nicht.

Unsere Augen sind viel mehr als die Fenster zu unserer bunten Welt, die Ihnen das Lächeln eines Kindes schenken, die Faszination der Kunst, die Schönheit unserer Erde. Wenn Sie übrigens Lust haben, diese Welt aus dem Blickwinkel eines Astronauten zu betrachten: Relativ gefahrlos funktioniert das unter http://earth.esa.int/earthimages. Sie werden sehen: Wir haben uns da wirklich ein wunderschönes Plätzchen zum Leben ausgesucht! Und machen Sie anschließend gleich mal die Bildschirmschoner-Übung von Seite 77. Tun Sie was für Ihre Augen. Denn wir strengen unsere Augen oft viel zu sehr an. Wir lassen sie kaum noch ruhen. Versinken zu selten im Detail, tanken viel zu wenig die beruhigende Kraft eines grünen Blattes, das erheiternde Gelb einer Zitrone.

Was die Augen alles für Sie tun

Kommunikation kommt von »communicare«, das heißt teilen, mitteilen, gemeinsam machen, vereinigen. Im erweiterten Sinn ist Kommunikation das wechselseitige Übermitteln von Daten oder von Signalen. Und da ist das Auge Experte.

› Augen holen Informationen ein. Wir lesen, was schwarz auf weiß geschrieben steht – und gehö-

ren zu den wenigen Lebewesen, die Mutter Natur mit dem Drei-Farben-Sehen ausgestattet hat.

› Augen sprechen. Augen drücken Gefühle aus: Sie strahlen vor Freude, verdunkeln sich im Zorn und weinen, wenn wir traurig sind.

› Augen erzählen, wie es uns geht. Sie sind der Spiegel der Gesundheit: Viele Krankheiten lassen sich von den Augen ablesen.

› Augen lassen Licht in den Körper. Und damit gute Laune.

› Das Auge synchronisiert Ihre innere Uhr. Wer mit seinen Rhythmen lebt, lebt fröhlicher, gesünder und länger.

Sehen – so weit das Auge reicht ...

Was Größe, Zuverlässigkeit, optische Leistung, Anpassung an wechselnde Lichtverhältnisse, Energieverbrauch und Haltbarkeit angeht, stellt das Auge jede moderne Kamera ins Abseits. Eine moderne Minikamera wiegt etwa 150 Gramm. Unser Auge gerade mal 7,5 Gramm (6 Gramm Wasser und 1,5 Gramm Zellgewebe).

Wie kann man mit so wenig Materialaufwand so deutlich sehen? Wir unterscheiden immerhin 600 000 Farbtöne. Und manche Tiere sind noch besser ausgestattet: So kann die Biene mit ihren winzigen Augen auch noch UV-Licht wahrnehmen, und der Adler sieht viermal schärfer als wir. Aus einem lichtempfindlichen Fleck beim Einzeller entwickelte sich über mehr als 540 Millionen Jahre das Auge. Ursprünglich, um uns das Überleben zu erleichtern, den Feind oder die reife Frucht zu erkennen. Heute dürfen wir mit unserem Auge vor allem erleben: das Glück tanken, das eine Teichrose ausstrahlt. Oder uns nach Stunden Anstehen vor der Franz-Marc-Ausstellung im Münchner Lenbachhaus eine ehrfürchtige Gänsehaut vor blauen Pferden holen.

DIE BESTE MINIKAMERA DER WELT

Die Lichtstrahlen, die der Mond, der Berg, der Elefant, die Mücke, das blaue Pferd reflektieren, fallen auf die Hornhaut, die äußere Hülle des sichtbaren Auges. Und sie hat die erstaunliche Brechkraft von 45 Dioptrien. Das entspricht übrigens dem 45- bis 50-Millimeter-Objektiv einer Kleinbildkamera. Brechkraft heißt: Das reflektierte Licht wird gebündelt, sodass ein umgedrehtes blaues Pferd auf der Kinoleinwand namens Netzhaut entsteht. Stark verkleinert, genauso groß wie die Mücke. Über den Sehnerv gelangt das Pferd zum Sehzentrum in der Großhirnrinde. Das wandelt die Infos in ein dreidimensionales Bild um und relativiert die Größe.

Bevor aber das Bild im Hirn ankommt, passiert es verschiedene Stationen im Auge.

Von der Hornhaut durch Iris und Linse ...

Das Lichtbündel »blaues Pferd« wandert von der Hornhaut weiter durch die vordere Augenkammer zur Regenbogenhaut (Iris). Die Iris – das ist

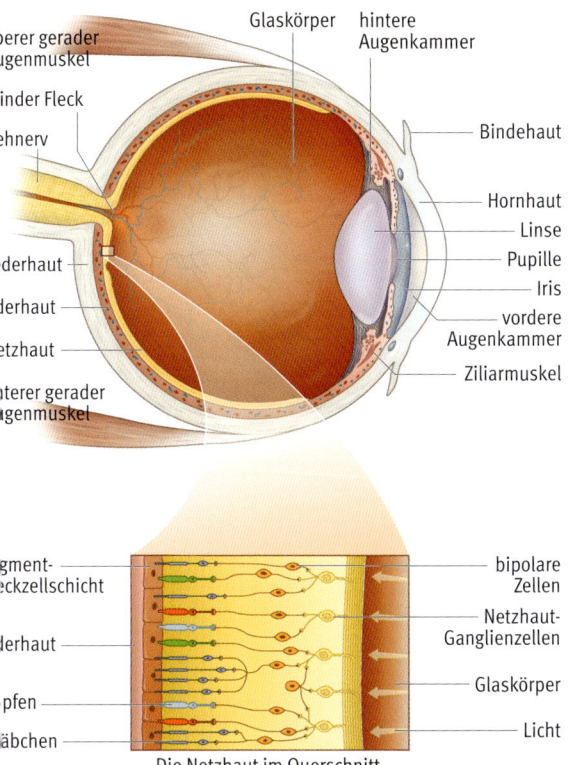

Glaskörper
hintere Augenkammer
oberer gerader Augenmuskel
blinder Fleck
Sehnerv
Bindehaut
Hornhaut
Linse
Pupille
Iris
vordere Augenkammer
Ziliarmuskel
Lederhaut
Aderhaut
Netzhaut
unterer gerader Augenmuskel

Pigment-Deckzellschicht
Aderhaut
Zapfen
Stäbchen
bipolare Zellen
Netzhaut-Ganglienzellen
Glaskörper
Licht

Die Netzhaut im Querschnitt

IN DER NETZHAUT sitzen etwa 180 Millionen Lichtrezeptoren. Die sogenannten Zapfen und Stäbchen wandeln die eintreffenden Lichtstrahlen in elektrische Signale um, welche die Ganglienzellen über den Sehnerv ins Gehirn leiten.

von außen betrachtet Ihre Augenfarbe. Dunkle Augen haben viele Pigmente, helle weniger.
Die Aufgabe der Iris entspricht der Blende in der Kamera: Sie weitet oder verengt die Pupille, ihr transparentes Zentrum. Der Durchmesser variiert von 2 bis 8 Millimeter. Wie beim Fotografieren: Je dunkler es ist, desto weiter öffnen Sie die Blende. Hinter der Pupille liegt die Linse, die dafür sorgt, dass wir von Fernsehen auf Nahsehen umschalten können – und zwar mit Muskelkraft.
Der Ziliarmuskel umschließt die Linse wie ein Ring. Er entspannt sich, wenn Sie in die Ferne

blicken: Die Linse wird gespannt, flacht ab und hat so eine Brechkraft von 19 Dioptrien. Schweift Ihr Blick nun auf die Armbanduhr, spannt sich der Ziliarmuskel an, die Linse entspannt und wölbt sich, die Brechkraft steigt auf 25 bis 33 Dioptrien.
Kleine Bildschirmschoner-Übung: Machen Sie immer mal wieder ein einfaches Ziliarmuskeltraining: Den Blick weg vom Computer, vom Buch in die Ferne schweifen lassen. Am besten vom Fensterrahmen in die Ferne blicken, scharf stellen. Und zurück zum Fensterrahmen. Im Sekundenrhythmus. Gleich mal üben! Der Wechsel zwischen Nähe und Ferne schärft den Blick.

... über Glaskörper und Netzhaut direkt ins Sehzentrum

Hinter der Linse liegt der Glaskörper (Corpus vitreum), der mit seiner klaren, gallertigen Füllung den größten Teil des Augapfels ausfüllt und für den Augeninnendruck zuständig ist.
Das Lichtbündel durchquert diesen Glaskörper und trifft schließlich auf die hauchdünne Netzhaut (Retina). Mit mehreren Schichten kleidet sie den Augenhintergrund aus. 120 Millionen »Stäbchen«-Sehzellen sind hier für die Hell- und Dunkelwahrnehmung zuständig. Sieben Millionen »Zapfen« schenken uns die wunderbaren Farben dieser Welt – aber nur, wenn sie reichlich Licht bekommen. Nachts sind deshalb alle Katzen grau. Die Sehzellen verwandeln Licht in elektrische Impulse, die sie über den Sehnerv, eine Million Fasern, ins Sehzentrum zur Großhirnrinde schicken. Übrigens: 95 Prozent unserer Sehschärfe ballen sich in einem winzigen Punkt (2 Millimeter Durchmesser) auf der Netzhaut. Der Winzling heißt Makula oder auch gelber Fleck. Im Vergleich zu ihm ist der Rest der Netzhaut ein blindes Huhn. Die Makula kennen Sie wahrscheinlich nur von Ihrer Großmutter. Im Zusammenhang mit dem Begriff Degeneration (Seite 80).

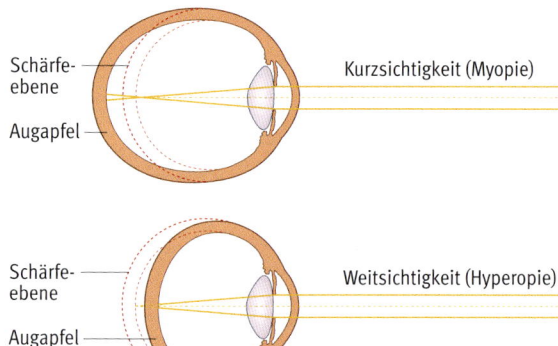

Schärfe-ebene
Augapfel
Kurzsichtigkeit (Myopie)

Schärfe-ebene
Augapfel
Weitsichtigkeit (Hyperopie)

EIN SCHARFES BILD entsteht auf der Netzhaut, weil Hornhaut und Linse die eintreffenden Lichtstrahlen entsprechend brechen. Das Bild steht dann kopf. Bei Kurzsichtigen ist der Augapfel zu lang, die Schärfeebene liegt vor der Netzhaut: Nur Nahes wird scharf gesehen. Ist der Augapfel zu kurz, liegt die Schärfeebene hinter der Netzhaut und man spricht von Weitsichtigkeit: Nur weit entfernte Gegenstände werden scharf gesehen. Auf den Abbildungen rechts ist die Augapfelform zur Verdeutlichung jeweils übertrieben dargestellt.

EINGESCHRÄNKTE SICHT?

Die Hornhaut, die Kurzsichtigkeit und der Laser

Sehen Sie das Kennzeichen vom Auto, das vor Ihnen fährt, wie ich, nämlich als weiß mit grauen Streifen, dann bündelt sich das Licht kurz vor der Netzhaut, das Kennzeichen kommt verschwommen auf der Netzhaut an. Verschwommen geben es die Lichtempfänger weiter ans Gehirn. Man ist kurzsichtig. Betroffene erkennt man daran, dass sie die Augen zusammenzwicken und den Kopf wie eine Schildkröte vorstrecken. Und einem zuwinken, obwohl sie einen gar nicht kennen. Wer weiß, wen ich schon so alles gegrüßt habe … Das kann man mit Kontaktlinsen oder mit einer Brille korrigieren, mit nach innen gewölbten (konkaven) Gläsern. Oder auf der Hornhaut selbst, indem man mit dem Laser Hornhaut entfernt und so die Brechkraft korrigiert. Das lassen übrigens rund 200 000 brillenmüde Deutsche im Jahr machen. Ich werde leider schon bei dem Gedanken ohnmächtig.

Die Linse, die Weitsichtigkeit und das Alter

Das kennen Sie: Menschen, die die Zeitung ganz weit weghalten. Sind die Arme zu kurz zum Lesen, dann denken die: »Oje, das Alter!« Mit dem Alter verliert die Linse im Auge an Elastizität. Man wird weitsichtig. Der Punkt, wo Sie scharf sehen würden, liegt hinter der Netzhaut. Deswegen hält man das Buch ganz weit weg, um lesen zu können. Der Arzt nennt das Presbyopie. Das kann man aber auch mit einer Brille korrigieren (konvexe Gläser). Es gibt sogar Gleitsicht-Kontaktlinsen, mit denen man von nah bis fern sehen kann. Eine Laserkorrektur funktioniert nicht immer.

Die Kontaktlinse und der Ausguss

Als meine Schwester ihre ersten Linsen bekam, dauerte es keine drei Tage, und eine war weg. Sie ging zum Arzt, weil sie fürchtete, die Linse wäre ihr hinters Auge gerutscht. Das fürchten übrigens viele. Aber das geht rein anatomisch nicht. Eine Kontaktlinse kann nur unters Lid rutschen. Oder in den Ausguss.

Die Kontaktlinsen und der Schnupfen

Schon bei einem Schnupfen sollten Sie lieber zur Brille greifen und die Kontaktlinsen in der Pflegelösung schwimmen lassen. Denn Ihre eigenen Krankheitserreger haften sich an die Linse und finden so ihren Weg ins Auge. Und das kann sehr unangenehme Folgen haben: Bindehautentzündung oder Hornhauttrübung, bis hin zum Verlust der Sehkraft.

DAS FARBENSEHEN UND DIE FUTTERSUCHE

Das ist Natur: Nur damit wir die rote Beere von der grünen unterscheiden können, wurde ein hochkomplexes System in unseren biologischen Bauplan eingepflanzt. Auf der Netzhaut von Affe und Mensch finden sich drei Arten farbenspezifischer Sehzellen. Sie helfen uns, Rot, Grün und Blau zu unterscheiden. Für Primaten mit ihrem vielseitigen Speiseplan war es wichtig, reife von unreifen und giftige von harmlosen Früchten zu unterscheiden. Und nur, wer aus überlebensstrategischen Gründen auf diese Fähigkeit angewiesen war, wurde auch damit gesegnet.

Darum ist das trichromatische Farbensehen in der Natur sehr selten. Hunde beispielsweise identifizieren nur zwei Grundfarben. Dem Hund ist es schließlich egal, ob das Kaninchen, das er sich schnappt, ein braunes oder ein weiß-schwarzes Fell hat. Denn die Fellfarbe sagt nichts über die Qualität der Mahlzeit aus.

Und auch Menschen können farbenblind sein. Wie der Mützendesigner von Adidas. Der hat die Mützen für die Olympischen Winterspiele 2006 entworfen und die Streifen glatt in Schwarz-Gelb-Rot über die Köpfe der Langläufer und Biathleten laufen lassen statt in Schwarz-Rot-Gold. Entweder hat er die belgische Flagge mit der deutschen verwechselt, oder er gehört zur gar nicht so seltenen Spezies der Rotgrünblinden.

Grün? Rot? Was ist das?

Wenn meine Kollegin Cora mit einem neuen roten Fummel nach Hause kommt, sagt Jürgen: »Hübsch, dein neues gelbes Kleid.« Es gibt einen Defekt, der wird über das X-Chromosom vererbt und trifft deshalb Männer viel häufiger, weil die ja nur eines davon haben. Die Frau hat zwei und kann fehlerhafte Gene auf einem X mit einem gesunden X kompensieren. Der Defekt heißt Rotgrünblindheit. Europaweit sind etwa 8 Prozent der Männer betroffen und 0,5 Prozent der Frauen. Sie sehen nur Gelb- und Blautöne, keine Grün- und Rottöne. Im Chemielabor brauchen Rotgrünblinde dringend einen speziellen Indikator, sonst dauert der Säure-Basen-Versuch ewig, weil sie nie mitkriegen, wenn er von Rot nach Grün umschlägt. Sie dürfen nicht Pilot werden, und als Maler müssen sie sich an Nummern orientieren. Oder Rot und Grün weglassen, wie Charles Méryon (1821–1868), der farbenblind war. Wenn man nicht gerade Erdbeeren pflücken muss, kann man bei uns als Farbenblinder gut überleben.

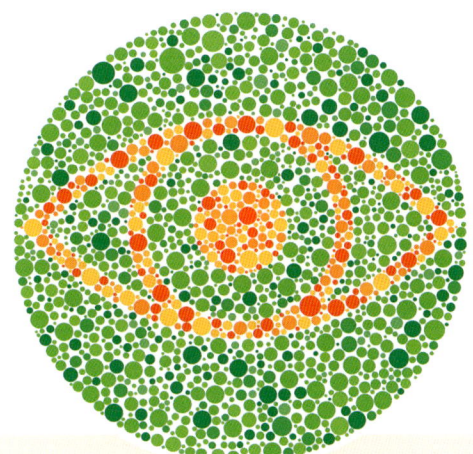

SIND SIE ROTGRÜNBLIND? Wenn Sie das Auge im Bild sehen, ist alles okay. Mit solchen »pseudoisochromatischen Tafeln nach Ishihara« testet auch der Arzt auf Rotgrünblindheit.

MEHR WISSEN

Gibt es das Sandmännchen?

Haben Sie sich auch schon gefragt, woher die Körnchen kommen, die Sie sich jeden Morgen aus den Augen reiben? Kommt vielleicht doch das Sandmännchen vorbei und schickt uns mit ein paar Krümelchen Glitzerstaub in eine süße Traumwelt? Leider nein. Die harten Bröckchen sind getrocknete Fettkügelchen. Wenn wir schlafen, schützen die Lider unsere Augen, die Tränenproduktion wird eingestellt, der Fettfilm trocknet aus und sammelt sich in kleinen Körnchen an den Augenrändern.

NICHT NUR DAS ALTER TRÜBT DEN BLICK

Die Makula und der Gemüsesaft

Die altersbedingte Makuladegeneration (AMD) ist die häufigste Erblindungsursache bei älteren Menschen. Warum altersbedingt? Weil alte Menschen das kriegen. Das ist ja okay, wenn die das mit 120 kriegen. Aber warum mit 55? Weil sie ihren gelben Fleck in die Sonne hängen, rauchen und unter Bluthochdruck leiden – und nicht selbst aktiv etwas zum Schutz tun.

Zum Beispiel mit einer inneren Sonnenbrille, die heißt:

› Carotinoide. Diese 600 verschiedenen Farbstoffe dienen nicht nur Karotte, Aprikose und Co. als Lichtschutz. Carotinoide filtern in der Netzhautmitte, im gelben Fleck, kurzwelliges Licht und schützen die Sehzellen vor Zerstörung. Auch hier können Sie gleich etwas tun:

Gießen Sie sich ein großes Glas Gemüsesaft ein. Darunter quirlen Sie einen Teelöffel Leinöl (Seite 260). Der Körper braucht Öl, um die Carotinoide aufzunehmen.

› Wer täglich Obst und Gemüse isst, erhöht seine Chancen stark, auch noch mit 120 scharf zu sehen. Auch weil sie mit ihren Antioxidanzien freie Radikale bekämpfen. Studien zeigen: Reichlich Antioxidanzien im Blut verringern das Risiko deutlich, eine AMD zu erleiden. Die wichtigen Antioxidanzien heißen: Lutein, Zeaxanthin, Beta-Carotin, Vitamin A, Vitamin C (alles in Obst und Gemüse), Vitamin E (Pflanzenöle), Selen und Zink (Lieferanten siehe auch Tabelle Seite 368).

› Die Augen bestehen aus Fisch: Wer lange gut sehen will, isst zum Gemüse Fisch. Die Netzhaut besteht zu 60 Prozent aus ungesättigten Fettsäuren. Aus Fisch sozusagen, aus der Omega-3-Fettsäure DHA, der Docosahexaensäure, die in Lachs, Hering, Makrele, Thunfisch, Forelle und Schwertfisch vorkommt. Darum kommt bei mir einmal pro Woche eine Dose Thunfisch in den Salat. Und im Kühlschrank liegen immer geräucherter Lachs und Forelle.

Der Maler und der graue Star

Für den Maler Claude Monet bedeutete der graue Star eine Katastrophe. Er konnte Farben und Formen nicht mehr erkennen. Seine Bilder veränderten sich. Die Strukturen wirkten grob, die Farben dumpf und hässlich. Das trifft nicht nur berühmte Maler: Zwischen 50 und 60 hat jeder Zweite schon Anzeichen eines grauen Stars.

Der graue Star ist die bekannteste altersbedingte Erkrankung der Augen. Beim älteren Menschen nimmt der Wassergehalt der Linse ab, das Auge wird nicht mehr mit ausreichend Nährstoffen versorgt. Kontraste und Farben verblassen, das gesehene Bild verliert mehr und mehr an Schärfe. Die Augenlinse verdickt sich, wird vor allem trüb. Das Leben verschwimmt hinter einem grauen Schleier. Trübt die Linse völlig ein, wird man blind.

600 000-mal pro Jahr entfernt der Chirurg in Deutschland die trübe Linse und ersetzt sie durch eine klare Kunstlinse.

Die Krawatte und der grüne Star

Auch so eine merkwürdige Erfindung, die sich der Mensch hat einfallen lassen: Er will schön und seriös aussehen und legt sich eine Schlinge um den Hals – kriegt 'nen roten Kopf und sieht selbst irgendwann gar nichts mehr. Ein zu eng gebundener Schlips verhindert, dass Kammerwasser aus dem vorderen Teil des Auges abfließt: Der Augeninnendruck steigt.

New Yorker Forscher fanden heraus: Schon drei Minuten nach dem Anlegen der Krawatte steigt der Augendruck um 20 Prozent. Brasilianische Forscher fanden heraus: Auch Bodybuilder-Augen leben gefährlich. Beim Gewichtheben steigt der Augeninnendruck um bis zu 25 Prozent. Das fördert die Entstehung eines Glaukoms, auch grüner Star genannt. Das merkt man nicht – es raubt einem das Augenlicht wie der Dieb über Nacht. 800000 Deutsche haben ein Glaukom. Und drei Millionen die Vorstufe: erhöhter Augeninnendruck, über 22 mmHg (Millimeter Quecksilbersäule). Die Nervenfasern im Sehnerv und der Netzhaut gehen zugrunde. Sie bündeln die Bilder nicht mehr, leiten sie nicht mehr zum Sehzentrum ins Gehirn weiter. Man erblindet.

Kann man verhindern: Ab 40 den Augendruck beim Augenarzt alle zwei bis drei Jahre messen lassen (Seite 93). Nicht nur, wenn Sie Krawatte tragen. Jeder, besonders dann, wenn Sie kurzsichtig sind. Erspart Ihnen den Sehchip von Professor Zrenner (Seite 84).

Das Sicca-Syndrom

Das gesunde Auge blinzelt zehnmal pro Minute und zieht dabei einen gleichmäßigen, feuchtigkeitsspendenden Fettfilm über die Hornhaut. Der reißt beim trockenen Auge. Jeder vierte Deutsche leidet am Sicca-Syndrom: Trockene Augen färben sich kaninchenrot und schmerzen, als hätte jemand Sand reingestreut – mitunter so, dass man nicht mehr gucken mag.

Sicher, es könnte eine Krankheit dahinter stecken. Oft aber trocknet man seine Augen durch sein Verhalten aus: Schuld sind Dauersitzungen am PC, trockene, sauerstoffarme Raumluft, zu wenig Flüssigkeit von innen. Wer nichts gegen das Sicca-Syndrom unternimmt, riskiert Schäden an der Hornhaut. Was hilft, steht auf der nächsten Seite.

Der blinde Karl May und das Vitamin A

Der Erfinder von Winnetou war bis zum fünften Lebensjahr blind. Zwei Dresdner Professoren behandelten seine Vitamin-A-Mangel-Xerophthalmie. Daran erblinden heute noch 500000 Kinder weltweit. Vitamin A vom Teller würde helfen.

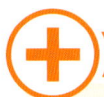

TIPP VOM DOC

Der Wind und die Bindehaut

Wind, Sand, Rauch, UV-Strahlen, Chemikalien, Stoffe, auf die man allergisch ist, Viren oder Bakterien reizen die Bindehaut. Das ist die schützende Schleimhaut, die das Weiße des Augapfels und die Augenlider innen überzieht. Sie entzündet sich, färbt sich rot, sondert schleimige Flüssigkeit ab, verklebt die Augen. Symptome: Tränen, Eiter, Schmerz, Lichtempfindlichkeit. Der Arzt spricht von Konjunktivitis.

Das können Sie selbst tun: nicht reiben. Eiter und Schorf mit fließendem kaltem Wasser wegspülen. Einwegtaschentücher zum Trocknen nehmen, sofort entsorgen – Bindehautentzündung ist ansteckend. Machen Sie Augenbäder mit Tee aus Augentrost (Seite 83). Oder Sie holen sich in der Apotheke Augentropfen, die die Gefäße zusammenziehen, oder Tränenersatzmittel. Gehen Sie zum Arzt, wenn die Beschwerden stark sind oder wenn sie länger als zwei Tage anhalten.

GESUND BLEIBEN

Quark & Co. für schöne Augenblicke

Wasser hält die Augen feucht: Trinken Sie täglich mindestens zwei Liter. Das hält die Hornhaut feucht, verhindert Brennen und Jucken. Wer trockene Augen hat, braucht zusätzlich die kleinen Feuchtigkeitsduschen namens Augentropfen. Und warme Kompressen halten das Fett geschmeidig, das die Lidränder bilden.

Frischluft: Die Hornhaut holt sich ihren Sauerstoff direkt aus der Luft, da sie keine eigene Blutversorgung besitzt. Ein verqualmtes Büro und stickige, verbrauchte Luft spenden ihr zu wenig Sauerstoff. Stoßlüften: Alle halben Stunden ein paar Minuten lang die Fenster aufreißen!

Computer nur mit Pause: Wer am Bildschirm arbeitet, trocknet die Augen aus. PC-Arbeit reduziert das Blinzeln auf fünfmal pro Minute. Mit einem schräggestellten Schirm verdoppelt man zwar die Lidfrequenz – und verteilt den schützenden Fettfilm. Doch das reicht nicht. Immer wieder hochblicken, blinzeln oder eine Augenübung machen! Zum Beispiel Yoga, siehe Seite 83. Ein gleichmäßiges, indirektes Licht sowie ein flimmerfreier LCD-Flachbildschirm gehören ebenfalls zu einem augenfreundlichen Arbeitsplatz.

Hygiene: Im Auge heißt im Körper. Bevor Sie sich ins Auge fassen, bitte Hände waschen. Das gilt auch für den Umgang mit Kontaktlinsen. Außerdem: Die Linsen immer nach Vorschrift reinigen und nicht mit dem Mund befeuchten. Allergien gegen die Kontaktlinsenmittel-Chemie sind übrigens häufig. Gut zu wissen: Es gibt auch Linsen, die nur mit Wasser gepflegt werden. Wegwerflinsen lösen das Problem ebenfalls.

Sonnen- und Windschutz: Direkte Sonneneinstrahlung schädigt unsere Augen, trägt mit zu den »altersbedingten« Erkrankungen bei (Seite 80). Und wer seine Augen im Cabrio, beim Radeln oder Inlineskaten ungeschützt dem Fahrtwind aussetzt, riskiert eine Bindehautentzündung. Besorgen Sie sich eine Sonnenbrille mit gutem UV-Filter, die hält Wind und Sonne ab. Achten Sie auf das Etikett »UV 400«. Dann filtert die Sonnenbrille UV-Strahlen bis zu einer Wellenlänge von 400 Nanometern aus dem Licht. »100 Prozent UV-Schutz« sagt gar nichts aus. Wohldosiert anwenden. Wer seine Sonnenbrille ständig trägt, sperrt Licht aus.

Kosmetik für die Augen: Benutzen Sie auf dem Auge nur allergiegetestete, konservierungsstofffreie Kosmetika. Denn augenreizende Produkte greifen den Fettfilm über Ihrer Hornhaut an. Und vergessen Sie nicht, abends Ihre Wimpern und Lider von der Schminke zu befreien. Reinigen Sie die Lider dazu immer in Richtung Nase. So kann sich das Unterlid nicht vom Augapfel abheben und nach außen wegklappen, was zu schmerzhaften Entzündungen führen kann. Dann gibt's ein böses Erwachen mit geröteten, brennenden Augen.

Augencremes: Augencremes dürfen keine Kriechöle enthalten, die von der Partie unter den Augen direkt ins Auge »kriechen« könnten. Im Auge können diese Öle den Tränenfilm aus der Balance bringen und zu Allergien oder auch Kontaktlinsenunverträglichkeiten führen. Verwenden Sie keine Gesichtscreme direkt am Auge. Speziell als Augencreme deklarierte Produkte enthalten keine Kriechöle. Ob Sie lieber eine Creme oder ein Gel verwenden, ist Geschmackssache. Cremes sind meist fetthaltiger und glätten Fältchen, Gels enthalten mehr Wasser und wirken eher abschwellend.

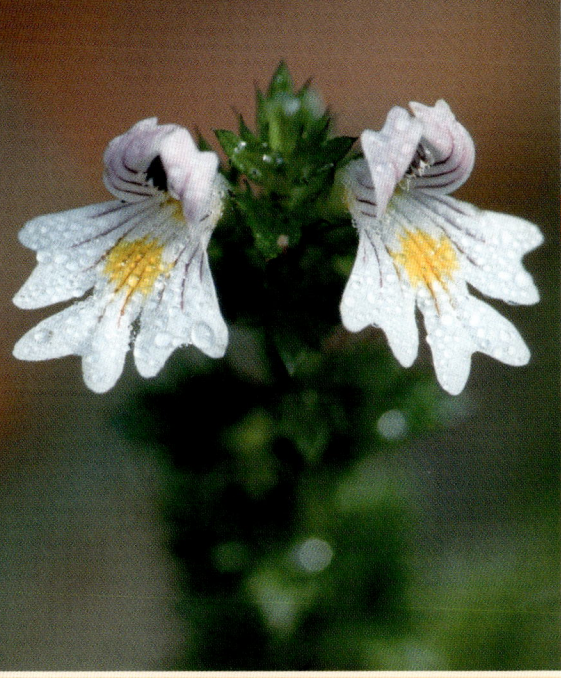

AUGENTROST: Sein botanischer Name Euphrasia bedeutet auf Griechisch Freude oder Frohsinn.

Augenyoga zur Entspannung: Schließen Sie die Augen und lassen Sie zunächst Ihre Augäpfel fünfmal nach links kreisen, dann nach rechts. Fertig? Jetzt wandern die Augen je fünfmal waagrecht von links nach rechts und senkrecht von oben nach unten. Geübte schaffen's sogar diagonal. So gleichen Sie die einseitige Belastung durch ständige Nahsicht auf den Bildschirm aus. Denn geschlossene Lider kühlen die Augäpfel, und die Pupillen justieren sich auf den Blick in die Ferne.

Quark und Rosenwasser gegen müde Augen: Bestreichen Sie zwei kleine Stofftücher (Taschentücher) mit zimmerwarmem Quark und legen Sie sie auf Ihre Augen. Das kühlt und macht müde Augen wieder munter. Beruhigt und erfrischt: Gutes Rosenwasser (ohne Alkoholzusatz) auf Wattepads sprühen und 10 Minuten lang auflegen.

Augentrost: Gegen Augenerkrankungen ist ein Kraut gewachsen: Euphrasia oder Augentrost. Mit ätherische Ölen, Gerbstoffen, Kieselsäure, Carotin und antibakteriellem Aucubin hilft es, innerlich genommen, bei Rötungen, Entzündungen, Schwellungen, Gerstenkörnern. Umschläge lindern trockene Augen, Bindehaut- und Lidrandentzündungen.

Leinsamen gegen Gerstenkorn: Eine bakterielle Infektion in den Liddrüsen nennt man Gerstenkorn. Naturheilkundler behandeln die schmerzhafte, eitrig entzündete Schwellung am Lidrand mit Leinsamenauflagen: Aus geschroteten Leinsamen und heißem Wasser einen Brei bereiten, auf Kompressen streichen und nicht zu heiß auf die Augen legen. Mehrmals am Tag wiederholen. Gerstenkörner nicht ausdrücken, weil die Entzündung sonst über die Venen ins Gehirn wandern kann.

Augenschmaus. Die amerikanische Women's-Health-Studie zeigte: Wer regelmäßig Fisch und damit **Omega-3-Fettsäuren** isst, leidet seltener an trockenen Augen. **Vitamin A** stimuliert die Helldunkelwahrnehmung. Ein Mangel an Vitamin A kann zu Nachtblindheit führen. **Vitamin B_2** (Riboflavin) ist der Radikalfänger, der die Augenlinse schützt. Ein B_2-Mangel kann zu Bindehautentzündung, erhöhter Lichtempfindlichkeit und grauem Star führen. Ein **Vitamin-B_{12}-Mangel** vermindert die Sehkraft, blinde Flecken tauchen im Blickfeld auf. Wer Heidelbeeren isst, sieht in der Dämmerung und nachts besser, die Blendempfindlichkeit nimmt ab, die Augen ermüden nicht so schnell. Der **blaue Farbstoff (Anthozyane)** in den Beeren stabilisiert die dünnen Blutgefäße (Kapillaren) in der Netzhaut, aktiviert Enzyme, die die Netzhaut unterstützen, das Sehpurpur zu regenerieren. **Antioxidanzien** wie **Vitamin A, C, E, Beta-Carotin, Selen** und **Zink** schützen das Auge vor oxidativem Stress und senken das Risiko, eine altersbedingte Augenerkrankung zu erleiden, um bis zu 25 Prozent.

Die Kunst der Wahrnehmung

Sehen will gelernt sein. Im ersten Lebensmonat können Babys nur Helligkeit erkennen. Erst nach und nach lernen sie, mit den Augen Bewegungen zu folgen, Blickkontakt aufzunehmen und gezielt nach Gegenständen zu greifen. Nach etwa neun Monaten können die Kleinen bekannte Gesichter auseinanderhalten, und erst mit vier Jahren ist die Sehschärfe voll entwickelt.

WIE DER AUGENSCHEIN TRÜGT

Was wir nun glauben zu sehen, ist ein vom Gehirn gemaltes Bild der Realität. Visuelle Wahrnehmung ist ein Prozess, der sich im Gehirn abspielt. Das Gehirn nimmt nicht einfach nur Bilder auf, son-dern interpretiert, zieht Schlüsse. Bei einem Unfall sehen fünf Zeugen fünf andere Dinge.

Das Auge funktioniert zwar wie eine Kamera, aber dem Himmel sei Dank haben wir noch einen wunderbaren Ökonomiefilter davorgelegt. Es dringt nur das ins Gehirn, was uns interessiert oder was vom normalen Geschehen abweicht. Den Rest blenden wir aus. Wir schreiben Buchsta-ben in den Computer, sehen, wie die Wörter, die Sätze wachsen … Großvaters Globus dagegen, der neben dem Computer steht, oder dass draußen langsam die untergehende Sonne den Himmel an-malt, nehmen wir gar nicht wahr. Aber den Hund, der sich mit den neuen lila Sandalen vergnügt, den sehen wir dann schon. Oh, Fido!

KURZ GEFRAGT

Ein Sehchip für Blinde

Prof. Dr. Eberhart Zrenner, Ärztlicher Direktor der Universitätsaugenklinik Tübingen, entwickelt den Sehchip für Blinde.

Wie sieht so ein Sehchip aus, der einem das Augenlicht wiederschenkt?

Das ist ein kleines Plättchen, 3 mal 3 Millimeter groß, $1/10$ Millimeter dick. Das setzen wir unter die Netzhaut. Auf dem Chip sitzen 1500 kleine Lichtempfänger, winzige Photodioden, mit je einem Verstärker und einer Elektrode. Die er-setzen die natürlichen Lichtempfänger der Netz-haut, die Zapfen und die Stäbchen. Das heißt, wenn auf den Chip ein Bild oder ein Licht fällt, dann nimmt der Chip dieses Licht auf, es wird verstärkt und als Strom über die Elektrode in die Netzhaut eingespeist.

Das Auge hat Millionen Lichtempfänger, der Chip 1500. Nicht einfach, die Natur zu kopieren – oder?

Ja, wir haben uns erst nach 10 Jahren Entwick-lungsarbeit an den Menschen gewagt. Noch laufen Pilotstudien. Wir hoffen, mit den ersten Chips 2008 auf den Markt gehen zu können.

Und wie sieht man damit, wenn Sie alle Studien abgeschlossen haben?

Das Sehfeld ist vergleichbar mit dem Blick aus einem kleinen Fenster, vor dem man in einem Meter Entfernung steht. Und dieses Sehfeld wird in 1500 Punkte aufgelöst. Man kann damit durchaus ein Gesicht oder einen Buchstaben erkennen. Die Sehschärfe, die so ein Chip ver-mitteln kann, entspricht etwa 10 Prozent des normalen Sehens. Also im optimalen Fall kann man damit großgedruckte Texte lesen.

Dieser Adaptionsmechanismus, dass wir nicht den Zustand der Welt, sondern nur seine Veränderung wahrnehmen, entlastet das Gehirn.

Die Unaufmerksamkeitsblindheit

Unaufmerksamkeitsblind ist das, was Mann ist, wenn Frau beim Friseur war. Da darf man im Grunde nicht böse sein, weil dieses Phänomen noch viel extremer ausfallen kann: Psychologen haben Leuten ein Video vorgespielt, auf dem zwei Mannschaften herumlaufen und sich Bälle zuwerfen. Die Zuschauer bekamen den Auftrag, die Pässe zu zählen. Das taten 50 Prozent mit so großer Aufmerksamkeit, dass sie nicht wahrnahmen, wie zwischendurch für fünf Sekunden ein Gorilla über das Spielfeld marschierte. Das Gehirn hat eben seine eigenen Gesetze dafür, was es ausfiltert und was nicht.

Kleiner Verwirrtest

Nennen Sie laut die Farbe, die Sie sehen – sagen Sie nicht das Wort, das da steht!

Gelb Blau Orange
Schwarz Rot Grün
Violett Gelb Rot
Orange Grün Schwarz
Blau Rot Violett

Auflösung: Na, gar nicht so einfach?! Ihre linke Gehirnhälfte will die Farbe sagen, aber die rechte besteht darauf, das Wort auszusprechen.

Die optische Täuschung

Die visuelle Wahrnehmung ist ein Prozess, der sich im Gehirn abspielt. Das Gehirn nimmt das, was Sie sehen, nicht einfach so zur Kenntnis – nein, es interpretiert. Bastelt sich seine eigenen Bilder. Sie können sich nie sicher sein, ob das, was Sie sehen, Realität ist – oder Illusion. Wir machen uns viele Illusionen über die Tiefe, über die Farbe, über die Geometrie, die Bewe-

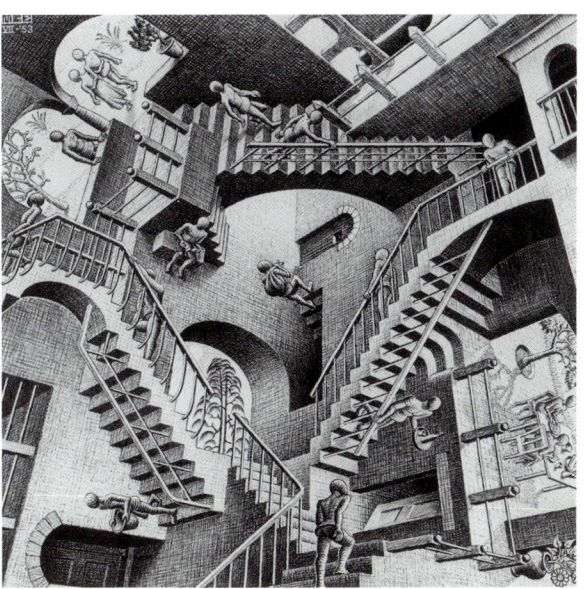

WAS WIR SEHEN, ist relativ, hängt vom Blickwinkel des Betrachters ab. Der Künstler M. C. Escher (1898–1972) versuchte mit seinen ver-rückten Perspektiven und optischen Täuschungen unter anderem, das Unendliche darzustellen. »Relativity« entstand 1953.

gung … Maurits Cornelis Escher, ein niederländischer Künstler und Grafiker, war bekannt für seine Kunst der optischen Täuschungen, seine »unmöglichen« geometrischen Figuren und faszinierenden Vexierbilder (siehe oben).
Gucken Sie auch mal in www.wikipedia.de unter »Optische Täuschung«. Da finden Sie all die schönen Beispiele, wie das Gehirn unsere Augen austrickst.

LERNKANAL AUGE

Wie waren Sie früher beim Memory-Spielen? Unschlagbar? Dann ist das Auge für Sie der wichtigste Informationskanal. Sie saugen das Leben in Bildern auf. Der visuelle Lerntyp liest auch gerne, behält viel. Er verlässt sich am liebsten auf das, was er sieht. Informationen fliegen ihm zu, wenn sie bildlich dargestellt sind – oder wenn er sich ein Bild davon machen kann.

Man erkennt ihn daran, dass er sich alles notiert, gerne Skizzen zeichnet – und nur selten etwas suchen muss. Wo er den Schlüssel deponiert hat, aus welcher Zeitschrift die Information ist, das hat er im geistigen Blick. Er kann sich gut an Kleinigkeiten erinnern, arbeitet genau und spricht schnell, in Bildern, farbig, voller Details. Sprachlich muss er sich oft »ein Bild machen können«, den »Durchblick haben«. Er sagt oft: »Ich sehe das so …« oder: »Das sieht mir nicht so gut aus …« Blickkontakt zu halten fällt ihm schwer, das stört das Aufkeimen seiner inneren Bilder. Lesen Sie auch über den auditiven Lerntyp (Seite 118) und den kinästhetischen (Seite 170). Meistens sind wir ein Mix aus allen dreien.

DIE AUGEN ESSEN MIT

Das Auge isst nicht nur beim fröhlichen weißen Sahneklecks auf der Tomatensuppe und der zarten Basilikumdeko mit. Unsere Augen sagen uns auch, wann der Bauch genug hat. Wir hören nämlich nur rechtzeitig auf zu essen, wenn die Portion vor uns sichtbar schrumpft. Füllt sich die Suppe auf dem Teller wie von Geisterhand selbstständig nach, essen wir etwa drei Viertel mehr.

US-Forscher setzten 54 Testpersonen Linsensuppe vor. Die Hälfte bekam normale Teller mit einer normalen Portion. Die andere Hälfte aß aus einem identisch aussehenden Teller, der allerdings durch den Boden über einen Schlauch ständig nachgefüllt wurde. Das Ergebnis: Die Testpersonen mit Nachfüllteller löffelten 73 Prozent mehr.

Das Kuriose: Wir fühlen uns hinterher nicht pappsatt, haben nicht einmal das Gefühl, so viel gegessen zu haben. Schuld ist unser Auge. Es schätzt unser Essen vorher optisch ab. Der Körper stellt sich darauf ein. Wir bilden uns ein, »nur« die vorher wahrgenommene Menge gegessen zu

haben. Die Forscher empfehlen: Wer Kalorien sparen will, sollte seinen Augen einen kleinen, gut gefüllten Teller vorsetzen. Und schon sind sie satt. Die Große-Teller-kleines-Möhrchen-Nouvelle-Cuisine-Maße sollten Abnehmer vom Tisch verbannen.

DIE MAGIE DER FARBEN

Wenn ich mich abends mal so richtig entspannen will, dann hol ich meine Acrylfarben und male. Das kann ich noch ein bisschen weniger gut als Singen. Aber es tut mir gut. Ich tauche in eine andere Welt. In den Augenblick. In wunderschöne Details. In die Kraft der Farben.

Gern experimentiere ich mit Grüntönen. Tu ich rein intuitiv. Aber es heißt: Grün beruhigt.

Und ich mag auch Orange und Gelb. Diese Farben erheitern.

BODY & MIND

Beim Essen schwarzsehen

Haben Sie schon mal in einem stockfinsteren Restaurant gespeist? Der Kellner setzt Ihnen etwas vor, das Sie nur anhand Ihres Geruchs-, Geschmacks- und Tastsinns analysieren können. Sie erschmecken etwas Süßes. Es muss eine Frucht sein. Vielleicht Birne? Oder doch Melone? Jeder, der sich schon mal blindwütig in dieses Vergnügen gewagt hat, weiß, wie schwer es ist, ohne unsere Augen zu schmecken. Und zu essen. Man muss sich orientieren, die Konsistenz prüfen (Kann man das mit den Fingern essen?), den Wein, die Gabel neben dem Teller finden. Das schult wunderbar das Gehirn. Und kostet Zeit, man isst langsamer, bewusster, ist deshalb auch früher satt. In München: www.essenimdunkeln.de. In Berlin und Köln: www.unsicht-bar.com

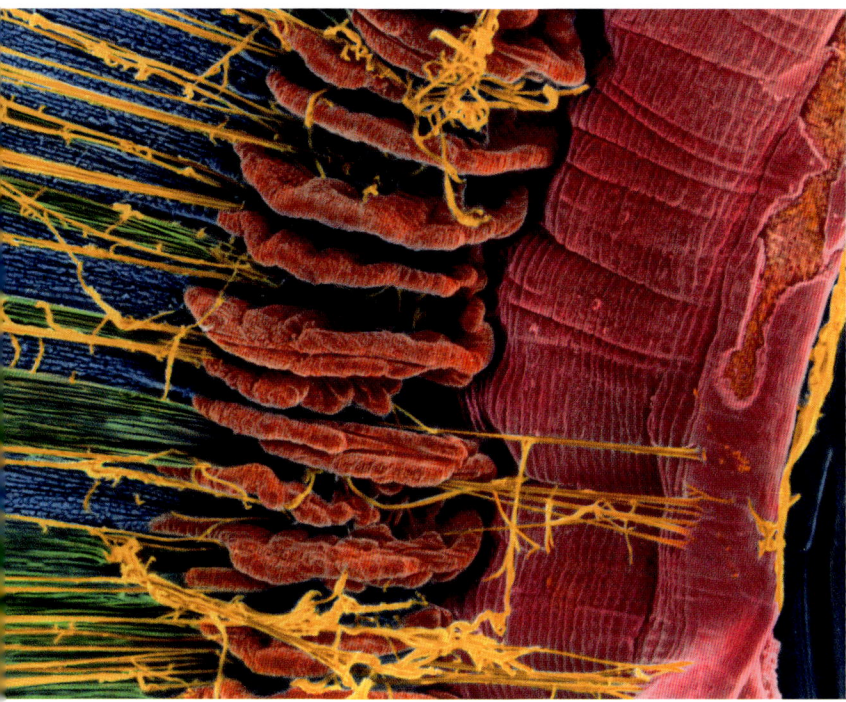

DIE IRIS und benachbarte Strukturen im Auge zeigt diese kolorierte Rasterelektronenmikroskop-Aufnahme. Ganz rechts sehen Sie in Blau den Rand der Pupille. Dahinter, nicht sichtbar, befindet sich die Linse. Die Iris (violett) kontrolliert die Größe der Pupille und somit die einfallende Lichtmenge. Das rote Faltenband im Zentrum ist der Ziliarkörper mit den Zonulafasern (gelb, grün), die die Linse straff halten (Blick in die Ferne) oder krümmen (Blick in die Nähe).

Die Wurzeln der Farbtherapie

Das Wissen um die Magie der Farben reicht bis tief zu den Wurzeln der Menschheit. Schon die Schamanen alter Kulturen huldigten den Göttern mit farbigen Amuletten. Sie sahen in den Farbstoffen einen Zauber, mit dem sie zu den Naturgeistern Kontakt aufnehmen konnten.

Farbe und Psyche hängen eng zusammen. Mit Farbe signalisieren wir Lebensfreude und Kreativität. Oder auch das Gegenteil: Depressive Menschen, haben Untersuchungen gezeigt, bevorzugen dunkle, trübe Farben. Clowns dagegen wollen lustig sein. Sie kleiden sich gelb, grün und rot.

Farben lösen beim Betrachter Gefühle und Assoziationen aus, führen zu unbewussten Reaktionen. Das wissen auch die Produktdesigner. Kühlschränke mit weiß-blauem Innenleben suggerieren schon beim Hinschauen Kühle. Fruchtsaftverpackungen zeigen lieber rote Äpfel als grüne. Denn Grün assoziieren wir mit unreif und sauer. Restaurants meiden die Farbe Blau. Mit blauem Hintergrund erscheinen die Gesichter der Gäste fahl und krank. Essen mit Blaustich verdirbt den Appetit. Wer abnehmen will, sollte es mal mit blauen Küchenwänden versuchen.

Auf die unbewusste Wirkung setzt man auch in einem britischen Gefängnis. Farbige Zellen sollen Verdächtige zum Geständnis bewegen. Mit blauen Streifen an den Wänden will man klare Gedanken anregen, mit gelben Türrahmen den Häftling optimistisch und kooperativ stimmen.

Farben wirken auf den Körper

Wir können Farben auch fühlen. Synästhesie nennt man das, wenn wir Rot, Orange und Gelb als warm, Grün und Blau als kühl empfinden. Oder wenn uns helle Möbel leicht und dunkle schwer erscheinen.

Mit physiologischen Messungen kann man nachweisen, dass sich Farben auf unser körperliches Befinden auswirken. Zum Beispiel gilt Rot von jeher als stimulierend. Und tatsächlich konnte man zeigen, dass bei Versuchspersonen, die lange eine rote Fläche betrachten, Blutdruck, Puls, Atemfrequenz und Muskeltonus zunehmen. Wer entspannt arbeiten will, sollte das nicht in einem roten Zimmer tun. Von Gelb und Grün weiß man, dass sie die Geschmacksnerven und den Speichelfluss anregen. Müssen Sie mal beobachten: Genießer haben oft eine sonnengelbe Küche.

Grün und Blau verlangsamen die Nerventätigkeit, beruhigen und senken den Blutdruck. Deswegen trägt der Chirurg Grün. Und Sie können im Wald und auf der Wiese am besten entspannen.

DIE SPRACHE DER AUGEN

Wenn Humphrey Bogart in »Casablanca« sagt: »Schau mir in die Augen, Kleines!«, fließen vor dem TV die Tränen. Er liest Liebe. Die Augen sind der Spiegel unserer Seele. Augen sprechen, sie sagen, wie wir uns fühlen. Ein Relikt aus der Zeit,

als wir uns noch nicht mit Worten verständigten. Kneifen wir die Augen zusammen, lassen sie blitzen, dann zeigen wir Wut und Kampfbereitschaft. Gleichzeitig schützen wir das Auge vor Schlägen, weil die Brauen dichter ans Jochbein wandern. Ziehen wir die Augenbrauen spöttisch hoch, signalisieren wir unserem Gegenüber Macht – und ein »Du kannst mich mal«. Wer sich schämt, senkt den Blick. Wer im Stress ist, lässt die Augen unruhig hin und her schweifen.

Wer lügt, weicht dem Blick des anderen aus. Die Augen wandern nach rechts oben. Man sieht: Er konstruiert, bastelt sich eine Schwindelgeschichte zusammen. Wandern die Augen auf eine Frage hin nach links oben, erinnert sich ihr Besitzer, holt wahre Informationen aus Gedächtnisschubladen ab. Das gilt für den Rechtshänder, beim Linkshänder ist es andersherum.

Weine ruhig!

Mandelgroße Tränendrüsen im äußeren Augenwinkel produzieren pro Tag einen Fingerhut voll Tränenflüssigkeit. Wenn wir blinzeln, verteilt sie sich auf der Hornhaut, hält sie feucht und beschützt sie vor Bakterien und Keimen. Durch die Tränenkanäle im inneren Augenwinkel fließen überschüssige Tränen in die Nasenhöhle ab. Überfluten Zorn, Trauer oder Freude die Kanäle, kullern dicke Tropfen unsere Wangen hinab. Eine Fähigkeit, die die Natur nur uns Menschen geschenkt hat. Pro Tag weint Deutschland etwa 40 Badewannen voll, 34 davon füllen weibliche Tränen. Wir vergießen Gemütstränen der Freude oder der Trauer und Reiztränen bei Allergien und Zwiebelduft.

Wasser, Hormone und Salze aus Kalzium, Kalium und Mangan schwemmen wir dabei aus und tun unserem Körper noch was Gutes. Weinen spült Schadstoffe die Wangen hinunter. Wer nicht weint, wird schneller krank, kriegt eher Magengeschwüre und Herzinfarkt. Außerdem lindert der

BODY & MIND

Wie Farben reizen und beruhigen

Instinktiv meiden wir in einer sehr reizintensiven Umwelt erregende Farben wie Rot, Orange und Gelb und drücken im Auto auf die Bremse, wenn uns ein rotes Licht anstrahlt.

Grellbunte Farben wirken anregend, schwachbunte bleiben dagegen eher neutral.

Satte, großflächige Farben stören die Konzentration, wir ermüden schnell. Das Auge liebt die Abwechslung, auch zum Entspannen.

Manche Farbkombinationen sollte man vermeiden. Das betrifft vor allem die sogenannten Komplementärfarben, zum Beispiel Gelb und Blau, Grün und Purpur, Rot und Blaugrün. Gepaart verbreiten sie eine spannungsgeladene Atmosphäre.

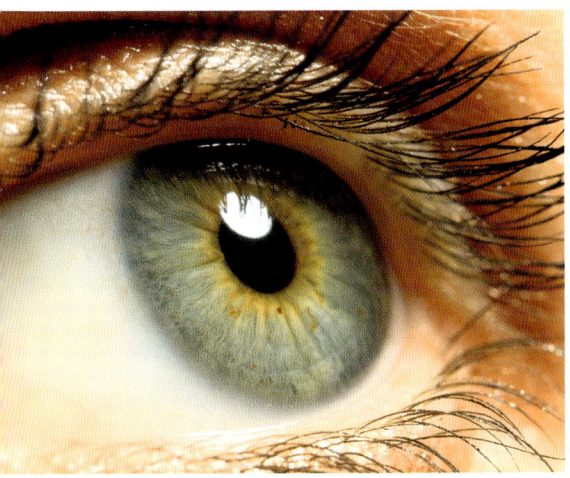

AUGEN können von Liebe erzählen und von Wut. Am Blick erkennt man einen Lügner. Und man vertraut dem Arzt, der einem tief in die Augen guckt.

DER SPIEGEL DER GESUNDHEIT

Ein guter Arzt blickt seinen Patienten tief in die Augen. Denn die Augen kommunizieren noch etwas: unsere Gesundheit. Ist der Blick trübe oder klar? Ist das Weiß der Augen nicht mehr weiß, sondern gelblich (Leber krank) oder gerötet (Bindehautentzündung)? Und sie verraten noch mehr:

› Alzheimerdiagnose: Lee Goldstein von der Harvard Medical School fand heraus, dass sich in der Augenlinse Beta-Amyloid-Moleküle ablagern, die bei Alzheimer auch klumpenweise im Gehirn zu finden sind. Ein Infrarotlaserstrahl macht die Klumpen sichtbar und ermöglicht, Alzheimer im Frühstadium zu diagnostizieren.

› Herzinfarkt: Relativ neu ist auch die »Talking Eyes«-Methode. Der Arzt guckt mit einer Spezialkamera den Augenhintergrund an. Dort sieht er schon im Frühstadium typische Veränderungen an der Netzhaut. Der Computer berechnet das Herz-Kreislauf-Risiko.

› Diabetikertest: Für den Blutzucker-Check ist in Zukunft kein Blut mehr nötig. Denn die Reflexion eines Laserstrahls am Glaskörper des Auges verrät den Glukosegehalt des Blutes.

Tränenstrom morphiumartig Schmerzen und lockert die Muskulatur. Weil wir Mitleid mit Weinenden empfinden, wollen wir sie trösten – und vergessen darüber oft Streit und Ärger. Heulsusen werden im Übrigen eher akzeptiert als Tränenkontrolleure. Weinen macht sympathisch und vor allem menschlich.

Die Augen und unsere innere Uhr

In den sechziger Jahren des letzten Jahrhunderts schickte der deutsche Psychologe Jürgen Aschoff Testpersonen vier Wochen lang in einen Bunker ohne Tageslicht, ohne Uhr, ohne soziale Kommunikation. Die Probanden entwickelten einen beinahe normalen Tagesrhythmus. Beinahe. Denn merkwürdigerweise hatte der Tag im Bunker 25 Stunden. Aschoff ist der Begründer der Chronobiologie. Sein Bunkerversuch war der erste Hinweis darauf, dass Licht unseren Biorhythmus bestimmt, dass fehlendes Tageslicht den Takt unserer inneren Uhr verlangsamt, den Tag dehnt.

Das Auge muss Licht tanken, damit das Leben rund läuft. Eine Bürobeleuchtung mit ihren 300 Lux reicht da nicht aus – schon ein Spaziergang im Nebel, sprich bei 2 500 Lux, ist wirkungsvoller. Und Glück pur schenkt uns ein Sonnentag mit 100 000 Lux.

WIR SIND ZEITWESEN

Wir sind Zeitwesen. Das spüren wir nach einem Flug in eine andere Zeitzone oder nach einer durchzechten Nacht. Wenn wir unsere innere

Uhr missachten, rumort der Bauch, wir werden müde, unkonzentriert und ganz schlecht gelaunt. Schuld sind unsere vielen, vielen Uhren.

Unsere Hauptuhr fanden Forscher im Gehirn, genauer: im Zwischenhirn. Auf Höhe der Nasenwurzel liegt ein reiskorngroßes Gebilde, der suprachiasmatische Nucleus (SCN). Dieses schier unaussprechliche Wort ist nichts anderes als eine Lagebeschreibung und bedeutet »Kern über dem Kreuz«. Weil der SCN über den sich kreuzenden Sehnerven liegt.

Aus Serotonin mach Melatonin

Nervenstränge verbinden wie eine 24-Stunden-Hotline den SCN mit der Zirbeldrüse, die das Gute-Nacht-Hormon Melatonin bildet. Kurz be-

 KURZ GEMELDET Schnell durchgeblickt

Warum es beim Blinzeln nicht dunkel wird: Wir blinzeln etwa 15-mal pro Minute und kriegen davon nichts mit. Warum? Eigentlich müsste uns ja mit jedem Lidschlag für eine Zehntelsekunde schwarz vor Augen werden. Die Erklärung ist simpel: Kurz bevor die Lider zuklappen, schaltet das Gehirn das Sehen aus, das zuletzt gesehene Bild bleibt erhalten. Das beherrschen jedoch nur die Säugetiere. Vögel blinzeln erst mit dem einen, dann mit dem anderen Auge.

Spiel, Satz und Sieg: »Wenn man den Ball gut trifft, sieht er aus wie eine Grapefruit. Wenn nicht, sieht er eher aus wie eine weiße Bohne.« So beschreibt der Baseballer George Scott das Phänomen, dem amerikanische Psychologen auf die Schliche kamen. Sie ließen 47 Baseballspieler nach dem Spiel aus acht schwarzen Kreisen denjenigen auswählen, der ihrer Meinung nach der Größe des Spielballs entspricht. Resultat: Die besten Spieler wählten größere Kreise aus als die Spieler, die nur wenige Punkte erzielten. Fazit: Erfolg beeinflusst die Wahrnehmung positiv.

Manipulierbares Auge: 1956 sorgte der Film »Picnic« für Furore, nicht nur, weil er für den Oscar nominiert war. Alle fünf Sekunden leuchteten kurz, nicht bewusst wahrnehmbar, die Anweisungen »Iss Popcorn« und »Trink Coca-Cola« auf, denen die Kinobesucher auch brav nachkamen: Der Absatz von Cola stieg um 18 Prozent, der Popcornverkauf legte satte 58 Prozent zu. Wirklich? Nein, die Geschichte war der Werbegag einer Reklamefirma. Aber wir sind für die sogenannte subliminale Beeinflussung durchaus empfänglich. Der schwedische Emotionsforscher Arne Öhman beispielsweise zeigte männlichen Probanden Bilder schöner Frauen. Stellte er davor für Millisekunden (bewusst nicht wahrnehmbar!) ein Bild einer Schlange oder Spinne, empfanden die Herren die Dame als weniger attraktiv.

Die Identität im Auge: Die Farbe der Iris hat nichts mit unserem Sehvermögen zu tun. Auch wenn manche behaupten, dass Blauäugige besser sehen als Braunäugige. Fakt ist: Jede Iris hat eine andere Maserung. Wie unser Fingerabdruck beschert sie uns eine eindeutige Identität. Unser Auge taugt als biometrischer Code für geheime Welten. Nur der, dessen Iris beim Augenscan mit der gespeicherten Irisstruktur übereinstimmt, bekommt Zutritt in Tresorräume, Labors und zu Computern.

Adleraugen: Greifvögel können ultraviolettes Licht sehen. Ein Vorteil bei der Beutesuche. Denn der Urin von Mäusen reflektiert dieses Licht.

vor wir schlafen gehen, ruft der SCN die Zirbeldrüse an und bestellt eine große Lieferung Melatonin. Das Hormon macht uns müde, lässt viele
Systeme und Organe die Leistung runterfahren.
Ruft die Arbeiter für die Regeneration zu ihrer
nächtlichen Schichtarbeit. Melatonin lässt uns
wunderbar schlafen, herrlich klar träumen und
wirkt als Jungbrunnen.

Wie kommt der Körper an sein Melatonin? Er
bastelt es sich aus unserem Gute-Laune-Hormon
Serotonin, das wir nachts nicht brauchen.
Frühmorgens so um sechs Uhr signalisiert Licht
dem kleinen Kern: »Hallo SCN, bremse mal die
Zirbeldrüse, wir brauchen kein Melatonin mehr.«
Der Melatoninspiegel im Blut sinkt. Wir wachen
auf. Und langsam steigt auch das Serotonin wieder an – und mit ihm unsere Laune.

Wie Licht im Auge auf die Stimmung wirkt, das
merken Sie jedes Frühjahr. Wenn das Glück
kribbelt – vom Scheitel bis zum Zeh. Wie fehlendes Licht auf die Stimmung drückt, das erleben
wir jeden November. Viele leiden unter Winterdepression. Leicht heilbar mit Licht (Seite 92).

Was Glasaugen nicht sehen

Auch für blinde Menschen hat der Tag 24 Stunden. Sie unterliegen den gleichen inneren Rhythmen wie alle. Nur wenn sie aus kosmetischen
Gründen Glasaugen haben, verlängert sich der
Tag um rund eine Stunde.

Warum? Der amerikanische Hirnforscher David
Berson entlarvte den physiologischen Hintergrund dieses Phänomens. Neben den Zapfen- und
Stäbchenzellen auf der Netzhaut entdeckte er
eine dritte Art von Sehzellen, die auch Blinde
noch haben. Sie ähneln dem verzweigten Blätter-
dach eines Baums, richten ihre Aktivität nach
Sonnenauf- und -untergang, und sie synchroni-
sieren den SCN. Dem Glasauge fehlt die Netzhaut, somit die Rezeptoren fürs Tageslicht. Der
Tag wird zum 25-Stunden-Bunker.

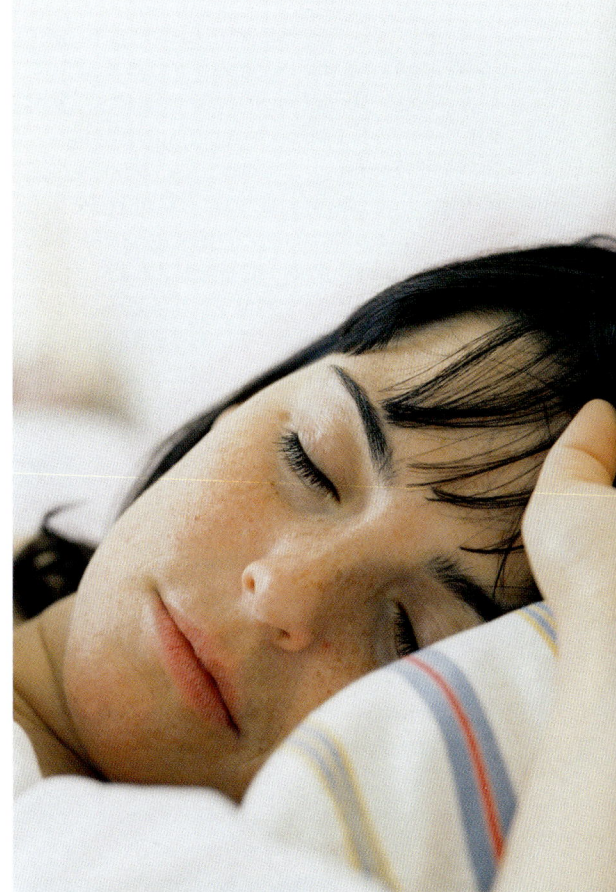

NACHTS bewegen sich die Augen. Sie huschen nach rechts
und links. »Rapid eye movement« (REM) nennt der Schlaf-
forscher die Phase, in der wir träumen und dabei die linke
und die rechte Hirnhälfte bemühen.

JEDE ZELLE HAT IHRE EIGENE UHR

Nun ist der kleine SCN nur die Zeitzentrale, die
alles im Körper synchron laufen lässt. Die Evolution hat nicht mit Chronometern gegeizt: Jede
Zelle, jedes Organ hat seine eigene innere Uhr.
Viele Taktgeber, ein Plenum an Genen, die sagen:
»Liebes Rückenmark, jetzt ist es zwölf Uhr, Zeit
für mehr rote Blutkörperchen. Liebe Leber, jetzt

ist es ein Uhr nachts, Zeit für dich, den Schnaps zu entsorgen. Hallo Lunge, es ist drei, nun erhol dich mal.« So hat jedes Organ seine Leistungs- und Erholungsphase. Darum ist es zum Beispiel auch ganz wichtig, mit seinem Arzt über die innere Uhr zu sprechen. Denn nach der sollte man tunlichst auch die Pillen nehmen, die er verschreibt. Vom Asthmamittel Kortison braucht man abends nämlich nur die Hälfte, und den Blutdruck muss man morgens nicht so hoch dosiert senken wie abends, und die Strahlentherapie für die Leber wirkt nachts am besten …

 BODY & MIND

Lichttherapie macht froh und wach

Gegen Winterdepression und Schlafstörungen setzt man erfolgreich Lichtbäder unter speziellen Lampen ein. Das reguliert den Schlafrhythmus und den Hormonhaushalt. Die Lichttherapie sorgt dafür, dass das Hormon Melatonin dann arbeitet, wann es gebraucht wird: nachts, zum Schlafen. Und dass es uns nicht tagsüber den Antrieb und die Lebensfreude raubt, weil es den Gute-Laune-Vorrat namens Serotonin aufbraucht. Auch Extrem-Lerchen und Extrem-Eulen hilft die Lichttherapie: Manche Menschen schlafen sehr früh ein und wachen früh wieder auf (Extrem-Lerchen). Das stört den Freundeskreis. Andere nimmt das Sandmännchen als Letztes dran, sie schlafen bis mittags (Extrem-Eulen). Das stört den Boss. Ein Lichtbad am Abend hält Extrem-Lerchen länger wach. Extrem-Eulen setzen sich morgens vor die Therapielampe. Nach zwei Wochen pendelt sich der natürliche Rhythmus ein. Je höher die Lux, desto kürzer die Lichtbadezeit: 2500 Lux erfordern 2 Stunden, 10 000 Lux nur 40 Minuten. Für 300 bis 650 Euro gibt's die Lampe im Sanitätsfachhandel.

Der Körper und seine Zeit

› 6 Uhr: Blutdruck, Puls und Körpertemperatur steigen an.

› Eine Stunde später überschwemmt uns eine Ladung Sexualhormone, wir werden munter. Und Er streckt sich.

› Gegen 11 steigt die Konzentration an roten Blutkörperchen stark an, der Körper ist optimal mit Sauerstoff versorgt, das lässt uns wunderbar denken.

› Von 13 bis 14 Uhr mag sich das Herz erholen, der Dünndarm allerdings hat seine Leistungsphase. Wir haben unser Mittagstief. Nun sollte man den inneren Rhythmen zuliebe 20 Minuten schlafen.

› Um 15 Uhr ist die beste Zeit für einen Zahnarzttermin. Wir sind weniger schmerzempfindlich.

› Nachmittags erreichen Atemfrequenz, Körpertemperatur, Blutdruck und Puls ihr Maximum. Und die Muskelkraft hat ihren Höhepunkt, genauso wie die Geschicklichkeit.

› Gegen 17 Uhr beginnt der Körper schön langsam die Regenerationsphase – und damit die Arbeit für die Niere: Sie entgiftet den Körper, der Harnfluss steigt.

› Der Kreislauf tritt ab 21 Uhr in den Ruhestand. Die Schmerzempfindlichkeit nimmt zu, bis unser Körper seine allabendliche Melatoninlieferung abholt. Er will schlafen. Doch auch dann sind Organe aktiv: erst die Galle, dann die Leber, dann die Lunge, dann der Darm.

› So gegen 3 bis 4 Uhr nachts haben wir unsere schwärzeste Stunde. Gut ist, wenn man da schläft. Wer zur »Stunde des Wolfs« wach ist, fühlt sich nicht wohl. Körperlich und seelisch. Jetzt darf man sich von seinen Gedanken nicht runterziehen lassen. Morgen beginnt ein neuer zirkadianer Rhythmus (lateinisch »circa dies« bedeutet: ungefähr ein Tag). Alles ist wieder gut. Wenn nicht, dann hilft vielleicht eine Lichttherapie. Mit einer Therapielampe. Mehr dazu im Kasten links und im Interview auf Seite 94.

Der Augen-Check-up: Alles gut im Blick?

KLEINER SELBSTTEST

Wie scharf sehen Sie?

> Malen Sie auf ein Blatt Papier zwei Punkte mit 1,5 Millimeter Abstand. Dann hängen Sie das Papier an die Wand in einem hellen Raum. Machen Sie fünf große Schritte davon weg. Wenn Sie im Abstand von fünf Metern die beiden Punkte unterscheiden können, dann sehen Sie scharf, haben einen Visus von 1.

> Wenn Sie Lust haben, können Sie auch einen genaueren Test machen – das Internet macht's möglich: Unter www.aral.de/führerschein oder www.augenforum.de finden Sie einen Test mit den Landolt-Ringen: Kreisen, denen ein Stückchen fehlt, das man in der Entfernung noch erkennen muss. Aber auch dieser Test ersetzt den Besuch beim Optiker oder Augenarzt nicht. Wer nicht gut sieht, verpasst was im Leben – und gefährdet es mitunter.

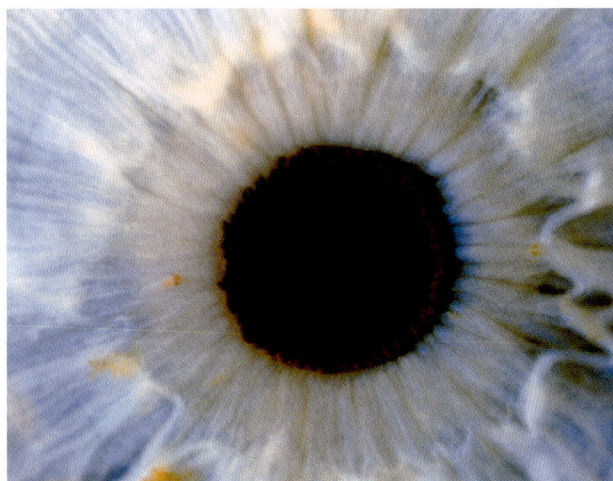

DEN ALTEN GRIECHEN erzählte die Farbe und Beschaffenheit der Iris, was sich im Körper tut. Auch heute noch bedienen sich Naturheilärzte der Irisdiagnostik. Begründer der modernen Version ist der ungarische Arzt Ignaz von Péczely. Er fand heraus, dass sich Erkrankungen der Organe in der Iris widerspiegeln.

SCHAU MIR IN DIE AUGEN, DOC!

Viele Augenerkrankungen sind heilbar, wenn sie rechtzeitig erkannt werden. Darum sollten Sie spätestens ab dem 40. Lebensjahr alle zwei bis drei Jahre zur Routineuntersuchung beim Augenarzt auftauchen – nein, nicht beim Optiker.

Wie hoch ist Ihr Homocysteinspiegel?

Den sollten Sie kennen – auch für die Augen. Ein Wert über 10 µmol/l (Mikromol pro Liter) kann nämlich zu Netzhautablösung, Linsentrübung, grünem Star, Hornhautentzündungen und Retinaveränderungen führen.

Und gegen zu viel Homocystein können Sie einfach etwas tun: B-Vitamine essen (mehr dazu auf Seite 200).

Dreifach absichern gegen Glaukom

Tonometrie nennt sich die Augendruckmessung, die zur Früherkennung eines Glaukoms (grüner Star, Seite 81) dient. Die Tonometrie allein ist keine zuverlässige Methode, um ein Glaukom eindeutig festzustellen. Der Augenarzt spiegelt zusätzlich den Augenhintergrund (Ophthalmoskopie) und überprüft Ihr Gesichtsfeld (Perimetrie), um ein Glaukom ausschließen zu können. Dieses Trio gilt als Individuelle Gesundheitsleistung (IGeL) und kostet 30 bis 40 Euro. Eine Glaukom-Früherkennung ist bereits vor dem 40. Lebensjahr empfehlenswert, wenn Sie stark kurzsichtig sind (ab minus 5 Dioptrien) oder wenn Sie an Diabetes erkrankt sind. Dann zahlen auch die Kassen.

» INTERVIEW

Licht macht glücklich und Musik lockt den Sandmann

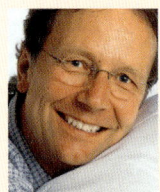

Deutschlands bekanntester Schlafmediziner Prof. Dr. Jürgen Zulley erzählt über das Auge, das Ohr und das Glück und den Schlaf (Büchertipps Seite 380).

Welche Bedeutung hat das Auge für unser seelisches Wohlbefinden?

Eine große. Das helle Tageslicht, das aufs Auge fällt, dient nicht nur zum Sehen, sondern führt auch dazu, dass unser Nachthormon Melatonin nicht mehr ausgeschüttet wird. Melatonin drückt die Stimmung, macht müde und teilt mit: Jetzt ist Nacht, stell deine Systeme um, fahr Leistung runter und Regeneration hoch. Helles Licht hellt die Stimmung auf. Weniger Melatonin heißt automatisch mehr vom Gute-Laune-Hormon Serotonin. Licht heißt also bessere Stimmung und erhöhter Antrieb.

Viele leiden unter der Winterdepression.

Ja, denn Melatonin unterliegt auch einem Jahreszyklus. Ab November steigt der Melatoninspiegel an. Viele leiden dann unter regelrechten Depressionen, aber auch wir Normalos spüren: Ab März wird alles wieder gut.

Was tun?

Erstens Wissen. Zweitens Tun. Wissen, sprich Information, ist Verlust der Hilflosigkeit. Wenn ich weiß, ich leide unter Lichtmangel, mach ich im Büro alle Lichter an. Gehe jeden Tag eine halbe Stunde raus. Durch das UV-Licht produziert die Haut auch noch Vitamin D. Licht tut der Haut gut, den Knochen gut, der Seele gut.

Was halten Sie von Lichttherapie-Geräten?

Mit Hilfe von Speziallampen kann ich mir die Sonne ins Zimmer holen. Die wirken über das Auge, Sonnenstudio bringt nichts. Da muss man ja die Augen zumachen.

Per Luxlampe halten sich Manager am Schreibtisch wach.

Ja, ich auch. Wenn ich mittags durchhänge, schalte ich mir die Lampe an. Tanke 30 Minuten lang 10 000 Lux aus einer Entfernung von einem halben Meter. Und morgens macht einen der Lichtwecker wunderbar schnell wach. Gute Firmen richten ihre sozialen Zentren, wo sich die Mitarbeiter zu kommunikativen Pausen treffen, übrigens mit hellem Licht ein.

Melatonin gilt als Jungbrunnen, auch wenn man ihn als Pille schluckt?

Davon halte ich bislang gar nichts. Die Produkte, die im Ausland erhältlich sind, wirken nicht besser als Placebos, haben aber Nebenwirkungen. Im Tierversuch schrumpfen die Hoden, bei Männern verschlechtert sich die Qualität der Spermien. Vielleicht gibt es in Zukunft Medikamente, die die körpereigene Produktion beschleunigen.

Studien zeigen: Augen zumachen hält schlank.

Genau: Zu wenig Schlaf macht dick, dumm und krank. Während wir schlafen, wird Leptin ausgeschüttet, das vermittelt ein Sättigungsgefühl. Deswegen schaffen wir es, zwölf Stunden nichts zu essen, ohne Hunger zu haben. Wenn wir nicht schlafen, wird Leptin nicht mehr ausgeschüttet, und wir laufen zum Kühlschrank. Laut US-Studien führt das zu Übergewicht. Schlafgestörte sind eher übergewichtig.

Und Schlafen hält jung?

Ja. Im Tiefschlaf schüttet der Körper Wachstums-hormone aus. Die reparieren jede Zelle, halten den ganzen Körper jung, sie straffen die Haut, stärken das Immunsystem. Und die Testosteronproduktion in der Nacht baut Muskeln auf und Fett ab. Bei der Frau übernimmt diese Arbeit das Progesteron.

Lärm ist der größte Schlafräuber.

Lärm mindert den Tiefschlaf, damit die Regenera-tionsphase, und das schlägt aufs Herz. Wir hören nämlich, während wir schlafen. Unser Gehirn ist wach. Es ist dergestalt wach, dass es hört und überlegt, ob das Geräusch wichtig oder unwichtig ist. Es weckt uns, wenn es wichtig ist. Deswegen hört die Mama das wimmernde Baby, aber den vorbeidonnernden LKW nicht. Dieses Phänomen kennen wir auch vom Hund. Der wacht von einem Geräusch auf, das wir nicht hören, und schlägt an. Er schläft aber tief und fest, während die Musik-anlage dröhnt. Insofern sind wir auch noch ein bisschen Hund. Uns interessiert nicht so sehr die Lautstärke, vielmehr die subjektive Bedeutung des Geräusches. Frisch verliebt, stört einen das Schnarchen des Partners nicht. Man schläft, weil man das Geräusch akzeptiert. In dem Moment, wo das Schnarchen stört, ist man auch im Schlaf nicht mehr bereit, es zu tolerieren.

Stimmt es, dass man mit Musik besser schläft?

Musik ist monotone Stimulation. Und damit schläft man besser ein. Ich halte Musik für eine der bes-ten Methoden, in den Schlaf zu finden. Ruhige klassische Musik, mir ist das Requiem von Fauré am liebsten. Oder Mozarts »Kleine Nachtmusik«. Man muss das Stück sehr leise stellen – und es kennen. Nur dann hindert es einen daran zu grü-beln. Deswegen hab ich etwas gegen Walgesän-ge und Meeresrauschen, da hört man nicht hin. Und wach wird man morgens auch hervorragend mit Musik. Munterer Musik. Ohrwürmern. Mit dem Radiowecker.

Wie stellt man den Wecker intelligent?

Indem man sich nicht aus der Tiefschlafphase reißen lässt, sondern aus der Traumphase (REM, »rapid eye movement«, Seite 91). Die erste REM-Phase hat man 60 Minuten nach dem Einschlafen, anschließend im 90-Minuten-Takt. Man sollte also den Wecker nach 5,5 oder 7 oder 8,5 Stunden stellen – und die 15 Minuten Einschlafzeit einfach dazurechnen. Theoretisch können Sie sich aber auch auf Ihren inneren Wecker verlassen. Studien zeigen: Kündigt man abends eine Weckzeit an, wachen Probanden von alleine kurz vorher auf. Sie bilden das Wachhormon ACTH früher.

Und wer entspannt lebt, macht mittags auch die Augen zu.

Genau. Studien zeigen: Wer einen Mittagsschlaf hält, arbeitet effektiver, macht weniger Fehler. Man sollte nicht länger als 20 Minuten schlafen, nicht in Tiefschlaf fallen. Weil man sich sonst ganz schwertut mit dem Erwachen. Je länger wir liegen, desto mehr reguliert sich auch der Kreis-lauf herunter. Man hat Probleme, ihn wieder in Schwung zu kriegen.

Glücklich lebt man nach der inneren Uhr?

Die innere Uhr erzeugt unseren biologischen Rhythmus. Licht stellt die innere Uhr ein. Und Re-gelmäßigkeit synchronisiert die inneren Rhyth-men mit dem Tag. Wer regelmäßig ins Bett geht und aufsteht, regelmäßig isst und sich bewegt, lebt länger. Dazu gehört auch, mit seiner Leis-tungskurve zu leben. Wir sind keine Maschinen. Vormittags gegen 10, 11 und um 15 Uhr am Nachmittag haben wir ein Leistungshoch, und alle 90 Minuten braucht der Körper eine Pause.

Mehr Infos: www.schlaf-medizin.de

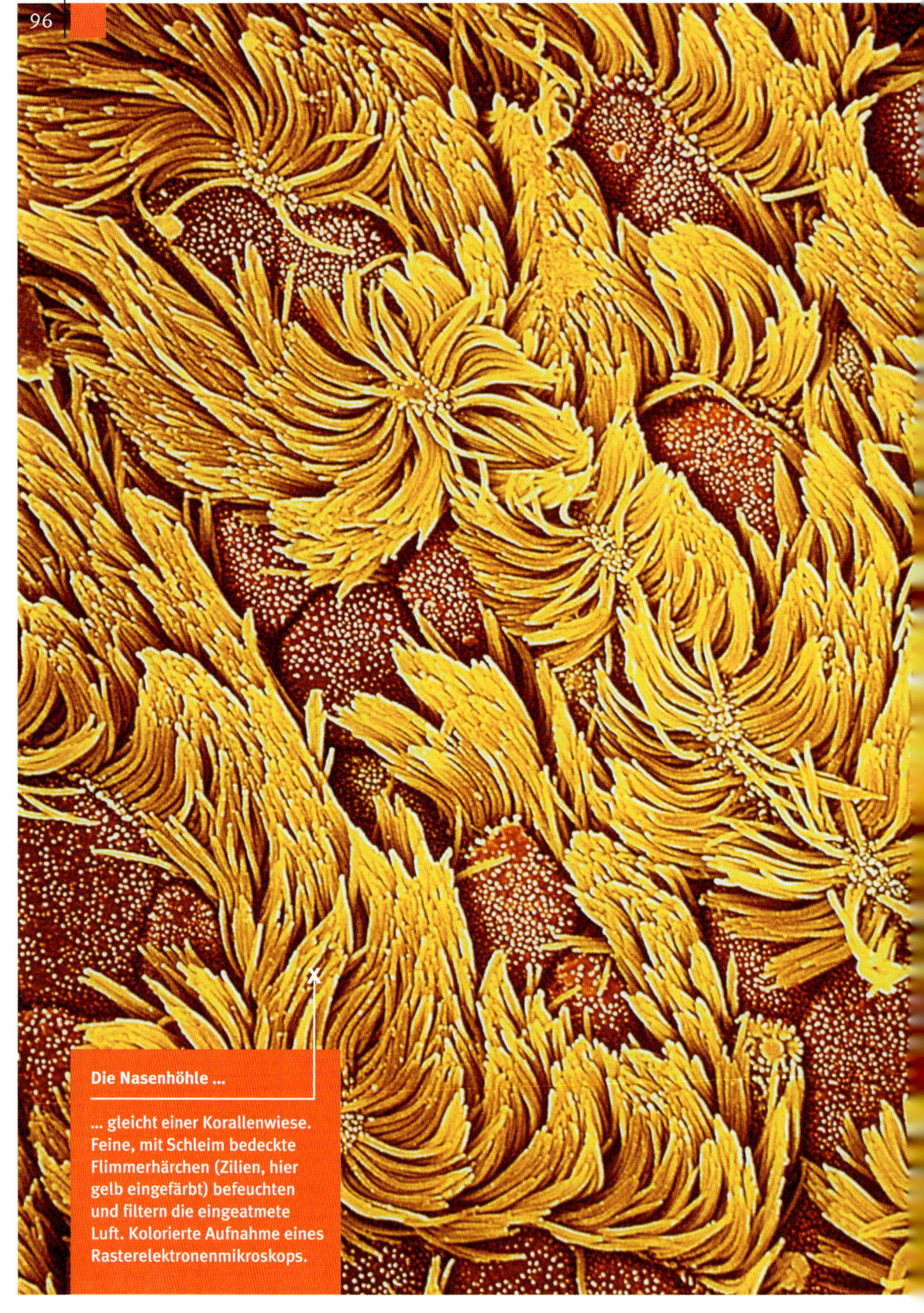

x

Die Nasenhöhle ...

... gleicht einer Korallenwiese. Feine, mit Schleim bedeckte Flimmerhärchen (Zilien, hier gelb eingefärbt) befeuchten und filtern die eingeatmete Luft. Kolorierte Aufnahme eines Rasterelektronenmikroskops.

Nase

Zwei Flügel zum Glück

Sie suchen den Weg zum idealen Partner, zur perfekten Erinnerung, zur schnellen Entspannung, zum echten Gaumenerlebnis, zum puren Glück? Ganz einfach: Immer der Nase nach! Machen Sie eine kleine Reise durch die Welt der Düfte – und krönen Sie den Trip mit Patrick Süskinds »Parfüm«.

Kürzlich biss ein Hund einem Mädchen die Nase ab und schluckte sie auch noch runter. Ärzte haben sie aus dem Hundebauch rausoperiert und dann dem Mädchen wieder angesetzt. Eine unglaublich komplizierte Operation. Wenn man das in der Zeitung liest, dann fasst man sich unwillkürlich an seine eigene Nase – und denkt: »Danke, dass du da bist.« Das tut man viel zu selten. Wir tragen unser neugieriges Stupsnäschen, den weltmännischen Vorbau, den charismatischen Höcker oder die kluge Adlernase meistens einfach so in der Luft herum, ohne uns Gedanken zu machen, was die Nase alles für uns tut – außer Tempos zu füllen. Eine Menge!

Was die Nase für uns tut

> Die Nase rettet uns immer wieder das Leben: Sie ist es nämlich, die uns vor Feuer oder verdorbenen Muscheln warnt.
> Sie sorgt dafür, dass wir den richtigen Partner fürs Leben finden.
> Sie hat einen direkten Draht zum Gefühlszentrum im Gehirn. Ein Duft lässt uns sofort wonnig erschauern, uns gruseln, entspannen oder flüchten.

> Sie lässt uns Erinnerungen besser speichern als Augen oder Ohren.
> Der Nasen-Rachen-Bereich ist ein Resonanzraum für die Stimme.
> Die Nase ist der eigentliche Feinschmecker, nicht die Zunge.
> Sie filtert den Dreck aus täglich 10 000 Litern Luft auf dem Weg in die Lunge – entfernt jede Menge Staub und Krankheitserreger.

Riechen – unser ältester Sinn

Der Geruchssinn ist unser archaischster Sinn. Unsere cleveren Urahnen, die Einzeller, reagierten bereits auf chemische Signale. Bakterien bewegen sich heute noch auf einen Lockstoff zu und meiden einen Schreckstoff. So ist der Geruchssinn auch der Grund, warum Sie überhaupt da sind. Das Spermium Ihres Vaters machte sich von Maiglöckchenduft angelockt auf zum Ziel.

500 Millionen Jahre lang war der Geruchssinn der wichtigste Draht zur Welt. Unsere Nase ist nichts anderes als eine chemische Antenne, die im Prä-Deo-Zeitalter das Überleben der Art garantierte: Sie ließ uns Gefahr und Beute wittern, Giftiges von Genießbarem unterscheiden. Und wir orientierten uns der Nase nach – im Raum ebenso wie bei der Wahl des biologisch idealen Fortpflanzungspartners.

Das Riechen und die Welt der Düfte

Unsere Nase ist leider nicht gerade die beste, die die Natur hervorgebracht hat. Beneidenswertes kann die Maus. Sie erschnüffelt mit jedem Nasenloch einen anderen Duft. Und macht sich dann dorthin auf, wo's leckerer riecht. Während Sie 5 Quadratzentimeter Riechschleimhaut in Ihren Nasenlöchern haben, besitzt der Schäferhund 100 Quadratzentimeter. Schnüffelnd, den Luftstrom ankurbelnd, riecht er eine Million Mal besser als Sie. Wenn wir noch ein Gramm Buttersäure in einem zehnstöckigen Wohnhaus wahrnehmen, riecht er es in ganz Hamburg. Gut so, denn was täten wir mit so einer feinen Nase?!
Halt! Ein Vorteil wäre, wir könnten wie manche Hunde einen epileptischen Anfall schon vorher erschnüffeln, Lungen- oder Brustkrebs im Frühstadium in der Atemluft riechen. Um nun eine elektronische Spürnase zu entwickeln, untersuchen Forscher gerade, auf welche Stoffe die Hunde da reagieren. Das nennt man Bionik: der Natur super funktionierende Systeme abkupfern, sie in Technik umsetzen.

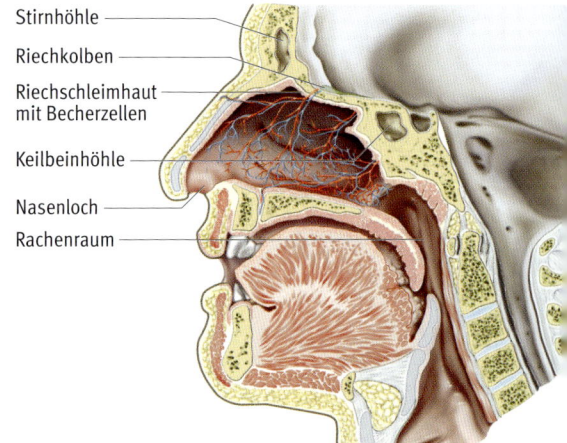

Stirnhöhle
Riechkolben
Riechschleimhaut mit Becherzellen
Keilbeinhöhle
Nasenloch
Rachenraum

IN DER NASE streicht die Atemluft an der Riechschleimhaut (Riechepithel) vorbei. Becherzellen befeuchten die Luft, Riechrezeptoren lassen Duftmoleküle andocken. Als elektrisches Signal wird die Duftinfo in den Riechkolben (Bulbus olfactorius) und weiter ins limbische System geleitet. Stirnhöhle und Keilbeinhöhle gehören zu den Nasennebenhöhlen – diese Hohlräume sorgen dafür, dass wir nicht so schwer an unserem Kopf zu tragen haben.

DIE NASE IST DER TÜRSTEHER

Die Atemluft muss über Nasenlöcher, Rachen, Kehlkopf, Luftröhre und Bronchien in die Lunge strömen. Die Nase fungiert als Türsteher und lässt nicht alles mit rein. Sie reinigt jeden Tag 10 000 Liter Atemluft von Fremdkörpern, wärmt sie auf 34 Grad an, macht sie 100 Prozent feucht. Für die Putzarbeit sind Flimmerhärchen (Zilien) zuständig. Sie fegen Bakterien und Staubteilchen raus. In der Nasenschleimhaut sitzen sogenannte Becherzellen, die Schleim produzieren, der die Atemluft anfeuchtet – und in Erkältungszeiten die Nase zum Laufen bringt.

Ein Netzwerk winziger Blutgefäße in der Schleimhaut erwärmt die Luft wie das Gitterwerk einer Fußbodenheizung. Darum haben wir im Winter rote Nasen, weil wir da die Nasenzentralheizung aufdrehen, um die kalte Luft zu erwärmen.

Von der Nase gibt es Verbindungen zu Rachen, Auge und Mittelohr – und zu den Nebenhöhlen. Diese dienen als Resonanzraum für die Stimme, vergleichbar mit einem Gitarrenkörper, der den Ton der Saite erst zum Klingen bringt.

Die feuchte, saubere Luft leitet die Nase weiter in die Lunge, zu den Lungenbläschen, wo der Sauerstoff schließlich ins Blut gelangt.

VOM SCHNUPPERN ZUM HANDELN

Ein Duft dringt in Bruchteilen von Sekunden ins Gehirn. In einem Atemzug riechen, fühlen, erinnern, reagieren wir.

30 Millionen Riechzellen sitzen in Ihrer Schleimhaut. Schnuppern Sie gleich mal los. Was riechen Sie? Wie duftet Ihr Handrücken? Der kalte Kaffee in der Tasse neben Ihnen, Ihre Socke …?

Und so riechen wir: Eine stinkende Socke, ein blumiges Parfüm, eine reife Ananas schicken Moleküle in die Luft. Die driften über den Atem in die Nase. Hängen an der feuchten Schleimhaut fest,

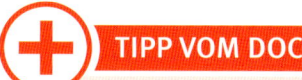

TIPP VOM DOC

Kleiner Nasen-Knigge

Durch die Nase atmen. Das bremst Keime auf dem Weg in den Körper effektiv ab.

Biotop feucht: Kälte und trockene Luft schaden der empfindlichen Schleimhaut. Erhöhen Sie die Luftfeuchtigkeit mit Wasserbehältern an der Zentralheizung, mit Luftbefeuchtern, Pflanzen – und regelmäßigem Lüften. Trinken Sie viel.

Richtig schnäuzen: Ein Nasenloch zuhalten, durch das andere schnauben. Das verhindert, dass der Naseninhalt nach oben gedrückt wird und sich die Nasennebenhöhlen auch noch entzünden.

Niesen. Die effektivste Art, Krankheitserreger loszuwerden. Mit einer Geschwindigkeit von 150 km/h düsen sie bis zu fünf Meter weit – wenn sie nicht ein Taschentuch oder die Hand abbremsen.

am Riechepithel. Dort docken sie an den Riechsinneszellen an.

Diese haben eigene Rezeptoren, bestimmte Proteine, die wie winzige Schlösser funktionieren, in die nur ein Schlüssel passt: Jeder der 347 Rezeptortypen kann nur bestimmte, chemisch nah verwandte Duftmolekülchen aufnehmen. Die Socke oder die Ananas.

Die Socke dockt also an ihrem Rezeptor an – oder besser: Sie dockt an ihren vielen verschiedenen Rezeptoren an, dem für Wollgeruch, dem für Käse, dem für feucht, dem für … sagen wir, diese Socke liefert unserer Nase 57 verschiedene Geruchsmoleküle, Kaffee etwa 70. Kaum angedockt, entstehen im Inneren der Zelle elektrische Signale. Die werden über Nervenfasern ins Riechhirn weitergeleitet, in den Bulbus olfactorius.

Der ähnelt einer Lottotrommel, denn er enthält 347 winzige Kugeln, Glomeruli olfactorii genannte Zellansammlungen, in denen die Nervenfasern enden: in den Socken-Glomeruli, in den Ananas-Glomeruli … All die einzelnen Geruchsinfos dort oben ergeben dann ein Muster, so was wie »alte, feuchte Socke« oder »frische, süße Ananas«. Dieses Muster wird in die evolutionär ältesten Schichten des Gehirns weitergeleitet – und das lässt uns impulsiv reagieren: Wir rümpfen die Nase oder stecken sie tiefer rein.

Stecken Sie überall die Nase rein

Unbekannte Geruchsmuster speichern wir als Schablone im Gehirn ab. Und erweitern sie mit jeder neuen Dufterfahrung. Allerdings müssen wir die machen! Unsere Nase in alles stecken, was uns begegnet. In Pfeffer, Stiefmütterchen, Herbstlaub, Wein. Erst erkennen wir »Wein«, und irgendwann können wir den Unterschied zwischen Cabernet Sauvignon und Merlot erschnuppern, dann die Jahrgänge, die Winzer … Bis zu 10 000 Düfte kann der Mensch unterscheiden. Er muss sie nur lernen.

Übrigens: Das Nase-Reinstecken fällt mit der Zeit immer leichter, denn wussten Sie, dass Nasen ewig wachsen? In 70 Jahren um 0,8 cm. Weil der Knorpel wächst. Durchschnittlich ist eine europäische Männernase 5,8 cm lang und 2,6 cm hoch, die der Frau 5,1 mal 2,2 cm.

Kleines Geruchsexperiment

Beschäftigen Sie sich doch jetzt mal als kleiner Heimforscher mit Ihrer Nase.

So geht's: Holen Sie eine Tafel Schokolade, und schnuppern Sie im Liegen daran. Und dann aufrecht hinsetzen und noch mal schnuppern. Und? Die Sensibilität des Geruchssinns hängt tatsächlich von der Körperhaltung ab. Studien zeigen: Wenn man sitzt, kann man besser riechen, als wenn man liegt. Stimmt's?

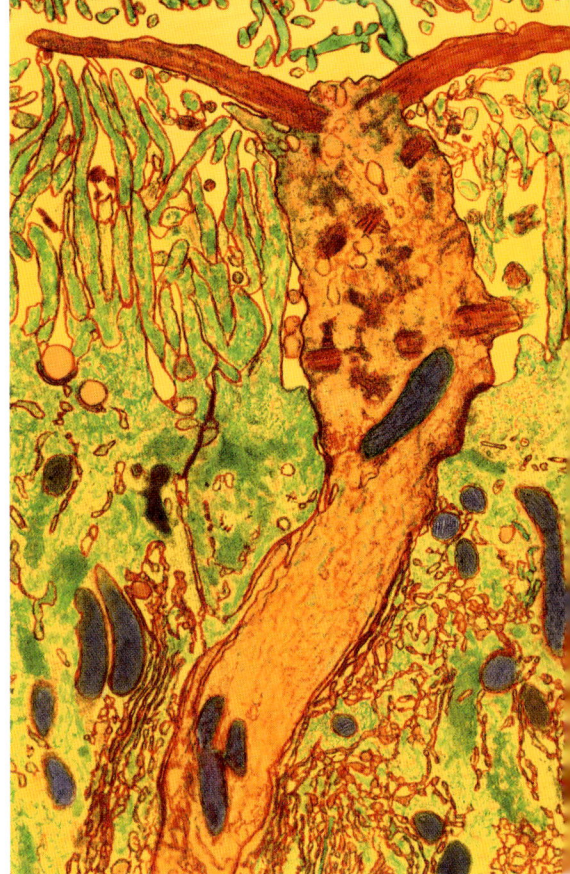

SOLCH EIN KUNSTWERK tragen Sie in Ihrer Nase. Das ist eine kolorierte elektronenmikroskopische Aufnahme des Riechepithels. In der Mitte sehen Sie in Orange den Zellkörper eines Geruchsrezeptors. Oben ragen zwei lange Flimmerhärchen in die Schleimhaut der Nasenhöhle. Hier treffen die Geruchsstoffe aus der Atemluft auf die Rezeptorzellen und lösen eine chemische Reaktion aus.

Wir lernen, Gerüche zu mögen

Halten Sie einem Baby ein faules Ei hin, patscht es freudig danach. Es kennt noch keinen Ekel vor Geruch. Den lernt es erst im Laufe des Lebens durch Erfahrung. Als Kleinkind sagt es erst dann »Iiiiih« zu seinem »Aa«, wenn Mama oft genug »Pfui« gesagt hat. Ein Wohlgeruch kann sich auch im Laufe des Lebens in Gestank verwandeln. Wem es einmal nach dem Genuss einer Bouillabaisse kotzübel wurde, der wird diesen Fischeintopf nie wieder riechen können.

Aromaexpress in die Welt der Emotionen

Unser ältester Sinn diente ursprünglich vor allem dazu, Gefahren zu wittern – und, ohne dass wir lange darüber nachdenken mussten, zu reagieren. Darum hat die Nase einen direkten Draht zu Bereichen im Gehirn, die Reflexe und Emotionen steuern. Und sie ist das Tor zur Seele.

Was wir hören oder sehen, wird im Gehirn meist gefiltert und zensiert, ehe wir reagieren. Das aber, was seinen Weg über die Nase in den Kopf findet, landet – ehe sich das grübelnde Großhirn einschalten kann – immer mitten in der Welt der Gefühle, im limbischen System. Das zeigt sich auch sofort im Gesicht. Der faulige Geruch eines Eies löst Ekel und Naserümpfen aus. Ein Mensch, den wir nicht riechen können, lässt uns erschauern, Kälte steigt ins Gesicht. Der Duft einer brennenden Kerze entspannt – auch die Gesichtszüge. Erst nachdem sich Emotionen und Erinnerungen mit dem Duft beschäftigt haben, nachdem der Hypothalamus seine Hormone losgeschickt hat, driftet die Information in die Hirnrinde, in unser bewusstes Denken.

DUFT LÄSST HORMONE TANZEN

Düfte sind also ganz eng mit unseren Gefühlen, unserem Erinnern und unserem vegetativen Nervensystem verwoben. Düfte lassen die Sexual- und Stresshormone tanzen, das Herz schlägt schneller oder langsamer, das weckt oder beruhigt. Düfte wirken sich auf Verdauung und Atmung aus – und auf die Ausschüttung von Nervenbotenstoffen, die Schmerz stillen, euphorisieren, den Kopf wach oder fröhlich machen. Forscher fanden heraus: Depressionen gehen oft mit gestörter Geruchswahrnehmung einher. Kaufhäuser setzen neben Musik auch Erkenntnisse der Aromatherapie ein: Sie regen die Kauflust mit Zitrusdüften an.

Gefahr wittern wir noch heute

Also, ich krieg die Krise, wenn ich Eugenol rieche, Gewürznelken, den typischen Duft beim Zahnarzt. Da fängt mein Herz an zu rasen. Man riecht etwas – und im limbischen System im Gehirn wird erst einmal abgeklärt, ob es sich um etwas Angenehmes oder Unangenehmes handelt.

Und bevor Sie den Duft von Orangenhain oder Feuer bewusst erkennen, schaltet Ihr Nervensystem schon um auf Entspannen – oder Flüchten. Düfte, die man mag, haben über die Seele und das zentrale Nervensystem die Kraft, zu entspannen. So haben Forscher festgestellt: Lavendelduft beruhigt – und zwar auch Mäuse und Schweine, bei denen man die entspannenden Inhaltsstoffe des Lavendelduftes im Gehirn nachweisen konnte. Darum legt Oma ein Lavendelkissen unters Kopfkissen. Auch Hebammen wenden ätherische Öle an. Das lindert bei Schwangeren die Angst vor der Geburt.

Und im Wartezimmer des Zahnarztes duftet es hoffentlich nach Orangen: Herz und Hirn schalten um von der Eugenol-Angst auf Zitrushain-Entspannung.

 MEHR WISSEN

Raucher riechen schlecht

Riechsinneszellen leben gerade mal vier bis sechs Wochen lang. Dann ersetzt sie der Körper durch neue Zellen. Schnupfenviren machen unsere Riechzellen kaputt. Aber nach zwei Wochen können wir wieder ganz normal schnuppern. Raucher riechen grundsätzlich schlecht. Sie müssen aber nur das Rauchen einstellen – und schon tauchen sie wieder ein in die vergessene Welt der Düfte.

FROH UND MUNTER MIT AROMATHERAPIE

Düfte machen wach und inspirieren. Friedrich Schiller hatte immer einen Sack Äpfel unter seinem Schreibtisch stehen. Faule Äpfel. Ehrlich! Das zeigt auch: Gerüche sind Geschmackssache. Also ich hab gerade Zirbelkiefer, Douglasfichte und Petit Grain (je 3 Tropfen) in meinem Duftlämpchen, das am Schreibtisch steht. Das macht mich wach und taugt auch meiner allergischen Nase. Nur ein Duft, den Sie mögen, tut Ihnen gut. Allergiker sollten erst mal einen Tropfen auf die Armbeuge geben. Rötet sie sich: Nase davon lassen.

Uraltes Wissen – neuentdeckt

Höhlenfunde zeigen: Schon die Urmenschen verbrannten Kräuter und aromatische Pflanzen, therapierten so ihre Kranken oder unterstützten ihre Tänzer auf dem Weg in die Trance. Und heute erkennen auch immer mehr Wissenschaftler: Duftstoffe steigern Leistungs- und Konzentrationsfähigkeit, lindern Depressionen und Krankheiten.

 BODY & MIND

Duft-Erinnerungen bleiben uns ein Leben lang

Erinnerungen, die wir mit Düften versehen, haben nach einem Jahr nur 20 Prozent ihrer Intensität verloren. Sie bleiben meist ein Leben lang erhalten. All das, was wir mit Augen und Ohren aufnehmen, ist uns nach drei Monaten nur noch halb so intensiv bewusst. Was passiert, wenn Sie Plätzchen riechen? Wehmut steigt auf. Und binnen Millisekunden überfluten Erinnerungen an Weihnachten zu Hause den Kopf. Ein bestimmtes Parfüm kann an einen geliebten Menschen erinnern – und das Gefühl der Liebe heraufbeschwören.

Ätherische Öle wirken nicht nur über ihre Duftmoleküle, sie enthalten noch viele andere Stoffe, die über Haut und Schleimhäute in den Organismus gelangen und dort ihre vielfältigen Heilkräfte entfalten. Aromatherapie ist daher Phytotherapie, Pflanzenheilkunde.

Den Begriff Aromatherapie schuf übrigens 1920 der französische Arzt René-Maurice Gattefossé. Er experimentierte im Ersten Weltkrieg mit ätherischen Ölen und stellte zum Beispiel fest, dass sie Wunden wirksam heilen können. Rasch entdeckte man die desinfizierende und antiseptische Wirkung von Kamillen-, Nelken- und Zitronenöl. Und heute setzt man ätherische Öle in Bädern ein, als Kompressen und Wickel, zum Inhalieren, für Massagen oder in der Duftlampe.

Aromen gegen Kopfweh und Übergewicht

Man weiß, dass Pfefferminze, auf die Schläfen gerieben, Kopfschmerzen vertreibt. Dass Zitrusdüfte die Stimmung aufhellen, Eukalyptus die Erkältung lindert, Lavendel bei Verbrennungen hilft … Und Studien der Heidelberger Universität bestätigen die antibiotische Kraft von Zimt- und Manukaöl, Salbei-, Teebaum-, Thymian- und Melissenöl. Münchner Forscher fanden in einer Studie mit älteren Menschen heraus: Duftfläschchen mit Orange und Lavendel verbesserten binnen zwei Monaten Schlaf und Stimmung.

Sogar die Pfunde kann man wegschnuppern: Forscher des St. George's Hospital in London klebten Testteilnehmern einen Monat lang ein Pflaster auf die Handinnenfläche, das Vanilleduft verströmte. Alle Teilnehmer gaben an, dass sie während dieser Zeit deutlich weniger Lust auf Schokolade gehabt hätten. Warum? Ganz einfach: Vanillearoma beeinflusst im Gehirn die Ausschüttung von Serotonin. Der Serotoninspiegel wirkt sich auf den Appetit aus. Kommt also Heißhunger auf Süßes auf, schnuppern Sie an einer Vanilleschote. Kleiner Nebenaspekt: Vanille steigert auch die Liebeskraft.

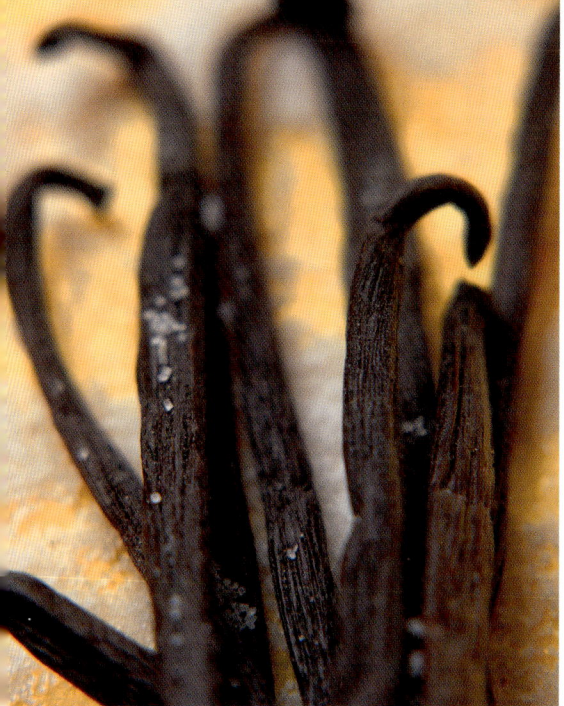

NASENHAARE unterm Elektronenmikroskop? Nein, hier handelt es sich schlicht um Vanilleschoten. Die hervorragend den Appetit bremsen.

Studien zeigen auch: Verbessert man die Luftqualität in der Schule, steigt die Konzentrationsfähigkeit der Schüler um 15 Prozent an.

In Großbritannien empfahl die Kraftfahrervereinigung, die Aufmerksamkeit der Fahrer mit Hilfe von Pfefferminz-, Zimt-, Kaffee- oder Zitronenaroma zu steigern. Und Duftmarketing verspricht wachsende Umsätze durch besseres Klima im Büro oder Verkaufsraum.

Da steht nur eines im Weg: die Individualität der Nase. Den einen erinnert Zimt an fröhliche Weihnachtstage, den anderen an Krisenstimmung unter dem Baum. Lavendel erinnert den einen an Mallorca, den anderen an ein Putzmittel.

Rezepte zum Ausprobieren

> **Hallo-wach-Mixturen für die Duftlampe:**
Morgenmuffel tanken bessere Laune mit 2 Tropfen Wacholder, 3 Tropfen Rosmarin, 3 Tropfen Eisenkraut.

Übers Leistungstief helfen 3 Tropfen Pfefferminze, 1 Tropfen Riesentanne, 3 Tropfen Limette.
Für fröhliche Denkerstunden sorgen 1 Tropfen Koriander, 1 Tropfen Lemongrass, 3 Tropfen Limette, 4 Tropfen Zitrone.

> **Das Antistressbad:** 2 Tropfen Sandelholz, 3 Tropfen Ylang-Ylang und 4 Tropfen Grapefruit unter 2 EL Honig oder 1 Tasse Sahne mischen. Ins Badewasser einrühren.

> **Das Minuten-Entspannungs-Rezept:** 2 bis 3 Tropfen Bergamott- oder Neroliöl auf ein Taschentuch geben, damit wedelnd den Raum durchschreiten.

DIE NASE UND DER IDEALE PARTNER

Der Weg zum Glück führt über die Nase. Nein, nicht dadurch, dass die Frau die Größe der Nase des Mannes taxiert, da sollte sie ihm lieber auf die Finger gucken, das sagt mehr aus (Seite 149).

Das Glück finden Sie über den individuellen Körpergeruch – und über Pheromone. Das sind natürliche chemische Signalstoffe, mit denen Pflanzen, Tiere und auch Menschen kommunizieren. Ameisen zum Beispiel setzen mit solchen Stoffen Duftmarken, damit die Artgenossen zurück ins Nest finden. Neuerdings haben Forscher herausgefunden, dass Ameisen auch abschreckende Duftmarken setzen – sozusagen Stoppschilder. Die hinterlassen Ameisen an Weggabelungen, an deren Ende kein Futter zu finden ist.

Und riecht die Sau den Schweiß des Ebers, das Hormon Androstenon, löst das bei ihr die Duldungsstarre aus. Der Herr kann zum Decksprung ansetzen.

Mit Pheromonen, speziell mit den Sexuallockstoffen, hat sich die Natur auch für den Menschen etwas Raffiniertes ausgedacht. Über die Nase kriegen wir – mehr oder weniger bewusst – sofort mit, wenn wir jemanden riechen oder nicht riechen können. Ein natürliches Paarungsstoppschild sozusagen.

Die Wissenschaftler versuchen natürlich, solch ein menschliches Pheromon zu isolieren. Bislang ist es noch nicht so richtig gelungen. Geruchsforscher Professor Hanns Hatt: »Wir werden eines finden. Aber den drastischen Effekt, wie ihn die läufige Hündin auf den Hund ausübt, braucht man nicht zu erwarten.« Na, Gott sei Dank!

Immer der Nase nach

Die Nase lässt uns den Partner aussuchen, der am besten zu unseren Genen passt. Einen Partner, der andere Anlagen hat als wir selbst. Biologisch ist das äußerst sinnvoll, weil zwei verschiedene Immunsysteme bei den Nachkommen ein besseres Immunsystem erzeugen. Wir erschnüffeln uns also unseren idealen Partner über die Nase, damit unsere Kinder ein gutes Immunsystem kriegen, das sie zum Überleben brauchen. Ob dazu auch das Vomeronasalorgan (VNO) beiträgt, das in der Nasenscheidewand sitzt, ist unter Forschern noch sehr umstritten. Auf jeden Fall soll es rund 30 verschiedene Sexuallockstoffe geben, die Männer wie Frauen über den Schweiß und den Atem absondern – den Körpergeruch, der uns den anderen attraktiv finden lässt oder abstoßend.

Liebestöter: Pille & Parfüm

Nimmt eine Frau die Pille, verändert sich etwas in ihrer Geruchswahrnehmung. Weil sie hormonell schwanger ist, keinen Zeuger mehr braucht, fühlt sie sich von Männern angezogen, die ihr fatalerweise genetisch ähnlicher sind. Wenn sie dann so einen Mann heiratet und die Pille absetzt, endet das mitunter beim Scheidungsanwalt. Weil sie ihn plötzlich nicht mehr riechen kann. Also lieber vorher mal absetzen, aufpassen – und austesten, ob es wirklich der Mann fürs Leben ist. Aber auch Männer können reinfallen: Frauen schütten, so die Theorie, während des Eisprungs verstärkt Pheromone aus: weibliche Sexuallockstoffe, die sie für Männer um einiges attraktiver

machen. Und ein paar Tage später wirkt der Liebeszauber plötzlich nicht mehr.

Weil man heutzutage angeblich alles herstellen kann und weil man bereit ist, für Attraktivität viel zu bezahlen, gibt es Pheromon-Parfüms auf dem Markt. Für sie und ihn. Mit verführerischen Namen wie Contact, Desire, Hot Man … Die Hersteller meinen, am besten solle man gleich mehrere auf einmal auftragen, damit man sich mit einer breiten Palette von Lockstoffen unters Volk mischt. Und vielleicht den einen oder anderen ködert – wenn auch nur bis zur nächsten Dusche.

> **Lockstoff Natur:** Geben Sie dem Menschen, der zu Ihnen passt, eine Chance, Sie zu finden. Nutzen Sie Ihre eigenen Pheromone. Ab und an ein Hauch Parfüm ist genug.

> **Vorsicht, Duftverschmutzung:** Meiden Sie all die billigen Duftstoffe aus dem Chemielabor in Raumsprays, Deos, Haarsprays, Waschmitteln! Die machen höchstens Allergien. Glücklich machen nur Düfte, die die Natur selbst herstellt.

DAS BUSSI UND DER ERSTE EINDRUCK

Es gibt Menschen die wir »gut leiden« oder »nicht riechen« können, bei denen wir »Gefahr wittern«. Wussten Sie, welche tieferen Ursachen das Ritual hat, wildfremde Menschen mit einem »Bussi« zu begrüßen? Die Sitte ist von Frankreich zu uns herübergeschwappt, allerdings berührt man sich dort nur mit den Wangen. Das kommt daher, dass die Franzosen das Bussigeben von den Arabern übernommen haben, wo dieses Küssen mehr ein Riechen am Hals des Gegenübers ist. Ein Abchecken: »Ist der Typ okay, kann ich ihn riechen?« Ich finde – wahrscheinlich weil ich Münchnerin bin – dieses Ritual wunderbar, um meinen ersten Eindruck von einem Menschen zu vervollständigen. Probieren Sie es ruhig mal aus … Allerdings nicht unbedingt im Berufsleben.

KURZ GEMELDET Naseweises

Vorsicht, Manipulation: Schweizer Forscher stellten in einer Studie mit 60 Freiwilligen fest, dass sie ihr Geld einem Treuhänder viel leichter für Investitionen überlassen, wenn sie Oxytocin einatmen. Das Hormon Oxytocin wird von unserer Hypophyse ausgeschüttet, es fördert Vertrauen und gilt als Bindungshormon. Es festigt nach der Geburt die Mutter-Kind-Bindung, und wir produzieren mehr davon, wenn wir gestreichelt werden (Seite 69).

Süßer Musikgeschmack: Synästhetiker nennt man Menschen, bei denen die Sinneskanäle ungewöhnlich verkoppelt sind. Ein Ton lässt sie Farben sehen – oder etwas schmecken. Eine junge Schweizerin liebt Bach, denn er sei »besonders sahnig«. Ihr schmeckt eine kleine Terz salzig, eine Quarte wie gemähtes Gras, eine Sexte nach Sahne.

Beeinflussbares Riechzentrum: Wie Sie etwas riechen, ist auch Augensache. Britische und Schweizer Forscher ließen Testpersonen am Computer einen Begriff lesen und gleichzeitig einen Duft riechen. Stand da »Cheddar-Käse« auf dem Computer, empfanden die Probanden den Käsegeruch als angenehm. Stand da »Körpergeruch« auf dem Computer, empfanden sie den gleichen Geruch als unangenehm.

Es werde Leben: Wissen Sie, warum Sie auf der Welt sind? Weil das Spermium Ihres Vaters riechen kann. Es hat (wie die Nase) einen Geruchsrezeptor namens hOR17-4, und der wird aktiviert von Bourgeonal, einem Maiglöckchen-Duftstoff, den die Eizelle aussendet: Der lockt das Spermium an. Der Duftstoff Undecanal blockiert hOR17-4. Das Spermium findet seinen Weg zum Ziel nie. Wäre vermutlich ein ideales Verhütungsmittel – die Forschung arbeitet dran.

Geschmack geht über die Nase – und über den Trigeminusnerv. Er ist dafür zuständig, dass wir scharf, heiß, kalt, beißend, ätzend, pelzig wahrnehmen. Seine feinen Verästelungen reichen bis in die Nase, den Mund, die Augen. Egal wo die Zwiebel, die Peperoni hinkommt, es brennt immer.

Clevere elektronische Nasen: Die bestehen aus kaum sichtbaren, schwingenden Siliziumfühlern, künstlichen Geruchsrezeptoren. Berührt nun ein Duftmolekül einen solchen Fühler, verlangsamt sich dessen Schwingung. Ein Laserstrahl misst diese Veränderung, und der Computer berechnet daraus ein Geruchsprofil. Elektronische Nasen arbeiten mittlerweile so fein, dass sie sogar Whiskysorten unterscheiden können. In Zukunft könnte man mit ihnen Giftstoffe am Arbeitsplatz erschnüffeln oder Krankheiten anhand des Patientengeruchs diagnostizieren.

Zitronenduft erzieht zum Meister Proper: Je länger man verheiratet ist, desto weniger hilft der Mann im Haushalt. Das ist ärgerlich. Nun, es gibt einen kleinen Trick, ihn zum kleinen Meister Proper zu erziehen. Mit Zitrusduft. Holländische Forscher fanden heraus, dass Zitronenduft in der Luft den Gedanken »Ich könnte heute mal putzen« dreimal so wahrscheinlich macht – und die Tat auch. Also, meine Damen, gleich mal ausprobieren: Besen in Sichtweite stellen, Zitronenöl ins Duftlämpchen geben.

Rubbelkino: Bei dem Film »Kentucky Fried Movie« bekam man im Kino eine Rubbelkarte und durfte zu bestimmten Szenen rubbeln und riechen. Nasser Hund, Ledersitze im Auto ... Heute hängt der »Sniffman« im Geruchskino um den Hals der Besucher und dampft Aromen zu Bildern aus.

Geschmackssache: Aromastoffe & Co.

Lippen und Zunge haben – neben den Fingerspitzen – die größte Anzahl an Rezeptoren, die auf Berührung und Geschmack reagieren. So findet das Baby schnell Zufriedenheit an der Brust, der Erwachsene Trost im süßen Schmelz der Schokolade. Die Süßlust wird uns mit der Muttermilch eingeimpft. Bei den meisten Menschen hält sie ein Leben lang. Süßes holt uns über Hormone aus dem Stress und über den Geschmack aus der Traurigkeit. Und da wir in einem Leben 30 Tonnen Lebensmittel konsumieren, ist Geschmack der Sinn, mit dem sich am meisten Geschäft machen lässt. Denn er treibt uns an, zu essen.

AUGE, ZUNGE, TASTSINN UND NASE ARBEITEN AM GESCHMACK

Auf Ihrer Zunge haben Sie 2000 Blümchen. Eine richtige Wiese voller Geschmackspapillen mit fünf bis zehn Knospen drauf. Sie heißen, je nach Form, Wallpapillen, Blätterpapillen, Faden- und Pilzpapillen. Und die schmecken süß, sauer, salzig, bitter und »umami«, sprich Glutamat (dazu später mehr). Außerdem haben Forscher kürzlich einen weiteren Geschmacksrezeptor für Fett entdeckt: CD36 ist der Grund, warum uns die Salami besser schmeckt als der magere Schinken.
Für Geschmack ist nicht nur die Zunge zuständig, sondern der Tastsinn, das Auge und vor allem die Nase. Eigentlich dürften wir gar nicht sagen: »Das schmeckt mir.« Wir müssten sagen: »Das riecht mir.« Wenn wir die Nase zuhalten, können wir die Kartoffel nicht vom Kohlrabi unterscheiden. Im Dunkeln erkennt mancher nicht, ob er Weißwein oder Rotwein trinkt. Labberige Chips finden wir fade. Und eine Himbeere schmeckt nach mehr als nur süß. Sie enthält etwa 200 Aromastoffe. Dass eine Himbeere nach Himbeere schmeckt, verrät

uns unser Geruchssinn. Ihr Aromabündel wandert über den Rachen und die Nase zum Gehirn, wo es als Himbeere erkannt wird.

AROMEN AUS NATUR UND LABOR

Häufig lesen wir in der Zutatenliste unseres Himbeerjoghurts die Angabe »naturidentische Aromastoffe«. Der Joghurt hat nie eine Himbeere gese-

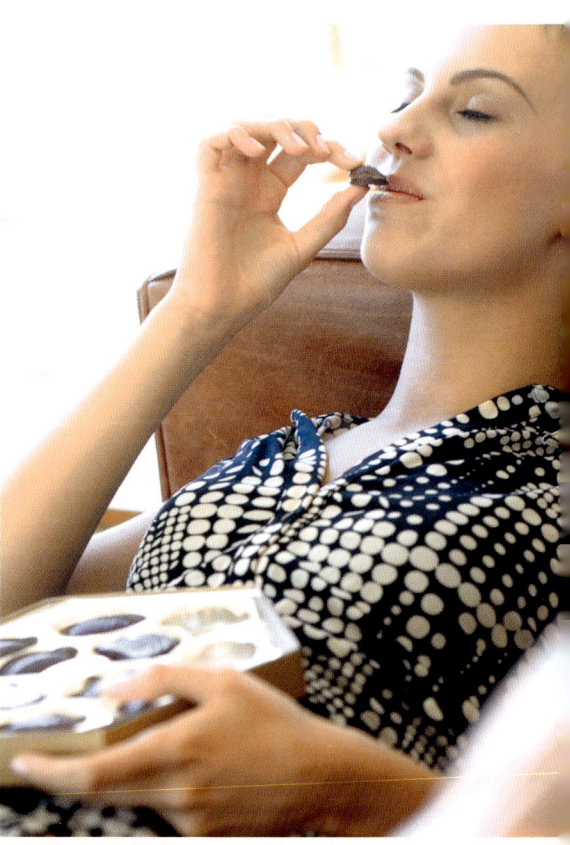

DER KAKAOBAUM heißt botanisch Theobroma cacao. »Theobroma« bedeutet im Griechischen: Götterspeise. Darum können wir irdischen Wesen von der Schokolade nicht lassen.

hen. Nur die chemische Struktur des Laboraromas ist identisch mit dem Aroma der Himbeere. Vorteil für die Industrie: Das ist billig. Leider nicht immer appetitlich: Himbeeraroma wird aus Zedernholz extrahiert, Schimmelpilze produzieren Pfirsicharoma.

Der verbildete Geschmack

Bestsellerautor Hans-Ulrich Grimm, schärfster Kritiker der Lebensmittelindustrie, sagt: »Lebensmittel mit Aromen zu versetzen ist, als würde man das Auto mit einer Flüssigkeit betanken, die nur nach Benzin riecht. Die Folge wäre, dass das Auto nicht mehr läuft. So ist das mit unserem Körper auch. Aromen helfen, über schlechte Qualität hinwegzutäuschen. Das ist Betrug.«

So betrügen Sie Ihren Körper täglich. Mit »Himbeeren«, die keine sind, sondern nur danach schmecken. Mit Spargelsuppen, die nie einen Spargel gesehen haben, aber jede Menge Chemie enthalten. 7000 künstliche Aromastoffe gaukeln uns eine Feinschmeckerwelt vor – die im Grunde nichts anderes als kaschierter Industriemüll ist. Das Schlimmste daran: Uns schmeckt die natürliche Erdbeere nicht mehr. Die Chemie ist viel intensiver. Unser wunderbarer Sinn erstickt in einer Flut künstlicher Aromastoffe, gewürzt mit Geschmacksverstärkern.

Umami und das Hüftgold

Dem Düsseldorfer Sternekoch Jean-Claude Bourgueil zog man einen Stern ab, weil er Glutamat ins Essen tut. Hui, da haben sich die Gemüter über dem Kochtopf erhitzt. Darf man, darf man nicht … unseren fünften Geschmackssinn »umami« reizen?

Der Begriff »umami« kommt aus dem Japanischen und bedeutet »fleischig und herzhaft« oder auch »wohlschmeckend«. Umami-Träger ist Glutamat, das ganz natürlich in Tomaten und Käse steckt. Und in dieser Menge ganz natürlich

MEHR WISSEN

Aromastoffe machen dick

Essen Sie einen Erdbeerjoghurt, stellt sich das Gehirn auf Erdbeere ein, der Körper aktiviert Verdauungsdrüsen, Hormone und Enzyme in Richtung »Erdbeere verarbeiten«. Kommt die aber nicht, sondern ein künstlicher Aromastoff, dann ist das für den Körper wie ein Mangelzustand. Das Gleiche gilt übrigens auch für Süßstoffe. Die Folge: Hunger. Weiter essen. Bis die Erdbeere kommt. Tierversuche zeigen: Ferkel, Hunde und Katzen fressen von Futter, das künstlich aromatisiert oder gesüßt wurde, mehr als vom Normalfutter. Legen schnell an Gewicht zu.

auch nicht krank macht. Wie immer ist es die Dosis, die uns nicht bekommt.

Als E 621 bis 625 verstärkt Glutamat in industriell erzeugten Nahrungsmitteln und Gewürzen den Geschmack. Im Jahr 2003 wurden 1,5 Millionen Tonnen Glutamat weltweit abgesetzt. Tendenz steigend. Manche Menschen reagieren darauf mit dem Chinarestaurant-Syndrom: mit Kopfschmerzen, Schwindel und Übelkeit.

Zu Vorsicht mit Glutamat rät auch Professor Hatt (Seite 110): »Glutamat ist ein starkes Allergen. Und es ist der wichtigste erregende Botenstoff im Gehirn. Große Mengen davon können das Gehirn schädigen.« So sorgt der Koch im Seniorenstift unwissentlich vielleicht für viele, viele Demente. Dort wird oft mit Glutamat gewürzt, weil der Geschmackssinn bei älteren Menschen nachlässt. Aromastoffe und Glutamat heißen die Gründe, warum wir mehr essen, als wir brauchen – weil es schmeckt. Weil sie Industriemüll, den wir niemals freiwillig essen würden, zu einem Täuschungsmanöver für den Gaumen machen. Was hat Glutamat in einer Sterneküche zu suchen?

Trainieren Sie den Geschmack

Liegt nicht gerade eine Fertigpizza drauf, dann liegen uns Ästhetik, Stilgefühl und Kultiviertheit auf der Zunge. Vermeiden Sie Fertigprodukte – schmecken Sie wieder Natur! Schnuppern Sie, bevor Sie in den Apfel beißen, den Wein trinken. Und stecken Sie ein bisschen Zeit in den Topf. Wenn Sie kochen, kriegen Ihre Sinne mehr mit, als wenn Sie einfach nur essen.

Kennen Sie Slow Food? Den Verein gründeten wütende Italiener, die sich gegen den Einzug des ersten McDonald's in ihr Land zur Wehr setzten. Slow Food kümmert sich als Gegenbewegung zu Fast Food darum, dass die Freude am Essen und Trinken wieder auflebt.

Slow Food statt Fast Food

Slow Food steht für die Erhaltung der kulinarischen Vielfalt und Tradition. Dafür, dass der Käse noch von Hand gemacht wird und in der Provence anders schmeckt als in Unterfranken. Dass die Kinder wieder lernen, eine Mandarine von einer Orange zu unterscheiden. Kurz: Slow Food steht für Genuss und Sinnlichkeit in Zeiten der Pommes-rot-weiß-Kultur. Unter www.slowfood.de werden auch Geschmackskurse angeboten.

GESUND BLEIBEN

Was der Nase guttut

So essen Sie die Nase fit:
Vitamin A hält die Schleimhäute der Nase feucht.
Vitamin B$_3$ (Nikotinsäure) und **B$_6$** (Pyridoxin) brauchen wir für die Zellteilung. Teilen sich die Zellen weniger, hat man weniger Riechzellen in der Nase.
Vitamin B$_{12}$ (Cobalamin) regeneriert und erneuert die Schleimhautzellen.
Fehlt **Zink,** kann das zum Verlust des Geruchs-(Anosmie) und des Geschmackssinns führen.

Freie Nase – mit Salz: Der wirksamste Schutz vor Erkältung ist die Nasenspülung mit physiologischer Kochsalzlösung. Wer täglich spült – am besten das ganze Jahr über –, senkt sein Erkältungsrisiko um 25 Prozent, so eine Studie mit 600 Freiwilligen an der Medizinischen Hochschule Hannover.
So geht's: In 200 ml lauwarmem Wasser einen knappen halben TL Meersalz auflösen, in ein Kännchen geben. Oder eine Nasendusche (aus der Apotheke) nach Anweisung füllen. Kopf zur Seite neigen, durch den Mund atmen, Wasser in ein Nasenloch schütten, sodass es durch die Nase läuft, die Nasenscheidewand umspült und aus dem anderen Nasenloch wieder rausläuft.
Tritt Wasser in den Rachen, einfach ausspucken. Sanft schnäuzen. Dann das andere Nasenloch.

Sesamöl gegen trockene Nasen: Der Ayurveda-Arzt Dr. Ulrich Bauhofer aus München empfiehlt das Allheilmittel Sesamöl: »Viele Nasen leiden unter angegriffener Schleimhaut, auf der sich Krusten bilden. Da hilft Salzspülung – und vor allem Sesamöl. Ein kleines Wundermittel aus der ayurvedischen Medizin, das mittlerweile auch Schulmediziner entdecken: Schwedische Wissenschaftler behandelten trockene Nasenschleimhäute erfolgreich mit einem sesamhaltigen Nasenspray. Sie können aber auch morgens einen Tropfen gereiftes Sesamöl (Seite 341) in jedes Nasenloch geben und hochziehen. Das reinigt die Atemwege. Auch ›Gandusha‹ wirkt auf die Nase und Nebenhöhlen und beugt Erkältungen vor: Nach dem Zähneputzen 5 bis 10 Minuten lang Sesamöl durch den Mund ziehen.«

Nichts riecht mehr? Der Nasen-Check-up

Leiden Sie unter Riechstörungen? Ihr Kaffee riecht scheinbar genauso wie warmes Wasser? Dann stimmt was mit Ihrem Geruchssinn nicht.

DR. SPÜRNASE

› **Nasen-Rachen-Raum:** Um die Ursache herauszufinden, untersucht der Arzt die Nase, die Nasenschleimhaut und den Nasen-Rachen-Raum. Er prüft den Geruchssinn beidseitig und den Geschmackssinn. Er checkt die Durchgängigkeit der Nase und führt einen Allergietest durch. Falls nötig, macht er eine Röntgenaufnahme oder eine Computertomographie der Nasennebenhöhlen.

› **Kennen Sie Ihre Blutwerte?** Ihr Zinkspiegel sollte zwischen 1 und 1,5 mg/l liegen, das garantiert: genug Stoff fürs Riechen da. Und fürs Immunsystem, das die Nase vor Schnupfen feit. Vom Arzt auch nachprüfen lassen, ob die Vitamine A, B_3, B_6 und B_{12} fehlen. Unter einem Mangel leidet der Geruchssinn. Übrigens: Auch Diabetes und Bluthochdruck können zu Riechstörungen führen. Darum sollte Ihr Nüchternblutzucker unter 90 liegen und der Blutdruck unter 120/80 mmHg.

› **Alzheimer und Parkinson erschnüffeln.** Studien zeigen: Rund 80 Prozent aller Alzheimer- und Parkinsonpatienten leiden im Frühstadium unter Riechstörungen. Die Ursachen liegen im Hirn, wo bereits im frühen Stadium Nervenbahnen geschädigt sind, die am Wahrnehmen und Erkennen von Gerüchen beteiligt sind. Um den Verlust des Geruchssinns frühzeitig nachzuweisen, entwickelten Erlanger Forscher »Sniffin' Sticks«: 16 Duftstifte, die alltägliche Gerüche wie Schuhleder, Zimt, Terpentin oder Pfefferminze verströmen. Die hält man den Patienten dicht unter die Nase. HNO-Ärzte wenden diesen Test bislang hauptsächlich an, um Parkinson frühzeitig zu erkennen.

MEHR WISSEN

Blinde Nasen

Wenn ein Veilchen nicht mehr duftet, Kaffee und Tee fast gleich schmecken und das Essen geruchlos auf dem Herd verbrennt, Plätzchen einen nicht mehr an Weihnachten erinnern, dann leidet man unter Geruchsblindheit, einer Anosmie. Totale Anosmien, also das völlige Fehlen des Geruchssinns, kommen bei 1 bis 2 Prozent der Bevölkerung vor. Häufiger sind partielle Anosmien.

Viele Menschen haben sie von Geburt an: So können 40 Prozent der Bevölkerung kein Androsteron im Urin wahrnehmen, 20 Prozent kein Pyrrolin aus dem Sperma, 7 Prozent keinen Moschusduft. Schweiß riechen 2 Prozent nicht.

Nun, das tut nicht so weh. Aber man kann sich gar nicht vorstellen, wie man unter einer völlig geruchlosen Welt leidet. Man schnuppert den Partner nicht mehr, riecht den Frühling nicht kommen …

Kürzlich erzählte mein Schwager, seines Zeichens Oberarzt: »Ich kenne einen, der hat eine Anosmie. Der arme Kerl. Der kriegt von seinen Verwandten immer alles zugesteckt, was nicht schmeckt. Jedes scheußliche Bier landet bei dem im Kühlschrank.«

Anosmien entstehen oft nach einer Entzündung der Nasenschleimhaut, einer Virusinfektion, sie treten aber auch nach Unfällen auf, gehen auf das Konto von Lösungsmitteln, Schwermetallen, Medikamenten, Allergien, Diabetes, Bluthochdruck oder auch Zinkmangel. Kennt man die Ursache, kann der Arzt eine Anosmie meist auch gut therapieren.

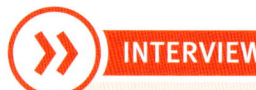

INTERVIEW

Das Duftnoten-Training

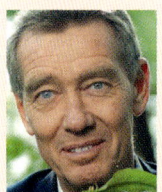

Prof. Dr. Dr. Dr. Hanns Hatt studierte Biologie, Chemie und Medizin. Seit vielen Jahren erforscht er unseren Geruchssinn am Lehrstuhl für Zellphysiologie der Ruhr-Universität Bochum.

Der Geruchssinn ist unser ältester Sinn. Können die Menschen heute eigentlich schlechter riechen als früher?

Nicht besser und nicht schlechter. Genetisch gesehen sind wir ja immer noch Steinzeitmenschen. Nur die Bewusstseinseinstellung zu Düften hat sich geändert. Früher waren wir viel abhängiger von unserem Chemielabor Nase. Ein Beispiel: Für Lebensmittel gab es keine öffentlichen Qualitätskontrollen – damit war unsere Nase beschäftigt. Tagtäglich. Durchaus vergleichbar mit den Tieren. Sie machen vom ersten Tag an ein Riechtraining. Futter gibt's nur der Nase nach. Wir müssen unsere Tomatensauce nicht mehr über die Nase finden. Darum trainieren wir diesen Sinn auch weniger. Und das ist im Grunde schade. Eigentlich bin ich für Riechstunden in der Schule. Die Welt der Düfte muss man früh erschließen, sonst fehlt einem eine Welt.

Also kann jeder, seine Nase trainierend, zum Parfümeur, zum Weinprofi werden?

Keine Frage: Ein Parfümeur kann nicht besser riechen, der trainiert nur mehr. Wir können unendlich viele Düfte wahrnehmen, aber nur etwa 10 000 Duftnoten unterscheiden. Jede Duftnote erzeugt im Gehirn ein Aktivitätsmuster, das man abspeichern muss – und wie Vokabeln lernen. Ein Parfümeur schnuppert jeden Morgen ein bis zwei Stunden an unterschiedlichen chemischen Substanzen, die eine Duftklasse repräsentieren, und versucht sie zu lernen. Wer Weinkenner werden will, kann sich ein Set kaufen mit den wichtigsten 100 Duftkomponenten von Rotwein. Und wer das jeden Tag trainiert, kann irgendwann große Weine erkennen.

Was schadet unserem Geruchssinn?

Alle Substanzen, die Zellen kaputt machen, zum Beispiel starke Lösungsmittel oder Formaldehyd. Riechzellen erneuern sich alle vier Wochen komplett. Fehlen beispielsweise massiv Zink oder die Vitamine A, B_3, B_6 und B_{12}, die wir für die Zellteilung brauchen, teilen sich die Zellen weniger. Dann hat man weniger Riechzellen. Alles, was der Nase schadet, wie trockene Raumluft, schadet dem Geruchssinn.

Und oft schadet der Duft selbst.

Ja, die Reizüberflutung stresst, wie beim Lärm auch. Außerdem sind Düfte chemische Substanzen, die im Körper aufgenommen werden. Düfte stehen an zweiter Stelle der allergieauslösenden Substanzen. Mittlerweile sind 10 Prozent der Deutschen allergisch gegen bestimmte Riechstoffe.

Kann man über den Geruchssinn den Menschen manipulieren?

Ja. Man kann ja auch Tiere manipulieren. Indem man Duftstoffe für Angst isoliert, die den Hirschen dazu bringen, dass er wegläuft. Oder Duftstoffe für Sexualität, die den Schmetterling, der der Ernte schadet, in die Falle locken, sodass er die Weibchen nicht weiter befruchten kann. Außerdem manipuliere ich mich ja selbst, indem ich eine Duftlampe ins Zimmer stelle. Auch wenn ich ein Parfüm auflege, verfolge ich eine Absicht – ich trage es, um anderen zu gefallen. Ebenfalls eine Form der

Manipulation. Dass Düfte beruhigen oder aktivieren, dafür gibt es wissenschaftliche Daten. Allerdings darf man sich keine Rieseneffekte erwarten, man ist etwa um 10 Prozent munterer.

Eine besondere Art der Düfte, die Sexuallockstoffe, genannt Pheromone, haben die Kraft, den Zyklus der Frau zu stabilisieren?

Man weiß, dass Frauen, die über längere Zeit zusammen in einem Raum leben, den gleichen Zyklus entwickeln. Dies nutzen Ärzte, um einen instabilen Zyklus zu behandeln.

Gibt's nun das Vomeronasalorgan, über das wir Pheromone wahrnehmen, oder nicht?

Ja, das gibt es. Nur ob es funktioniert, darüber streiten sich die Gelehrten. Denn Rezeptoren für Pheromone gibt es auch auf unserer Riechschleimhaut. Ob wir allerdings viel Gebrauch davon machen, ist fraglich. Tiere haben 300 Rezeptoren für Pheromone, bei uns sind gerade mal fünf übrig geblieben.

Was halten Sie von Aromatherapie?

Ich glaube nicht, dass es einen Duft gibt, der von Haarausfall bis Hühneraugen gegen alles wirkt, wie man in diversen Büchern lesen kann. Ich zweifle aber nicht daran, dass die Aromatherapie eine substanzielle Grundlage hat. Die Forschung ist dabei, wissenschaftliche Nachweise zu bringen.

Wie hängen Stress und Duft zusammen?

Düfte können einen stressen, wenn sie negativ besetzt sind und man sie nicht ausschalten kann. Als positiv abgespeicherte Düfte, die wir also mögen, können helfen, Stress abzubauen.

Stimmt es, dass wir einen Geruch nur ekelig finden, weil wir das lernen?

Das ist im Moment die Lehrmeinung. Wie wir einen Duft bewerten, ist anerzogen, erlernt, kulturbedingt. Der Duft von Schweiß wurde vor 150 Jahren noch positiv bewertet, genauso wie das tägliche

Geschäft. Dann konnten sich reiche Leute parfümierte Seife leisten, den Schweißduft abwaschen, und damit wurde er immer negativer bewertet. Es hat ja auch jede Nation ihre Essensdüfte. In den USA riecht man gerne Ahornsirup, hier nicht. Hier riecht man gerne Käse. Und Asiaten mögen weder Ahornsirup noch Käse, dafür ist die stinkende Jackfruit eine Delikatesse.

Also ich weiß nicht, mir tut so mancher Duft richtig weh – auch wenn ich ihn nicht kenne. Einmal hab ich meine Nase in Formaldehyd gehalten ...

Manche Duftstoffe reizen nicht nur den Riechnerv, sondern auch den Schmerznerv. Stechende, beißende Düfte aktivieren auch den Trigeminusnerv – und das ist unangenehm. Auch wenn man den Duft nicht kennt.

Haben Sie ein Glücksrezept für die Nase?

Man sollte seinen Geruchssinn möglichst oft bewusst benutzen. Denn alles, was man mit Aufmerksamkeit bedenkt, hilft einem, sich besser zu fühlen. Wenn man sich jeden Tag an einem Duft erfreut, ist das auch eine Form von Glück.

 MEHR WISSEN

Geruch kann man messen

1988 kam der dänische Geruchsforscher Professor Ole Fanger auf das Olf. Die Maßeinheit für Geruch. Ein Mensch, der 0,7-mal am Tag duscht, strömt über seine 1,8 m² Haut 1 Olf aus – wenn er sitzt. Treibt er Sport, steigert sich das auf 30 Olf. Ein Raucher hinterlässt 6 Olf – und wenn er die Zigarette im Mund hat, 25. Ein Wollteppich 0,2 Olf. Wer misst die Geruchsstärke? Ein Riecherkollektiv aus echten Nasen. Sie bewerten die Intensität des Geruchs von Baustoffen, Autos, Textilien ...

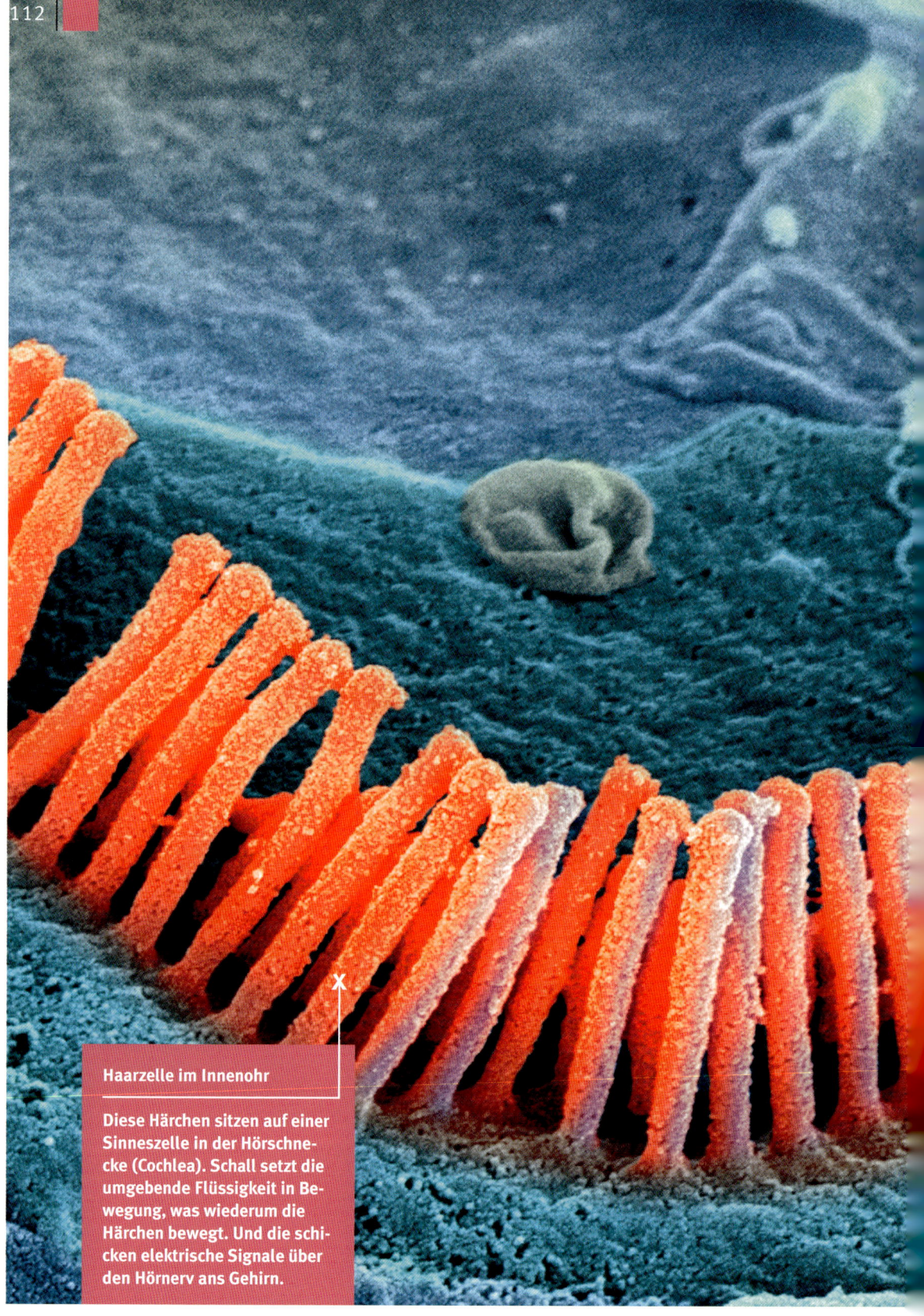

X

Haarzelle im Innenohr

Diese Härchen sitzen auf einer Sinneszelle in der Hörschnecke (Cochlea). Schall setzt die umgebende Flüssigkeit in Bewegung, was wiederum die Härchen bewegt. Und die schicken elektrische Signale über den Hörnerv ans Gehirn.

Ohren

Die aufmerksamsten Schnecken der Welt

Sie haben einen Mann im Ohr. Der macht Muskeltraining, wenn Sie Mozart hören, schwingt Hämmerchen, Amboss und Steigbügel. In den Schnecken flimmern die Härchen. Im Gehirn tanzen die Glückshormone. Also: Vergraulen Sie den kleinen Mann nicht mit Lärm. Aber sorgen Sie auch dafür, dass er im Training bleibt.

Einst, so vor sechs Millionen Jahren, als einem der Säbelzahntiger noch im Nacken saß, war das Gehör zusammen mit der Nase unser wichtigstes Warnsystem. Ein raschelnder Grashalm signalisierte Gefahr. Und den konnten wir hören. Nur: Die Evolution rechnete, was die Sensibilität unseres Hörsinns betrifft, nicht damit, dass MP3-Player in Millimeterabstand 100 Dezibel in die Ohren blasen. Sie rechnete nicht mit Kreischsägen, mit Technodiscos und nicht damit, dass dreispurige Straßen an unserer Höhle vorbeiziehen. Und weil sie nicht damit rechnete, dass das Leben so laut wird und unsere sensiblen Hörzellen zuhauf daran zugrunde gehen, hat eine speziell ausgebildete Spezies des Homo sapiens heute viel zu tun: der HNO-Arzt. Immer mehr Menschen konsultieren ihn. Auch schwerhörige Jugendliche.

Wer sich zu viel in die Stille zurückzieht, tut den Ohren auch nicht gut. Unsere Hörschnecken brauchen Aufmerksamkeit – in Form von Training. Testen Sie gleich mal, ob Sie noch gut hören: Reiben Sie nah am Ohr Mittelfinger und Daumen gegeneinander. Und? Hören Sie das? Wenn nicht, dann ab zum Ohren-Check auf Seite 127.

Wofür wir die Ohren brauchen

> Sie lassen uns kommunizieren. Unsere Ohren haben sich auf Sprache spezialisiert. Den Frequenzbereich, in dem auch die menschliche Stimme liegt, hören wir besonders gut.

> Sie schenken uns Orientierung: Wo versteckt sich denn der Mann hinter der erotischen Stimme?

> Die Hörzentren im Hirnstamm feuern Nervenimpulse ins limbische System, unsere Gefühlszentrale im Gehirn. Deshalb fürchten wir uns, wenn der Löwe brüllt.

> Unser Gleichgewichtssinn liegt im Ohr. Hätten wir ihn nicht, wäre uns dauernd schwindlig und wir könnten nicht aufrecht gehen.

Was Mäuse hören und Teenager vertreibt

Wenn der Herr Mäuserich seiner Mäusedame ein Ständchen singt, hören wir nichts. Hunde, Katzen, viele Insekten, Delfine und Wale könnten das Liebeslied des Herrn Mäuserich aber sehr wohl empfangen. Der piepst nämlich im Ultraschallbereich, also jenseits der 20 kHz (Kilohertz), jener Frequenz, die wir Menschen gerade noch so wahrnehmen können (Kasten Seite 115). Fledermäuse hören sogar noch mehr. Ihre sensiblen Lauscher machen ihre Augen fast überflüssig. Sie stoßen Ultraschallwellen aus und horchen auf das Echo. Das verrät ihnen dann alles über ihre dunkle Umgebung und die saftigen Falter, die darin herum schwirren. Fledermäuse sehen mit den Ohren.

So gut wie die Fledermäuse hören wir nicht – und das gute Hören nimmt ab zwanzig schon ab (in der Techno-Disco geht es nur schneller). Das hat sich ein walisischer Supermarktbesitzer zunutze gemacht. Der vertrieb jugendliche Randalierer, die sich gerne vor seinem Laden trafen, mit einer kleinen schwarzen Box, die Töne ausspuckt, die nur Jugendliche (bis 25) noch hören. Die Box, erfunden von Howard Stapleton, heißt wegen ihres irritierend flirrenden, hohen Tons »Mosquito« und macht nun in Großbritannien als Pöbelnde-Teenager-Vertreiber die Runde, soll für Ruhe sorgen, sozusagen. 25 Meter weit, bis zur nächsten Straßenecke. Für 700 Euro.

Hören: Wie sich Mozart ins Gehirn geigt

Kaum ein Körperteil ist so individuell geformt wie die Ohrmuschel. Mit biometrischen Messungen per Computer kann man einen Menschen am Ohr zuverlässiger identifizieren als am Gesicht. Nur die Iris ist noch genauer. Milliarden verschiedener Ohrmuschelmodelle laufen auf dieser Welt herum – und alle sind Spezialisten auf einem Gebiet: Sie fangen unsichtbare Wellen ein wie Satellitenschüsseln.

Legen wir Beethovens »Mondscheinsonate« in den CD-Spieler, schwirren Schallwellen durch die Luft. Wie ein Trichter leitet die Ohrmuschel sie in den Gehörgang. Vorbei an vielen kleinen Drüsen, die das Ohrenschmalz absondern. Das dient übrigens dem Schutz des Ohres, ist hierzulande meist wächsern-klebrig, in asiatischen Ländern oft krümelig-trocken. Kinder wissen: Das schmeckt bitter. Kleine Insekten und Schädlinge mögen das nicht und nisten lieber woanders. Und Bakterien pappen dran fest. Ganz häufig holt der Hals-Nasen-Ohren-Arzt Pfropfen aus den Ohren von Rockmusikern. Die Evolution hat das Ohrenschmalz als natürliches Ohropax erfunden.

DER BESTE VERSTÄRKER

Im Mittelohr trifft die »Mondscheinsonate« dann auf den besten Verstärker der Welt, das Trommelfell mit den drei Gehörknöchelchen Hammer, Amboss und Steigbügel dahinter. Schon eine

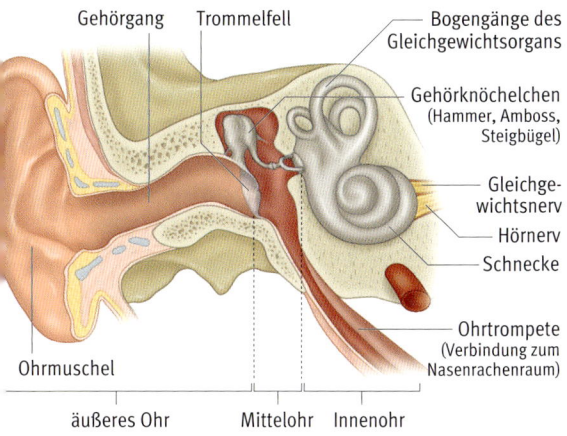

Gehörgang   Trommelfell   Bogengänge des
Gleichgewichtsorgans

Gehörknöchelchen
(Hammer, Amboss,
Steigbügel)

Gleichge-
wichtsnerv

Hörnerv

Schnecke

Ohrtrompete
(Verbindung zum
Nasenrachenraum)

Ohrmuschel

äußeres Ohr   Mittelohr   Innenohr

SO HÖREN WIR: Schallwellen dringen über den Gehörgang zum Trommelfell. Die Knöchelchen Hammer, Amboss und Steigbügel leiten seine Schwingungen ins Innenohr weiter. In der Schnecke steckt das Corti-Organ (hier nicht sichtbar) mit 15 000 Hörsinneszellen (Haarzellen). Sie wandeln die Schallwellen in elektrische Signale um. Und die leitet der Hörnerv zum Gehirn.

Schwingung des Trommelfells um weniger als ein Zehntel des Durchmessers eines Wasserstoffatoms reicht aus, dass wir etwas hören. Und glauben Sie mir, ein Wasserstoffatom ist wirklich klein …
Das schwingende Trommelfell versetzt die kleinsten Knochen des Körpers in Bewegung: Der Hammer gibt's dem Amboss weiter und der dem Steigbügel. Und der trommelt mit inzwischen verdreifachter Kraft gegen eine Membran im Innenohr. Zu laut? Zwei kleine Muskeln sitzen wie natürliche Ohrenschützer an den Gehörknöchelchen. Sie ziehen sich bei Lärm reflexartig zusammen, versteifen die Knöchelchen und dämpfen so die Schallübertragung.
Dem Rekordhalter im Brüllen sind diese Muskeln leider nicht gewachsen. Da machen sie schlapp. Dieser Mensch brüllt mit einer Lautstärke von 128 Dezibel – so laut wie ein startender Düsenjet.

Wann platzt das Trommelfell?

Das Trommelfell platzt durch starke Druckwellen, wie sie durch einen Pistolenschuss entstehen, oder beim Tauchen oder bei einer Ohrfeige. Aber auch eine Mittelohrentzündung oder ein Wattestäbchen kann es zum Reißen bringen. Das tut ziemlich weh, und man hört schlechter. Es muss dringend schnell behandelt werden, sonst entzündet sich das Mittelohr durch eindringende Bakterien. Einen großen Riss verschließt der Arzt mit einer Silikonfolie. Heilt es nicht, muss operiert werden. Aber zurück zu schöneren Dingen, zu Mozart …

Die aufmerksamen Schnecken

Die Membran, an die der Steigbügel klopft, gehört zur Schnecke, der Cochlea. Die ist gerade mal so groß wie eine Erbse und mit Flüssigkeit gefüllt. Durch das Trommeln bewegt sich die Flüssigkeit. Sie streift über die winzig kleinen Sinneshärchen des Corti-Organs. Die wandeln die »Mondscheinsonate« in elektrische Signale um und leiten sie über ein Kabel, den Hörnerv, ans Gehirn weiter. Würde man nun den Hörnerv an einen Hi-Fi-Verstärker anschließen, könnte man wieder die »Mondscheinsonate« hören.

    MEHR WISSEN

Dezibel und Hertz

Von einer Schallquelle wie Ihrem Mund, einer Klingel, der Musikbox breitet sich Schall wellenförmig aus. Der für die Lautstärke zuständige Schalldruck wird in Dezibel (dB) gemessen. Und die Tonhöhe, die Frequenz, also die Menge der Wellen pro Sekunde, misst man in Hertz (Hz). Die Lärmskala steigt logarithmisch an: Eine Zunahme um 10 Dezibel entspricht einer Verdoppelung der empfundenen Lautstärke. Ein gesundes junges Ohr hört ab 0 dB und zwischen 16 Hz und 20 kHz (Kilohertz).

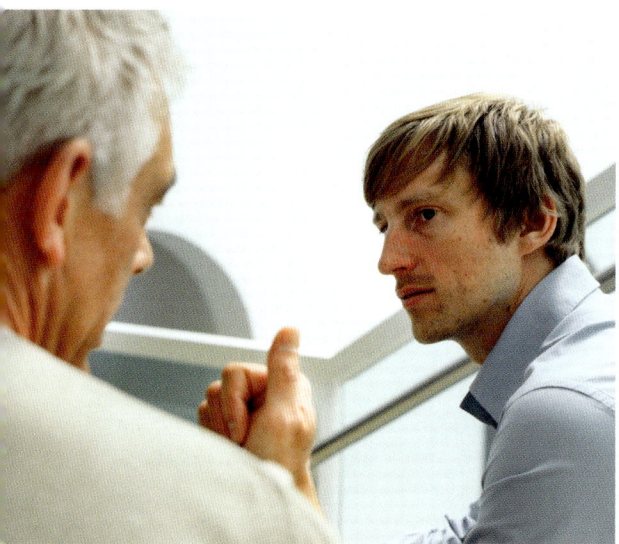

DAS OHR ENTSCHEIDET, wer uns gefällt. Psychologen fanden heraus: Menschen, die beim Sprechen oft Tonlage und Geschwindigkeit ändern, wirken besonders charismatisch.

DAS GEHIRN – EIN AKTIVER ZUHÖRER

Die Hörnerven eines jeden Ohrs passieren den Hirnstamm, den entwicklungsgeschichtlich ältesten Teil unseres Gehirns. Der prüft erst mal, ob da Gefahr dröhnt. Lässt uns wegspringen, wenn ein Schwarzbär brummt. Ohne nachzudenken. Vom Hirnstamm aus verläuft die Hörbahn zur Hörrinde, einer spezialisierten, etwas oberhalb unserer Ohren gelegenen Gehirnregion.
Hupt Sie ein Auto schräg von hinten an, erreicht der Schall zuerst das näher gelegene und Sekundenbruchteile später das andere Ohr. Das Gehirn bemerkt diesen winzigen Zeitunterschied und meldet: »Achtung, Auto von hinten eher rechts!« Das Gehirn verrechnet die Hörinformationen beider Ohren nämlich äußerst präzise. Das braucht es, um Geräuschquellen zu orten. Es erkennt selbst Unterschiede in der Größenordnung von Mikrosekunden (Millionstelsekunden).

»Hallo, Sie …«, sagt da jemand. Klingt das interessiert, sauer oder fröhlich? Wenn wir etwas hören, prüft das Gehirn den emotionalen Gehalt des Gehörten. Nehmen wir eine verärgerte Stimme wahr, steigt die Aktivität unseres Hörzentrums stärker als bei einer neutralen Stimme. Und löst so auch Gefühle aus. Frauen fühlen sich übrigens von Männern mit einer tiefen Stimmlage sexuell angezogen. Hat die Natur so eingerichtet. Eine tiefe Stimme heißt viel Testosteron, heißt gute Zeugungsfähigkeit.

KNOCHENLEITUNG – ODER WARUM EDISON IN DIE TISCHPLATTE BISS

Wie geht's Ihnen, wenn Sie sich selbst auf dem Anrufbeantworter hören? Klingt fremd? Kein Wunder, denn Ihr Schädel vibriert jetzt nicht mit. Es gibt nämlich neben der Luftleitung auch noch eine Knochenleitung, über die wir hören. Schall bringt die Knochen zum Schwingen, vor allem wenn man selbst spricht. Die Schädelknochen übertragen den Schall direkt zum Innenohr. Deshalb klingt unsere Stimme auch so fremd, wenn wir sie vom Band hören.
Schlaue Köpfe nutzen diesen Effekt: Der schwerhörige Erfinder Thomas Alva Edison biss in die Tischplatte, um die Klangqualität seines Phonographen zu überprüfen. Der stand auf dem Tisch und übertrug die Schallwellen in das Holz. Edisons Zähne leiteten sie über den Schädelknochen weiter zum Innenohr.
Probieren Sie es selbst mal aus: Zupfen Sie an einer Gitarrensaite und beißen Sie in den Gitarrenkörper (aber lassen Sie sich nicht dabei erwischen). Das klingt gleich ganz anders.
Heute funktionieren viele Hörgeräte nach diesem Prinzip. Das Gerät sitzt hinter dem Ohr und überträgt den Schall auf den Schädelknochen hinter der Ohrmuschel.

KURZ GEMELDET Ohrenspitzer

Mäusegesang: Männliche Mäuschen bezirzen ihre Mäusedamen mit einem Ständchen im Ultraschallbereich. Und zwar mit komplexen Melodien. Die Liebeslieder klingen ähnlich wie Vogelgesang. Schade, dass wir das nicht hören können.

Klangdesign: Nicht nur das Auge, auch das Ohr isst mit. Knuspern und Knacken, Crunchen und Krachen, das signalisiert Frische, macht Lust und Appetit. Sounddesign heißt die klangliche Optimierung eines Produkts. Chips und Kekse kommen ins Soundlabor. Man feilt an Zubereitung und Rezeptur herum, bis beim Zubeißen und Zerkauen der richtige Klang erschallt. Die Folge: Klang macht süchtig. Wir greifen auch deshalb wieder und wieder in die Chipstüte.

Das absolute Gehör: Stößt man mit dem Weinglas an, erkennt ein Mensch mit absolutem Gehör »Das ist ein d«, ohne einen Vergleichston zu hören. Einer von 10000 Menschen hat so ein absolutes Gehör, darunter viele Musiker. Mozart soll es auch gehabt haben. Man vermutet, dass alle Kinder das absolute Gehör haben, bis sie die Sprache lernen – und dass es sich ohne eine frühe musikalische Ausbildung verliert.

Schlaue Piraten: Warum schmückten sich Piraten so gern mit einem Ohrring? Um ihre Sehkraft zu schärfen. In der Mitte des Ohrläppchens liegt nämlich ein Akupunkturpunkt fürs Auge. Das wusste man schon im Mittelalter. Wer ihn anregen möchte, massiert mit Daumen und Zeigefinger beide Ohrläppchen gleichzeitig. Nur leicht drücken. Sieben Sekunden reichen.

Blinde Schnüffler: Menschen, die blind zur Welt kommen oder in ihren ersten Lebensjahren erblinden, entwickeln ein außergewöhnlich sensibles Gehör. Weil die Plastizität des Gehirns beim Kleinkind noch besonders groß ist: Das Gehirn kompensiert den fehlenden Sehsinn, indem es die Analyse von akustischen Reizen verfeinert. Das weiß auch die holländische Polizei. Die beschäftigt Blinde als Sonderbeamte, die Tonbandaufnahmen von Gesprächen auswerten. Die Blinden können verschiedene Stimmen besser voneinander unterscheiden und Hintergrundgeräusche genauer deuten.

Pistolenkrebs statt Knallfrosch: Im Indopazifik, oft nur wenige Meter vom Strand entfernt, lebt ein echter Revolverheld, der Pistolenkrebs. Mit seiner Schere schießt er eine Art Unterdruck-Gasblase auf Feinde und Opfer. Die implodiert und knallt mit 150 bis 200 Dezibel so laut wie ein startender Düsenjet. Eine Waffe mit mehr als ohrenbetäubender Wirkung: Der Krach raubt seinen Gegnern das Bewusstsein.

Clevere Schallschutzfenster: Forscher der TU Berlin entwickeln Fenster, die den Lärm bekämpfen. Sie haben Mikrophone eingebaut, die den Verkehrslärm aufnehmen. Ein Computer berechnet die Schallwellen, ein Lautsprecher schickt dazu passende Gegenwellen, die den Straßenlärm neutralisieren. In etwa zwei Jahren, also 2008, dürften sie so weit sein, um den ersten Lärminfarkten (in Herz und Ohr) vorzubeugen.

So ein Schlitzohr: Eine raffinierte, hinterhältige Person bezeichnet man oft als Schlitzohr. Der Begriff kommt aus der Zimmermannszunft. Hatte ein Geselle etwas Schlimmes ausgefressen, riss ihm der Meister den Ohrring aus. Das geschlitzte Ohr sollte künftige Arbeitgeber warnen. Fragt sich nur, was ist dann ein ausgekochtes Schlitzohr?

Sind Sie denn wirklich »ganz Ohr«?

Bewegen Sie beim Lernen die Lippen, oder lesen Sie den Stoff sogar laut durch? Können Sie noch die Gedichte, die Sie in der Schule gelernt haben, die Melodien, die Ihnen Ihre Mutter zum Einschlafen vorsang?

DAS OHR UND DAS LERNEN

Wer vor allem das im Kopf behält, was er hört oder selbst spricht, zählt zu den auditiven Lerntypen. Auditiv veranlagte Menschen fassen schnell auf, hören gut zu, erzählen brillant, kombinieren clever. Sie mögen Poesie und Mozart, hören das Gras wachsen und sagen oft: »Stimmt!«, »Das hört sich gut an«, »Das klingt toll«, »Ich bin ganz Ohr«. Die Sprechweise klingt ein wenig monoton, weil sie sich selbst beim Sprechen zuhören, während sie das Gehirn nach Gehörtem durchforsten. Auditive kann man mit scharfem Ton leicht verletzen. Sie hören unsere Launen, nehmen jede feine Veränderung in Stimmlage, Sprechtempo oder Lautstärke wahr. Ist bei Ihnen nicht so? Dann werfen Sie mal einen Blick auf Seite 85 zum visuellen Lerntypen oder auf Seite 170 zum motorischen Lerntypen. Ja, das ist Schwarzweißmalerei. Es gibt natürlich Mischtypen.

TROMMELFELL-WORKOUT UND LÄRMMÜLL

»Gebrauch es oder verlier es« gilt auch für das Ohr. Das Gehör kann man zwar nicht verbessern – aber man kann präziser hören. Einfach indem man zwischendrin die anderen Sinne auch mal abschaltet und sich nur auf das Hören konzentriert: Welche Instrumente spielen denn in dem Stück mit? Einfach mal die Geige verfolgen. Welche Laune drückt Brad Pitt im Film mit seiner

Stimme aus? Wer seinen Hörsinn so schult, nimmt bald auch viel feinere Geräusche in der Umgebung wahr.

Mittlerweile empfehlen Experten, sich nicht ständig in die Stille zurückzuziehen, die Ohrenstöpsel nur zu benutzen, wenn es wirklich laut ist. Denn auch das Ohr muss trainiert werden, damit es gegen plötzlichen Lärm gefeit ist. Hörforscher Professor Eckhard Fleischer untersuchte Reisbauern in China. Sie kennen keine Discos, keinen Maschinenlärm. Trotzdem haben viele ein schlechtes Gehör. Schuld sind die Knallkörper, die sie bei Feiern verschießen.

Studien zeigen: Das Gehör von Piloten und Orchestermusikern altert langsamer. Sie arbeiten nicht gerade im Stillen (etwa 85 Dezibel), halten aber ihre Ohren jung, weil sie sich ständig auf Geräusche konzentrieren müssen – auf den Sprechfunk, auf den Streicher, den Bläser …

Das Ohr ist im Übrigen gutmütig. Es verträgt schon sein Quantum Beschallung, wenn es sich dann auch mal wieder erholen kann. Wie der Muskel braucht es Anspannung – und Entspannung. Nur, wo kann man sich heute noch in die Stille zurückziehen?

 MEHR WISSEN

Hörprothese für Taube

Neben dem Sehchip für Blinde gibt's auch Hoffnung für Taube. Menschen, die von Geburt an taub sind oder es durch Unfall oder Krankheit wurden, pflanzt man ein Cochlea-Implantat ins Innenohr ein. Wie ein Mikrophon wandelt es Schall in elektrische Signale um und leitet diese an den Hörnerv weiter. Der Hörnerv muss allerdings noch funktionieren.

Ja, wo ist es denn still?

Lärm schadet nicht nur den Ohren, sondern auch dem Herzen, er mindert die Konzentration und stört den Schlaf. Lärm kann Depressionen auslösen, zum Tinnitus führen oder schwerhörig machen. 15 Millionen Deutsche haben bereits Hörprobleme. Nicht nur alte Menschen, auch Kinder. Lärm schädigt das Gehör langsam und unbemerkt, aber stetig. Vor allem dauerhaft. Die sensiblen Haarsinneszellen im Innenohr des Menschen reißt Lärm regelrecht heraus.

Ein Baby auf dem Arm schickt kurzfristig mehr Dezibel in das Ohr der Mutter, als eine Motorsäge, die im Freien in zwei Meter Entfernung steht. Ob Lärm uns aber gefährlich wird, liegt am Schalldruck (Dezibel), am Abstand der Quelle und an der Zeit, die man dem Schall ausgesetzt ist. Gefährlich wird es fürs Ohr ab 120 Dezibel (dB). Also dann, wenn die Motorsäge direkt neben dem Ohr loskreischt. Hier liegt die absolute Schmerzgrenze. Und das tut so weh, dass wir freiwillig unsere evolutionären Ohrenstöpsel verwenden. Die Finger. Die Säge muss nur kurz arbeiten – und im Ohr legen sich Heerscharen von Gehörzellen zum Sterben nieder. Aus Technoboxen dröhnt übrigens der gleiche Lärm.

Genauso wenig mag das Ohr intensive Dauerbeschallung. Über acht Stunden mehr als 85 Dezibel können genauso zu Schwerhörigkeit und Tinnitus führen (Seite 123). Deswegen muss der Arbeitgeber Hörschutz zur Verfügung stellen. Denn Dauerlärm führt zu Bluthochdruck, Herzinfarkt, schwachem Immunsystem, Magengeschwür.

Lärm macht dumm

US-Forscher untersuchten die Leistung von Kindern, die in der Nähe eines Flughafens lebten. Sie fanden heraus: Diese Kinder konnten schlechter lesen und hatten ein miserables Langzeitgedächtnis, verglichen mit den Kindern, die in ruhigen Gegenden wohnen.

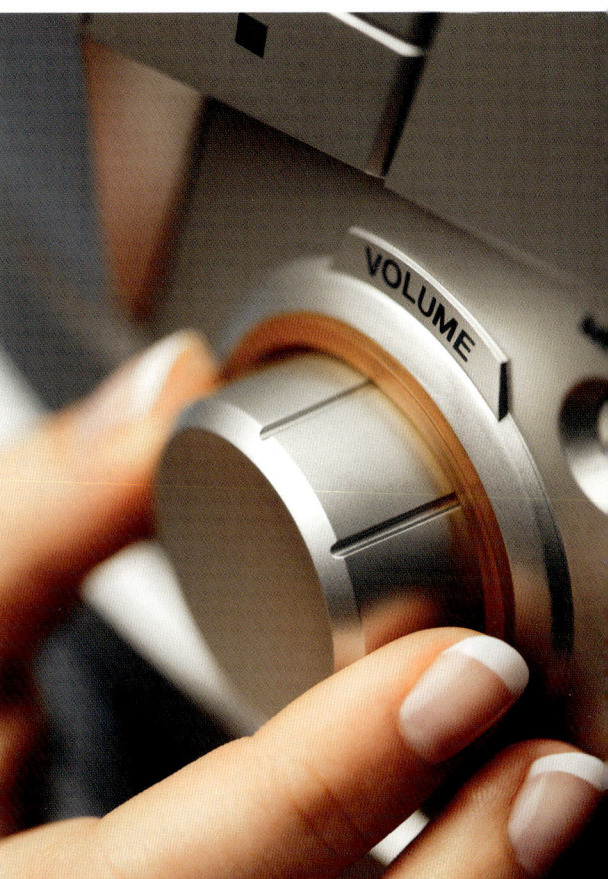

REGELN SIE ab und zu den Lärm runter. Wann haben Sie das letzte Mal Stille genossen?

Lärm ist Stress, lockt Stresshormone, und die schaden dem Gehirn. Die Evolution hat nämlich vorgesehen: Laut ist der Bär. Laut ist Gefahr. Und auf laut muss man schnell flüchten oder kämpfen. Zwar mögen Sie dröhnenden Rock aus der Box als Entspannungsmethode lieben. Ihr Urgehirn denkt aber ganz anders: Gefahr.

Lärm ist Gestank im Ohr

Lärm können Sie kaum entkommen. Der Wecker liefert morgens bereits 80 Dezibel. Der Rasierer trägt mit 85 zur Geräuschkulisse bei. Im Straßen-

DER AKUSTISCHE WEG zur Entspannung: Das Flüstern des Windes, das Plätschern eines Baches, das Wispern einer Geige reicht aus, um den Hammer (Mitte) zum Schwingen zu bringen. Er gibt die Vibration des Trommelfells weiter – und im Gehirn entsteht Glück.

verkehr tanken Ihre Ohren 85 bis 95 Dezibel (Baustelle), im Großraumbüro 60, im Taxi 75, in der Kneipe 85, in der Nacht kehrt auch oft keine Stille ein. Wohnen Sie an einer befahrenen Straße, sind Sie dabei, in den Herzinfarkt zu düsen: Schon 55 Dezibel mindern den Tiefschlaf, locken Stresshormone, erhöhen den Blutdruck, das Infarktrisiko.

Was man als Lärm empfindet, ist natürlich auch subjektiv. Alfred Biolek hat mal gesagt: »Baulärm war früher Krach, heute ist er Wachstumsmusik.« Sobald ein Geräusch aber als Lärmbelästigung empfunden wird, und das kann schon bei 55 Dezibel sein, verringert es die Leistungsfähigkeit und das Wohlbefinden, belastet spürbar das Herz-Kreislauf-System.

ZUM GLÜCK GIBT'S MOZART

Lange bevor der Mensch sesshaft wurde, wusste er bereits um die wundersame Wirkung der Musik. Gesänge und Rhythmen stärkten den Kampfgeist der Krieger und schärften die Jagdlust der Jäger. Unsere Vorfahren erlebten sich musizierend als Gemeinschaft, in einer Zeit, in der das Zusammenhalten überlebenswichtig war.

Die Musik steckt uns im Blut. Das kann man ruhig wörtlich nehmen: Musik lässt das Herz höherschlagen oder beruhigt es, je nachdem. Sie entlockt uns heiße Hüftschwünge, ekstatische Windungen, sonderbare Verhaltensweisen – von Michael Jacksons Moonwalk bis zum Ententanz. Sie stimmt uns glücklich, traurig, mutig, aggressiv, entspannt oder putscht uns auf. Soldaten blasen Märsche, empfinden patriotische Gefühle, fürchten den Feind nicht. Kirchen betören ihre Lämmer mit Chorälen, schaffen besinnliche Momente. Trommelrhythmen versetzen in Trance. Und Musiktherapeuten heilen Patienten mit Musik.

Das Mozart-Training

Zur Hochzeit hat mein Mann für mich gesungen: »You are wonderful tonight.« Das war ich den ganzen Tag – mit meinem Riesenhut und den Rosen drauf. Das Lied liebe ich, im Gegensatz zu dem Hut, heute noch. Läge ich, den Eric-Clapton-Klängen lauschend, im Magnetresonanztomographen, würden Wissenschaftler ein Neuronenfeuerwerk entdecken. Mitten im limbischen System, wo unser Gehirn Glück auskocht.

Die kanadische Wissenschaftlerin Anne Blood hat das übrigens gemacht. Sie ließ Probanden deren Hochzeitslieder hören. Und entdeckte, dass all die Regionen, die auch für Sex und Drogen zuständig sind, aktiviert werden – durch die Musik, die man mit angenehmen Erinnerungen verknüpft. Sie sagt: »Wer Musik im Alltag nutzt, kann sein Glücksniveau um 50 Prozent erhöhen.«

Vor allem Mozart fasziniert die Hirnforscher. Neuerdings untersuchen US-Forscher, ob Mozarts Musik Neugeborenen helfen kann, sich von den Strapazen der Geburt zu erholen. Längst weiß man: Mozart schmeichelt sich in unser Gehirn ein wie keine andere Musik. Mozart lässt die ganze Großhirnrinde leuchten. Gehirnforscher erklären sich das so: Mozarts Laut-leise-Zyklen entsprechen dem Grundmuster unserer Gehirnwellen – das bewegt, entzückt, entspannt, beglückt. Was Musiktherapeuten dazu veranlasst, depressiv Verstimmten statt Johanniskraut eine Stunde Mozart zu verschreiben.

Glück kann man trainieren

Neurologen haben auch festgestellt: Je häufiger wir musizieren oder aktiv Musik hören, desto mehr Glücksdatenbahnen produziert das Gehirn. Glück kann man also trainieren.
Am besten gemeinsam. Japanische Forscher stellten fest: Als Paar gemeinsam Musik zu hören verstärkt die Bindung. Ganz einfach über die Hormone. Der Mann bildet weniger vom Aggressivitätshormon Testosteron. Und beide bilden mehr vom Bindungshormon Oxytocin (Seite 69).

Die Tonleiter zum Glück

Die emotionale Wirkung von Musik hat nicht nur mit persönlichen Erinnerungen zu tun. Wissenschaftler fanden heraus, dass eine Art emotionale Grundfärbung in der Musik mitschwingt, die jeder gleich empfindet. Diese hängt im Wesentlichen vom Tempo und vom Tongeschlecht (Dur oder Moll) ab. Langsames Dur beruhigt, schnelles Dur stimmt fröhlich. Schnelles Moll macht uns wütend oder ängstlich, langsames Moll traurig. Bassrhythmen fördern die Produktion von unserem Gute-Laune-Botenstoff Serotonin. Und wenn das Tempo der Musik mit unserem Herzschlag konform ist, 60 Schläge pro Minute aufweist, fühlen wir uns so wohl und geborgen wie damals

unter Mamas Herz. Weshalb Barockmusik, langsame Sätze von Bach, Händel, Vivaldi und Corelli, uns wunderbar entspannen.

Die Magie der heilsamen Töne

Musik kann bei den unterschiedlichsten Beschwerden helfen: Migränepatienten symbolisieren ihren Schmerz mit Klängen. Sie lernen, mit ihm umzugehen, ihn leiser werden zu lassen, bis er auch in der Realität verstummt. Schlaganfallpatienten, deren Bewegungszentren im Gehirn beschädigt wurden, beginnen im Takt der Musik wieder zu gehen. Bei Tinnituspatienten setzt man Klänge ein, die dem Ton im Ohr ähneln. Veränderte Bereiche in ihrem Gehirn normalisieren sich wieder, die Betroffenen lernen, das Pfeifen im Ohr bewusst zu steuern (Seite 123).

 BODY & MIND

Ideen für zu Hause

Lernen Sie ein Instrument. Sie müssen ja nicht gleich spielen wie ein kleiner Mozart. Schon die ersten musikalischen Versuche aktivieren Belohnungsmodule im Gehirn, stimulieren die emotionalen, feinmotorischen und sensitiven Schaltzentralen. Und vor allem: Es macht Spaß.

Einfach mal ausprobieren: Vivaldis »Die vier Jahreszeiten« weckt morgens müde Geister. Mozarts »Kleine Nachtmusik« lässt im Job kreative Ideen sprudeln. Schuberts Sinfonie »Die Unvollendete« legt man entspannungshalber auf, wenn's grad arg stressig war. Griegs »Peer Gynt« vertreibt Trübsinn.

Klassisch schlank: Wer beim Essen klassische Musik hört, isst langsamer – und weniger, so Studien. Der Grund: Das Sättigungshormon Cholecystokinin hat genug Zeit, das Gehirn auf »satt« zu programmieren.

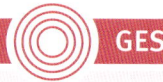

Das ist für Ihre Ohren bestimmt!

So essen Sie die Ohren fit

Vitamin A mindert die Empfindlichkeit für Lärm.

Vitamin D: Ein Mangel kann zu Ohrensausen und Gehörverlust führen.

Magnesium schützt das Herz, also auch das Ohr. Es weitet die Gefäße. Der Arzt gibt es per Infusion nach Hörsturz oder bei Tinnitus.

Kalium feit vor Störungen im Innenohr und so vor Gleichgewichtsstörungen und Schwindelanfällen.

Zink hilft, Hörsturz und Tinnitus vorzubeugen.

Antioxidanzien (Vitamin A, C, E, Beta-Carotin, Selen, Zink) schützen im Alter das Innenohr vor den Angriffen freier Radikale.

Die richtige Ohrenpflege: Ihre Ohren pflegen Sie am besten, wenn Sie sie so gut wie gar nicht pflegen. Sie reinigen sich fast von selbst. Kleine Härchen machen den Ohrenputz. Die schieben Hautschuppen, Schmutz und Staub zusammen mit dem Ohrenschmalz ins Freie. Sie brauchen Ihre Ohrmuschel nur noch mit einem weichen Waschlappen zu säubern. Seife können Sie verwenden. Wählen Sie eine milde Sorte. Passen Sie aber auf, dass keine Seife in den Gehörgang gelangt. Der mag nämlich keine Eindringlinge, keine Bakterien, Insekten, Finger, Seife und vor allem keine Wattestäbchen. Damit drücken Sie nur das Ohrenschmalz in Richtung Trommelfell, wo es sich sammelt, verklumpt und einen Pfropfen bildet. Sie hören dann schlechter. Wenn Sie Pech haben, entstehen Ekzeme und Entzündungen.

Rauchen aufhören. Raucher haben ein um 70 Prozent höheres Risiko, schwerhörig zu werden. Auch mit Medikamenten muss man vorsichtig sein. Manche Antibiotika können zum Beispiel dem Ohr schaden. Greifen Sie lieber häufiger mal zu Magnesium. Das entspannt die Gefäße, verbessert die Durchblutung, schützt Herz und Ohr vor Infarkt und hilft auch gegen Tinnitus.

Ein gutdurchblutetes Ohr verliert nicht so leicht an Hörvermögen, darum lesen Sie bitte auch das Herz-Kapitel!

Zwiebeln auf die Ohren: Schmerzen die Ohren? Bevor der Arzt Antibiotika gibt, hilft Omas Zwiebelumschlag. Zwiebeln sind mit ihren ätherischen Ölen, Schwefelverbindungen, Flavonoiden, Peptiden, Vitaminen und Mineralien eine Wohltat bei Ohrenschmerzen. Sie wirken antibakteriell und lindern Ohrenschmerzen. Deswegen rät auch der Naturmediziner bei einer Mittelohrentzündung zu Zwiebelwickeln.

So geht's: Einfach eine Zwiebel ganz fein hacken. In ein Taschentuch packen, auf das schmerzende Ohr legen und mit einer Mütze oder einem Schal fixieren. Kopf auf dicken Kissen hochlagern.

Auch gut: Einige Tropfen Königskerzenöl auf einen Wattebausch geben. Die Watte vorsichtig in die Ohrmuschel legen.

Mysteriöse Ohrenkerzen: Von den Hopi-Indianern in Amerika stammt ein sonderbares Heilmittel: die Ohrenkerzen, etwa 20 Zentimeter lange Röhrchen aus Bienenwachs, Leinen und ätherischen Ölen. Man führt sie vorsichtig in den äußeren Gehörgang und zündet sie an. Der Kamineffekt erzeugt im Ohr einen Unterdruck und das Flammenzüngeln leichte Vibrationen. Die wirken wie eine Trommelfellmassage. Das befreit, tut gut, man entspannt sich. Ohrenkerzen helfen bei Ohr- und Kopfschmerzen, Schnupfen und Erkältungen. Gibt's in Apotheken und im Internet.

Wenn das Ohr nicht mehr mitspielt

»Eine Reise in die inneren Räume« nannte Bewusstseinsforscher John Lilly 1954 das Erlebnis in seinem Schwebebad. Seit ein paar Jahren erlebt der sogenannte Samadhi-Tank ein Comeback. Er ist ungefähr so groß wie ein PKW und sieht aus wie ein UFO. Im Innern befinden sich 500 Liter körperwarmes Salzwasser. Da legt man sich rein. Die Klappe schließt sich. Weder Licht noch Schall dringen von außen ein. Für eine Stunde schwebt man in einem Meer aus Dunkelheit und Stille. Floating sagt man dazu – und meint: Entspannung pur. Das Hirn schaltet auf Thetawellen um, der Gedankenwirrwarr beruhigt sich, die Zeit steht still. Das tut dem Ohr unglaublich gut. Denn kaum ein Organ reagiert so empfindlich auf Stress wie das Ohr. Jedes Jahr erleiden etwa 250 000 Deutsche einen Hörsturz, etwa 4 Prozent der Deutschen leiden unter Tinnitus.

PLÖTZLICH SCHWERHÖRIG? DER HÖRSTURZ

Ein Hörsturz zeigt sich durch Gleichgewichtsstörungen und plötzliche Schwerhörigkeit meist auf einem Ohr, bis hin zur Taubheit. Vor allem Menschen zwischen 50 und 60 Jahren sind betroffen, zunehmend aber auch jüngere. Schuld ist meist eine Durchblutungsstörung. Ein Blutgerinnsel verstopft ein Gefäß im Innenohr – es kommt, wie im Herzen oder Hirn, zum Infarkt (Seite 200). Was tun? Wer auf einem Ohr plötzlich weniger hört, sollte sofort zum Arzt gehen. Manchmal steckt zwar nur ein Schmalzpfropfen dahinter. Aber einen Ohrinfarkt muss man möglichst bald mit Infusionen behandeln. Sonst bleibt man taub. Akut verbessert der Arzt die verminderte Versorgung der Hörzellen mit Sauerstoff und Nährstoffen. Mit einer einwöchigen Infusionstherapie ver-

dünnt er das Blut künstlich, erweitert die Gefäße. Zum Beispiel mit Magnesium. Oder der Arzt wäscht per Hämapherese das Blut mit einer Maschine frei von den Dingen, die das Ohr verstopfen: Blutfette, Cholesterin, Fibrinogen.

TINNITUS: JENSEITS DER STILLE

Ein Terrorist sitzt im Ohr. Klingelt, pfeift, rauscht, zischt oder summt, aber kein anderer hört etwas. Tinnitus, das »Klingeln«, kommt plötzlich, raubt einem den Schlaf, die Konzentration, macht reizbar, niedergedrückt und ängstlich. In Deutschland haben etwa drei Millionen Menschen andauernd ein oder mehrere Geräusche im Ohr. Das kann über kurz oder lang regelrecht depressiv machen.

Wie entsteht Tinnitus?

Tinnitus begleitet oft den Hörsturz. Und ist eine deutliche Folge von Stress. Er kann aber zum Beispiel auch durch eine Entzündung ausgelöst wer-

SCHWERHÖRIGKEIT kann man mit Demenz verwechseln, wenn die Betroffenen nur noch die Hälfte mitkriegen.

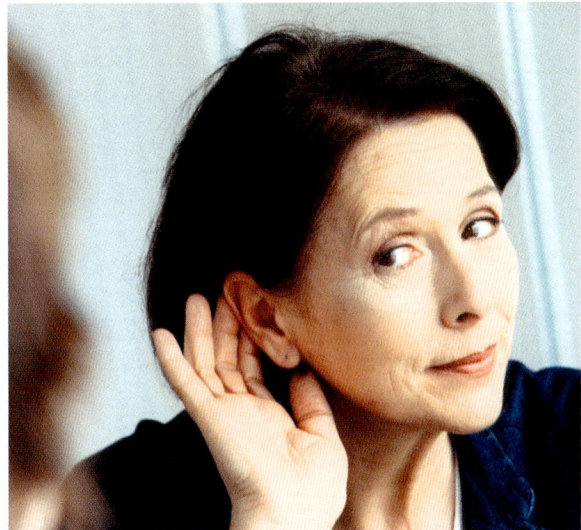

den, durch ein Knalltrauma (Silvesterböller), einen Tauchunfall oder eine Autoimmunerkrankung des Ohrs.

Ein Infekt oder Lärm zerstören Haarzellen im Innenohr. Das bedeutet: Bestimmte Frequenzen werden nicht mehr weitergeleitet, kommen im Gehirn nicht mehr an. So als ob einer von drei Lautsprechern, der für Bässe, nicht mehr funktioniert. Das Gehirn versucht, den Hörschaden auszugleichen. Und dreht die anderen Lautsprecher runter, hemmt Gehirnzellen, die in der Nachbarschaft der gestörten Hörzone liegen. Ein paar Neuronen flippen aus, werden so aktiviert, dass wir ein Pfeifen, Rauschen, Zischen hören. Normalerweise filtert unser Gehirn diese Geräusche einfach weg. Nur: Kommen negative Gefühle dazu, ärgern wir uns über das Geräusch, schenken wir ihm mehr Aufmerksamkeit, dann nimmt es das Gehirn immer wichtiger. Das leise Pfeifen wird immer lauter. Diese Geräusche entstehen also nicht im Ohr, sondern im Gehirn.

Und weil unser emotionales Zentrum, unser limbisches System, beteiligt ist, erkranken wir unter Stress leichter daran. Der Tinnituston selbst stresst erst recht. Ein Teufelskreislauf beginnt: Stress, Tinnitus, mehr Stress, mehr Tinnitus …

Was tun? Auch hier gilt: Rechtzeitig zum Arzt, der behandelt einen akuten Tinnitus mit Infusionen, blutgefäßerweiternden Medikamenten und Sauerstofftherapie oder Kortison. Hat sich der Tinnitus im Gehirn eingenistet, hilft Verhaltenstherapie: Man lernt, das Geräusch nicht mehr wichtig zu nehmen. (Siehe auch Seite 41.)

HÄH? ALTERSSCHWERHÖRIGKEIT

Jeder Zweite über 65 Jahren leidet unter Altersschwerhörigkeit. Die beginnt nicht von heute auf morgen. Schon ab dem 30. Lebensjahr schwindet die Sensibilität für hohe Frequenzen. Und noch früher, wenn man sich mit MP3-Playern zu-

dröhnt. Wer über Jahre hinweg seine Ohren täglich mit über 80 Dezibel belästigt, erntet mit Sicherheit eine beidseitige Innenohrschwerhörigkeit. Die Betroffenen merken oft nichts.

Und was dem Herzen schadet, schadet auch dem Ohr: Zu viel Zucker, zu viel Fett, zu viel Alkohol und Rauchen können zu Hörverlusten führen. Winzige Blutgefäße versorgen nämlich auch die Haarzellen im Innenohr mit Sauerstoff und Nährstoffen. Tun sie das nicht, weil sie verstopft sind, sterben immer mehr Hörzellen ab. Man wird schwerhörig bis taub.

Kluges Gehirn, dummer Mensch

Das Gehirn kompensiert den Hörschaden anfangs noch recht gut. Doch mit 50 lässt das Gehirn nach, genauer: seine neuronale Plastizität – seine Fähigkeit, neue Verknüpfungen zu bilden, sich umzuformen. Die Schwerhörigkeit nimmt zu. Ein wenig senil kann man dann schon wirken. Angehörige tippen häufig auf eine beginnende Demenz und nicht auf Hörprobleme. Allerdings merkt sich, wer schwer hört, auch weniger. Wenn man sich stark auf das akustische Verstehen konzentrieren muss, bleibt weniger Gehirnkapazität, um das Gehörte zu verarbeiten und zu speichern.

Die Folgen der Eitelkeit

Merkwürdig, dass nur 10 bis 15 Prozent der Betroffenen zum Hörgerät greifen. Anders als bei Brillen, die sogar als Modeaccessoire gelten, denken wir bei Hörgeräten nur ans Altwerden. Und das tun wir ohne Hörgerät erst recht. Denn wir legen das Gesicht angestrengt in Falten, um den anderen zu hören. Das sieht nicht schön aus. Die Eitelkeit hat noch mehr Folgen: Das Gehirn verlernt das Hören. Nervenzellen verkümmern, weil sie keine Reize mehr empfangen. Beschallt einen dann nach zehn Jahren Stille ein Hörgerät, stört das Rascheln einer Zeitung wie ein D-Zug am Frühstückstisch.

Das hält Sie laufend im Gleichgewicht

Wirbelt Tanja Szewczenko eine Pirouette aufs Eis, wird es einem schon beim Zuschauen schwindelig. Sie aber läuft dank ihres Vestibularapparates locker weiter. Der Gleichgewichtssinn soll übrigens auch für die geistige Überlegenheit des Menschen zuständig sein. Dass beim aufrechten Gang die Balance gehalten werden muss, ließ bestimmte Gehirnbereiche stärker wachsen. Dadurch verbesserte sich unsere Feinmotorik und schließlich auch unsere Fähigkeit zum abstrakten Denken. Und die verlieren wir – im Sessel.

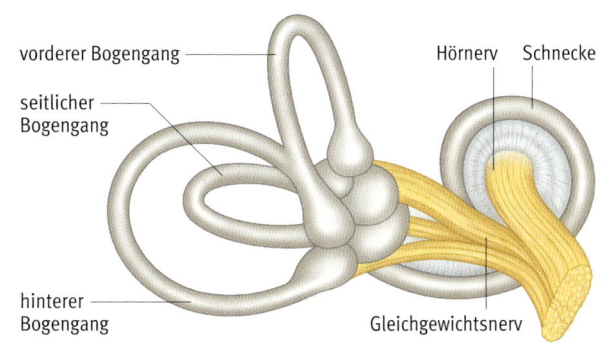

IM GLEICHGEWICHT: Für jede Richtung im Raum haben wir im Ohr einen mit Lymphe gefüllten Bogengang, der über den Gleichgewichtsnerv mit dem Gehirn in Kontakt steht. Mit den Makulaorganen (auf der Abbildung nicht sichtbar) sorgen sie für Balance im Leben.

DER VESTIBULARAPPARAT UND DER STREICHHOLZVERSUCH

Der Vestibularapparat, unser Gleichgewichtsorgan, sitzt im Ohr, neben der Schnecke (Seite 115). Drei mit Lymphflüssigkeit gefüllte Bogengänge melden dem Gehirn fortlaufend, wie schnell und wohin sich der Kopf dreht. Sie liegen dreidimensional im Raum, für jede Richtung ein Bogengang. Dreht sich der Kopf, drehen sich die Bogengänge mit. Nur die Flüssigkeit fließt träge nach.

Ein kleines Experiment soll das verdeutlichen: Legen Sie ein Streichholz in ein Glas Wasser. Drehen Sie das Glas. Was passiert? Wasser und Streichholz drehen sich kaum mit.

Kleine Sinneshärchen in den Bogengängen registrieren den trägen Fluss und feuern elektrische Impulse zum Gehirn. Gäbe es jedoch nur die Bogengänge, wüsste ein Taucher nie, wo oben und unten ist. Und im Aufzug spürten wir nicht, ob er beschleunigt oder bremst. Dafür besitzen wir die Makulaorgane, die zwischen Bogengängen und Schnecke liegen. Sie messen Beschleunigungen und melden dem Gehirn die Lage des Kopfes zur Erde. Aus den Signalen der Bogengänge, der Makulaorgane und den Informationen anderer Sinnesorgane berechnet es dann, ob wir gerade umkippen oder noch aufrecht stehen. Schwanken wir ein wenig, löst das Gehirn blitzschnell ein paar Muskelreflexe aus, die uns wieder ausbalancieren. Ohne dass wir es merken.

Seekrank?

Widersprüchliche Informationen von Auge und Gleichgewichtsorgan versteht unser Gehirn nicht. Sitzen wir bei Wellengang im Schiff unter Deck, dann meldet das Auge: »Ich sitze ruhig« und das Ohr: »Ich schwanke.« Die Folge: Schwindel, Übelkeit, Kopfschmerzen. Oft hilft schon der Blick zum Horizont. Schwerere Fälle bessern sich erst wieder an Land.

Wie steht es um Ihren Gleichgewichtssinn?

Das Gleichgewicht halten zu können ist auch Koordinationssache: Muskeln und Nerven müssen effektiv zusammenarbeiten. Dann sind die Bewegungen geschmeidig, die Reaktionen schnell.

Ihre Koordinationsfähigkeit können Sie testen:
So geht's: Ziehen Sie die Schuhe aus. Stellen Sie sich auf das Bein, auf dem Sie sicherer stehen, und richten Sie sich auf. Legen Sie den Fuß des anderen Beins locker an die Wade.
Ihre Arme dürfen Sie für stabilisierende Ausgleichsbewegungen nutzen.
Schaffen Sie es, auf einem Bein zu stehen, die Augen zu schließen – und vielleicht sogar noch auf die Zehen zu gehen …?

Auswertung: Wer lange auf einem Bein stehen kann, steht auch mit beiden Beinen sicherer im Leben.

> Super: Einbeiniger Zehenstand mit geschlossenen Augen über 10 Sekunden.
> Wunderbar: Einbeiniger Zehenstand mit offenen Augen über 10 Sekunden.
> Im Mittelfeld: Einbeinstand mit geschlossenen Augen über 10 Sekunden.
> Schlecht: Einbeinstand mit offenen Augen über 10 Sekunden.

EINE ODE AN DEN SCHAUKELSTUHL

Schnell dreht sich das Minikarussell auf dem Spielplatz. Zwischen Beinen, Armen, wehendem Haar jauchzen weitaufgerissene Münder. Ein paar Meter weiter schwingt eine Schaukel, daneben locken Wippe und Rutsche.
Kinder brauchen diese Stimulation. Das übt ihren Gleichgewichtssinn, der sich in den ersten Jahren entwickeln muss. Amerikanische Wissenschaftler stellten sogar fest: Babys, die regelmäßig geschaukelt und gedreht werden, lernen früher zu sitzen und zu stehen.
Mit zunehmendem Alter werden wir zwar ruhiger, die Freude am Wirbeln und Wippen aber bleibt. Oder können Sie wirklich an einem Spielplatz vorbeigehen, ohne sich mal auf die Schaukel zu setzen?

Bitte wackeln!

Unser Gleichgewichtssinn braucht ein Leben lang Anregung. Die amerikanische Wissenschaftlerin Nancy Watson empfiehlt jedem seinen Schaukelstuhl. Den verschrieb sie in einer Studie Altenheimbewohnern. Und stellte fest: Ängste und Depressionen lassen sich wegschaukeln. Sogar die Nachfrage nach Schmerzmitteln sank rapide. Watson macht dafür die Stimulation des Vestibularapparats im Ohr verantwortlich.
Wie eng physisches und psychisches Gleichgewicht zusammenhängen, zeigt auch unsere Sprache. Man ist »aus dem Lot geraten«, hat »die Balance verloren«, gilt als »wankelmütig«. Geht es einem gut, hat man seine »innere Mitte gefunden«, steht »mit beiden Beinen auf dem Boden«, und »nichts wirft einen mehr um«.

So schulen Sie Ihre Balance

> Besorgen Sie sich einen Schaukelstuhl. Er wippt Sie in ein zufriedeneres, glücklicheres, stressfreieres, jüngeres Leben.
> Stellen Sie ein Trampolin vor den Fernseher: Nichts trainiert den Gleichgewichtssinn besser. Es macht zudem fit, schlank, vital und vor allen Dingen Spaß. Wie schwerelos hüpft man in die Luft, überwindet die Erdanziehung, es kribbelt im Bauch, man fühlt sich frei und gelöst. Das Auf und Ab vertreibt schwere Gedanken und bringt Rastlose wieder in den Takt. Das Trampolin bringt den Kreislauf in Schwung, fördert die Durchblutung und festigt Gewebe, Knochen und Knorpel. Es treibt den Lymphfluss an, entschlackt und entgiftet. Was braucht man mehr zum Glück?
> Auch das trainiert den Gleichgewichtssinn: Klettern, Tanzen, Geräteturnen, Eislaufen, Rollerbladen, Einradfahren, Jonglieren, Vibrationstraining (Seite 172).
> Für starke Füße: Gehen Sie viel barfuß. Wippen Sie auf den Zehen. Stehen Sie immer mal wieder auf einem Bein. Augen zu!

Ohren-Check-up: Kennen Sie nur vom Hörensagen?

KLEINER »WIE BITTE?«-TEST

☐ Das Ticken einer Uhr oder das Zwitschern von Vögeln hören Sie nicht?

☐ Müssen Sie am Telefon öfter mal »Wie bitte« sagen?

☐ Hat sich schon mal ein Nachbar beschwert, dass Sie Ihren Fernseher zu laut stellen?

☐ Bemerken Sie ein Auto erst, wenn es schon ziemlich nah ist?

☐ Drehen Sie Ihrem Gesprächspartner immer ein bestimmtes Ohr zu?

☐ Fällt es Ihnen manchmal schwer, einer Unterhaltung mehrerer Menschen in einem Lokal mühelos zu folgen?

☐ Setzen Sie sich bei Vorträgen oder im Theater auf die vorderen Plätze, um besser zu hören?

☐ Schicken Sie einen Freund sechs große Schritte von sich weg, dann fordern Sie ihn auf, zu flüstern. Sie hören nichts mehr?

☐ Überhören Sie Ihre Türklingel, das Telefon gelegentlich?

Auswertung: Jedes Ja ist ein Hinweis, dass Sie nicht mehr gut hören. Und ein Wink mit dem Zaunpfahl, mal beim HNO-Arzt einen Hörtest zu machen. Ein Hörgerät sollten Sie nicht fürchten. Es lässt Sie dann das Leben wieder mit allen Sinnen genießen – und das tun, für das wir geboren sind: miteinander kommunizieren.

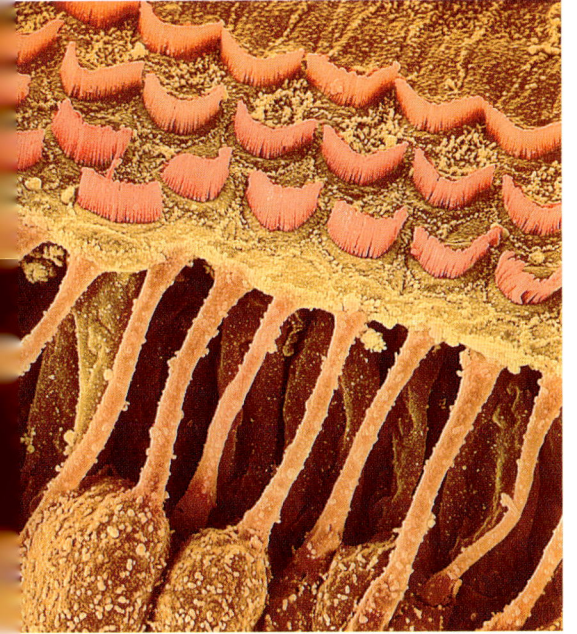

DAS CORTI-ORGAN in der Schnecke (Cochlea) ist eine haarige Angelegenheit und sieht aus wie ein orientalischer Teppich. Die (rosagefärbten) V sind Hörhärchen, die auf (braunen) Stützzellen sitzen. Hier wird Schall in elektrische Impulse umgewandelt.

HÖREN SIE AUF IHREN DOKTOR

> Im Gespräch fahndet der Hals-Nasen-Ohren-Arzt (HNO) nach möglichen Ursachen für einen Hörverlust, zum Beispiel Schwerhörige in der Familie, Lärmbelastung am Arbeitsplatz.

> Mit einer trichterförmigen Lupe, dem Otoskop, guckt er in Ihren Gehörgang. Um erst mal den typischen Pfropfen zu entdecken – oder auch Verletzungen an Gehörgang und Trommelfell.

> Anschließend macht er eine Audiometrie, den Hörtest. Sie sitzen mit Kopfhörer in einem schalldichten Raum. Mit einem Tongenerator erzeugt der Arzt einen Ton in einer bestimmten Frequenz. Jedes Ohr beschallt er einzeln. Langsam steigert er die Lautstärke. Sobald Sie den Ton hören, drücken Sie auf einen Knopf. So ermittelt der Arzt Ihre Hörschwelle für jede Frequenz. Arzt oder Computer erstellen aus diesen Daten eine Grafik, das Audiogramm. Ein Hörgeräteakustiker kann dann ein Hörgerät genau so programmieren, dass es gezielt diese Frequenzen verstärkt.

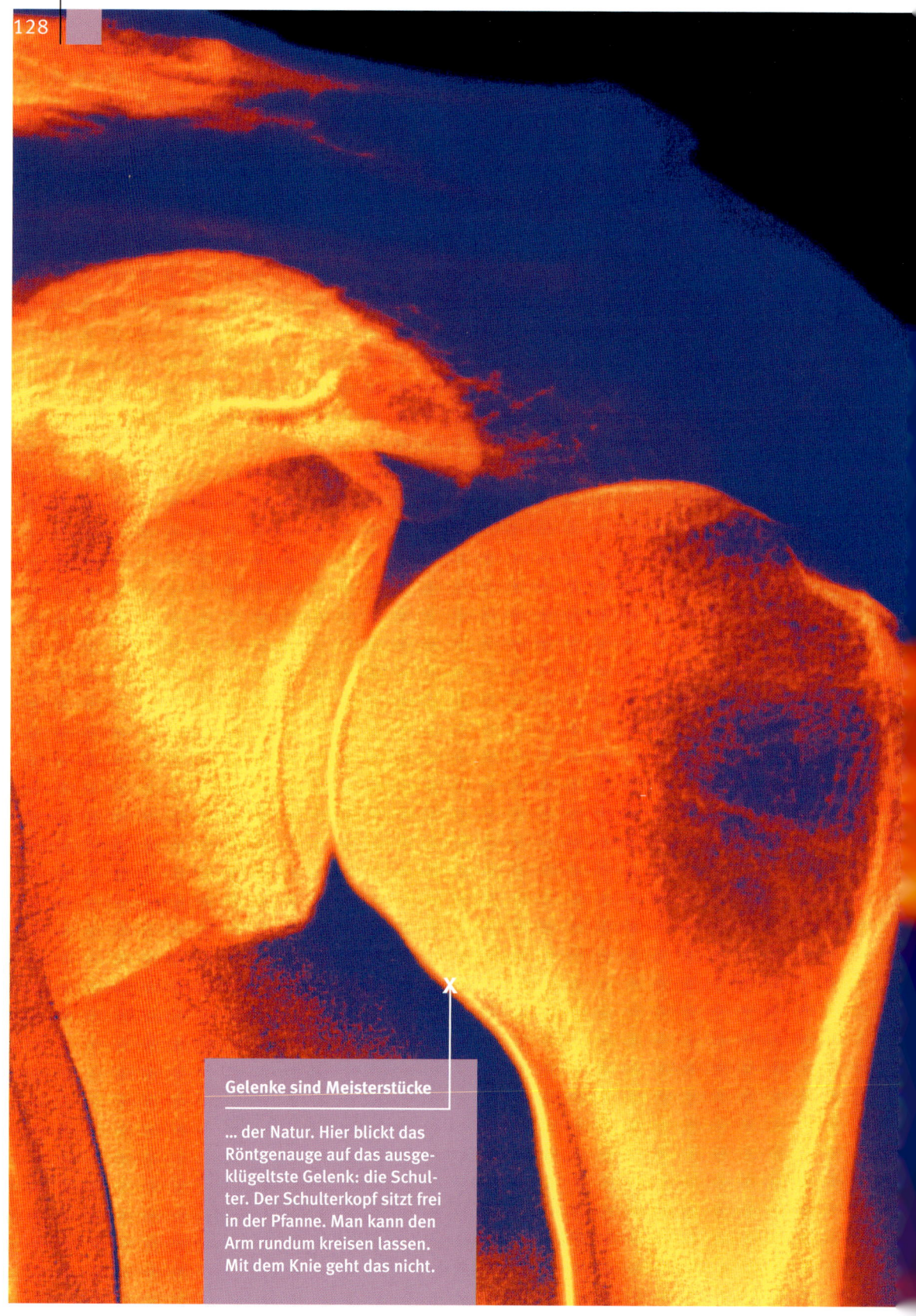

Gelenke sind Meisterstücke

... der Natur. Hier blickt das
Röntgenauge auf das ausge-
klügeltste Gelenk: die Schulter. Der Schulterkopf sitzt frei
in der Pfanne. Man kann den
Arm rundum kreisen lassen.
Mit dem Knie geht das nicht.

Knochen, Muskeln & Co.

Der bewegte Mensch

Der Muskel ist ein unglaubliches Organ: Er macht Sie blitzschnell fröhlich und selbstbewusst, er erzählt Ihnen, ob Sie das Handy oder Kosmetika vertragen, er schärft den Geist – und er hält auch noch seine Mitstreiter, die Knochen und Gelenke, jung. Lernen Sie Ihren Bewegungsapparat einfach mal näher kennen.

Kennen Sie den Axolotl? Ein wirklich merkwürdiges Wesen, ein Salamander, der aussieht wie ein molchartiger Fisch (Seite 174) und sein Leben im Larvenstadium verbringt. Der Axolotl lebt sein vom Aussterben bedrohtes Dasein im Xochimilco-See in der Nähe von Mexiko-Stadt. Bei uns schwimmt er hübsch bunt gezüchtet, mit schmucker Kiementracht, in manchem Aquarium. Der Axolotl kann verlorene Gliedmaßen binnen weniger Monate regenerieren. Das kann er auch mit inneren Organen, zum Beispiel mit dem Herzen und sogar mit Teilen des Gehirns. Das würde ich eigentlich auch gerne können. An so Tagen wie heute, wo einem an der Tastatur einfach nix einfällt, schnell ein neues Gehirn machen. Oder mal schnell den Arm nachwachsen lassen, wenn man beim Joggen draufgefallen ist.

Wie der Axolotl das macht, interessiert natürlich die Forscher. Das wäre was: mit Axolotl-Chemie Gliedmaßen und Organe züchten! Aber ein bisschen Axolotl sind wir auch. Wir können uns Muskeln machen. Und Knochen. Für uns hat sich die Evolution nämlich etwas Geniales ausgedacht: ein System, das sich durch Benutzung selbst repariert.

Und das nur durch Nichtbenutzung kaputtgeht. Davon träumt jeder Flugzeugingenieur.

Der Steinzeitmensch war den ganzen Tag über bewegt – Tiere jagend, Früchte sammelnd, Holz hackend, Unterkunft bauend. Wer das nicht konnte, überlebte nicht. Das mag 10 000 Jahre her sein, aber unser biologisches Rüstzeug ist gleich geblieben. Die Evolution codierte in unseren Genen: Wenn du dich bewegst, läuft alles rund.

Wenn du die meiste Zeit sitzt oder liegst, dann stimmt was nicht, dann bist du anscheinend krank. Wenn nicht, dann wirst du es.

Was Ihr (bewegter) Bewegungsapparat für Sie tut

> Er sorgt dafür, dass Sie sich fortbewegen – anmutig und schnell. Und er verpackt dafür auch noch die Organe sicher.
> Er stärkt die Lunge: Wer sich regelmäßig bewegt, tankt viel vom Lebenselixier Sauerstoff.
> Er ermöglicht, dass wir uns rundum wohl fühlen. Ein bewegter Rücken kennt keinen Schmerz.
> Er wendet Osteoporose ab: Bewegung stärkt die Knochen, schützt sie weitaus besser vor Brüchigkeit als Medikamente.
> Er verhindert Sarkopenie: Der durch Faulheit verursachte Muskelschwund kann auch im Alter durch Krafttraining rückgängig gemacht werden.
> Er bewahrt vor Arthrose: Wer die Muskeln kräftigt, hält den Gelenkverschleiß auf. Und er mildert Symptome einer Arthritis (Gelenkentzündung).
> Er macht ein leistungsfähiges Herz.
> Er stärkt das Immunsystem.
> Er hält schlank.
> Er lässt den Stoffwechsel rundlaufen, verbrennt Fette im Blut und schützt vor Diabetes.
> Er macht glücklich. Der bewegte Muskel schenkt uns fröhlich machende Drogen.
> Er hält den Kopf fit. Sorgt für Kreativität – und lässt neue Datenautobahnen im Gehirn wachsen.

Bewegung: Investition ins Glück

Der Bewegungsapparat sorgt, wie der Name schon sagt, dafür, dass Sie sich bewegen können. Klavier spielen, Saltos schlagen, Tango tanzen, gemütlich schaufensterbummeln und schnell rennen, vielleicht nicht ganz so schnell wie Michael Johnson mit seinem ungebrochenen Weltrekord von 19,32 Sekunden auf 200 Meter. Auch eine Katze läuft Ihnen auf ihren Zehenspitzen mit 49 km/h davon. Aber immerhin erwischen Sie den Bus.

Der Bewegungsapparat (scheußliches Wort, er ist schließlich keine Maschine, die auf Knopfdruck Leistung bringt) besteht aus zwei Teilen: aus dem passiven Teil – dem Skelett, seinen Sehnen und Bändern – und aus dem aktiven Teil, den Muskeln. Und beide gehören zusammen. Denn ein bewegter Muskel hält die Knochen und auch den Knorpel fit.

WUNDERBARES KÖRPERGEFÜHL

Der Mensch ist entspannt aufgespannt an seinem Skelett. Kein Knochen, kein Gelenk stört das andere. Stets ist der natürlich leichte Körper bereit, mit hundertprozentigem Muskeleinsatz zu reagieren. Zumindest solange er mit der Natur lebt, solange er einem afrikanischen Massai gehört. Oder nicht älter als drei Jahre ist. Ein Kleinkindkörper ist perfekt. Der Zeh passt in den Mund. Ein Kind nutzt, sich von A nach B bewegend, hundert Prozent seiner Muskeln. Es tut alles mit seinem ganzen Körper. Es weint aus jeder Pore. Es lacht vom Scheitel bis zur Sohle. Es freut sich mit der Stirn, den Zehen und den Fingerspitzen. Doch irgendwann heißt es dann: Wipp nicht so, sitz still. Die Leichtigkeit friert ein. Gefühle wer-

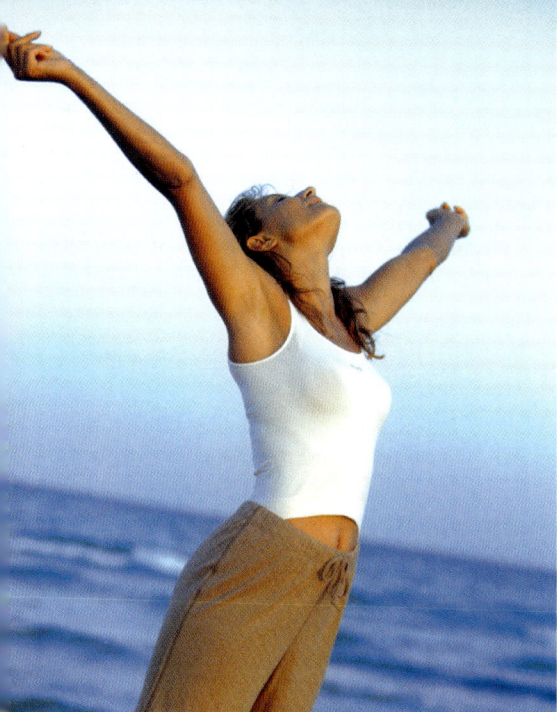

ARME HOCH, Brust raus – und schon funken die Nerven ans Gehirn: »Ich bin wer, ich kann was, mir geht es gut.«

den unterdrückt – die Muskeln verspannen sich. Viele Menschen sinken frustriert in sich zusammen, die Brust fällt ein, die Schultern hängen nach vorn. Jede Haltung, die man ständig einnimmt, erstarrt zur Gewohnheit. Der Mensch verliert seine Elastizität – es erstarren auch die Gefühle. Da uns aber der Bauplan für die Leichtigkeit eines Wirbelwesens in den Genen sitzt, kann man den auch wieder aktivieren. Man kann seine Haltung verändern, Verspannungen lösen, sich wieder aufrichten – körperlich und damit auch seelisch.

Nehmen Sie Ihren Körper wahr

So geht's: Legen Sie gleich mal das Buch auf die Seite. Stellen Sie sich breitbeinig hin, gehen Sie auf die Zehenspitzen. Nehmen Sie beide Arme seitwärts hoch, ein Stück über Schulterhöhe. Strecken Sie sich aus der Wirbelsäule heraus – Ihr Hinterkopf wird sanft von einem imaginären Seil in Richtung Himmel gezogen. Nun heben Sie das Kinn leicht an, strecken die Brust raus. Zehn

Sekunden strecken. Dabei tief und regelmäßig atmen. Und dann wieder alles locker lassen. Wie fühlen Sie sich? Frisch, gell? Frei, gell? Selbstbewusster? Ihr Körper ist ein sagenhaftes Geschenk – und viele nehmen ihn gar nicht mehr wahr. Er verkörpert Ihr Ich. Ihre Gefühle. Ihr Selbstbewusstsein.

Einfach aufrichten

Ein stolzer Mensch richtet sich hoch auf, streckt die Brust raus. Das tun Sie automatisch, wenn Sie sich über etwas gut Gemachtes freuen. Ihre Knochen, Ihre Muskeln, Ihre Tastorgane stehen mit dem Gehirn nicht einseitig in Verbindung. Wenn Sie sich aufrichten, die Schultern zurücknehmen, funken Nerven aus allen Teilen des Körpers ins Gehirn: »Ich kann, was ich will.« Das nutzt der faszinierende britische Choreograph Royston Maldoom. Überall auf der Welt bringt er Straßenkinder zum Tanzen – von Delhi bis Berlin. Holt sie aus Krisen, die man sich als wohlbehüteter Mensch kaum vorstellen kann – und zeigt ihnen, wie sie sich dem Leben stellen. Über den Körper. Über die Begegnung mit sich selbst. Er selbst tanzte sich aus der Isolation, aus einem einsamen Leben, in dem er, selbst mit vier Jahren Waisenkind, niemandem vertraute. Er hebt das Kinn eines Kindes in Tanzposition und sagt: »Ihr könnt alles erreichen, was ihr wollt. Ihr habt die Kraft, glaubt nur noch nicht daran. Ihr müsst lernen, euch zu feiern. Glaubt nicht, dass ihr hier nur tanzt. Das kann euer Leben verändern.« Und das tut es. Kinder tanzen sich selbstbewusst. Was erzähle ich, gucken Sie sich den Dokumentarfilm über Maldoom und Berliner Kinder an: »Rhythm Is It!«

Das nennt man Bodyfeedback

Wenn Sie die Stirn runzeln, bereiten Sie den Nährboden für negative Gedanken. Wenn Sie die Schultern hängen lassen, lastet der Alltag viel

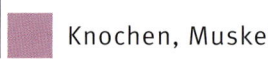

schwerer drauf. Wenn Sie den Kopf hängen lassen, lassen Sie die Traurigkeit einziehen.

Die Haltung beeinflusst Emotionen

Da gibt es einen ganz netten Versuch, den Dr. Maja Storch in ihrem Buch »Embodiment« erzählt: Gruppe 1 saß acht Minuten lang gekrümmt herum. Gruppe 2 saß aufrecht. Danach ließ man sie ein unlösbares Puzzle zusammensetzen. Die gekrümmte Gruppe 1 gab nach zehn Puzzleteilen auf, die aufrechte Gruppe 2 nach 17 Teilen.

Eine gekrümmte Haltung weckt im Kopf Depression, Aufgeben, Mutlosigkeit. Eine aufrechte Haltung weckt Mut, Lust auf Leistung.

Was bedeutet das? Wir können mit unseren Muskeln etwas, was wir mit unserem Willen nicht können: Emotionen beeinflussen.

Der Körper und die Einstellung

Psychologen sagen sogar: Muskeln verändern unsere Einstellung. So ließen Psychologen in einer Studie Studenten sechs Minuten lang kopfnicken oder kopfschütteln. Danach wurden sie gefragt, ob man die Studiengebühren erhöhen dürfe. Kopfnicker hatten nichts dagegen, während Kopfschüttler sie sogar senken wollten.

Das finde ich unglaublich. Und äußerst praktisch. Sie wollen irgendwas? Dann lassen Sie Ihren Partner erst mal ein paar Minuten lang nicken. Sagen Sie einfach, das wäre eine Übung für mehr Kreativität. Stimmt ja auch. Dann fragen Sie danach …

Und Muskeln verändern das Verhalten

Machen Sie gleich noch eine Übung:
1 Setzen Sie sich an einen Tisch, die Handflächen legen Sie von unten an die Tischplatte. Nun drücken Sie mit beiden Handflächen nach oben. Bis Sie eine Spannung in den Armen spüren. 15 Sekunden halten. Locker lassen. Noch ein paarmal. Was fühlen Sie? Sie haben Muskeln aktiviert, die einer positiven Körpersprache dienen: der Komm-

 BODY & MIND

Die Gute-Laune-Haltung

Schnell fröhlich werden Sie ganz einfach, indem Sie sich immer wieder bewusst machen, dass Ihr Körper auf die Emotionen wirkt. Nicht krumm herumsitzen. Aufrichten, Brust raus, Schultern zurück, Kinn leicht heranziehen, Nacken lang. So tanken Sie ständig ein Quäntchen Selbstbewusstsein, Leistungskraft und Freude. Durch jede Guthaltung, die Sie einnehmen, überschreiben Sie Ihr Gehirnprogramm für Fehlhaltung. So mutieren Sie langsam zu einem fröhlicheren, leichteren Menschen. Kleine Praxishilfe: Suchen Sie sich »Erinnerer« – zum Beispiel immer, wenn das Telefon klingelt, eine Mail kommt: aufrichten.

her-Bewegung. Und fühlen sich jetzt auch offener, freier, selbstbewusster.

2 Nun machen Sie das Gleiche noch einmal, drücken allerdings von oben auf den Tisch. Das entspricht einer negativen Körpersprache: Geh weg. Wie fühlen Sie sich? Schon spannend, was der Körper Ihnen alles erzählt, nicht wahr?

3 Nun könnten Sie das Ganze nur mit der linken Hand machen, daneben eine Keksschale stellen und sich einen Film angucken. So haben das Forscher mit Testpersonen gemacht. Diejenigen, die die Komm-her-Bewegung-Muskeln aktivierten, aßen dreimal so viele Kekse wie die, die die Geh-weg-Muskeln aktivierten. Muskeln verändern also auch das Verhalten.

Ich habe diese Übung kürzlich in einem Restaurant gemacht. Mit den Handelsvertretern, die dieses Buch den Buchhändlern vorstellen. Irgendwie hab ich vor lauter Aufregung nicht daran gedacht, was passiert, wenn zehn Menschen auf einmal von unten gegen einen Tisch drücken …

Kaum zu glauben: Das Skelett lebt

Das gruselige Gerüst kennen Sie aus der Geisterbahn … Es besteht aus 208 bis 215 kurzen und langen, hohlen und platten Knochen. Und die tragen die Last des Körpers, ermöglichen uns Bewegung, dienen als Mineralstoffdepot, schützen die Organe und bilden im Inneren Blutkörperchen. Alles bewegt sich um eine flexible Zentralachse, die Wirbelsäule.

Die Zahl der Knochen variiert von Person zu Person, weil die Kleinknochen – zum Beispiel in den Füßen – während der Wachstumsphase in unterschiedlichem Maße miteinander verschmelzen. Und mehr als die Hälfte der Knochen steckt in den Händen und Füßen.

Die kurzen Knochen in Hand, Fuß und Wirbelkörper sind kompakt. Lange Knochen stecken in Armen und Beinen. Rippen, Schulterblatt, Brustbein und Schädelknochen sind platte Knochen.

VON RÖHREN UND STROHHALMEN

Die langen Knochen können Sie sich wie ein abgenagtes Hähnchenbein vorstellen. Solche Röhrenknochen sind ein ziemlich cleveres Prinzip: Ein Rohr besitzt bei geringstem Materialaufwand maximale Biegefestigkeit in alle Richtungen. Das kennen Sie vom Strohhalm.

An jedem Ende des Röhrenknochens sitzt ein dicker Knorpel mit glasmurmelglatter Gelenkfläche. Darauf könnten Sie in Miniaturausgabe Schlittschuh fahren. An Knochenvorsprüngen hängen Bänder und Muskeln, die den Knochen bewegen. Das rote Mark in den Röhrenknochen bildet Blutkörperchen: Erythrozyten, rote Blutkörperchen, die Sauerstoff durch den Körper transportieren; Leukozyten, weiße Blutkörperchen, fürs Immunsystem; und Thrombozyten, Blutplättchen, die das Blut gerinnen lassen, wenn wir uns verletzen.

Der Knochenschaft ist mit Bindegewebe durchzogen. Natürlich enthält er im Inneren auch Blutgefäße, damit die wertvollen Blutkörperchen in den Blutkreislauf gelangen können.

Übrigens kann man am langen Knochen ähnlich wie bei einem Baum das Alter ablesen. Im Knochenmark. Mit der Zeit wird es immer gelber. Denn Fettmark ersetzt mit dem Alter das rote Knochenmark.

Wenn wir auf die Welt kommen, haben wir noch in allen Knochen rotes Knochenmark. Sofort beginnt von außen nach innen, von den Händen und Füßen zur Wirbelsäule hin, die Umwandlung von rotem in gelbes Knochenmark. Erwachsene

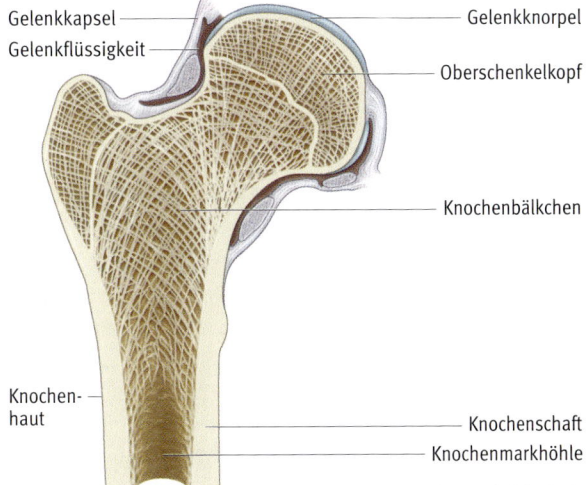

RÖHRENKNOCHEN: Kapsel, Flüssigkeit und Knorpel bilden das Gelenk. Im Inneren des Oberschenkelknochens sorgen Knochenbälkchen für eine leichte, stabile Struktur, die ähnlich wie ein Schwamm aufgebaut ist. Die Knochenhaut enthält Nerven und Blutgefäße und schützt den Knochen. Knochenmark füllt in vielen Knochen den Hohlraum aus und produziert lebenswichtige Blutzellen.

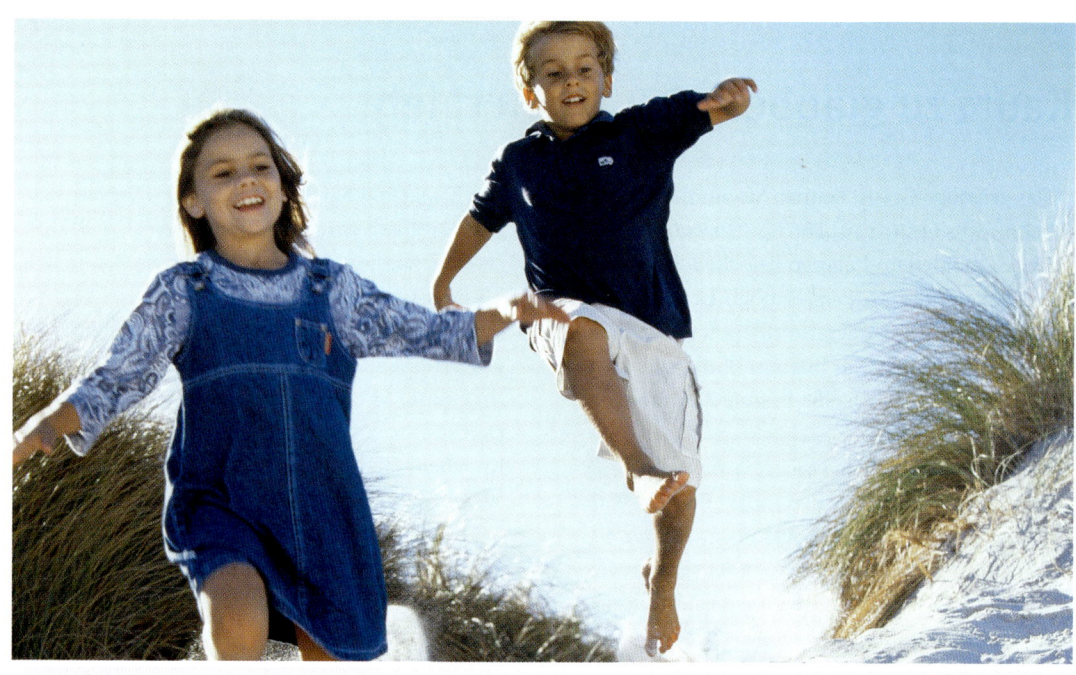

IN UNSEREN GENEN STEHT: Lauf, soviel du kannst! Kinder laufen – wenn sie nicht stundenlang vor dem TV oder dem PC hocken – ganz natürlich mehrere Kilometer am Tag. Und Erwachsene gehen gerade mal 800 Schritte.

haben nur noch wenig rotes Knochenmark, vor allem in den platten und kurzen Knochen und etwas im Oberschenkelknochen. Wenn Sie Knochenmark spenden, dann entnimmt man Ihnen durch Punktion aus dem platten Beckenkamm Blutstammzellen, die einem Menschen mit Leukämie (Blutkrebs) das Leben retten können.

DIE INTELLIGENTE LEICHTBAUWEISE

Als unsere Urahnen das Wasser verließen, musste sich die Evolution für das Leben auf dem Lande ein ökonomisches Prinzip ausdenken. Heraus kam die Leichtbauweise. Sie garantiert trotz geringem Materialaufwand: Stabilität, optimale Beweglichkeit und genug Kraft.

Deswegen hat man keine schweren Knochen, wie manche so gerne behaupten. Sie wiegen 10 bis 15 Prozent unseres Körpergewichts: Ein 70-Kilo-

Mann hat also etwa 7 bis 10 Kilo Knochen. Und daran hängen etwa 21 Kilo Muskeln.

Der Knochen ist fünfmal leichter als Stahl, gegen Druck aber doppelt so widerstandsfähig wie Granit, gegen Zugkraft viermal so resistent wie Beton. Trotzdem: Knochen sind anfällig gegen die Stürme des Lebens. Hätten wir baumdicke Knochen, würden die natürlich nicht so leicht brechen. Und das Material, das bei falscher Lebensweise verrottet, wäre nicht so arg begrenzt …

Wir sind Laufmenschen

Wir haben uns im Laufe der Evolution aufgerichtet, um zu Fuß besser zu sein als andere Lebewesen. Schneller, ausdauernder, weitsichtiger. Wir sind aufgestanden, damit wir die Hände frei haben für die wichtigen Dinge des Lebens. Unsere Vorfahren liefen, um zu leben. Laufen war normal, der Körper eine hocheffiziente Laufmaschine. Starke Oberschenkelmuskeln, kräftige lange Beinknochen, herrlich abfedernde Füße trugen uns 40 Kilometer weit pro Tag. Die Lungen versorgten uns unendlich weit laufend mit ausreichend Sauerstoff, das Herz schlug kräftig Schritt für Schritt. Noch immer haben wir den Körper eines Läufers. Und nutzen ihn für höchstens 800 Schritte am Tag. Oje.

Täglich bildet sich der Knochen neu …

Der Knochen ist keine trockene Materie, in der sich nichts tut. Im Gegenteil: Der Knochen wird wunderbar durchblutet, und in seinem Inneren findet ständig Umbau statt. Natürlich nur, wenn man sich ausreichend bewegt und gut isst. Sogenannte Osteoblasten bauen fleißig Knochen auf, und die Osteoklasten, fressende Riesenzellen, bauen Knochensubstanz ab – damit der Knochen nicht ins Unendliche wächst, sondern sich stets erneuert. Das heißt: Knochenmasse geht und kommt. Solange man als Kind wächst, sind vor allem Osteoblasten aktiv: Zwischen Knorpelendstück und Knochenschaft wächst eine Knorpelschicht, und die verknöchert. Kennen Sie vielleicht: Mama, meine Beeiiiinneeeäääh … So ein Schub kann ziemlich wehtun.
Ab dem 25. Lebensjahr arbeiten dann die knochenaufbauenden Zellen genauso viel wie die knochenabbauenden Zellen – der Knochen ist ausgewachsen und stabil.

… wenn er nicht schwindet

Nur, wenn die fressenden Osteoklasten fleißiger sind als die bauenden Osteoblasten, dann sieht's nicht gut aus. Der Mensch leidet unter Knochenschwund. Das nennt sich auch Osteoporose und quält sieben Millionen Deutsche.
Schleichend fressen die Osteoklasten Knochensubstanz weg, der Rücken rundet sich und der Mensch schrumpft. Die Substanz nimmt ab, die Architektur des Knochens wird marode. Der

Knochen bricht schneller (Seite 177). Das ist in unserem genetischen Programm nicht vorgesehen – hat also nichts mit normaler Alterserscheinung zu tun. Osteoporose ist meist hausgemacht. Die häufigste Ursache heißt: Bewegungsmangel. Aber auch ständige Diäten, Kalzium- und Vitamin-D-Mangel, Kortison und Alkohol schaden dem Knochen.

Der Muskel bringt Osteoblasten auf Trab

Sobald Sie Ihren Muskel anspannen – die Einkaufstüte hochheben, die Treppen hochdüsen –, schickt der Muskel einen Befehl an den Knochen: »Auf geht's, mach dich stark!« Und die Osteoblasten bauen fleißig Knochen auf. Dazu brauchen sie noch Kalzium und Phosphat als Baustoff. Wunderbar, das lag morgens als Käse auf dem Brot oder steckte in Form von Quark im Müsli.

Zu viel Knochen gibt's auch

In den letzten Jahren kam es in Mode, auch die Osteoblasten im Alter noch mal so richtig auf Touren zu bringen. Wer sich alt fühlt und Geld hat, dem spritzt der Anti-Aging-Doktor Wachstumshormon. Eigentlich ein wunderbarer, körpereigener Jungbrunnen, der Muskeln aufbaut,

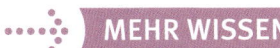

MEHR WISSEN

Tantes neue Spange

Dass Knochenmasse geht und kommt, macht sich auch der Kieferchirurg mit seiner Spange zunutze: Dort, wo sie Druck ausübt, bildet sich Knochensubstanz zurück, dort, wo der Druck nachlässt, wächst Knochen hin. Das rückt die Zähne gerade – sogar bei Erwachsenen. Sogar bei mir. »Gehst du jetzt auch wieder in die Schule?«, hat meine Nichte Lina gefragt, als ich ihr stolz erzählte, dass ich wahrscheinlich auch noch eine Spange krieg.

Zellen repariert und die Knochensubstanz erhält. Nur: Wird einem zu viel Wachstumshormon gespritzt, passen einem plötzlich die Schuhe nicht mehr, die Füße wachsen, die Hände, die Nase, das Kinn. Das nennt man Akromegalie.

VON KLEINEN MÄNNERN UND GROSSEN ERFOLGEN

Haben Sie auch Karl May gelesen? Dann wissen Sie, dass einer seiner Helden, nämlich Hadschi Halef Omar Ben Hadschi Abul Abbas Ibn Hadschi Dawuhd al Gossarah, klein und schmächtig von Gestalt war. Ein Held, aber klein. Wie sein Erfinder. Der Name Hadschi … taugt übrigens hervorragend für ein kleines Gehirntraining. Lesen, zudecken, nachsagen – nein, die Zunge können Sie sich nicht brechen. Das ist ein Muskelorgan. Die können Sie sich höchstens zerren.

Zurück zu Karl May, er sagte: »Ich wurde als krankes, schwaches Kind geboren, welches noch im Alter von sechs Jahren auf dem Boden rutschte, ohne stehen oder laufen zu können.« Karl May wuchs zum kleinen Mann auf. Wurde nicht größer als 1,66 Meter. Er litt ziemlich wahrscheinlich an Rachitis, einer Vitamin-D-Mangel-Krankheit.

Der Knochen braucht Sonne und Lebertran

Fehlt Vitamin D, baut der Knochen nicht genug Kalzium ein, er wird weich, wächst nicht richtig. Hätte Karl May genug Sonne gesehen und Vitamin-A- und D-reiches Heilbuttleberöl bekommen, wäre er weder zeitweise blind noch rachitisch geworden. In der Sonne bildet unsere Haut Vitamin D. Heute kriegen Kinder Vitamin-D-Prophylaxe in Tablettenform. Und die Rachitis gibt's nur noch ganz, ganz selten.

In unserer Zeit zerstören sich nur junge Frauen mit ihrer ständigen, selbst gemachten Hungersnot die Knochen – sie kriegen später Osteoporose mangels Kalzium, mangels Eiweiß, mangels Vitamin D (Lieferanten: Tabelle Seite 368).

Was Knochen hart macht

Die Knochen sind unser größtes Kalziumdepot. Sie bergen 99 Prozent des Mineralschatzes. Doch Kalzium wird auch andernorts gebraucht: Der Muskel benötigt Kalzium für die Kontraktion, das Blut zum Gerinnen, die Enzyme zum Arbeiten. Sinkt der Kalziumspiegel im Blut, muss der Knochen das stabilisierende Mineral rausrücken. Das Problem: Er lagert es nicht wieder ein, wenn wir uns nicht bewegen.

Groß sein heißt Erfolg haben

Große Männer kommen bei Frauen besser an, haben mehr Erfolg im Job – und sind reicher. Daten aus der Wirtschaftsforschung zeigen: Jeder zusätzliche Zentimeter bringt brutto 0,6 Prozent mehr aufs Gehaltskonto.

Darum gewinnen in den USA meistens die größeren Kandidaten den Wahlkampf um die Präsidentschaft. George W. Bush war da eine Ausnahme. Wie groß man wird, liegt a) an den Genen, b) an den Lebensbedingungen. Darum wachsen

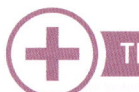

TIPP VOM DOC

Vorsicht, Pille, meine Damen!

Die Natur sorgt vor: Wir bauen während der Pubertät ganz viel Kalzium und Phosphor in unsere Knochen ein, damit wir genug Vorrat für unser Baby haben. Wenn Sie früh die Pille nehmen (genommen haben!), simuliert das eine Schwangerschaft. Es wird nicht genug Kalzium und Phosphor eingelagert. Das fehlt Ihnen irgendwann, Sie können früh eine Osteoporose entwickeln. Dann ist es besonders wichtig, mit gezieltem Muskeltraining Brüchen und Stürzen vorzubeugen (siehe Interview Seite 176).

die Kinder den Eltern seit 150 Jahren über den Kopf. An der Größe des Menschen liest man schlechte Lebensbedingungen ab. Die »Kleine Eiszeit« mit ihren Hungersnöten ließ den französischen Mann im 17. Jahrhundert gerade mal 1,62 Meter über den Acker wachsen.

Eigentlich ist die Körpergröße das beste Messinstrument für Wohlstand. Bessere medizinische Versorgung, höherer Bildungsstand, besseres Sozialsystem lassen die Beine unserer Kinder in den letzten 20 Jahren so schnell wachsen wie noch nie. Es sei denn, auf dem Teller liegt Junk-Food. Menschen, die sich kein gesundes Essen leisten (können), sind kleiner.

Am besten leben die Niederländer. Die Männer messen im Schnitt stattliche 1,85 Meter, während deutsche Männer nur auf 1,80 kommen. Und die schlechte Versorgungslage lässt den Nordkoreaner seit 60 Jahren nicht über 1,59 Meter wachsen. Der Südkoreaner ist sechs Zentimeter größer.

Jeder Knochen braucht Abwechslung

Wenn ein Entwicklungsland von Monokultur statt Anbauvielfalt lebt, schrumpfen seine Bewohner. Jedes Anbauprodukt bringt sage und schreibe drei Millimeter mehr an Größe. Das zeigt, was man eh weiß: Der Knochen will ernährt werden, sonst wächst er nicht. Sonst schrumpft er. Ein Grund, warum auch Sie Abwechslung auf Ihren Teller bringen. Die Tabelle ab Seite 368 listet all die guten Dinge auf, die Ihre Knochen brauchen.

WIE SICH DER KNOCHEN HEILT

Unser Körper ist zwar kein Axolotl, der sich seine Glieder einfach wieder neu macht, aber er kann sich auch ganz gut selbst reparieren. Bricht der Knochen, blutet es in den Spalt. Abwehrkräfte des Immunsystems reinigen die Wunde von Splittern und Muskelfetzen, töten Bakterien ab, signalisieren dem Körper, die Heilung einzuleiten.

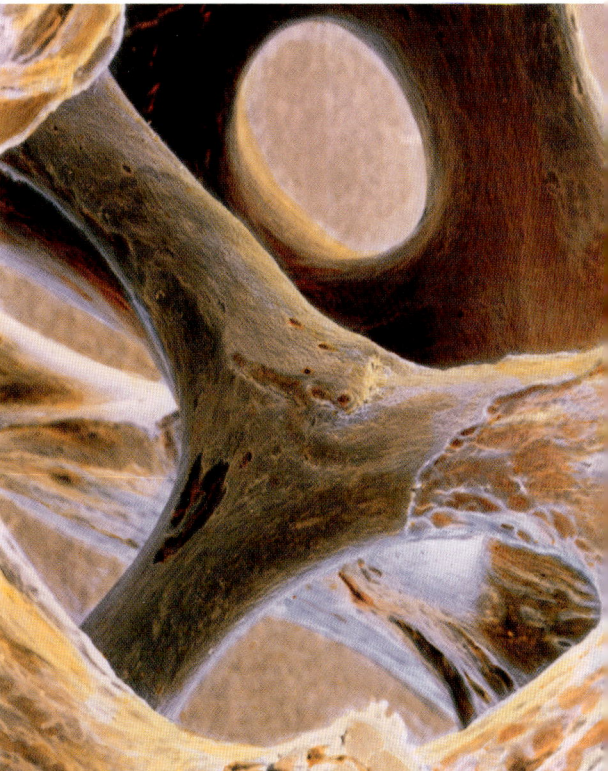

DÜNNE KNOCHENBÄLKCHEN im Inneren des Oberschenkelknochens, durchs Rasterelektronenmikroskop gesehen. Die Hohlräume der schwammartigen Konstruktion sind eigentlich mit Knochenmark gefüllt, das fürs Bild entfernt wurde.

Es bildet sich an der Bruchstelle eine feine Matrix, ein weiches Knorpelnetz, in das sich alsbald die knochenaufbauenden Zellen, die Osteoblasten, einnisten. Kalk lagert sich ein, verhärtet diese Matrix namens Kallus. So entsteht neuer Knochen. Um die Bruchstelle herum bildet sich eine Verdickung, weil die Osteoblasten im Akkord nicht so genau arbeiten. Die wird mit der Zeit aber von den Osteoklasten, den knochenzerstörenden Zellen, einfach wieder abgebaut.

Der Knochen heilt folglich ohne Narben und ist danach genauso belastbar wie vorher. Also, ein bisschen axolotlmäßig ist das schon, oder?

Die Gelenke puffern uns durchs Leben

Stellen Sie sich jetzt der Einfachheit halber noch mal einen Hühnerknochen vor. Da sehen Sie, der Knorpel ist fest mit dem Knochen verzahnt.
Der weiße Knorpel besteht aus Eiweiß-, Zucker- und Wassermolekülen. Wie ein pralles Kissen federt er Stöße ab. Und dann halten Sie gedanklich einen zweiten Hühnerknochen hin, dazwischen ist dann ein Spalt. Da hinein geben Sie ein bisschen Öl, als Gelenkschmiere. Die sorgt dafür, dass die beiden glatten Knorpel nicht aneinander-

reiben. Kennt mancher als Hyaluronsäure, die der Doktor spritzt, wenn vorher nicht Bewegung ihr Amt übernommen hat.

DAS GELENK FUTTERT UND FÜHLT

Nun stülpen Sie in Gedanken einen Schlauch Bindegewebe drüber und kleben ihn um beide Knochen. Dieser Schlauch ist in der Mitte, also dort, wo der Knorpel beginnt, verdickt und umschließt so schützend das Gelenk. Als Gelenkkapsel. In diese wiederum sind Bänder verwebt, die verhindern, dass Sie sich komisch verrenken.
Dieser Schlauch – und das ist wichtig – enthält Blutgefäße, die das Gelenk mit Nährstoffen versorgen. Außerdem enthält der Schlauch Nervenfasern, die das Gelenk beim Bewegen spüren, also mitdenken lassen – und schmerzempfindlich sind. So ähnlich jedenfalls sehen Ihre Gelenke aus. Natürlich hat sich die Natur da wunderbare Spezialisten ausgedacht – für Kiefer, Nacken, Schulter, Ellenbogen, Hüfte, Handgelenk, Finger, Knie, Fußgelenk und Zehen … einachsig, zweiachsig, Scharniergelenke, Sattelgelenke, ebene Gelenke und solche mit Kugellager.
Gelenke haben die Aufgabe, Druck abzufangen, und übertragen die Kraft, die zur Bewegung führt. Gelenke, die besonders starkem Druck standhalten müssen, wie das Knie zum Beispiel, haben einen dicken Knorpelbelag auf dem Knochen.

Beweglich wie ein Schlangenmensch
Durch Training kann man Gelenke viel, viel beweglicher und stabiler machen. Im Extremfall wie der Schlangenmensch im Zirkus, bei dem man sich fragt, ob der überhaupt Knochen hat. Allein Bewegung ernährt den Knorpel, dem ja selbst Blutgefäße fehlen. Bewegung wirkt als

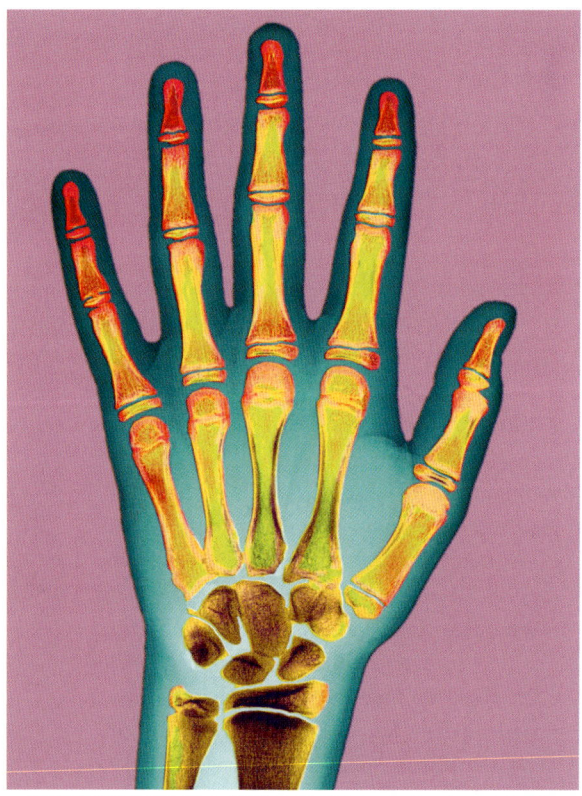

36 GELENKE hat eine Hand, hier im Röntgenbild die eines Kindes. Jedes Gelenk verbindet mindestens zwei Knochen und funktioniert reibungslos, solange man es viel bewegt.

Pumpe. Sie drückt Nährstoffe über die Gelenkschmiere in den Knorpel und transportiert Abfallprodukte raus. Sie hält die Chondrozyten (Knor-
pelzellen) jung. Stellt man die Bewegung ein,
nimmt die Elastizität des Knorpels ab, es bilden
sich feine Risse, die Oberfläche raut auf. Da würden Sie als Miniaturausgabe beim Schlittschuh-
fahren ständig auf die Nase fallen. Und der Knorpel reibt ab, bis die Knochen aufeinanderreiben.
Das nennt man dann Arthrose.

Wenn die Gelenke streiken

Arthrose gehört zum Alter? Nein. Heute schleicht
sie sich schon in die Gelenke von 20-Jährigen. Da
muss man dann jede Menge Entzündungshemmer und Schmerzmittel schlucken, die den Magen
zum Bluten bringen, die Nieren kaputt machen.
Und man kriegt Bewegung verordnet. Gegen den
Schmerz angehen … Das hätte man auch früher
machen können. Vorbeugend.

Entzündung heißt Arthritis

Durch den Knorpelabrieb und durch Stoffwechselprodukte entzündet sich die Gelenkinnenhaut,
dann die Gelenkkapsel. Das schmerzt. Man hat
eine Arthritis, eine Entzündung des maroden, weil
unbewegten Gelenks. Das Gelenk schwillt an, produziert jede Menge Gelenkflüssigkeit, die dann
der Arzt absaugen, punktieren muss.

Echtes Rheuma

Rheuma, auch rheumatoide Arthritis oder chronische Arthritis genannt, führt ebenfalls zu Schmerzen und zum Anschwellen der Gelenke. Eine
Autoimmunerkrankung. Das Immunsystem greift
körpereigenes Gewebe an. Die Entzündung in
den Innenhäuten der Gelenke ist aggressiv und
kann die Gelenke sehr schnell zerstören. Symptome: Morgens sind die Gelenke steif, sie schmerzen auch in Ruhe. Oft hat man leichtes Fieber, ist
müde und verliert an Gewicht.

KURZ GEFRAGT

Was empfehlen Sie Ihren Patienten bei Gelenkschmerzen?

Fitnessarzt Dr. Ulrich Strunz aus Nürnberg,
der ausgepowerten Managern Laufschuhe verschreibt und Leistungssportler betreut:

»Eine Kombination von Vitamin E (Alpha-Tocopherol) und Gelatine: 1 Gramm Vitamin E pro Tag
stoppt Entzündungen. Und ganz normale Haus-
haltsgelatine stärkt den Knorpel. Hildegard von
Bingen empfahl schon im Jahre 1175 Gelatine bei
Gelenkbeschwerden.
Gelatine hat die gleiche Aminosäurestruktur wie
das Kollagen im Gelenkknorpel, das ihn stabil
und zugfest macht. Weichen Sie täglich ein etwa
5 mal 5 Zentimeter großes Stück Blattgelatine
nach Packungsanweisung in kaltem Wasser ein.
In etwas Tee auflösen und trinken.
Dazu ein individuelles, auf die Probleme zuge-
schnittenes Bewegungsprogramm. Sogar Nordic
Walking ist nicht gelenkschonend, wenn man mit
schlechter Ausrüstung und falscher Technik läuft,
etwa mit zu großen Schritten.
Eine gute Nahrungsergänzung sollte man mit seinem Arzt absprechen. Omega-3-Fettsäuren bremsen Entzündungsreaktionen. Kieselsäure sorgt
für gesunde Strukturen in Knochen und Knorpel,
Selen schützt das entzündete Gelenk vor weiterer
Zerstörung durch freie Radikale. Und Kalzium,
Magnesium, Eisen, Zink, Kupfer und Jod wirken
sich ebenfalls positiv auf das Gelenk aus.
Auf rotes und fettes Fleisch (Schwein, Rind) sollte
man, soweit es geht, verzichten. Denn es enthält
Arachidonsäure, die Entzündungen in den Gelenken auslösen kann.
Wer noch mehr für die Gelenke tun will, kann
auch mal Grünlippmuschelextrakt, Teufelskralle
oder Brennnesselextrakt ausprobieren.«

Stabilitätspakt: Bänder und Sehnen

BÄNDER VERBINDEN KNOCHEN FLEXIBEL

Wenn Sie eine Muschel angucken, sehen Sie zwei
Schalenteile, die miteinander verbunden sind.
Das Verbindungsstück nennt man Ligament. Der
Mensch hat an seinen Gelenken ebenfalls Liga-
mente, Bindegewebsbänder aus Kollagenfasern.
Die verbinden – wie bei der Muschel – Knochen
mit Knochen flexibel miteinander und dienen
außerdem dazu, die Bewegung sinnvoll zu regulieren. Der Mensch muss ja nicht mit der Fußspitze
nach hinten zeigen können.

AN SEHNEN KANN MAN AUTOS AUFHÄNGEN

Die anderen Stränge, die Ihren Bewegungsapparat
zusammenhalten und agieren lassen, heißen Sehnen. Sie verbinden die Knochen mit den Muskeln.
Eine Sehne setzt sich aus untereinander fest verkitteten Bindegewebsfasern zusammen. Diese Fa-
serbündel umhüllt die Sehnenhaut. Das macht
die Sehnen reißfest und stabil.
Die Länge der Sehnen variiert. Auch hier hat sich
die Natur ein wunderbares, ökonomisches Prinzip
ausgedacht. Die Muskeln müssen nicht dort hin-
gepackt werden, wo kein Platz dafür ist. Unsere
Finger müssen lang und schmal sein, sonst könnten wir weder Klavier spielen noch den Schrau-
benzieher halten. Deshalb sitzen die dicken Mus-
kelbäuche für die Finger im Unterarm. Die Verbindung zu den Fingerknochen schaffen ganz einfach lange Sehnen. Sie verlaufen teilweise in
Sehnenscheiden, und sie sind so verankert, dass
wir jedes Fingerglied bewegen können.
Auch die Sehne lebt. Davon kann ein Lied singen,
wer schon mal eine Sehnenscheidenentzündung

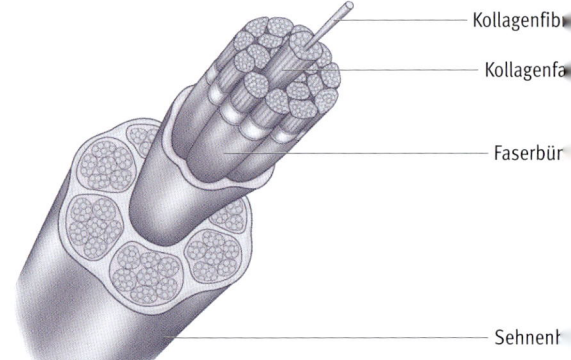

Kollagenfib▪
Kollagenfa▪
Faserbün▪
Sehnenh▪

BLICK IN EINE SEHNE: Wie ein Stahlkabel setzt sich
eine Sehne aus lauter kleinen Kabeln zusammen, was
sie reißfest macht. Sie besteht aus mehreren Bündeln
von Bindegewebsfasern und diese wiederum aus
Bündeln von Kollagenfibrillen.

hatte. Und auch die Sehnen wollen gepflegt werden: a) durch natürliche Bewegung, b) durch Aufwärmen vor dem Sport.
Wer seine Sehnen durch zu viel belastenden Sport
überbeansprucht, mit ständigen Stop-and-go-
Bewegungen wie bei Squash, Tennis, Fußball, oder
durch monotone Bewegungen im Job (Tastatur-
marathon), der reizt sie so, dass sie mit Entzündung reagieren. Lagert sich dann noch Kalk ab,
leidet man chronisch. Häufig betroffen: Schulter,
Hüft- und Kniegelenk, Achillessehne und die
Sehnen im Unterarm.

Schwachstelle Achillessehne

Die stärkste Sehne im Körper ist die 12 Zentimeter lange Achillessehne. Die brauchen wir zum
Gehen und Laufen. Sie setzt am Fersenbein an
und endet am dreiköpfigen Wadenmuskel. Sie hält
einer Zugbelastung von mehr als einer Tonne
stand. Da könnten Sie also theoretisch einen VW

Käfer dranhängen. Unglaublich, was die Natur so alles kann – oder?

Kennen Sie die Sage aus der griechischen Mythologie? Der Kriegsheld Achilleus wurde im Kampf um Troja von Paris durch einen Pfeil in die Ferse tödlich getroffen. Das war seine einzige verwundbare Stelle. Deswegen wird die »Achillesferse« gerne als Metapher für eine Schwachstelle in einem System verwendet.

Die Achillessehne ist, obwohl sie so stark ist, wirklich eine Schwachstelle im Körper. Im übergewichtigen Körper. Da reißt sie nämlich häufig. 20 000-mal pro Jahr in Deutschland. Bei Sprüngen ist die Achillessehne Belastungen ausgesetzt, die das Neunfache des Körpergewichts ausmachen. Die VW-Käfer-Tonne-Belastbarkeit hat also ein 112-Kilo-Mensch, der einem Radfahrer aus dem Weg springt, schon erreicht.

Das stärkt Ihre Achillessehne: Immer wenn Sie morgens eine Treppe sehen, barfuß auf den Rand einer Stufe stellen. Auf die Zehenspitzen gehen und 2 Sekunden lang halten, dann die Ferse ein Stück unter die Treppenstufe absinken lassen. 15-mal. 30 Sekunden Pause. Dann wiederholen. Täglich 1- bis 3-mal durchführen.

Achillessehne entzündet? Eine Studie der Medizinischen Hochschule Hannover zeigt: Mit dieser einfachen Übung kann man die Schmerzen binnen 12 Wochen um 50 Prozent reduzieren. Sie hilft übrigens auch, wenn die Fußsohlensehne entzündet ist – das passiert nicht selten, wenn man Absätze liebt.

DIE FASZIEN UND DAS ROLFING

Faszien sind straffe Häute aus Bindegewebe, die Knochen, Muskeln und Organe umhüllen und miteinander verbinden. Sie bilden ein dreidimensionales Netz, das die Grundstruktur des Körpers bestimmt. Sie sorgen für die nötige Körperspannung, um stehen, gehen, laufen, sitzen zu können.

Ständiger Stress, Tipporgien am Computer und eine falsche Körperhaltung zerstören die Struktur dieses Netzes. Die Faszien verkürzen sich, verkleben miteinander. Die Folge: chronische Verspannungen, Muskelschmerzen, Ermüdung und abgenützte Gelenke.

Der Rolfing-Therapeut löst verklebte Bindegewebsschichten, dehnt das verkürzte Gewebe und lockert verhärtete Stellen mit präzisem und sensiblem Druck. Er hilft dabei, die Körperhaltung zu verbessern. Verspannungen verschwinden – und auch der Schmerz. Man bewegt sich anmutiger, hat ein besseres Gespür fürs Gleichgewicht, atmet erleichterter und fühlt sich regelrecht zurückversetzt in den kindlichen Wohlfühlkörper. Ich kenne viele, die drauf schwören. Ich schwöre allerdings auf Osteopathie (Seite 144).

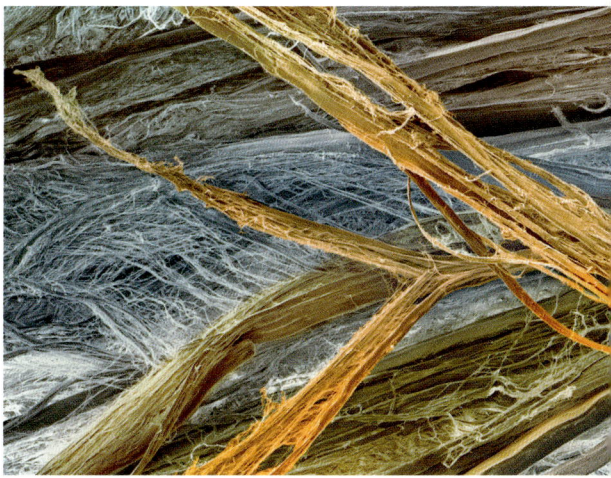

SO SIEHT DIE SEHNE unter dem Rasterelektronenmikroskop aus (wie immer eingefärbt). Diese nebeneinander verlaufenden, fest verkitteten Bindegewebsfasern sorgen dafür, dass die Sehne zwar flexibel, aber nicht elastisch ist – damit sie den Muskel gut am Knochen fixiert. Da sie kaum Nerven und Blutgefäße haben, regenerieren sich Sehnen, wenn sie reißen, ganz, ganz schlecht. Sanftes Dehnen hält sie jung und gesund.

Wir wunderbaren Wirbelwesen

Der größte Dinosaurier wog 100 Tonnen, war 40 Meter lang und trug seinen Kopf mehr als 17 Meter über der Erde. Was hatte der vor 65 Millionen Jahren ausgestorbene Gigant für ein Skelett, für eine Muskulatur, die ihm erlaubten, sich an Land fortzubewegen? Forscher vermuten: Die Leichtbauweise seiner Wirbelsäule ließ ihn sein gewaltiges Gewicht ertragen. Teile seines Knochengerüstes waren luftgefüllt. Das schenkte dem Langhalssaurier eine sensationelle Wendigkeit. Das wünscht sich auch manch ein Homo sapiens, so ab 40, wenn da hinten alles steif ist.

DER RÜCKEN UND DAS SKALPELL

Wir tragen unsere sechs Kilogramm Kopf und ein paar Zentimeter Hals mit sieben kleinen Halswirbeln. Unsere fünf Lendenwirbel sind dick und kräftig, sie müssen schließlich 25 bis 30 Kilogramm Gewicht tragen, den Rumpf, den Kopf und die Arme. Einen Schwanz haben wir auch noch. Einen rudimentären. Am Kreuzbein, das die Wirbelsäule mit dem Becken verbindet, hängt das Steißbein. Es hat keine Funktion mehr. Wedeln können wir damit nicht. Aber stoßen können wir es uns noch – sehr schmerzhaft.

Wunderbare krumme Wirbelsäule

Dank der Klugheit der Natur haben wir da hinten nicht einen geraden Stab, sondern ein S. Die Krümmung macht die Wirbelsäule zehnmal stabiler gegen Stauchung. Und starr ist unsere zentrale Achse, um die sich alles dreht, auch nicht: Unsere 24 Wirbel in Hals-, Brust- und Lendenbereich kippen vor und zurück, Brust- und Halswirbel können sich auch drehen.
Jeder Wirbel besteht aus drei Teilen: Im Wirbelbogen liegt geschützt das Rückenmark. An den

Fortsätzen der Wirbelgelenke hängen Muskeln und Bänder, alles sorgt für Beweglichkeit. Und der Wirbelkörper vorn trägt die Last.
Die Wirbel werden gut gepolstert – zwar nicht durch Luftkammern, aber durch Bandscheiben. Diese kann man sich wie einen mit Wasser gefüllten Gummipuffer vorstellen, der jeden Stoß und jeden Druck beim Gehen und Bewegen abfedert. Direkt daneben verlassen Nervenwurzeln das Rückenmark.

Bandscheiben: perfekte Puffer

Eine Bandscheibe besteht aus einem faserigen Ring und einem gallertigen Kern. Drückt Gewicht auf die Bandscheibe, presst es die Flüssigkeit aus dem Kern nach außen. Die Bandscheibe gibt dem Druck nach. Auf diese Weise schrumpft unsere

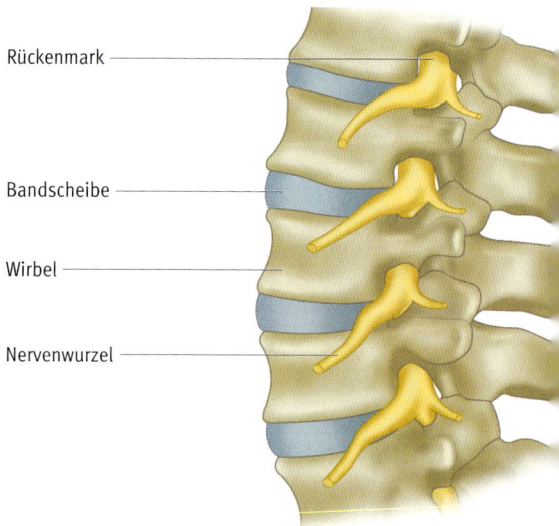

Rückenmark

Bandscheibe

Wirbel

Nervenwurzel

BANDSCHEIBEN: Die puffernden, faserknorpeligen Verbindungen liegen zwischen den Wirbeln. 23 haben wir davon. Wenn eine rausspringt, drückt sie direkt auf die Nerven, die neben ihr wurzeln.

Wirbelsäule im Laufe eines Tages um etwa zwei Zentimeter. Die gute Nachricht: Das regeneriert sich nachts wieder. Die Bandscheibe saugt sich herrlich voll, während Sie selig schlummern. Die schlechte: Im Laufe des Lebens trocknen die Bandscheiben immer mehr aus. Schon ab dem 20. Lebensjahr können wir Stöße nicht mehr so gut abfedern. Die Elastizität der Wirbelsäule geht allmählich verloren. Wer ständig sitzt, schwere Lasten hebt, viele Kilos mit sich herumschleppt, erntet irgendwann Schmerzen.

Scheibenkleister: kaputte Bandscheiben

75 Prozent aller Deutschen klagen über Rückenschmerzen. In 90 Prozent der Fällen diagnostiziert der Arzt: Bandscheibe. Etwa ein Drittel aller 30-Jährigen und die Hälfte aller 50-Jährigen hatten schon einen Bandscheibenvorfall. Der gallertige Kern drückt nach außen, reizt die umliegenden Nerven, die den Rückenmarkskanal verlassen. Der faserige Ring um den Kern kann sogar reißen, Flüssigkeit tritt aus, Nerven entzünden sich. 60 000 Deutsche pro Jahr landen deswegen auf dem Operationstisch. Mit einer traurigen Erfolgsquote. Fakt ist: Therapie mit Wärme, Krankengymnastik und Massage bringt langfristig meistens mehr. Da das Narbengewebe zusätzlich Irritationen auslöst. Mehr als 40 Prozent klagen nach der OP weiterhin über Rückenschmerzen – obwohl die Techniken immer ausgefeilter werden.

Moderne Therapien

Neue Kernspin-Aufnahmeverfahren (Seite 175) zeigen Bilder der Wirbelsäule in Bewegung. Minimalinvasive Verfahren machen das Skalpell unnötig. Bei der Nukleoplastie behandelt man Bandscheibenvorfälle mit speziellen Miniaturgeräten. Winzige Saugnadeln, die sich drehen wie ein Milchaufschäumer, ziehen Gallertmasse aus der Bandscheibe ab. Bei der Epiduroskopie guckt der Chirurg mit Minikamera auf die Bandscheibe,

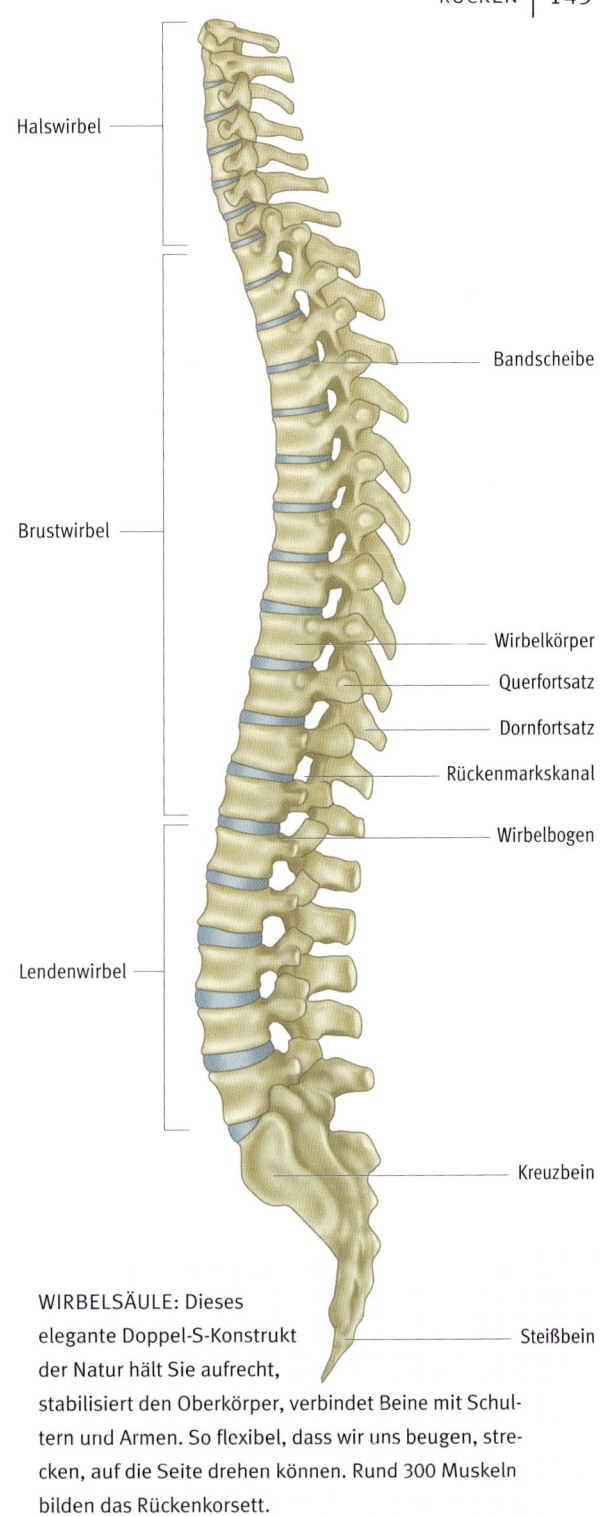

Halswirbel

Bandscheibe

Brustwirbel

Wirbelkörper

Querfortsatz

Dornfortsatz

Rückenmarkskanal

Wirbelbogen

Lendenwirbel

Kreuzbein

Steißbein

WIRBELSÄULE: Dieses elegante Doppel-S-Konstrukt der Natur hält Sie aufrecht, stabilisiert den Oberkörper, verbindet Beine mit Schultern und Armen. So flexibel, dass wir uns beugen, strecken, auf die Seite drehen können. Rund 300 Muskeln bilden das Rückenkorsett.

TIPP VOM DOC

Hexenschuss

Schießt Schmerz irgendwo in die Rückenmuskulatur zwischen Schulterblättern und Steißbein, nennt das der Volksmund Hexenschuss. Schmerzt es im Lendenbereich, spricht man auch von Lumbago. Und strahlt der Schmerz einseitig aus in Po oder Bein, nennt sich das Lumboischialgie – der Ischiasnerv, der das Bein versorgt, ist betroffen. Der klassische Hexenschuss vergeht oft nach drei Tagen. Hält er länger an, sollte man zum Arzt.

Erste Hilfe: Tut bei Rückenschmerzen Wärme gut, dann hilft der gute alte Kartoffelsack. Ein Kilo Kartoffeln weich kochen. Wasser abgießen, die heißen Kartoffeln stampfen und in ein Leintuch wickeln. Auf die schmerzende Stelle legen.

spült abgestorbenes Gewebe weg, spritzt eine Mixtur aus Enzymen, Schmerzmittel und Entzündungshemmer, um so die Bandscheibe vor Ort ohne Skalpell zum Abschwellen zu bringen. Mikrolaser verdampfen Gewebe, das auf Nerven drückt. Künstliche Bandscheiben mit Kunststoffkern ahmen vielleicht bald schon die natürliche Funktion der Bandscheibe nach. Und Forscher arbeiten daran, körpereigene Bandscheibenzellen im Bioreaktor zu vermehren, mit denen sie beschädigte Bandscheiben reparieren wollen. Im Grunde hirnrissig. Warum? Man kann seine Wirbelsäule, sein ganzes Leben elastisch halten. Ganz einfach, indem man sich bewegt. Wer sich regelmäßig bewegt, stärkt die Rückenmuskulatur. Die stützt und entlastet die Bandscheiben. Wie Werner Kieser (Seite 146) so schön sagt: »Ein starker Rücken kennt keinen Schmerz.«

MEIN RÜCKENTIPP: OSTEOPATHIE

Mein Rücken ist krumm – also leider nicht perfekt. Aber er ist meiner. Und um den möchte ich mich kümmern. Mein Rückenheiler heißt Dr. Peter Leitner und ist Osteopath. Zu ihm gehe ich nicht nur, wenn's schmerzt, sondern um meine Gesundheit zu erhalten. Alle sechs bis acht Wochen löst er ziehend, schiebend, drückend Blockaden und mobilisiert Selbstheilungskräfte.

Ein Osteopath arbeitet nur mit seinen Händen. Mit ihnen spürt er fehlende Gesundheit auf, und mit ihnen heilt er. »Es reicht nicht, den Körper rein technisch mit Labor oder Kernspin zu untersuchen. Wir müssen ihn abtasten, erleben.«

Es sitzt nie dort, wo man es vermutet

Leitner ist Sucher. Er sucht die Ursache einer Krankheit nicht dort, wo wir sie vermuten. Er sucht sie sogar im Knie, wenn es im Kopf schmerzt. »Ein Drehtrauma des Kniegelenks kann Spannungen am Hals verursachen und Kopfschmerzen auslösen. Wie paradox und zugleich einfach: Knie behandeln, Kopfschmerzen weg.«

»Osteo« heißt Knochen, »pathie« steht für Leiden. Der Osteopath interessiert sich aber für mehr als für Knochenleiden. Er ist von Kopf bis Fuß auf den Menschen eingestellt. Er weiß: Der Organismus ist eine Einheit, man kann ihn nicht in Einzelteile zerlegen und isoliert behandeln – er sagt: »... genauso wenig, wie man einen trüben Tümpel sauber bekommt, wenn man einige Wassertropfen reinigt.«

Die Osteopathie geht davon aus, dass der gesunde Körper ständig in Bewegung ist. Nur solange das Zusammenspiel von Bindegewebe, Muskeln, Organen, Knochen und Gelenken funktioniert, ist der Körper gesund. »Dann ist das Leben im Fluss.« Und mit seinen Händen bringt der Osteopath alles zum Fließen. Richtet sanft ein, löst Verspannungen und Blockaden. Rückt mit aku-

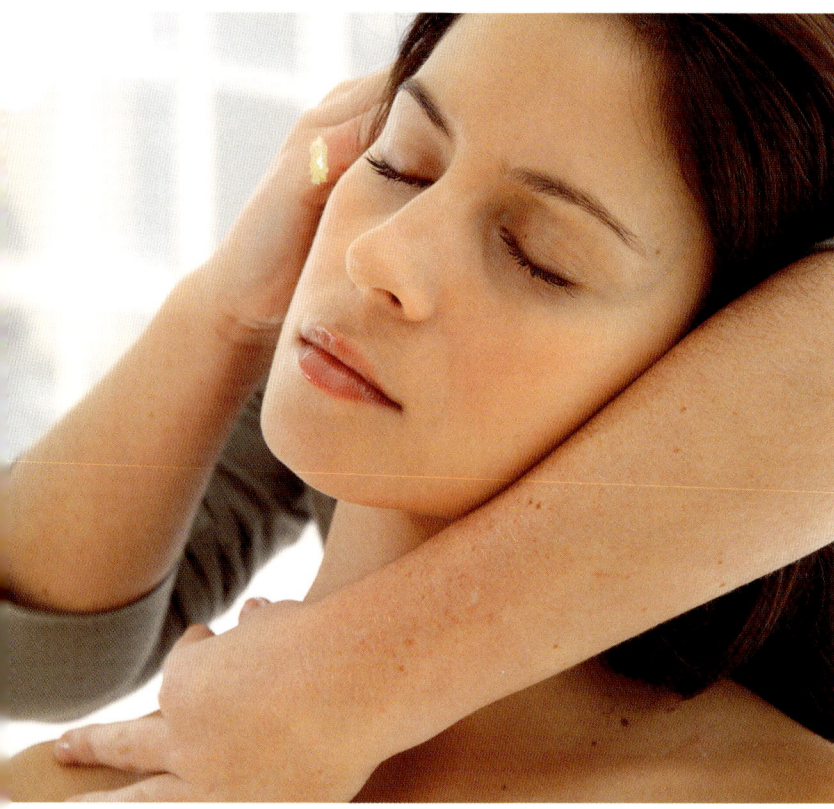

pressurähnlichen Griffen die Hände zurecht – und merkwürdigerweise lockert sich der Nacken. Im Notfall setzt er auch mal eine Arnikaspritze. In die Wade, wenn's im Nacken schmerzt. Und sagt: »Ich behandle das Gewebe, da es die Halswirbel versorgt, ihnen Nährstoffe und Kraft gibt. Ebenso wie alles andere, was am Hals hängt: Arme, Brustkorb, Füße.«

Wenn ich aus der Praxis komme, schwebe ich. Und fühle mich leicht. Und denke über das nach, was Peter Leitner, dieser ungarische Philosoph mit den heilenden Händen, gesagt hat: »Die Krankheit ist wie ein Wind. Wir wissen oft nicht, woher sie kommt und wohin sie geht.«

Wunderbare Alternativen

Suchen Sie sich doch eine Methode, die Ihnen guttut. Die die Gesundheit Ihres Bewegungsapparates (wahrlich ein scheußliches Wort) erhält. Probieren Sie aus. Suchen Sie. Das zum Beispiel hilft vielen Menschen vorbeugend – und auch gegen akute Schmerzen: Rolfing, Behandlung der Wirbelsäule nach Dorn, Feldenkrais, Kieser-Training, Tai Chi, Qi Gong, Yoga, Tuina-Massage …

Spezielle Schmerztherapien: Akupunktur, Stoßwellentherapie (zum Beispiel bei Kalk in der Schulter), Magnetfeldtherapie, Elektrotherapie, Hochtontherapie.

Ach ja: Krankenkassenstudien zeigten, dass Akupunktur bei Rückenschmerzen fast doppelt so wirksam ist wie eine westliche Standardtherapie mit Antiphlogistika (entzündungs- und schmerzhemmende Mittel), Opiaten, Krankengymnastik und Massage. Die Schmerzfreiheit hält auch nach sechs Monaten an. Vor zehn Jahren hätte man über den, der so etwas erzählt, milde gelächelt.

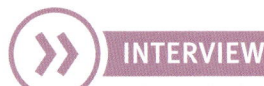

Krafttraining statt Skalpell

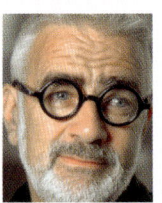

Werner Kieser, Muskelphilosoph und Begründer der Kieser-Training-Betriebe. Dort tankt man in reduziertem ästhetischem Ambiente an modernsten Geräten in 30 Minuten Kraft und Gesundheit.

Warum hat Sie der »Spiegel« als »Todfeind der Orthopäden« bezeichnet?

Die Rechnung ist einfach: Der Rücken der Deutschen kostet im Jahr etwa 20 Milliarden Euro, Arbeitsausfälle, Operationen und Renten mit eingerechnet. Mit dem präventiven Krafttraining und der Kräftigungstherapie könnten wir etwa 80 Prozent dieser Kosten vermeiden.

Prävention ist klar: Rückenschmerzen vorbeugen. Und wann hilft Kräftigungstherapie?

Die empfehlen wir Menschen mit chronischen Rücken- oder Nackenbeschwerden. Sie hilft aber auch bei Verschleißerscheinungen, Bandscheibenvorfällen, Wirbelgleiten oder Osteoporose. Denn die Beschwerdebilder gehen oft mit einer schwachen Muskulatur einher.

Bei chronischen Schmerzen im unteren Rückenbereich hilft Kiesern doch auch?

Ja. Der Arzt prüft erst, ob eine Therapie notwendig ist. Nach einer Rückenanalyse baut man dann die zu schwachen Muskeln gezielt auf. Selbstverständlich wird man bei den Übungen von einem Therapeuten begleitet. In etwa 80 Prozent der Fälle tritt nach 12 bis 18 Therapiesitzungen eine deutliche Linderung der Beschwerden ein – bis hin zur Schmerzfreiheit.

Was steckt dahinter?

Bei Schmerzen im unteren Rücken setzen wir eine hoch spezialisierte, computergestützte Trainingstechnologie ein. Der Patient ist so in der Maschine fixiert, dass die Hilfsmuskulatur nicht mitarbeitet und man ganz gezielt die tiefliegende Rückenstreckmuskulatur auftrainiert. Dann ist die Muskulatur wieder in der Lage, ihre Aufgabe zu erfüllen: die Wirbelsäule zu stabilisieren und ihre Funktionalität zu gewährleisten. Die Schmerzen nehmen ab, Kraft und Beweglichkeit nehmen zu. Die Übung in der Maschine dauert etwa zwei Minuten und sollte einmal pro Woche ausgeführt werden. Allein durch diese Übung erzielen wir bei chronischen Rückenpatienten eine Erfolgsquote von 80 Prozent. Ergänzend trainieren wir die Muskeln, die die Wirbelsäule sekundär stabilisieren, wie die schräge Bauchmuskulatur oder die breite oberflächliche Rückenmuskulatur.

Eine Zwei-Minuten-Übung erspart tatsächlich die Rücken-OP?

2001 wurden in den USA 38 Rückenpatienten, die zur Bandscheibenoperation angemeldet waren, auf eine Kräftigungstherapie gesetzt – an denselben Maschinen, wie wir sie im Kieser-Training verwenden. Von den 38 Terminen wurden 35 abgesagt, weil die Patienten keine mehr waren; die Schmerzen waren weg. Das ist schön für die Patienten, aber nicht für das Budget der Klinik. Mit dem präventiven Training und der Kräftigungstherapie verschwindet der Patient vom gesamten »Rückenmarkt«. Das macht nicht alle glücklich.

Wie alt ist Ihr ältester Kunde?

Wir haben einige weit über achtzigjährige Kunden. Wer aber von den über 230 000 Kunden oder Kundinnen am ältesten ist, weiß ich nicht. Es ist nie zu spät.

Mehr Infos unter: www.kieser-training.com

DAS KNIE UND DER SKI

Das Knie ist unser größtes Gelenk. Der Femur, unser Oberschenkelknochen, steht etwas wackelig auf dem Schienbein. Und um diese gewagte Architektur auszugleichen, gibt es jede Menge Bänder, die auch über Kreuz laufen, und die beiden Menisken. Leider ist das Knie die Achillesferse des Sportlers, vor allem des Urlaubssportlers.

Seitlich stabilisieren zwei Bänder das durchgestreckte Knie. Und je ein vorderes und hinteres Kreuzband verbindet im Kniegelenk den Ober- mit dem Unterschenkel. Das vordere Kreuzband verhindert, dass das Schienbein nach vorn klappt. Knickt man weg oder verdreht das Knie, dehnt sich das Band so stark, dass es reißt. Und das tut es oft. Vor allem im Sport. Gerne beim Skifahren, weil man vorher 50 Wochen nichts getan hat und mit der Koordinationsfähigkeit einer Stuhllehne elegante Hüftschwünge hinlegen will.

Mond im Knie: Meniskus

»Meniskus« stammt aus dem Griechischen und bedeutet Halbmond, mondförmig. In unseren Kniegelenken sitzen je zwei dieser sichelförmigen Kollagenscheiben mit der Konsistenz eines Gummibärchens. Sie sorgen für eine optimale Druckverteilung zwischen Oberschenkel- und Unterschenkelknochen. Und sie verteilen die Gelenksflüssigkeit gleichmäßig auf den Gelenkknorpeln. Fehlen die Menisken, weil sie operativ entfernt wurden, steigt das Arthroserisiko drastisch an. Einen verletzen Meniskus zieht man sich gerne beim Skifahren oder Fußballspielen zu, wenn man das gebeugte Knie ruckartig überdreht. Wenn man halt mal wieder sportlich ist, obwohl man das sonst nicht ist. Auch ein Meniskus unterliegt dem Verschleiß durch Nichtgebrauch oder Überlastung, zum Beispiel durch zu viel Gewicht oder Arbeiten in der Hocke. Er wird rissig wie ein Gummibärchen, an dem man kräftig zieht.

Was tut der Doktor?

Ein verletztes Kreuzband gehört zum Arzt. Sonst leiden bald der Meniskus oder das ganze Gelenk unter der instabilen Lage. Ist nur ein Band verletzt, reicht meist ein Muskelaufbautraining. Sind mehrere Bänder verletzt, rät der Arzt oft zur Operation. Dann ersetzt der Chirurg das Band aus körpereigenem Sehnenmaterial, arthroskopisch mit ganz kleinem Schnitt, winziger Kamera und winzigem OP-Besteck.

Was den Meniskus betrifft: Kleine Quetschungen und Risse heilen oft in fünf Wochen an Krücken ab. Größere Schäden müssen arthroskopisch operiert werden.

Also, ich würde lieber ein Muskelkoordinationstraining machen, bevor ich mich auf die Bretter wage. Fünfzig Wochen lang.

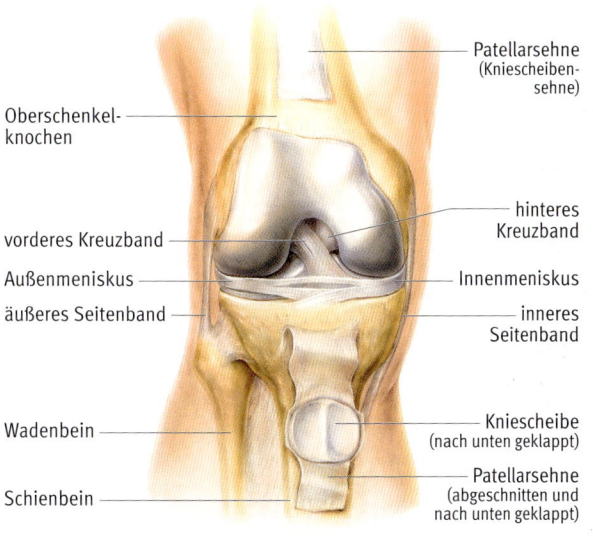

Patellarsehne (Kniescheibensehne)

Oberschenkelknochen

hinteres Kreuzband

vorderes Kreuzband

Außenmeniskus

äußeres Seitenband

Innenmeniskus

inneres Seitenband

Wadenbein

Kniescheibe (nach unten geklappt)

Schienbein

Patellarsehne (abgeschnitten und nach unten geklappt)

DAS KNIEGELENK hält 1,5 Tonnen Gewicht aus. Kurzfristig. Damit es uns durchs Leben trägt, sich ständig beugen und strecken kann, hat es eingebaute Puffer aus Kollagen: die Menisken. Kreuzbänder und Seitenbänder fixieren Oberschenkel, Schien- und Wadenbein. Die Kniescheibe liegt gut verpackt in der Patellarsehne.

DIE HAND UND DIE COMPUTERMAUS

Auch für die Hand hat sich die Natur Zeit gelassen. Über mehrere Millionen Jahre passte sich die Fischflosse der Form von Werkzeugen an. Und wir lassen das architektonische Meisterwerk an der simplen Rundung der Computermaus oder SMS-nd am Handy verkümmern. Jährlich klagen 3,8 Millionen Briten über Schmerzen in Daumen und Handgelenk. Schuld ist das Handy, so eine Studie von Virgin Mobile. Millionen von britischen Handybesitzern verletzen ihre Daumen und Finger durch die Viel-SMSerei. Die ständige und gleichförmige Belastung beim Tippen überlastet das sensible System Hand. Das Gleiche gilt für das

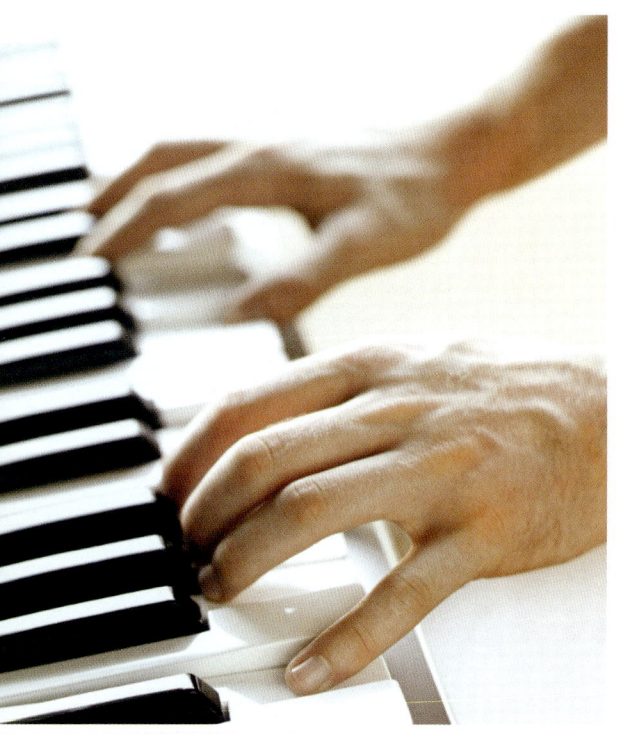

DER VORTEIL liegt auf der Hand: Generalist statt Spezialist. Unsere Hände können liebkosen, musizieren, basteln, auf die Stirn klopfen ...

stete Streicheln der geliebten Computermaus. Überall auf der Welt.

Primitiver Generalist

Jede Ihrer Hände besteht aus 27 Knochen, 36 Gelenken und 39 Muskeln – ein Wunderwerk an Mechanik, nur damit Sie mit Ihren fünf Fingern stricken oder tippen oder Klavier spielen können. Unsere Fingerspitzen begreifen die Umwelt. Die Reize verarbeitet die Großhirnrinde, dort gibt es für jeden Finger eine Fühlregion.

Jedes Säugetier hat die Anlage für fünf Finger. Das Pferd tritt aber nur mit dem Mittelfinger auf, der Huf ist der Fingernagel. Beim Maulwurf sind die Finger zu einer Schaufel verwachsen, und er kann in einer Nacht einen Tunnel von 100 Metern Länge graben. Der Orang-Utan kann mit seiner Hakenhand elegant von Baumwipfel zu Baumwipfel schwingen. Der Gorilla kann sein Handgelenk überstrecken und die Fingerknöchel zum Laufen hernehmen.

Die menschliche Hand ähnelt der der Primaten – weil sie sich aber nicht spezialisiert hat auf Boden, Wasser oder Bäume, ist sie ein unvergleichbarer Generalist. Kein Lebewesen verfügt über solch eine Feinmotorik. Und die versuchen zum Beispiel Forscher am Zentrum für Luft- und Raumfahrt in Oberpfaffenhofen nachzubauen: »Neurobotics« heißt die elektronische Hand mit Tastsinn, mit der man in ein paar Jahren auch schreiben können soll. 40 Motoren im Unterarm steuern die Finger, die sich an 20 Stellen spreizen oder anwinkeln lassen. Bei Querschnittsgelähmten pflanzt man einen Chip ins Gehirn, der mit der Hand kommuniziert. In anderen Fällen verbindet man die künstliche Hand mit Nerven im Unterarm.

Diese künstliche Hand kann ein Glas greifen, und sie spürt, wenn es entgleitet. Das ist im Grunde sensationell. Nur: Klavierspielen wird sie so schnell nicht können und Liebe spüren wohl auch nicht.

Attraktive Langfinger …

Gucken Sie nicht länger auf die Nase, meine Damen, lieber auf die Finger: In der Zeitschrift »Psychoneurologie« konnte man lesen, je länger der Ringfinger eines Mannes im Vergleich zu seinem Zeigefinger sei, desto attraktiver, männlicher und dominanter wirke er auf Frauen. Männliche Langfinger zeugen mehr Kinder, sind eifersüchtiger und schlafen mit mehr Frauen in ihrem Leben. Dagegen sehen Frauen mit kurzem Ringfinger besser aus, heiraten eher und bekommen durchschnittlich mehr Kinder. Zu was man nicht alles Studien macht?! Damit jedenfalls beschäftigten sich die TU Chemnitz und die Universität Berkeley. Wissenschaftler vermuten, dass die Fingerlänge von der Menge männlicher und weiblicher Hormone abhängt, denen ein Embryo im Mutterleib ausgesetzt war.

DER FUSS UND DER SCHUH

Kennen Sie die Reden des Südseehäuptlings Tuiavii aus Tiavea? Er lebte vor 100 Jahren, bereiste Europa – und kehrte zurück, um sein Volk vor den Weißen, den Papalagis, zu warnen. Viele kulturelle Errungenschaften der Europäer sah er als eine Sackgasse. Unter anderem die Schuhe, die er so beschreibt:

»Ein Canoe für den linken und eines für den rechten Fuß. Diese Fußschiffe werden mit Stricken und Widerhaken fest am Fußgelenk verschnürt und verknotet, sodass die Füße in einem festen Gehäuse liegen wie der Leib einer Seeschnecke. (…) Weil dies sehr unnatürlich ist, wie der Weiße wohl merkt, und weil es die Füße macht, als seien sie tot und begännen bereits zu stinken, und weil

tatsächlich die meisten europäischen Füße nicht mehr greifen oder an einer Palme emporklettern können – deshalb sucht der Papalagi seine Torheit zu verbergen …«, indem er seine Schuhe putze, bis sie ihn blenden würden.

Laufen ist ein elegantes Fallen

Mit den Füßen können wir nicht nur latschen, trampeln, schlurfen, wir könnten damit wirklich im Affentempo auf eine Palme klettern – uns die Kokosnuss holen. Füße, Gehirn und Ohr agieren gemeinsam als Koordinationskünstler. Auch wenn wir nur gehen, hält das Gehirn ständig Kontakt mit dem Gleichgewichtssinn (Seite 125). Unsere Form der Fortbewegung ist nämlich nichts anderes als ein ständiges Fallen, das der Körper ausbalanciert. Erst als die Forscher das kürzlich begriffen, lernte der Roboter das Laufen.

Geniale Exflossen

Jedenfalls feuert das Gehirn bei jedem Schritt Impulse zu den 30 000 Nervenenden, 26 Fußknochen, 33 Gelenken, 20 Muskeln und 114 Bändern. Die dämpfen gemeinsam gekonnt den Stoß, übertragen die Kraft, tragen uns im Gleichgewicht über wurzelige Waldböden oder über himmelhoch gespannte Drahtseile. Die Evolution hat natürlich auch hier ein kleines Wunder hervorgebracht, wie sie aus Flossen Beine machte, an denen zwei kleine Füße hängen, die einen großen, schweren Körper balancieren. Und was machen wir mit diesen schönen Füßen? Wir stecken sie in tote, harte Tierhäute. Oder in funktionelle Kunststoffe über dämpfenden Schäumen.

Schuhe deformieren den Fuß

Knochenfunde zeigen, dass wir unsere Füße schon vor 30 000 Jahren mit Schuhen deformierten. In Leder eingezwängt, können sich die Zehen nicht mehr bewegen. Statt auf Palmen zu klettern, schlurfen wir auf festen Sohlen über glatte Fußböden und Gehwege, gleichen keine Unebenheiten mehr aus. Die Folge: Die Muskulatur verkümmert. Der aktive, elastische Fuß wird schlaff und weich, kaum noch fähig zum natürlichen Abrollen. Der Fuß wird deformiert, Gelenke und Kapseln verschieben und verändern sich. Jeder Schritt schmerzt. Hält dieser Prozess lange an, kommt es zu dauerhaften Schäden. Dann hilft auch kein Sport mehr, sondern nur noch das Messer des Chirurgen, das sich mit Hühneraugen, Hammerzehen, Fersensporn, Überbein & Co. beschäftigt.

Schön, aber dumm: Absätze

Besonders fatal wirken sich hohe Absätze aus. Der unnatürliche Zehengang macht nämlich nicht nur den Fuß kaputt, sondern belastet auch noch Knie und Wirbelsäule – oft mit schmerzhaften Folgen. Auch die Dämpfung unter dem Laufschuh wird immer stärker kritisiert. Die dicke Sohle stellt den Fuß hoch, was Bänder und Sehnen belastet, das System instabil macht.

Besser die High Heels nur zu besonderen Anlässen anziehen, mit Laufschuhen nicht zu weit ins Gelände traben und auf den Südseehäuptling hören: »Es lebte einmal ein Papalagi in Europa, zu dem viele Menschen kamen, weil er ihnen sagte: ›Es ist nicht gut, dass ihr so enge und schwere Häute an den Füßen tragt, geht barfuß unter dem Himmel, solange der Tau der Nacht den Rasen bedeckt, und alle Krankheit wird von euch weichen.‹« Wen hat er da wohl gemeint? Sebastian Kneipp?

Die Wiederentdeckung natürlichen Laufens

Heute raten auch Sportmediziner ihren Patienten, die Schuhe auszuziehen. Denn Barfußlaufen kräftigt Füße und Beine. Und nichts dämpft so gut wie der körpereigene Stoßdämpfer. Man donnert dann ja auch nicht mit der Ferse auf, der Fuß berührt den Boden in einem flacheren Winkel. Man tritt mehr mit dem Vorfuß auf. Mit jedem Schritt

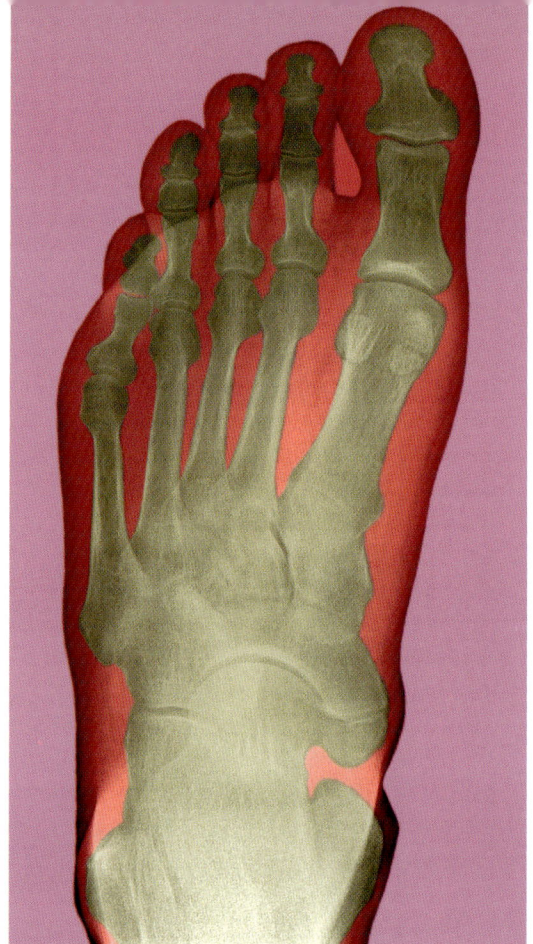

26 KNOCHEN hat ein Fuß. Alle sind durch Gelenke verbunden. Damit wir stehen und gehen können, ist der Fuß doppelt gewölbt – längs und quer. Außer bei Plattfüßen. Das Körpergewicht federn die Ferse und die Köpfchen des 1. und 5. Mittelfußknochens (die langen Knochen in der Bildmitte) ab.

arbeiten eine Vielzahl kleiner Muskeln im Fuß, viel mehr als eingezwängt in einem Schuh. Die Muskelkraft wächst, die Koordination der Füße verbessert sich, das Verletzungsrisiko sinkt.

Der Barfußschuh

Viele Laufschuhhersteller rüsten am Fuß ab – und vertrauen auf den Körper. Setzen auf den Barfußschuh. Man will dem Fuß wieder Raum schaffen, ihn tiefer legen und befreien. Man überträgt das

Muster des Barfußlaufens auf den Schuh, macht ihn so flexibel wie einen Strumpf. Und empfiehlt ihn zum Training der Fußmuskulatur.

Andere machen da eine klobige Philosophie draus: die Masai-Barfuß-Technologie, kurz MBT. Die Masai-Schuhe mit rund geformter Sohle zwingen einen zum ständigen Balancieren. In die Ferse eingearbeitet, sorgt ein weiches Polster für ein Gehgefühl wie auf weichem Sand. Rollt man den Fuß ab, muss man eine Kippkante überwinden, den sogenannten Balancierbereich. Das stärkt die Muskulatur, verbessert die Koordination, stärkt Sehnen und Gelenke, löst Verspannungen und hilft auch gegen Rückenprobleme. Ganz einfach geht es sich in den Masai-Schuhen nicht. Deswegen liegt den 180 bis 200 Euro teuren Schuhen ein Gutschein für ein Gehtraining unter fachkundiger Anleitung bei.

DIE SCHULTER UND DER KALK

Was ist anstrengender für die Schulter: Bierkästen schleppen oder Haare kämmen? Das ist keine dumme, sondern eine kniffelige Frage, weil, wenn Sie Ihre Schulter bewegen, ganz viele Muskeln beteiligt sind. Jedenfalls haben sich Forscher der Berliner Charité dafür interessiert, die Belastung des Schultergelenks exakt vermessen und herausgefunden: Viele Alltagsbelastungen, die wir im Handumdrehen auszuführen meinen, belasten die Schulter stärker, als wir glauben.

Wenn man sich die Haare kämmt, belastet das die Schulter mit 70 Prozent des Körpergewichts. Hebt man eine Kaffeekanne mit ausgestrecktem Arm, dann schlägt das mit 100 Prozent zu Buche, eine schwergängige Autolenkung mit 130. Ein Bierkasten belastet das Gelenk nur mit 15 Prozent. Vielleicht sollten wir lieber mehr Bierkästen schleppen und uns weniger kämmen – dann hätte nicht fast jeder, wirklich fast jeder, im Alter eine steife, schmerzhafte Schulter.

Ein Bewegungskünstler

Den Arm nach vorn, nach hinten, zur Seite, nach oben bewegen, ihn kreisen lassen – die Schulter ist ein Bewegungskünstler wie kein anderes Gelenk. Das liegt an ihrem speziellen Bau (Zeichnung Seite 152). Der Oberarmkopf liegt in einer recht flachen Gelenkpfanne, einer knorpeligen Struktur des Schulterblatts. Die gibt dem Oberarm nur wenig Halt, aber sehr viel Bewegungsfreiheit. Die Knorpel der Gelenkpfanne umfassen nämlich gerade mal ein Drittel des Oberarmkopfs. So wie die leichte Wölbung einer Untertasse die Kaffeetasse vorm Verrutschen bewahrt.

Dennoch müssen wir keine Angst haben, dass uns beim Reckturnen der Arm auf Höhe der Ohren hängt. Zwei knöcherne Auswüchse, der Rabenschnabelfortsatz und die Schulterhöhe, bilden zusammen mit einem Band das Schulterdach. Das sichert den Arm vorm Wegrutschen nach oben.

 BODY & MIND

Die Reflexzonenmassage

Mancher mag's, mancher nicht. Wirken tut's unumstritten. Auf den Füßen und auf den Händen liegt eine Landkarte unserer Organe. Jedes Organ ist dort mit einer Zone repräsentiert, und wenn man diese massiert, wirkt sich das normalisierend und stärkend auf die Organfunktion aus – und es entspannt den Menschen. Therapiert werden zum Beispiel Verdauungsprobleme, Nieren- und Blasensteine, Kopfschmerzen, Rückenschmerzen, Ödeme oder Lymphstauungen.

Kurzanleitung für eine Partnermassage: Mit dem Daumen und sanftem Druck kreisförmig massieren. Einen klaren Kopf kriegt, wer die Zehen durchmassiert. Direkt unter dem großen Zeh massierend, lösen sich Verspannungen im Nacken. Buchtipp Seite 382.

In andere Richtungen, also nach unten, kugelt der Arm leichter aus. Durch Stürze beim Sport kann das passieren: Der Arm dreht sich mit einer leicht hebelnden Bewegung nach vorn, der Oberarmkopf glitscht aus der Pfanne, die Schulter schmerzt entsetzlich. Eine Luxation, man hat sich den Arm ausgerenkt. Manchmal springt er von selbst wieder in die Pfanne. In der Regel muss jedoch der Arzt den Knochen wieder in seine Position rücken.

Starke Muskeln schützen

Die alte Schulter leidet oft unter Schulterenge: Knochen, Knorpel und Sehnen reiben aneinander, das schmerzt. Es lagert sich auch Kalk ab. Schuld ist Muskelschwund. Denn die Muskeln machen das Schultergelenk erst richtig stabil. Bei Bedarf entfalten sie so viel Kraft, dass

wir erstaunliche Gewichte stemmen können. Was trainiert der Gewichtheber? Den gut sichtbaren Bizeps- und den Deltamuskel, der die Rundung am Oberarm umspannt. Noch wichtiger für die Stabilität der Schulter ist jedoch die sogenannte Rotatorenmanschette. Das sind vier Muskeln, die hinter dem Deltamuskel liegen. Sie ziehen den Oberarmkopf in die Gelenkpfanne und zentrieren ihn. Und sie ermöglichen das Drehen und seitliche Abspreizen des Armes. Lassen Sie sich den doch beim nächsten Fitnessstudiobesuch mal zeigen – und trainieren Sie ihn.

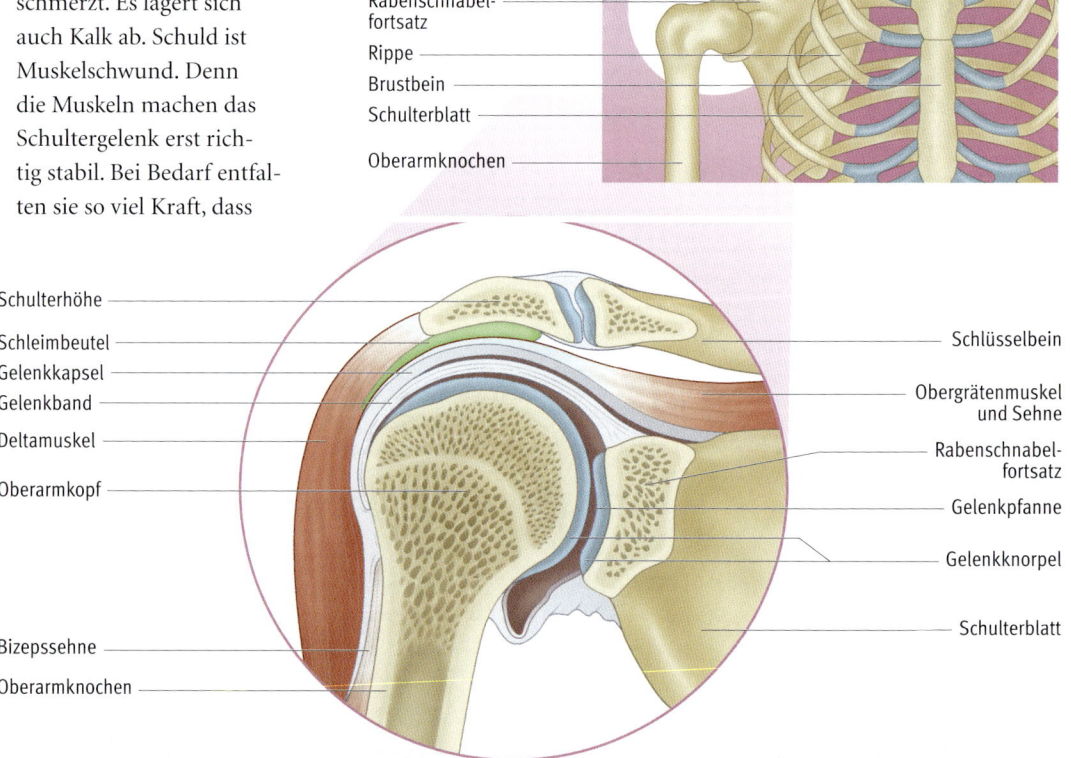

Schlüsselbein
Rabenschnabelfortsatz
Rippe
Brustbein
Schulterblatt
Oberarmknochen

Schulterhöhe
Schleimbeutel
Gelenkkapsel
Gelenkband
Deltamuskel
Oberarmkopf
Bizepssehne
Oberarmknochen

Schlüsselbein
Obergrätenmuskel und Sehne
Rabenschnabelfortsatz
Gelenkpfanne
Gelenkknorpel
Schulterblatt

ZWICKT DIE SCHULTER, fällt es selbst Spezialisten schwer, herauszufinden, an welchem der vielen Einzelteile es liegt. Von der Bizepssehne bis zum Rabenschnabelfortsatz benutzen Sie alles schon morgens beim Föhnen.

DER KIEFER UND DAS KNIRSCHEN

Kennen Sie die Meuchelspinne? Sie ist zwar nur zwei Millimeter groß, hat aber im Laufe ihrer Entwicklung einen Kiefer von enormer Größe ausgebildet. Und darauf sitzt ein Giftzahn, mit dem sie aus sicherer Entfernung zubeißen kann. Hätte sie nicht einen superlangen Hals, müsste sie ihren Kiefer hinterherschleppen.

Beim Menschen war die Natur da, Gott sei Dank, etwas zurückhaltender. Unser Hals ist kurz, wir haben ja auch keinen Giftzahn, und unser Kiefer ist im Laufe der Evolution eher kleiner als größer geworden, weil wir kein rohes Fleisch mehr kauen mussten.

Mund auf …

Der Kauapparat besteht aus Oberkiefer (Maxilla) und Unterkiefer (Mandibula). Hier sitzen die 28 Zähne für den Biss und 4 für die Weisheit. 8 Schneidezähne, 4 Eckzähne, 8 Backenzähne und 8 bis 12 Mahlzähne. Sie alle wurzeln in Zahnfächern (Alveolen) der Kieferknochen.

Der paarige Knochen des Oberkiefers ist starr in den Schädel gebettet. Der Unterkiefer hängt, über das Kiefergelenk fixiert, am Schläfenbein. Nur er bewegt sich, wenn wir kauen, gähnen, singen, sprechen. Vier Kaumuskeln sorgen dafür, dass uns nicht ständig der Kiefer runterhängt.

Und in beiden Kiefern laufen Kanäle, durch die sich die Nerven unter den Wurzelspitzen der Zähne hindurchschlängeln. Die kennen Sie – bohrt der Zahnarzt zu tief … Die beiden Arterien Arteria alveolaris und Arteria maxillaris versorgen Unter- und Oberkiefer mit Blut.

Zerknirschte Nächte …

Kennen Sie die Artisten, die sich nur mit ihren Zähnen an einem Seil festhalten und wagemutig unter der Zirkuskuppel hin und her schwingen? Mehrere hundert Kilo wirken dabei auf das Artis-

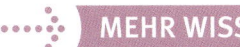
Kieferersatz aus dem Rücken

Kieler Forscher entwickelten jüngst eine voll funktionsfähige Unterkieferprothese – für einen 56-jährigen Mann, der an einem Kiefertumor litt.

Mit Hilfe eines Computertomographen erstellten sie ein dreidimensionales Bild seines Kopfes und entwarfen einen virtuellen Kieferknochen. Nach dieser Vorlage bauten sie ein Teflonmodell und umhüllten es mit einem Netz aus Titan. Im Labor ersetzten sie das Teflon durch den Knochenbaustein Hydroxylapatit. Mit etwas Knochenmark des Patienten regten sie das Modell an, Knochensubstanz zu bilden. Dann verpflanzten Ärzte den neuen Kiefer in einen Rückenmuskel des Patienten, damit sich um den Knochen Blutgefäße und Muskelgewebe entwickeln. Nach sieben Wochen entnahmen die Chirurgen den Kiefer und setzten ihn an richtiger Stelle ein. Mit Erfolg: Denn bald nach der Operation konnte der Patient genussvoll in das langersehnte Wurstbrot beißen.

tengebiss. Das Gebiss eines Zähneknirschers muss ähnlich große Lasten tragen.

Fast jeder Fünfte mahlt nachts unbewusst mit den Zähnen. Nennt man Bruxismus in der Fachsprache. Die massive Reibung schleift den Zahnschmelz nach und nach ab, Risse entstehen, das Zahnfleisch entzündet sich, im schlimmsten Fall bricht ein Zahn auseinander. Die Muskulatur verhärtet und verkürzt sich, Kiefergelenk, Kopf und Nacken schmerzen.

… durch stressige Tage

Häufigste Ursache für die nächtliche Knirscharbeit ist Stress. Wir verarbeiten im Schlaf psychische Belastungen und Konflikte. Abhilfe verschaffen sogenannte Aufbissschienen aus Kunststoff. Sie verhindern nachts zwar nicht das Knirschen, wohl aber den Druck auf die Zähne.

Um das Knirschen loszuwerden, müssen Sie den Stress abschütteln. Düsseldorfer Forscher fanden in einer Studie heraus: Probanden knirschen nach zwölf Wochen Entspannungstraining seltener und weniger kräftig mit den Zähnen.

Warum Rückenschmerzen vom Kiefer kommen können

Die Ursache für Kopf- oder Rückenschmerzen, Augenbeschwerden oder Tinnitus kann sich auch im Gebiss verstecken – sie heißt craniomandibuläre Dysfunktion (CMD). Schlecht eingepasste Füllungen, Kronen, Brücken, Zahnspangen oder Prothesen, Zähneknirschen oder schiefe Körperhaltung plus Stress belasten und schädigen die Kiefergelenke. Die Kaumuskeln verkrampfen und lösen Schmerzen aus, die in andere Körperregionen ausstrahlen. Wenn die Schulmedizin nicht helfen kann, lohnt sich oft der Gang zum Osteopathen (Seite 144).

DER ZAHN UND DER BOHRER

Der Bohrer gräbt sich erst einmal durch steinharten Zahnschmelz. Dieser besteht zu 95 Prozent aus kristallinem Material (Hydroxylapatit). Etwas schneller windet sich der Bohrer durch das weichere Zahnbein darunter, das Dentin. Dann tut's bereits weh – und erst recht, wenn der Bohrer auf das Zahnmark trifft, die Pulpa mit ihren Nervenfasern, Blutgefäßen und Bindegewebe.

An der Wurzel umhüllt den Zahn das Zement aus mineralisiertem Bindegewebe. Pro Quadratzentimeter fixieren 28 000 Bindegewebsfasern aus dem Zahnhalteapparat den Zahn fest im Kieferknochen. Der Bohrer müsste nicht ran, wenn man nicht Karies hätte.

Was ist eigentlich Karies?

Eine Seuche: Jeder Deutsche im Alter von 35 bis 44 hat im Schnitt 16 Zahndefekte. Schuld sind die Gene: Der eine hat einfach viele Kariesbakterien, der andere wenig. Schuld sind auch Kohlenhydrate, die die Zahnbürste nicht wegfegt: Bakterien, die im Zahnbelag nisten, essen fleißig Riegel, Brot, Fruchtnektar und Bonbon mit. Daraus produzieren sie Milchsäure, die Mineralstoffe im Zahnschmelz abbaut. Löcher entstehen.

Kariöse Zähne reagieren empfindlich auf Heißes, Kaltes und Süßes. Permanenten Schmerz empfinden Sie erst, wenn sich das Loch bis ins Zahnbein durchgefressen hat. Dann muss der Bohrer ran, die Füllung rein. Fault der Zahn weiter, helfen Abschleifen und Krone. Dann irgendwann muss er raus, die Dritten rein. Über zehn Millionen Zähne werden jährlich in Deutschland gezogen.

Karies ist auch noch ansteckend: Im Mund eines Babys gibt es noch keine säureunempfindlichen

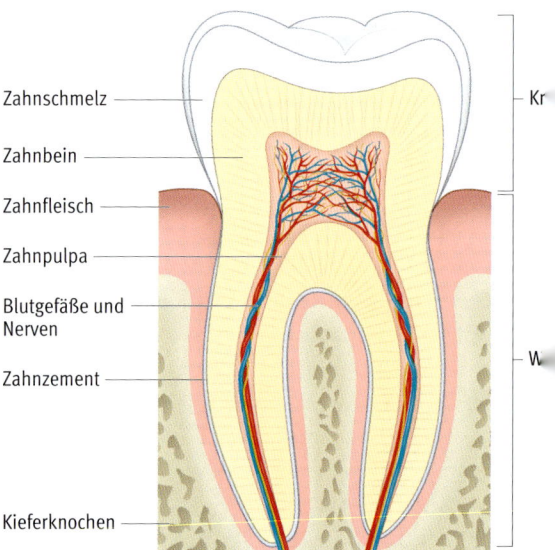

DER ZAHN steckt größtenteils – mit seiner Wurzel – tief im Kieferknochen. Der Zahnschmelz verbirgt Zahnbein und Pulpa mit Nerven. Ein Lächeln entblößt nur Kronen.

Bakterien, die Karies verursachen. Streptococcus mutans und Milchsäurebakterien geben Sie an Ihr Kind weiter, indem Sie den Schnuller oder das Breilöffelchen abschlecken, bevor Sie es dem Junior wieder in den Mund schieben. Wenn Ihr Kind gerade zahnt, ist eine solche Bakterienübertragung gefährlich. Denn die Bakterien setzen sich besonders gern am noch porösen Babyzahn fest. Beim Zahnarzt kann man übrigens testen lassen, wie viele Kariesbakterien den Mund besiedeln.

Die dritten Zähne

Den ersten Zahnersatz fertigten bereits die Etrusker 700 vor Christus an. Sie schmiedeten brückenähnliche Prothesen aus Goldblechstreifen. Heute ersetzen Implantate Omas Gebiss, das einem früher nachts im Wasserglas so freundlich entgegenzahnte. Der Arzt fräst in den Kieferknochen unter der Zahnlücke eine Grube. Anschließend setzt er dort eine kleine Schraube aus Titan oder Keramik ein und vernäht die Wunde. Nach

8 bis 26 Wochen ist das Implantat festgewachsen. Dann erst steckt oder schraubt der Zahnarzt eine keramische Krone auf den Stift.

Parodontitis durchlöchert den Kiefer

70 bis 80 Prozent der Deutschen leiden unter Parodontitis. Entzündetes Zahnfleisch zieht sich immer weiter zurück, legt die Zahnhälse schmerzhaft frei. Und irgendwann schwindet auch der Knochen im Kiefer.
Oberflächliche Reinigung reicht bei Parodontitis nicht mehr. Eine Parodontaltherapie ist nötig: Der Zahnarzt reinigt in mehreren Sitzungen die Taschen, entfernt entzündetes Gewebe und desinfiziert das Zahnfleisch. Manchmal muss sogar Knochen aufgebaut werden. Dafür gibt es ein Granulat, das den Knochen im Kiefer dazu bringt, neue körpereigene Substanz zu bilden. Einmal in den Knochendefekt eingebracht, wird es vom körpereigenen Knochen durchwachsen – und es baut sich von selbst wieder vollständig ab.

MEHR WISSEN

Wie alt ist Ihre Zahnbürste?

Gesunde Zähne heißt: gesunder Körper. Denn kranke Zähne und ein entzündetes Zahnfleisch erhöhen das Risiko für chronische Atemwegserkrankungen und Herzinfarkt. Die Bakterien gelangen über die Atemluft in die Lunge und in den Blutkreislauf und können dort Entzündungsherde auslösen. Klar, Sie gehen alle halbe Jahre zur professionellen Zahnreinigung und lassen den Zahnarzt gucken. Aber putzen Sie Ihre Zähne mit dem richtigen Druck?
Täglich Zähneputzen: dreimal täglich zwei Minuten mit einer jungen Bürste (nicht älter als vier Wochen), weichen bis mittelharten Borsten – und richtigem Druck. Drücken Sie mit dem Kopf Ihrer

Zahnbürste mal auf eine Küchenwaage. So fest, dass sie 200 Gramm anzeigt. Das ist der richtige Zahnputzdruck. Nicht mehr. Alphatypen toben sich erst innen aus. Dann macht man sich etwas energieärmer an die äußeren, empfindlicheren Zahn(fleisch)flächen. An die Zahnzwischenräume kommen Sie nur mit Zahnseide und Interdentalbürstchen.
Welche Zahnpasta? Fluorid härtet den Zahnschmelz. Meersalz und/oder Kräuterextrakte wirken entzündungshemmend. Pasten mit Weißeffekt enthalten sogenannte abrasive Stoffe, kleine Kügelchen, die nicht nur den lästigen Zahnbelag abschmirgeln, sondern auch Ihren wertvollen Zahnschmelz. Schonender: die Ölziehkur Gandusha (Seite 108). Sie macht auch weiße Zähne.

Der Muskel und die faule Haut

Ihre Anmut wiegt etwa 30 Kilo und liegt unter der Haut. All das, was Sie kräftig, selbstbewusst und jung erscheinen lässt, ist ein wunderbares Zusammenspiel von Muskeln und Bändern. Jede Bewegung, ob Lächeln, Augenverdrehen, Hände-schütteln, Über-die-Wiese-Springen, kommt allein dadurch zustande, dass sich Muskeln zu-sammenziehen und entspannen.

Sie haben etwa 665 Muskeln. Aktien, sage ich Ihnen – Aktien für ein wunderbares, kluges, fröh-liches, langes Leben! Und die auch noch im Dop-pelpack: Weil der Muskel einseitig arbeitet, hat er einen Gegenspieler (Antagonisten), der am selben Knochen zieht, nur eben in die andere Richtung. Der Muskel ist an und für sich ein Arbeitstier. Ständig am Ackern. Allein die Augenmuskeln spannen sich am Tag 100 000-mal an.

Der Muskel hält jung

Das, was wir heutzutage als Altern verstehen, ist zu 99 Prozent Muskelfaulheit. Oder warum sonst war Luis Trenker bis zum Schluss jung? Ausdauer-training – wie Laufen, Radfahren, Walken, Berg-wandern – wirkt sich positiv auf das Herz-Kreis-lauf-System aus, senkt das Risiko, einen Herz-infarkt oder Schlaganfall zu bekommen, und ver-längert die Lebenserwartung. Nur: Es verhindert nicht, dass wir die letzten Lebensjahre im Roll-stuhl verbringen, allein nicht mehr aus dem Sessel kommen, dass wir uns stürzend die Oberschenkel brechen. Das verhindert nur: Muskeltraining.

Versuch aus der Bionik

Natürlich versucht der Mensch auch muskeltech-nisch, die Natur nachzuahmen. Denn es wäre doch wunderbar, tagsüber im Sessel zu sitzen und dann, wenn man sie braucht, einfach ein paar Muskeln anzuschnallen, und die arbeiten für einen.

Ein Bionikexperte, Homayoon Kazerooni von der Universität Kalifornien, hat tatsächlich Kunst-muskeln zum Umschnallen entwickelt. Für die Beine von US-Infanteristen, die damit größere Lasten über die Schlachtfelder schleppen können. 40 Sensoren messen den nötigen Kraftaufwand, geben ihn an ein Hydrauliksystem in den selbst laufenden Schalenbeinen weiter; ein Verbren-nungsmotor, den man im Rucksack am Rücken trägt, liefert die nötige Energie. Man muss nur alle zwei Stunden zum Tanken gehen.

WAS IST KRAFT UND WAS LEISTUNG?

Kleiner Test: Kann Ihr Muskel noch viel Energie speichern? Schnippen Sie mit Daumen und Mit-telfinger. Wenn Sie nicht mehr so richtig schön

 **MEHR WISSEN**

Koordination und Reaktion

Das wissen Sie: Radfahren lernt man durch Übung. Optimale Bewegungen führen Sie aus, wenn sie durch viele tausend Wiederholungen automatisch ablaufen. Nun trainieren Sie ja nicht gerade, bei einem Sturz das Gesicht durch das Abstützen der Hände zu schützen. Aber: Muskeltraining verbessert die neuro-muskuläre Reaktion. Das Zusammenspiel der Nerven und Muskeln. Und das ist vor allem im Alter wichtig. Denn zu einem Bruch gehören immer zwei: der Sturz plus der alte Knochen. Damit Sie nicht stürzen, muss Ihr Muskel in einer Zeit von 20 bis 40 Millisekunden reagie-ren – und für Schnelligkeit und optimale Orga-nisation der beteiligten Muskeln sorgt das re-gelmäßige Spiel mit der Kraft.

laut schnippen können, dann speichert Ihr Muskel auch weniger Energie.

Die Fähigkeit, Energie zu speichern, potenzielle Energie in kinetische Energie umzuwandeln, also in Bewegung – das schnelle Aufspringen vom Boden, das Starten beim 100-Meter-Lauf, das dynamische Aufstehen aus dem Sessel –, diese Fähigkeit nimmt im Laufe des Lebens ab. Und da kann man etwas ganz Einfaches gegen machen: Muskeln anspannen und entspannen – und dehnen.

Die menschliche Muskulatur ist ein Motor, der Leistung bringt. Und Leistung ist Kraft mal Geschwindigkeit. Vom Auto wissen Sie, wie man das nennt: PS. Die Frage ist: Wie viel PS hat ein Mensch? Wie viel Watt bringt er? Wie viel Leistung? Welche Arbeit kann er in einer bestimmten Zeit verrichten? Man könnte auch sagen, wie dynamisch ist er, wie viel Lebenskraft hat er, um den Alltag zu bewältigen?

Leistung braucht Geschwindigkeit

Eine Zwei-Kilo-Hantel interessiert den Muskel nicht. Nur wenn Sie ihn etwas leisten lassen, wenn Sie die Faktoren Zeit und Weg mit berücksichtigen, denn Leistung = (Kraft · Weg) : Zeit.

Wenn Sie die Zwei-Kilo-Hantel also auf und ab bewegen, so lange, bis Sie den Muskel erschöpfen, bis er zittert und wehtut, bis er am Ende seiner Kraft ist. Erst wenn die Energiereserven der betroffenen Muskulatur komplett leer sind, stellt sich der Muskelstoffwechsel auf ein höheres Anforderungsniveau um, bildet Stoffe, die dem Muskel signalisieren: »Bau dir mehr Energiespeicher. Werde kräftiger.«

Wenn Sie das Gewicht der Hantel erhöhen, dann zittert der Muskel früher, baut schneller Kraft auf. Wenn Sie eine 150-Kilo-Hantel reißen, bringen Sie etwa 3 000 Watt Leistung auf. Das ist viel, das machen Sie, wenn überhaupt, einmal.

Jetzt wissen Sie, warum Sie bei Kraftübungen mit der Zeit immer mehr Wiederholungen machen

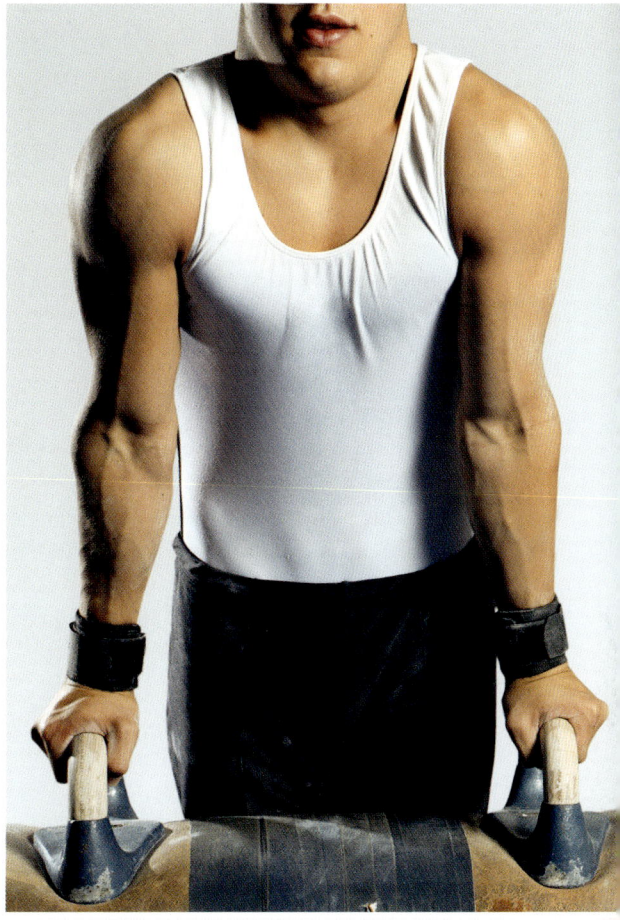

MUSKELLEISTUNG ist die im elastischen Muskel abgespeicherte Energie, die es diesem Mann am Seitpferd nun ermöglicht, ganz grazil in den Handstand zu gehen. Und man staunt, wie viel Kraft in seinen Armen steckt.

müssen – oder das Gewicht erhöhen. Ihre Muskelleistungsfähigkeit ist gewachsen.

Muskelleistung und die Jugend

Die Muskelleistung ist wichtig, viel wichtiger als die Kraft. Wir müssen im Alltag keinen Elefanten im Arm halten können. Wir brauchen Muskelleistung. Also die in einem elastischen Muskel abgespeicherte Energie, die eine hohe Leistung in kurzer Zeit ermöglicht. Sie lässt uns schnell eine dynamische Bewegung ausführen.

Muskelleistung zu haben heißt, unbeschwert durch den Alltag zu düsen. Wenn ich nun vom Stuhl aufstehe, brauche ich 0,6 Sekunden für etwa 0,45 Meter. Dann bring ich Pi mal Daumen eine Leistung von 390 Watt. Und das möchte ich mir gerne erhalten. Ich möchte ja mit 80 noch genauso schnell vom Stuhl aufstehen.

Muskelleistung nimmt ab?

Nun nimmt die Muskelleistung mit dem Alter ab, nicht die Kraft. Irgendwann brauchen wir fünf Sekunden, um aus dem Stuhl aufzustehen, endlos, um über die Straße zu gehen, weil unsere Muskeln nicht mehr so elastisch sind, nicht mehr so viel Energie speichern können. Vergleichbar mit einem Gummiband, das im Laufe der Zeit porös wird, nicht mehr so schön schnalzt.

Doch genau diese Muskelleistung, die kann man sich bis ins hohe Alter erhalten. Durch Muskeltraining – plus Dehnen.

So geht's: Integrieren Sie das Dehnen in den Alltag. Im Türrahmen die Oberarme und Brustmuskeln strecken. An der Stufe die Waden dehnen. An der Bushaltestelle im Ausfallschritt die hintere Oberschenkelmuskulatur strecken. Am Schreibtisch, mit dem Arm über den Kopf, die Seiten strecken. Suchen Sie sich ein Dehnprogramm – und finden Sie ganz persönliche Möglichkeiten, das täglich einfach nebenbei zu machen. So halten Sie jeden Muskel jung (Buchtipp Seite 381).

DER MUSKEL UND SEIN INNENLEBEN

Spannen Sie in Bodybuildermanier Ihren Bizeps an. In Ihrem um 90 Grad gebeugten Arm wächst ein Hügelchen. Es sieht aus, als hätte sich eine Maus an dieser Stelle unter der Haut versteckt. Die Römer nannten den Hügel Mäuschen, lateinisch »musculus«.

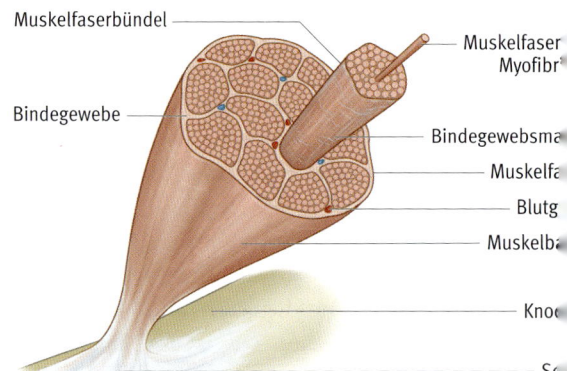

Muskelfaserbündel
Bindegewebe
Muskelfaser
Myofibr
Bindegewebsma
Muskelfa
Blutg
Muskelba
Kno
Se

DER MUSKEL ist am Knochen mit einer Sehne befestigt. Er besteht aus Bündeln kleiner Fasern, den Myofibrillen, die den Muskel kontrahieren. Je mehr davon ein Muskel ha desto häufiger besucht sein Besitzer das Fitnessstudio.

Im entspannten Zustand ist dieses Mäuschen wie ein dickes Stromkabel. Auch das liefert ja Energie. Ähnlich wie im Kabel sieht es im Muskel aus: Er besteht aus mehreren Bündeln rutenförmiger Muskelzellen. Diese bestehen aus vielen feinen Mikrofasern, den Myofibrillen, und die wiederum aus noch feineren Fasern, den Myofilamenten. Nervensignale veranlassen diese, sich übereinanderzuschieben und damit den Muskel zusammenzuziehen, zu ackern.

Mitochondrien: Ihre Energiekraftwerke

In Ihrem Muskel haben Sie kleine, böhnchenförmige Kraftwerke, die Mitochondrien. Dort drin entsteht die Energie – für Körper und Geist. Damit wir uns bewegen können, denken können … Dort drin verbrennt der Muskel Fett oder Zucker. Menschen mit viel Energie haben viele, große Mitochondrien.

Wie entstehen solche Mitochondrien? Durch Teilung. Sie vermehren sich. Aber das tun sie nur, wenn sie gebraucht werden. Wenn der Körper signalisiert: »Ich brauche mehr Energie«. Und das Signal heißt: Bewegung.

Wie Sie sich Mitochondrien machen

Eine untrainierte Muskelzelle sieht traurig aus. Schlapp, fahl, mit ganz wenigen, kleinen Mitochondrien drin. Feuerlosen Verbrennungsöfchen. Diese Zelle ist ein kraftloses Etwas, das vor sich hin dümpelt.

Wenn Sie nun regelmäßig joggen, radeln, schwimmen oder walken, trainieren Sie die langsam zuckenden Muskelfasern. Und da passiert dann etwas Herrliches: Sie röten sich, durch Myoglobin. Der rote Muskelfarbstoff holt Sauerstoff an der Zellwand ab und bringt ihn zu den Mitochondrien. Die Verbrennungsöfchen wachsen und vermehren sich. Und mit ihnen die Aktivität der fettfressenden Enzyme, die in den Mitochondrien ihre Arbeit verrichten.

Außerdem baut Ausdauertraining das Netz feiner Blutgefäße (Kapillaren) in den Muskeln aus, also die Straßen für den Sauerstofftransport.

Mehr Mitochondrien, Myoglobin und Blutgefäße bedeuten, dass die Muskeln mehr Fett verbrennen. Denn das geht nur mit Hilfe von Sauerstoff.

Die Fettschmelze im Muskel

Wenn Sie Ihren Muskel anspannen, also Kraft entfalten, verbrennt in den kleinen Fasern Adenosintriphosphat (ATP). Stellen Sie sich das einfach als ein Häuflein Brennholz vor, von dem der Muskel einen kleinen Vorrat hat: für zwei- bis dreimal starkes Anstrengen.

Das Brennholz muss immer wieder aufgestockt werden. Der Körper kann es aus Zucker und Fett gewinnen, aus dem, was auf Ihrem Teller liegt und was Ihr Körper auf der Hüfte, im Muskel und in der Leber lagert.

Die Fettverbrennung ist unglaublich effektiv. Sie findet nur mit Sauerstoff statt, also aerob. Ein einziges Fettmolekül füllt den Brennholzvorrat der Muskelzelle mit 130 Scheiten auf, mit 130 ATP-Molekülen. Fett verbrennen Sie, wenn Sie sich nicht zu sehr anstrengen, wenn Sie nicht he-

cheln, die Lunge also genug Sauerstoff schickt. Wird die Belastung größer, muss sich der Muskel stärker bemühen, und er verbrennt Zucker, erst mit Sauerstoff. Also auch noch aerob. Ein Zuckermolekül liefert so 39 Brennholzscheite fürs Muskelkraftwerk.

Für hohe, kurze Belastung arbeitet der Muskel zwar schnell, aber unökonomisch. Er verbrennt Zucker ohne Sauerstoff (anaerob) und erntet dafür nur drei Brennholzscheite ATP. Mehr zur Fettverbrennung ab Seite 166 und Seite 234.

Das interne Tauziehen

Heben Sie eine Einkaufstüte hoch, verkürzt sich ja der Muskel, spannt sich an. Brennholz (ATP) wird verbrannt. Energie wird frei, die vielen Tausende

MEHR WISSEN

Der Muskel unter dem Mikroskop

Guckt man sich den Muskel unter dem Mikroskop an, sieht er entweder quergestreift oder glatt aus.

> Die quergestreifte Muskulatur unterliegt Ihrem Willen (willkürliche Muskulatur). Mit ihr können Sie den Fußball treten, den Partner streicheln.

> Die glatte Muskulatur arbeitet unwillkürlich, ohne dass Sie bewusst Ihr Gehirn einschalten. Sie unterliegt dem autonomen Nervensystem, das dafür sorgt, dass Sie, ohne groß drüber nachzudenken, 24 Stunden am Tag schlucken, atmen, verdauen.

> Und dann gibt es noch den Sonderfall: die Herzmuskulatur. Sie ist auch quergestreift, aber nicht dem Willen unterworfen. Das gäbe nämlich ein ziemliches Chaos, wenn das Gehirn dem Herzen funken könnte: »Hallo, hab schrecklichen Liebeskummer, stell sofort das Schlagen ein.«

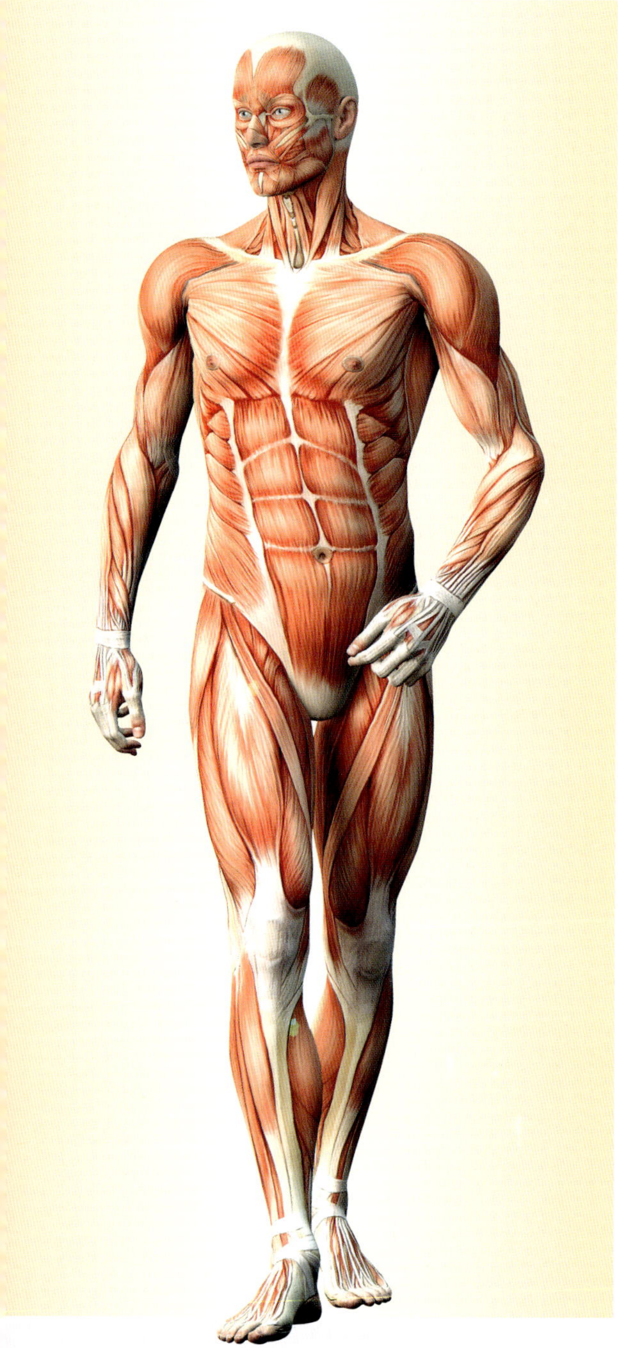

von Fibrillen gleiten aneinander entlang, verhaken sich. Kleine Händchen, die Aktin- und Myosin-Moleküle, veranstalten intern ein Tauziehen. Und der Muskel verkürzt sich um bis zu 75 Prozent. Um 1 Gramm hochheben zu können, arbeiten etwa 20 Milliarden Aktin-Myosin-Verbindungen zusammen. Dann lassen sie wieder locker. Der Muskel entspannt sich.

Bodybuilder- oder Marathonmuskeln

Muskelarbeit heißt Anspannen und Entspannen. Und da unterscheidet man

> Typ-1-Fasern, die langsam zucken und uns lange und ausdauernd Energie bringen.
> Typ-2-Fasern, die schnell zucken und dafür sorgen, dass wir ganz schnell viel Kraft aufbringen. Von beiden Typen haben wir jeweils etwa 50 Prozent. In der Regel. Es gibt ein paar Ausnahmefälle, die haben ein Verhältnis 10:90, sind von den Genen schon »Mister Universum« oder mit 90:10 ein »Marathon Man«.

Wollen Sie schnell viel Leistung bringen ...

Dieses Verhältnis 50:50 können wir durch Training verändern. Wir können uns mehr von dem einen oder anderen Muskelfasertyp züchten. Die Muskulatur eines Sprinters kann zum Beispiel zu 90 Prozent aus schnell zuckenden Fasern bestehen. Sie verbrennen hauptsächlich Zucker ohne Sauerstoff, um sich schnell mit Energie zu versorgen. Schnell zuckende oder »weiße« Muskeln entwickeln hohe Kräfte, nicht nur beim Sprint, auch an der Hantelbank. Sie ermüden aber sehr schnell, denn das ohne Sauerstoff, anaerob gewonnene ATP ist nach zehn Sekunden Höchstleistung verfeuert. Genau dann, wenn ein 100-Meter-Sprint bei der Leichtathletik-WM endet.

... oder lange ausdauernd?

Ganz anders die hauptsächlich langsam zuckende Muskulatur des Langstreckenläufers. Sie wird

DAS WAR KEINE FAULE HAUT, die man diesem Computermodell abgezogen hat. Man sieht die beim Gehen aktive Skelettmuskulatur, die vom Gehirn gesteuert wird.

auch »rote« Muskulatur genannt, weil sie viel rotes Myoglobin enthält, das Sauerstoff transportiert und speichert, der die Energiegewinnung in diesem Muskelfasertyp ganz lange am Lodern hält. Diese Muskelfasern verfügen auch über einen reichen Schatz an Kraftwerken, an Mitochondrien. Sie verbrennen vor allem Fettsäuren zu ATP. Deswegen sind Läufer so schlank. Fettverbrennung dauert etwas länger, die Muskeln bewegen sich gemächlicher, können aber über Stunden ihr Leistungsniveau halten.

SO WÄCHST DER MUSKEL

Wie kriegt man nun mehr Kraft? Nur durch einen dickeren Muskel. Durch Krafttraining. Durch Ärgern des Muskels, bis er völlig erschöpft ist. Sie gehen also ins Fitnessstudio und lassen sich an zwölf Geräten ein optimales Training zusammenstellen – für alle wichtigen Muskelgruppen von den Beinen über Rücken und Bauch bis zu Schulter und Nacken.

Was passiert da an der Maschine? Am Anfang eines Trainings wächst die Kraft, weil immer mehr faul herumliegende Muskelfasern zum Mitarbeiten aktiviert werden. Und intern lernen die Muskeln auch dazu. Ziel des Körpers ist es: die Bewegung so ökonomisch wie möglich auszuführen, genau die Zahl der Muskelfasern ins Arbeitsteam zu holen, die optimal ihre Aufgabe lösen. Das nennt man dann Koordination. Eine perfekte Erfindung der Natur. Macht jeden Ingenieur neidisch. Durch diese optimale Koordination kann man mit weniger Kraft die gleiche Aufgabe ausführen. Die Einkaufstüten werden leichter. An der Kraftmaschine kann man die Gewichte erhöhen.

Der wachsende Muskel braucht neue Zellkerne

Erst nach ein bis zwei Wochen Training, wenn genug faule Fasern aktiv sind, wächst der Muskel. Hanteltraining und Beinpresse vermehren jedoch nicht die Anzahl der Muskelfasern, die ist von Geburt an fix. Muskelfasern kann man nur verlieren, unwiederbringlich, durch Nichtgebrauch. Ein Muskel wird dicker, wenn sich die vorhandenen Fasern verstärken. Das geht nicht einfach so, dafür braucht er eine Zellkernspende. Denn nur die Zellkerne sorgen dafür, dass der Stoff produziert wird, aus dem der Muskel ist: Eiweiß.

Satellitenzellen machen Muskeln dick

Wenn wir Gewichte stemmen, brechen die Muskelfasern auf. Winzige Risse entstehen, und die locken sogenannte Satellitenzellen an. Das sind Zellen, die Dauersiesta halten. Liegen einfach herum und warten darauf, mal gebraucht zu werden. Ja, auch bei Ihnen. Muskeltraining, winzige Muskelrisse, schrecken sie aus ihrer Lethargie auf, sie eilen herbei. Produzieren an der verletzten Stelle Eiweißmaterial für die Reparatur, teilen sich und verschmelzen mit der Muskelfaser. Schenken ihr neue Zellkerne. Und die produzieren wieder Proteine, der Muskel wächst. Übrigens: Wer das Muskelgewicht verdoppelt, verdreifacht seine Kraft. Frauen müssen sich nicht vor Muskelbergen fürchten. Denn sie haben (normalerweise, sprich ungedopt) nicht so viel vom Hormon Testosteron wie Männer, das die Muskelbildung anregt.

Was der Muskel leisten kann

In der Sportmedizin spricht man von der Maximalkraft. Das ist die Kraft, die Ihr Nerven-Muskel-System ausüben kann, wenn Sie mit zusammengebissenen Zähnen das Letzte geben, um ein Gewicht zu heben. So stoßen Sie auf Ihre psychische Grenze. Denn das ist noch nicht die Kraft, die ein Muskel unter Einsatz aller Fasern bringen kann. Die absolute Maximalkraft. Die Sie nicht mit dem Willen beeinflussen können – und nur freisetzen, wenn Sie in eine extreme Stresssituation, in Lebensgefahr oder Wettkampf, kommen. Diese Kraft können Sie zumindest berechnen:

Mit welchem Gewicht schaffen Sie gerade noch zehn Wiederholungen? Schlagen Sie auf dieses Gewicht noch mal 40 Prozent drauf. Das ist die Maximalkraft des getesteten Muskels.

DAS SCHMERZT DEN MUSKEL

Wenn's ihm zu viel war: Muskelkater

Wer seinen Muskel mehr beansprucht, als er gewohnt ist, verletzt ihn. Es entstehen winzige Risse in den Muskelfasern. Stoffwechselabfallprodukte ziehen Wasser aus den benachbarten Geweben an. Es bilden sich Minischwellungen, die Schmerzen auslösen. Das heißt Muskelkater. Zudem tritt aus den verletzten Fasern Kalium aus, das schmerzleitende Nervenfasern reizt.

Das hilft: Warme Bäder, leichte Dehnübungen und lockere Bewegung. Vorbeugung: Erst Aufwärmen – ein paar Minuten lockeres Laufen und gezielte Dehnübungen vor dem Sport durchbluten die Muskeln und versorgen sie mit Sauerstoff.

Wenn's ihm zu wenig ist: Krampf

Der Muskelkrampf überfällt Faule mitten in der Nacht, Sportliche während des Trainings. Schuld ist akuter Magnesiummangel. Fehlt das Mineral, verkrampft der Muskel. Der Nervenimpuls, der die Entspannung des Muskels auslöst, bleibt aus.

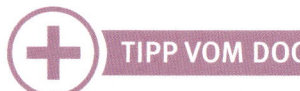

TIPP VOM DOC

Arnika gegen Muskelzerrung

Gegen Muskelzerrung, Prellung und Verstauchung hilft ein Arnikaumschlag.

So geht's: 40 g Arnikablüten mit 1 Tasse kochendem Wasser aufgießen. 10 Minuten ziehen lassen. Abseihen. Tauchen Sie ein Tuch darin ein und wickeln Sie es warm um den verletzten Muskel. 30 Minuten lang, 4-mal am Tag.

Das hilft: Magnesiumspeicher füllen, während des Sports genug magnesiumreiches Wasser trinken, denn Schwitzen spült Magnesium mit raus. Einen verkrampften Muskel vorsichtig dehnen, indem man den Gegenspieler (Antagonisten) anspannt.

Armer, gezerrter Muskel

Zerrungen gehören zu den häufigsten Sportverletzungen. Eine ruckartige Kraftanstrengung bei kalter Muskulatur genügt, und sofort durchzuckt einen der stechende Schmerz. Beim Sprinter trifft es meist die Wadenmuskeln, beim Handball- oder Volleyballspieler den Kapuzenmuskel im Schulterbereich oder den Rückenstrecker. Muskelfibrillen überdehnen sich, Gewebswasser tritt aus und führt zu einer örtlichen Schwellung. Der Arzt sollte den Schweregrad der Verletzung feststellen. Eine Ultraschalluntersuchung zeigt, ob der Muskel nur gezerrt oder gar gerissen ist. Eine Zerrung heilt in zwei bis sechs Wochen wieder aus, wenn Sie den Muskel ruhigstellen und leicht bandagieren. Ist die Verletzung ausgeheilt, macht Wärme den Muskel wieder geschmeidig.

Das beugt vor – genauso wie beim Muskelkater: Kein Sport ohne vernünftiges Warm-up.

Muskelfaserriss

Reißen einzelne Muskelfibrillen oder Fibrillenbündel, entsteht an der verletzten Stelle ein Bluterguss. Besonders gefährdet sind die Muskeln dort, wo die Sehnen ansetzen. Einem Leistungssportler näht der Arzt den Muskel zusammen, wenn er zu einem Viertel durchtrennt ist. Bei Nichtsportlern operiert man nur ganz große Risse. Kleine Muskelfaserrisse heilen von selbst.

Das hilft: Linderung verschaffen Kompressionsverbände, Kältetherapie und schmerzlindernde Gels. Vorbeugung: aufwärmen, dehnen, Belastung langsam steigern.

Warum genesen Profis schneller? Wenn ein Fußballprofi einen Muskelriss oder Sehnenverletzung hat, dann ist er nach wenigen Tagen wieder auf dem Feld. Unvorstellbar für den Normalmenschen. Kaputte Knie, die den Normalmenschen ein Leben lang hinken lassen, sind beim Leistungssportler nach wenigen Monaten voll funktionsfähig. Warum nur? Da meint man gerne: »Die werden einfach fit gespritzt.« Nun, so einfach ist es nicht: Sie haben einen stärkeren Schnell-Genesungs-Willen und bekommen die bessere medizinische Betreuung. Ein lädierter Sportprofi ist täglich bis zu sechs Stunden mit Therapie beschäftigt, hat die Hälfte der Zeit einen Therapeuten zur Seite. Für einen Handwerker erübrigt die Kasse 30 Minuten Therapie. Der eine wird behandelt nach dem Erfolgsprinzip: Wie wird der Patient am schnellsten wieder vollständig leistungsfähig? Der andere wird behandelt nach dem Ökonomieprinzip: Was ist medizinisch notwendig? Die Lösung: Wer schnell ganz gesund werden will, muss bereit sein, selbst Zeit, Willen und auch Geld in eine Therapie zu stecken. Die Leistung der gesetzlichen Kassen reicht nicht aus.

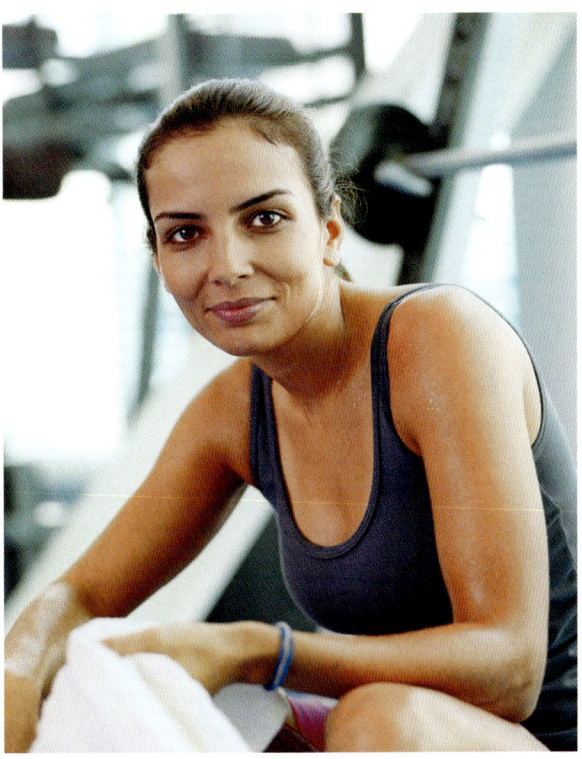

FRÜH ÜBT SICH: Man kann sein Alter ab 25 konservieren, ab 30, 40 ... Indem man sich um seine Muskeln kümmert, mit Hantel & Co. dafür sorgt, dass sie nicht verschwinden.

SO SCHWINDET DER MUSKEL: SARKOPENIE

Ab einem Alter von 30 Jahren verliert der Mensch jährlich 1 bis 2 Prozent seiner Muskelmasse. Ab 50 geht's dann schneller. Muskelfasern sterben einfach ab. Erst kommt man nicht mehr allein aus dem Stuhl, und dann liegt der fleischlose Mensch im Bett, mit gebrochenen Wirbeln, pflegebedürftig. Im Fachjargon heißt das Sarkopenie. Eine Krankheit, von der kaum jemand spricht, obwohl bis zu 25 Prozent der unter 70-Jährigen betroffen sind und mehr als 40 Prozent der über 80-Jährigen. Experten schätzen, dass die Behandlung der Sarkopenie und ihrer Folgen wie Knochenschwund und Arthrose im Jahr 2030 ungefähr 130 Milliarden US-Dollar jährlich verschlingen wird.

Die Sportwissenschaft weiß: Man kann die Kraft, die man mit 30 Jahren hat, auch noch mit 100 haben. So ein von der Natur nicht vorgesehener Unsinn wie Sarkopenie kann vom Erdboden verschwinden. Wir müssen nur begreifen: Unser Körper ist ein optimales System, das sich ständig selbst repariert. Dafür müssen wir es aber täglich benutzen. Wenn wir das nicht tun, versagt es. Das beugt vor: Simples Krafttraining ist die wirksamste Methode, dem Muskelverlust und seinen Folgen entgegenzuwirken. Mehrere Studien belegen das. Zwei- bis dreimal Trainieren pro Woche steigert Muskelmasse, Kraft und Gleichgewichtsvermögen. Sarkopenie gibt's dann nicht. Genauso wenig wie Osteoporose und Arthrose.

GESUND BLEIBEN

Clevere Tricks für den Muskel-Workout

Wie viel Wiederholungen soll man machen?
Der britische Mediziner Ian MacQueen riet 1954 zu
8 bis 12 Wiederholungen. Und der amerikanische
Arzt Thomas DeLorme riet zu 3 Sätzen. Das predigt
man heute noch an den Geräten. Wann tut sich
was im Bizeps?

Für mehr Muskeln: Hohe Gewichte und wenige
Wiederholungen machen dickere Muskelfasern.

Für einen besseren Muskelstoffwechsel: Niedrigere
Gewichte mit vielen Wiederholungen sorgen für
eine bessere Muskeldurchblutung. Es bilden sich
mehr Blutgefäße, der Muskel wird besser versorgt,
kann sich schneller aufbauen.

Ideal: Trainingsmethode wechseln. Wenn Sie 3 Monate lang mit mittleren Gewichten, 8 bis 12
Wiederholungen und 3 Sätzen gearbeitet haben,
dann legen Sie eine Muskelausdauer-Trainings-
phase ein: Machen Sie 4 Wochen lang ein Training
mit 15 bis 20 Wiederholungen und leichteren Gewichten. Dann reduziert sich auch die Zahl der
Sätze auf 2 – mehr Wiederholungen bringen nicht
mehr. So züchten Sie dem Muskel mehr Gefäße, er
hat mehr Transportwege für Nährstoffe – und das
ist die Basis für besseren Muskelaufbau.
Fortgeschrittene können auch mal ein 4-Wochen-
Heavy-Duty-Programm einlegen mit hohen Gewichten und nur 5 bis 6 Wiederholungen. Dann
steigen auch die Sätze auf 4 bis 5.
Merken Sie sich einfach: Pro Muskelgruppe brauchen Sie 30 bis 50 Wiederholungen.

Laute Motivation: Sie wollen das Letzte geben, maximale Kraft entfalten? Dann brüllen Sie! Sportwis-
senschaftler haben in Studien festgestellt: Wer
brüllt, steigert seine Leistung um bis zu 12 Prozent. Wer sich an der Kraftmaschine stark anstrengt, entwickelt unangenehme Gefühle: »Wann
hört's denn endlich auf!« Und die hemmen die
Leistung. Wenn man nun diese Gefühle hemmt,
durch einen neuen Reiz, dann kommt man an
seine Leistungsreserven. Also: Bei der letzten
Wiederholung brüllen! Darum schreien die auch
beim Kugelstoßen.

Der Trick der Sprinter: Die schnellen Typ-2-Fasern
kann man auch in mittelschnelle verwandeln, die
mehr Eiweiß produzieren, mehr Muskeln aufbau-
en. Durch intensives Krafttraining. Binnen vier Wochen wandeln sich viele schnelle Typ-2-Fasern in
muskelaufbauende, mittelschnelle Fasern. Hört
man mit dem Training auf, kriegt man wieder seine
schnellen Fasern. Und nun das Verblüffende: sogar
in doppelter Menge.
Diesen Trick nutzen Sprinter, indem sie Krafttraining machen, ihre wichtigen schnellen Fasern vermindern, vor dem Wettkampf eine Pause einlegen
und auf die Verdoppelung warten.

MUSKELAUFBAU geht auch ohne Fitnessstudio. Crunches
zum Beispiel kann man jederzeit zu Hause machen.

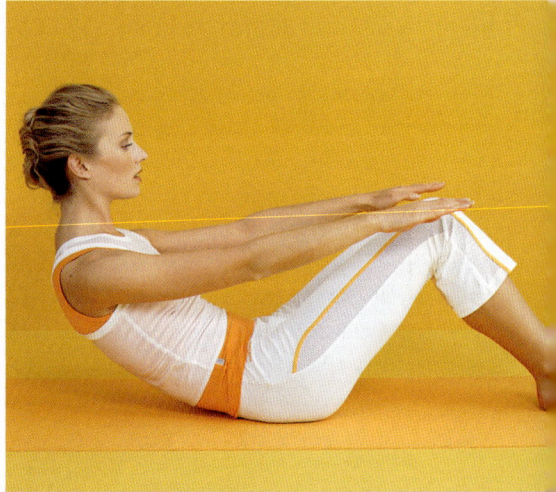

Legales Doping für die Muskeln

Der Muskel mag Lachs: Essen Sie abwechselnd täglich eine Portion Fisch, Geflügel oder Fleisch (das nur zweimal die Woche). So kriegt der Muskel neben hochwertigem Eiweiß auch Kreatin, das die Muskeln schneller wachsen lässt. Aber nur dann, wenn man ihn bewegt. Ideal ist Lachs: Er liefert Protein für den Muskelaufbau und Omega-3-Fettsäuren, die den Abbau von Muskeln nach dem Workout bremsen.

Zweimal hohes C: Kombinieren Sie Lamm & Co. mit Zitrone. Der Eiweißstoff L-Carnitin (steckt in tierischen Lebensmitteln) lockt Fettmoleküle aus den Fettzellen und transportiert sie zu den Energiekraftwerken (Mitochondrien) in den Muskelzellen. Carnitin fördert den Fettabbau und verhindert Muskelabbau. Der Körper stellt übrigens sein Carnitin auch selbst her, dazu braucht er allerdings eine große Portion Vitamin C aus viel frischem Obst und Gemüse.

Nach dem Workout einen Joghurt: Konjugierte Linolsäure (CLA) bremst das Stresshormon Kortisol. Sportler, die täglich einen Teelöffel reines CLA-Öl schlucken, vermehren ihre Muskelmasse, nicht aber ihr Körperfett – so Studien. Von Natur aus steckt die Fettsäure in Joghurt, Milch und Fleisch. CLA steckt aber auch in Leinsamen – und damit in Leinöl (Seite 260).

Sprossen wachsen für mehr Muskeln: Sprossen liefern Saponine, die als Vorstufe für das männliche Hormon Testosteron dienen, sowie Beta-Hydroxy-Beta-Methylbutyrat (HMB). HMB wirkt einem Muskelabbau entgegen und hemmt das kraftraubende Stresshormon Kortisol.

Nussknacker-Workout: Täglich eine kleine Handvoll Mandeln oder Kerne liefern Vitamin E in Form von Alpha-Tocopherol. Das Antioxidans beugt Zellschäden nach dem Workout vor. Hilft, dass sich der Muskel schneller regeneriert, besser wächst.

Der Wasser-Fall: Was haben Sie rausgeschwitzt? Doppelte Menge nachfüllen. Der Muskel besteht zu 80 Prozent aus Wasser. Verlieren Sie nur 1 Prozent, büßen Sie an Leistungskraft ein.

Jeden Tag ein Ei, sonntags sogar zwei: Sie liefern das beste Eiweiß, viel wertvoller als ein kleines Steak. Genau das Aminosäureprofil für hungrige Muskeln. Außerdem hilft ihr B_{12} beim Aufbau von Carnitin für bessere Fettverbrennung.

Des Muskels Süßhunger: Eine große Portion Beilagenkohlenhydrate aus Nudeln, Brot, Kartoffeln, Fitnessriegel und -drinks braucht nur der Leistungssportler. Der Freizeitsportler füllt sein Zuckerdepot (Glykogen) ganz leicht mit etwas Müsli, Vollkornbrot, Obst und Gemüse. Zu viel Kohlenhydrate (vor allem Weißmehl und Zucker) machen keine Muskeln, sondern Fett. Gönnen Sie Ihren Muskeln aber ruhig ab und zu eine Rippe Bitterschokolade: Ihre Flavonoide erhöhen das Stickstoffmonoxid NO in den Gefäßen, das stellt sie weit, verbessert den Bluttransport zu den Muskeln – sie wachsen besser, können mehr leisten.

Ein gutes Eiweißpulver erleichtert stark übergewichtigen Menschen den Muskelauf- und Fettabbau, weil sie es ganz schwer haben, den Tagesbedarf von 1,5 bis 2 Gramm pro Kilo Körpergewicht mit Quark, Fisch & Co. zu decken. Gute Präparate enthalten tierisches und pflanzliches Eiweiß, haben eine biologische Wertigkeit über 100.

Was der Muskel alles kann

WARUM UNS NUR DER MUSKEL VON ÜBERGEWICHT BEFREIT

24.8.2006: Pluto speckt ab, verliert seinen Status als Planet. Die Welt protestiert. Gleichzeitig geht ein ganz neuer Stern am Himmel auf. Über Großbritannien: Caroline Flint, die erste Fitnessministerin, joggt sich in die Herzen der Bevölkerung. Tony Blair rief das allererste Fitnessministerium (das Wort kennt der Duden nicht!) ins Leben. Weil in seinem Land in nur drei Jahren die Zahl der krankhaft Übergewichtigen um 38 Prozent zugenommen hat. Das Ministerium soll sich darum kümmern, dass die Menschen wieder mehr Bewegung ins Leben bringen.

Ich finde, so ein Ministerium könnten wir auch in Deutschland gebrauchen, in der Schweiz, in Österreich …

Egal, wirklich egal, welche Diät Sie machen: Wenn Sie sie nicht gleichzeitig mit Sport kombinieren, kommen die verlorenen Pfunde immer wieder zurück. Sie brauchen beides: Kraft- und Ausdauertraining. Fett verbrennen Sie nur, wenn Sie sich länger ausdauernd bewegen, auch Spazierengehen reicht schon … Doch regelmäßiges Krafttraining schenkt Ihnen die Muskulatur – das Organ, das Fett von den Hüften abbaut – und schickt die Hormone in Richtung schlank.

Wann der Muskel Fett verbrennt

Sie liegen auf der Couch und gucken fern, drehen sich ab und zu mal um – und Ihre Muskeln arbeiten. Das Brennholz-ATP verglimmt in ihnen, damit Sie sich umdrehen können. Davon lagert im Muskel ein kleiner Vorrat. Der muss aber gleich wieder aufgefüllt werden. Im Couchfall produziert ihn sich der Muskel aus den Fettvorräten. Je nachdem, wie Sie Ihren Muskel fordern, hart oder zart, passt er nämlich seinen Stoffwechsel an. Er verbrennt Zucker und/oder Fett, mit Sauerstoff (aerob) oder ohne Sauerstoff (anaerob).

Der Fetttank ist unerschöpflich

Wenn Ihr Porsche mit Zucker oder Fett fahren könnte, würden Sie Fett nehmen. Das ist viel ökonomischer – wenn Sie lange fahren wollen. So ähnlich denkt der Muskel. Wenn Sie ihn schnell mal stark belasten, einen Bierkasten hochhieven, gewinnt der Muskel die Energie, die er dafür braucht, aus Zucker (Glukose). Das funktioniert unkompliziert und schnell.

Wenn Sie aber lange Zeit gemütlich marschieren, dann schont er seine Zuckerenergie-Vorräte (Glykogen aus Muskel oder Leber, Seite 297). Er hat nicht so viel davon. Das hebt er sich lieber für Notzeiten auf. Er bedient sich dann viel lieber aus den Fettdepots. Verbrennt vorwiegend Fett. Das ist ökonomischer. Denn davon hat er ja kiloweise zur Verfügung. Allerdings kommt es ganz darauf an, wie fit man ist. Liefern Herz und Lunge nicht

 MEHR WISSEN

Interleukin-6

Unsere Muskelfasern produzieren einen Bewegungsfaktor, das Interleukin-6. Die Blutwerte des entzündungshemmenden Stoffs steigen mit dem Training um das Hundertfache an. Interleukin-6 gilt als Signalstoff für die Hüfte, für das Fettgewebe, freie Fettsäuren als Brennstoff abzugeben.

In Studien zeigten Forscher, dass Mäuse, die kein Interleukin-6 bilden können, dick werden und Diabetes kriegen.

genug Sauerstoff nach, verbrennt der Muskel Zucker. Den kann er ja ohne Sauerstoff verbrennen. Fett nicht.

Der Muskel genießt Fett und Zucker gleichzeitig

Der Muskel bedient sich in der Regel aus allen Energietanks gleichzeitig. Absoluter Unsinn ist, dass man erst nach 30 Minuten Training anfängt, Fett zu verbrennen, wie es lange hieß. Richtig ist: Je nachdem, wie stark Sie ihn belasten – und wie fit Sie sind, wie viel Sauerstoff die Lunge pro Minute zum Muskel schickt –, bedient sich der mehr oder weniger aus den Fettdepots.

Ein Langstreckenläufer zum Beispiel kann stundenlang seine Muskeln mit 70 Prozent aus Fett versorgen. Zu etwa 30 Prozent holt er sich Zucker aus dem Leber- und dem Muskelvorrat. Den Zuckervorrat möchte der Körper natürlich schonen, weil davon nur begrenzt da ist. Der reicht etwa für 90 Minuten intensive Belastung. Den meisten Zucker holt sich der Muskel am Ende des Marathons. Dann ist man nämlich schon ziemlich fertig. Hechelt mehr. Liefert nicht mehr genug Sauerstoff zu den Muskeln, sie können sich ihre Energie nicht mehr aus den Fettvorräten holen. Ist der Zuckervorrat dann leer, kann der Läufer gar nicht mehr. Er muss anhalten, sich in die Wiese legen.

Faule Muskeln mit Atemnot

Ein Mittelstreckenläufer rast 400 bis 800 Meter weit und verbrennt nur Zucker – ohne Sauerstoff. Denn das, was der Muskel benötigt, kann der Läufer gar nicht so schnell herbeihecheln. Darum braucht ein Schnellläufer die schnelle Energie, er strengt sich und seine Muskeln ja wahnsinnig an. Das hält man aber nur zwei bis vier Minuten durch, weil Laktat, Milchsäure, entsteht, der Körper ganz sauer wird und der Muskel erschöpft. Für den arg faulen Muskel ist das ganze Leben so ein Mittelstreckenlauf. Eine große Anstrengung.

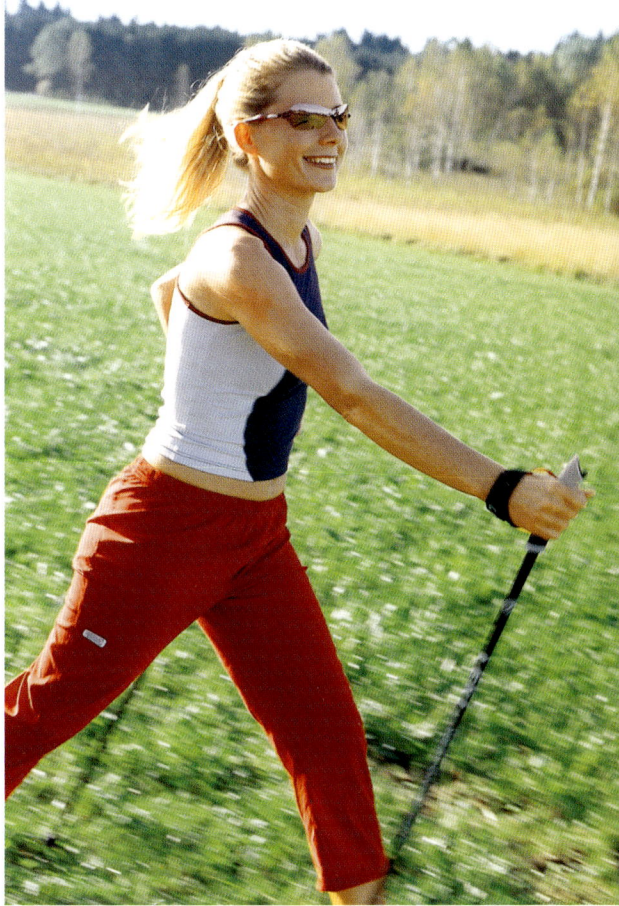

NORDIC WALKING: Wenn Sie mit Stöcken walken, benutzen Sie mehr Muskeln für die Fettverbrennung. Allerdings müssen Sie mit den Stöcken auch aktiv arbeiten und dürfen sie nicht einfach nur mitschleifen lassen.

Denn das untrainierte Herz-Kreislauf-System schickt nicht genug Sauerstoff vorbei.

Nehmen wir ein Extrembeispiel: Der Muskel eines übergewichtigen Bewegungsmuffels verbrennt Fett von der Haustür bis zur Treppe. Dann kann er das schon nicht mehr. Atemtechnisch. Auf dem mühsamen Weg ins erste Stockwerk verbrennen seine Muskeln bereits fast nur noch Zucker. Schon im ersten Stockwerk atmet er richtig schwer, sein

Muskel gerät unter Sauerstoffnot. Die Energie für die nächsten Treppenstufen produzieren die kleinen Kraftwerke im Muskel anaerob, ohne Sauerstoff. Für ein weiteres Stockwerk hat er keine Kraft mehr. Er bleibt im zweiten hängen. Zu viel Milchsäure (Laktat) macht den Muskel sauer und sehr, sehr müde. Er muss sich erst mal ausruhen. Genauso ist es, wenn Sie untrainiert sind und beginnen, Sport zu treiben. Sie verbrennen beim

MEHR WISSEN

Bewegung und Schlankhormone

Bessere Insulinwirkung: Das Blutzuckerhormon Insulin dirigiert den Zucker zum Muskel, zur Nervenzelle, zum Gehirn. Und sperrt Fett so lange in den Fettzellen ein, bis der Blutzucker wieder unten ist. Übergewicht heißt oft Insulinresistenz. Die Zellen hören nicht auf Insulin, Zucker bleibt im Blut. Insulin bleibt im Blut. Fett in den Fettzellen. Bewegung vermehrt die Zahl der Insulinrezeptoren an der Zelle. Das heißt: Sie haben viele Antennen, an denen das Insulin seine Botschaft loswerden kann, die Bauchspeicheldrüse muss nicht mehr so viel Insulin produzieren. Der Blutzucker normalisiert sich, das Gewicht sinkt.

Mehr Schlankhormone: Ausdauer- und Kraftsport lässt Hormone ansteigen, die Fett abbauen, zum Beispiel das Wachstumshormon, Adrenalin und Noradrenalin. Diese Hormone mobilisieren das Fett aus den Fettdepots und aktivieren das Enzym Lipase, das Fett von der Hüfte in freie Fettsäuren umwandelt. Damit der Muskel Energie gewinnen kann. Kraftsport stimuliert die Freisetzung von muskelaufbauenden Hormonen wie Testosteron und Wachstumshormon. Mehr Muskeln heißt mehr Fettverbrennung.

Walken noch Fett. Wenn Sie einen Zahn zulegen, losjoggen, kommt nicht genug Sauerstoff nach, Sie verbrennen Zucker. Und manche haben so eine schlechte Kondition, dass schon beim Walken nicht genug Sauerstoff nachkommt. Sie müssen erst mal spazieren gehen und sich langsam mehr Fettverbrennungsenzyme züchten.

So mutieren Sie zum Fettverbrenner

Ein schlecht Trainierter verbrennt mit einem Puls von 150 etwa 10 kcal in der Minute. Ein gut Trainierter verbrennt mit dem gleichen Puls Pi mal Daumen 15 kcal. Weil seine Muskeln viel mehr Fett futtern – und Fett hat doppelt so viel Kalorien wie Zucker. Aber: Wie viele Kalorien Sie verbrennen, ist egal. Die Frage ist: An welche Energie kommen Sie dran? Am wichtigsten ist für den Abnehmer die Fettkalorie. Nur: Da kommt er erst einmal nicht so leicht dran.

Wenn Sie Ihr Couchdasein verlassen, holt sich Ihr Muskel, wenn Sie spazieren gehen oder walken, nur etwa 30 Prozent seiner Energie aus den Fetttanks – mehr kann er nicht. Kopfarbeitermuskeln haben zu wenig fettverbrennende Enzyme. Übersetzt heißt das: Wenn Sie 300 kcal in einer Stunde Spazierengehen verbrauchen, sind das nur 90 Fettkalorien, sprich 10 Gramm Fett weniger auf den Hüften. Und je mehr Sie auf die Tube drücken, desto weniger Fett verarbeitet Ihr Muskel. Er nimmt Zucker.

Das interessiert den Abnehmer aber nicht. Denn er möchte ja seinen Bauch, seine Hüfte loswerden. Und nicht das bisschen Glykogen in der Leber. Ein trainierter Muskel bedient sich aus dem Fetttank zu 70 Prozent oder mehr. Das heißt, ein fitter 70-Kilo-Läufer verheizt in einer Stunde Joggen (bei 12 km/h) 872 kcal. Davon mindestens 70 Prozent Fett = 610 kcal. Macht 70 Gramm Fett in der Stunde (1 Gramm hat 9 kcal). Und dort wollen Sie hin. Und dort kommen Sie hin. Wenn Sie fleißig trainieren, binnen drei Monaten.

Das Maß aller Dinge: der Laktatspiegel

Wenn Sie rumliegen, haben Sie eine Laktatkonzentration zwischen 1 und 1,78 mmol/l im Blut. Wenn Sie Ihren Muskel ackern lassen, dann entsteht Milchsäure, weil er ja immer auch ein bisschen Zucker ohne Sauerstoff verbrennt. Das macht nichts, solange nicht mehr als 2 (je nach Trainingszustand bis 4) mmol/l Laktat entsteht. Das schafft der arbeitende Muskel selbst wieder weg. Laktatproduktion und Laktatabbau halten sich also die Waage. Hier, bei 2 (bis 4) mmol/l, spricht man von der anaeroben Schwelle.

Wenn man sich nun mehr anstrengt, wird mehr Zucker ohne Sauerstoff verheizt. Zu viel Milchsäure entsteht, das führt zur Übersäuerung des Muskels, zur Übermüdung – und das hemmt den Fettabbau.

Regelmäßiges Training erhöht die anaerobe Schwelle, sodass man über längere Zeit und mit größerer Intensität trainieren kann, ohne dass sich Laktat ansammelt. Sprich: Viel mehr Fett lodert im Feuer der Muskeln.

Finden Sie den optimalen Fettverbrennungspuls …

Sie wollen Ihr Fett loswerden? Dann suchen Sie sich eine Ausdauersportart, die Ihnen Spaß macht – und die Sie jeden Tag 30 Minuten lang durchführen können. Wenigstens vier- bis fünfmal die Woche. Nur so züchten Sie sich Mitochondrien und Fettverbrennungsenzyme. Halten Sie sich an Ihr Herz, an Ihren richtigen Puls – den finden Sie auf Seite 189.

… und machen Sie ein Muskeltraining für mehr Masse

Ausdauer allein ist nur die halbe Miete. Wer abnehmen will, darf auch die Muskeln richtig arbeiten und wachsen lassen. Denn je mehr Muskelmasse sich in unserem Körper verteilt, umso höher ist der Grundumsatz. Das ist die Energie,

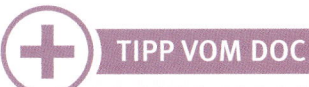

TIPP VOM DOC

Muss man nüchtern laufen?

Noch nie Sport gemacht und übergewichtig? Dann laufen Sie morgens erst einmal nicht nüchtern. Ein völlig Untrainierter ist nach zehn Minuten schlapp – einfach weil ein Tank schnell leer wird: die Zuckerreserven. Nach zehn Minuten geht gar nichts mehr. Haben Sie hingegen ein bisschen Kondition, dann schaffen Sie auch nüchtern eine halbe Stunde. Wer morgens allerdings länger nüchtern laufen und Fett verbrennen will, kann das nur, wenn er trainiert ist, wenn er viele Energiekraftwerke hat, mit dicken Schläuchen zum Fettdepot.

Man muss etwa drei Monate lang täglich trainieren, um vom Zuckerverbrenner zum Fettverbrenner zu mutieren. Doch dann wird das Leben plötzlich ganz schnell ganz leicht. Weil Sie statt 10 Gramm Fett 70 Gramm Fett in der Stunde von den Hüften abbauen. Und da Sie nachbrennen, den Grundumsatz erhöhen, den Energieverbrauch in Ruhe, verbrennen Sie rund um die Uhr.

Ach ja: Ausdauertraining verhindert auch den Jo-Jo-Effekt. Studien zeigen: Wer Kalorien reduziert, senkt seinen Ruhe-Energiestoffwechsel um fünf Prozent. Genau das wird durch Ausdauertraining verhindert.

die Sie in Ruhe verbrauchen, rund um die Uhr, dann, wenn Sie gar nichts tun.

Der Muskel ist stoffwechselaktives Gewebe, dort wird Fett verbrannt. Umso mehr, je mehr Muskeln Sie haben. Schlank heißt übrigens nur: fettarm. Man muss nicht weniger wiegen. Aus dem einfachen Grund, dass Abnehmer häufig Fettmasse durch Muskelmasse ersetzen.

DER MUSKEL MACHT KLUG

Wussten Sie, dass es den motorischen Lerntypen gibt, den kinästhetischen. Konfuzius war so einer, denn er sagte: »Was du mir sagst, das vergesse ich. Was du mir zeigst, daran erinnere ich mich. Was du mich tun lässt, das verstehe ich.« Das ist einer, der anpackt. Der nicht lange grübelt und zögert. Geleitet von seinen Gefühlen, setzt er Impulse sofort in Aktion um. Solche Menschen können mit dem Hammer umgehen, basteln gerne, sind experimentierfreudig, bewegen sich viel – und lernen vor allem über Taten. Sie müssen sich bewegen. Sie gucken sich alles mit den Händen an, machen viele Versuche und erzählen mit dem ganzen Körper. Viele Worte machen Kinästheten nicht. Sie wollen begreifen, spüren, erfahren und tun das kund mit: »Das fühlt sich gut an …«, »Das berührt mich …« Oft sprechen sie langsam, das liegt daran, dass Erinnerungen und Gefühle im Gehirn mit Bewegungen verknüpft sind. Dieses Ganzkörpergedächtnis schnellt nicht so fix auf die Zunge. Sie lesen die Körpersprache des anderen, vergleichen sie mit den Worten. Spüren sofort, wenn das nicht stimmig ist. Und Sie treffen diesen Typen oft im Fitnessstudio. Der Körper ist sein Kommunikationsorgan – und sehr, sehr wichtig.

 BODY & MIND

Lassen Schmerzen das Gehirn schrumpfen?

Wer unter Rückenschmerzen leidet, verliert bis zu 11 Prozent seiner Hirnsubstanz. Das haben Forscher im Magnetresonanztomographen herausgefunden. Warum verliert man mit Rückenschmerzen so viel Substanz? Ganz einfach, weil Schmerzgeplagte sich nicht bewegen. Mehr zu Schmerzen und Gehirn steht im Interview auf Seite 39.

In jedem von uns steckt ein kleiner Kinästhet. Lassen Sie ihn einfach nur raus. Lassen Sie Ihren Körper mitsprechen – beim Lernen, beim Reden, beim Erkunden, beim Zuhören. Dann prägt sich das, was Sie tun, auch besser im Gehirn ein.

Der kluge Tanz der Hormone

Wer schon mal Krafttraining gemacht hat, den Muskel völlig erschöpft, weiß, was sich da im Kopf tut: Man wacht auf, fühlt sich frisch und munter. Der Grund heißt Testosteron. Das Spiel mit dem Muskel lockt das Hormon, das dynamisch macht.

Wer dann noch Ausdauer zeigt, Zeit in Bewegung investiert, erntet kurz- und langfristig Klugheit. Mehr dazu auf Seite 227.

Das Gehirn ist plastisch – ein Leben lang

Wer alt wird, verliert seine grauen Zellen. Nicht viel, nur so etwa 15 Prozent. Das würde auch nicht schaden, denn wir haben genug Gehirnmasse. Das Problem ist eher: Wenn wir irgendeinen Körperteil nicht bewegen, zum Beispiel den Arm in Gips, dann schrumpft im Gehirn die dafür angelegte »kortikale Karte«. Kommt der Arm dann wieder aus dem Gips, können wir keinen Faden mehr durch die Nadel fädeln. Durch Nichtbenutzung verlieren wir an Feinmotorik. Die kommt aber wieder, wenn wir unsere Hand gebrauchen. Das zeigt: Unser Gehirn ist wunderbar plastisch. Es verändert sich, je nachdem, wie wir unseren Körper benutzen – sprich: das Gehirn anregen.

DER MUSKEL LÜGT NICHT

Aus der Kinesiologie kommt ein einfacher Test, den man auch im Alltag anwenden kann. Und zwar beruht er auf der Tatsache, dass der Muskel durch Stress schwach wird. Das kennen Sie: Erschrickt man, werden die Knie weich. Dahinter steckt ein biologisches Erbe, das schon Einzeller

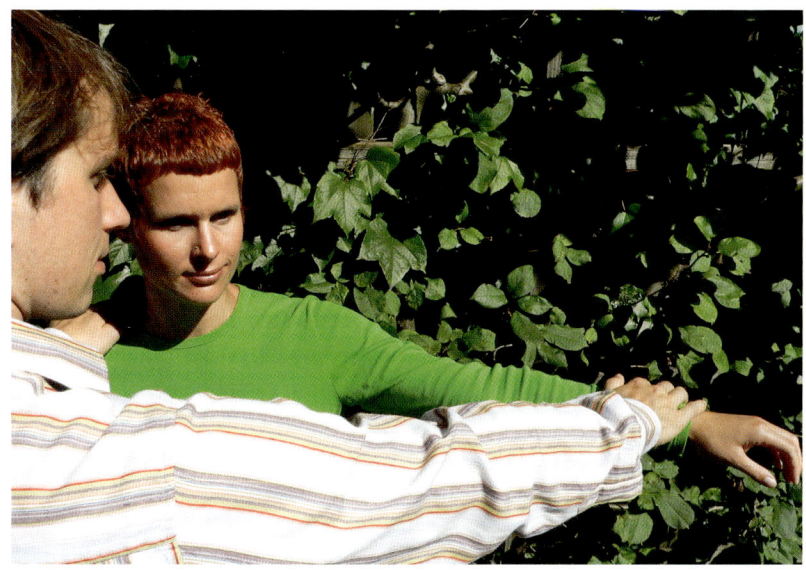

DER KINESIOLOGISCHE MUSKELTEST in der Basisversion. Prüfen Sie dann, welches Essen, welche Kleidung, welches Shampoo ... Ihnen schadet. Nehmen Sie dazu einfach das Testobjekt in die rechte Hand. Der Arm sinkt beinahe widerstandslos, wenn Ihnen etwas nicht guttut.

zeigen: Sie weichen vor Reizen zurück, die sie bedrohen – vor Licht, Duft, chemischen Stoffen –, oder streben darauf zu, wenn es für sie wertvoll sein könnte.

Auch unsere Körperzellen tragen, laut Kinesiologie, noch diese Weisheit in sich. Wenn Sie also einen Arm ausstrecken und der Kinesiologe drückt ihn nach unten, dann hält der ungestresste Muskel dem Druck stand. Halten Sie eine Haselnuss, gegen die Sie allergisch sind, in der anderen Hand, gerät der Muskel in Stress, wird schwach, der Arm hält dem Druck nicht mehr stand.

Per kinesiologischem Muskeltest checken Ärzte, Heilpraktiker oder Psychologen durch Druck auf Arm oder Bein, ob ein Muskel energetisch »angeschaltet« oder »abgeschaltet« bleibt, wenn man seinen Besitzer einem Reiz aussetzt – einer Farbe, einem Lebensmittel, einem Medikament, ein paar Worten ... Probieren Sie das doch einfach mal mit einer lieben Person aus – der Muskel lügt nicht.

Der kinesiologische Muskeltest

1 Legen Sie beide Schmuck, Uhren, Handy ab – und Alltagsstress. Lassen Sie die Testperson ein großes Glas Wasser trinken.

2 Die Testperson steht vor Ihnen, streckt den linken Arm aus, der andere hängt locker herunter. Nun stellen Sie sich vor die Testperson, legen ihr die linke Hand auf die rechte Schulter und legen die rechte Hand oberhalb des Handgelenks auf den ausgestreckten Arm.

3 Klären Sie Ihre Testperson auf, dass Sie den Arm runterdrücken – und dass sie mit aller Kraft Widerstand leisten soll.

4 Nun drücken Sie rasch und fest, aber nicht ruckartig den Arm runter. Gerade so fest, dass Sie spüren, wo der Muskel noch Haltearbeit verrichtet, aber nicht ermüdet. Die Frage ist: Schaffen es die Schultermuskeln binnen der ersten fünf Zentimeter, Energie zu zeigen? Drücken Sie drei Sekunden. Diesem Druck kann die Testperson im Grunde immer widerstehen.

5 Dann machen Sie den gleichen Test, während die Testperson Zucker isst. Eine Plastiktüte auf dem Kopf hat. An eine unangenehme Situation denkt ... Wetten, dass der Muskel schwach ist? Nur selten gelingt es der Testperson dann, dem Druck genug Widerstand entgegenzusetzen. Experimentieren Sie, machen Sie den Test mit Kosmetika, mit dem Handy, dem neuen T-Shirt.

DAS ASTRONAUTEN-VIBRATIONSTRAINING

Ich habe einen Freund, der heißt Paul, und der hat einen Bauch. Und den entschuldigt er immer mit: »Ich bin Bauchatmer.« Wenn er was gegen seinen Bauch tun will, dann holt er ein kleines Köfferchen. Schnallt ein paar Elektroden rund um den Bauch, drückt auf den Knopf – und sein Bauch vibriert. Dafür hat er viel Geld bezahlt. Für ein gutes Gewissen. Nun wird er wenigstens mit gutem Gewissen alt.

Halten Sie die Muskeln fest

Der Mensch im Sessel, mit oder ohne Elektroden am Bauch, verliert im Alter von 25 bis 70 Jahren 8 Kilo Muskeln. 8 von 30! Das ist mehr als ein Viertel. Und mit den Muskeln schwinden Knochen und Knorpel. Das ganze System Mensch wird marode. Das kann man fröhlich verhindern. Wir müssten nur das tun, wofür wir von der Natur gebaut sind: unsere Muskeln anstrengen. Nein, Ausdauertraining reicht nicht. Wir müssen zwei- bis dreimal die Woche im Fitnessstudio Kraft trainieren. Den Muskel davon abhalten, dass er sich davonmacht.

Aber das ist ja nichts Neues für Sie.

Wenn ich Ihnen nun erzähle, dass Sie Ihre Muskelleistung (sogar im Alter von 80) mit vier bis fünf Minuten Training verbessern können? Da wecke ich doch viel eher Ihre Neugierde – oder? Ich bin nämlich auch faul. Ich mach auch lieber das, was in kurzer Zeit viel Wirkung bringt. Und ich nutze da die sensationelle Wirkung der Vibration. Ich springe auf dem Trampolin, ich schwinge immer wieder mal zwischendurch eine Minute lang den Flexi-Bar. Das ist ein flexibler Stab, den man in der Mitte hält und der die Muskeln starkschwingt. Das ist ganz schön anstrengend. Aber an dieser »Bar« tankt man ziemlich schnell Fitness für den ganzen Oberkörper.

Und neuerdings steh ich auf dem Galileo. Da wird man trainiert. Von Kopf bis Fuß. In Minuten. Der wurde für Astronauten entwickelt.

Die irdisch gute Weltraummedizin

Im All schwinden Muskeln, Knochen und Knorpel. Ganz schnell. Wenn es, wie geplant, in 30 Jahren zum Mars geht, wären die Astronauten nach dem jahrelangen Flug Pflegefälle – kaum in der Lage, eine Marsstation zusammenzuschrauben. »Darum wird weltweit geforscht, wie man den Astronauten dieses Schicksal erspart«, sagt Professor Rupert Gerzer, Leiter des Instituts für Luft- und Raumfahrtmedizin in Köln.

Heraus kam das Muskelvibrationstraining mit dem »Galileo-System«. Man steht einfach auf einer Wippe, die die Muskeln im ganzen Körper zum Anspannen und Entspannen bringt. Man wird trainiert. Die Wippe baut in wenigen Minuten Muskeln und Knochen auf – und hält den Knorpel schön glatt. (Mehr über den Galileo finden Sie im Interview auf Seite 176. Eine Bezugsquelle finden Sie auf Seite 381.)

So viel wie ein 10-Kilometer-Lauf

Ein fünfminütiges Vibrationstraining hat, gemessen an der Anzahl an Muskelbewegungen, die Effizienz eines 10-Kilometer-Laufs. Es ersetzt 45 Minuten an der Kraftmaschine im Fitnessstudio – inklusive Dehnrunde. Binnen einer Minute sind 85 Prozent der gesamten Muskulatur erschöpft. Und nur das signalisiert dem Muskel: Bau dir mehr Energiespeicher!

Die Leistung wächst, die Kraft, mit der der Sprinter düst, der Gewichtheber stemmt, die Leistung, mit der wir den Alltag bewältigen. »Um den gleichen Effekt zu haben, müsste man im Fitnessstudio an 12 Geräten arbeiten – und wesentlich länger«, so der Sportmediziner Dr. Manfred Hartard von der TU München. Darum trainieren immer mehr Leistungssportler mit Vibrationskraft.

Knochen und Knorpel hängen am Muskel

Dr. Hartard untersuchte ein Jahr lang den Einfluss von alternierendem Vibrationstraining auf Muskeln und Knochen von achtzig Frauen: »Anfangs trainierten die Frauen nur mit ihrem Körpergewicht, nach einem Jahr packten sie ihr eigenes Gewicht noch mal in Form von Zusatzgewichten drauf. So leistungsfähig wurden ihre Muskeln. Und die Knochenmasse nahm bis zu vier Prozent zu. Das schafft kaum ein Medikament.«

Dass man in einem Aufwasch neben Osteoporose und Muskelschwund auch dem dritten apokalyptischen Reiter der Orthopädie ein Schnippchen schlägt, fand Professor Rupert Gerzer in einer Studie heraus: »Man guckt immer nur auf Muskel und Knochen. Wir haben uns den Knorpel angesehen. Und waren überrascht, wie gut das Vibrationstraining den Knorpelabbau verhindert. Das lässt erwarten, dass es auch Arthrose vorbeugt.«

Darum rüsten sich Orthopäden, Physiotherapeuten und Fitnessstudio immer häufiger mit Vibrationsgeräten aus. Das günstigste für zu Hause kostet übrigens 3600 Euro.

Wie fühlt sich das Training an? Irgendwie lustig. Alles kribbelt. Die Muskeln sind hart wie Stein. Es strengt auch an, aber es dauert ja nicht lange. Wenn man absteigt, stapft man über Wolken – und wer's übertreibt, kriegt Muskelkater.

BODY & MIND

Kleine Brüder: Trampolin und Flexi-Bar

Das Trampolin ist der Vorläufer des Galileo. Auch damit hat man Astronauten trainiert. Weil die Überwindung der Gravitationskräfte jeden einzelnen Muskel von Kopf bis Fuß trainiert und die Knochen festigt. Natürlich ist es nicht ganz so wirkungsvoll, aber durchaus effektiv – und garantiert mit hohem Spaßfaktor. Es hat noch einen weiteren Vorteil: Es liefert das Ausdauertraining fürs Herz und für die schlanke Linie gleich mit. Und weil es zu Hause vor dem Fernseher steht, lässt es keine Ausrede zu. 20 Minuten Training sind so effektiv wie 30 Minuten Joggen. Nein, man braucht keine hohen Räume.

Flexi-Bar macht sich als neuer Trend an die Hüfte. Man hält einen Stab in der Hand und bringt ihn zum Schwingen. Die Vibration des Flexi-Bar stimuliert die Tiefenmuskulatur in Armen, Becken, Rücken und Bauch. Das wirkt wie ein Kraft-Ausdauer-Training, steigert den Stoffwechsel und die Herzfrequenz. Die Power-Rute löst Verspannungen, hilft bei Rückenschmerzen, verbessert die Haltung, festigt das Bindegewebe und beschleunigt den Fettabbau. 3-mal 10 Minuten Training pro Woche mit dem Flexi-Bar reichen aus. Ach ja: Spaß macht es auch, sobald man den Schwung raushat. Bestelladresse auf Seite 381.

GUTE-LAUNE-TRAINING mit Vibrationen: Der Flexi-Bar macht Spaß, kräftigt Rücken, Rumpf und Schulter.

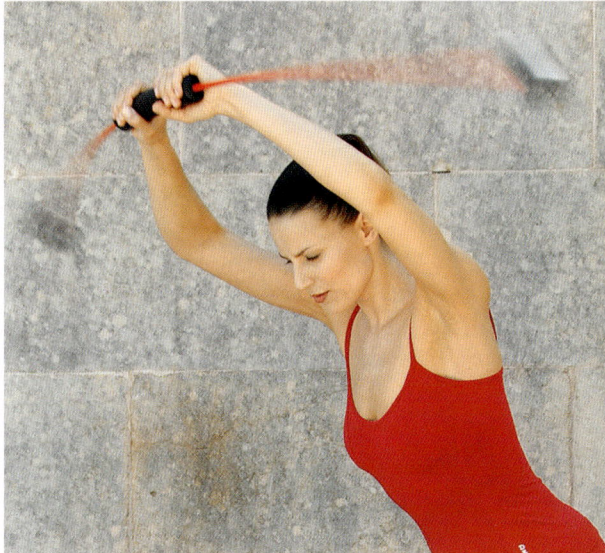

Giraffenfrauen: Die Frauen der Padaung, eines Volks aus Myanmar (früher Birma), tragen einen ungewöhnlichen Halsschmuck. Bis zu neun Kilo schwere Gold- oder Messingringe winden sich um ihren Hals. Schon in der Kindheit tragen sie die ersten. Im Laufe ihres Lebens streckt sich der Hals so auf bis zu 30 Zentimeter Länge. Früher galt: Je mehr Ringe eine Frau trägt, desto mehr Achtung zollt man ihr. Untreuen Frauen zog man die Ringe vom Hals und verdonnerte sie damit zu lebenslangem Liegen. Denn die stillgelegte Halsmuskulatur kann den Kopf ohne Ringe nicht mehr tragen. Heute folgen nur noch wenige Mädchen der Tradition.

Knackende Finger: Klingt gruselig, ist aber harmlos. Man kann es sich vorstellen wie das Entkorken einer Sektflasche. Der Korken entspricht dem Fingerknöchel, die Gelenkkapsel der Flasche. Zieht man am Finger, entsteht in der Gelenkkapsel ein Unterdruck. Der saugt Gasmoleküle aus der Gelenkschmiere. Eine Gasblase bildet sich und zerplatzt laut knackend. Dann ist erst mal Pause. Wenn sich in der Gelenkschmiere wieder Gas angereichert hat, kann man erneut knacken.

Schlaff nach Winterschlaf? Ein Schwarzbär hält etwa 130 Tage Winterschlaf. Ein Mensch würde in dieser Zeit bis zu 90 Prozent Muskelkraft einbüßen. Der Bär aber verliert nur 23 Prozent. Weil er im Schlaf ein Krafttraining macht. Viermal täglich erhöht er die Körpertemperatur und spannt die Muskeln an. So bleibt er kräftig und gefährlich. Eins verliert er im Winter aber doch: Nervenverbindungen im Gehirn bauen sich ab, das Gedächtnis lässt nach.

Da Vinci zittert nicht. Da Vinci hat drei Arme. In zweien hält er Instrumente, im dritten eine Kamera. Ohne zu zittern, operiert er minimalinvasiv am Knie

und Herzen. Ein Chirurg steuert den Operationsroboter. Robo-Doc, auch ein Roboter, der Knochen fräste, landete allerdings nach vielen Patientenklagen im Keller. Fehler machen nicht nur Menschen.

Blutegel gegen Arthrose: Er schielt mit zehn Augen auf das Knie, beißt mit zwei Mäulern und 240 Zähnen zu, saugt einem das Blut aus den Adern. Dabei schickt der Süßwasseregel Hirudo medicinalis seine Miniapotheke in den Körper: 40 Wirkstoffe, die die Blutgerinnung hemmen, Gefäße erweitern, Entzündungen bremsen und Schmerzen lindern. Werden nur einmal 45 Minuten lang sechs solcher heilsamen Vampire angelegt, schwindet der Schmerz – und das hält drei Monate an.

Wirbelkitt: Biozement. Gebrochene Wirbel baut man neuerdings mit Biozement auf – mit der Kyphoplasie. Die Heidelberger Forscher berichten, dass die Patienten danach kaum noch Schmerzen haben und beweglicher sind. Dass nach einem Jahr weniger Wirbelfrakturen auftauchen als bei Patienten, die medikamentös behandelt wurden. Leider gibt es noch keine Langzeitstudien.

DER AXOLOTL – ein im Wasser lebender Salamander – kann sich, wenn was kaputtgeht, binnen weniger Monate neue Organe machen, neue Beine …

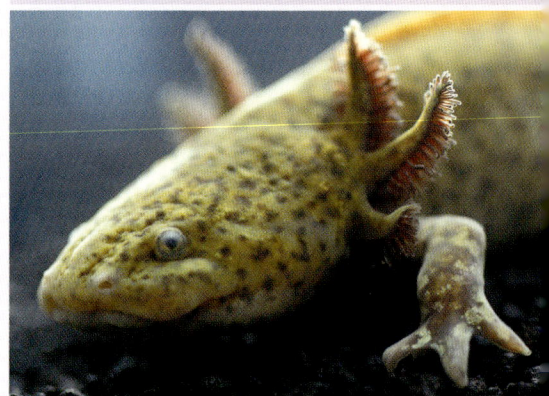

Stark & fit? Check-up des Bewegungsapparats

KLEINER MUSKEL-SELBSTTEST

Wie jung sind Sie?

Wie viel Energie in Ihren Muskeln steckt, wie jung Sie sind, das können Sie mit einem ganz einfachen Test feststellen:

So geht's: Setzen Sie sich mit beiden Pobacken auf einen festen Stuhl. Arme über der Brust kreuzen. Nun so schnell, wie Sie können, fünfmal aufstehen und hinsetzen. Schaffen Sie das in zehn Sekunden? Wunderbar!

Wer das nicht kann, macht die Übung jetzt täglich – das trainiert. Und so können Sie auch in den nächsten Wochen die Leistungsfähigkeit Ihrer Muskulatur gut überprüfen. Das, was Sie ein Leben lang jung und dynamisch hält.

DES DOKTORS ERSTE SCHRITTE

> **Anschauen:** Sprechen, Angucken und Abtasten sind das Erste, was der Orthopäde tut. Er prüft die Beweglichkeit, die Muskelkraft und mit einem Hämmerchen die Nervenreflexe. Bevor er Sie zum Röntgen schickt, sollte er dehnen, drehen, strecken, kugeln. Es gibt viele Handgriffe für jedes Gelenk, die es erlauben, eine Diagnose zu stellen.

> **Röntgen:** Schließt Brüche aus, sieht Arthrose in den Gelenken. Bandscheibenschäden erkennt der Arzt nur, wenn sie bereits knöcherne Veränderungen hervorgerufen haben. Dauern die Schmerzen länger an, sollte man das Gerät einsetzen – und auch die Strahlen in Kauf nehmen.

> **Computertomographie:** Arbeitet auch mit Röntgenstrahlen, mit denen ein 3-D-Bild entsteht. Das zeigt komplizierte Brüche, Bandscheibenvorfälle, Tumore und Metastasen.

> **Kernspin(resonanz)tomographie** oder auch Magnetresonanztomographie (MRT): Sie ist zwar aufwändig und teuer, aber belastet nicht mit Strahlen – und sieht die Weichteile. Gut bei Meniskusproblemen, Bandscheibenvorfällen, Kreuzband-, Sehnen- oder Kapselschäden.

> **Ultraschall:** Hat der Arzt Erfahrung damit, ist es ein günstiges, schonendes Verfahren, das Veränderungen der Weichteile aufdeckt, Ödeme, Sehnenrisse, entzündliche Verdickung von Geweben.

> **Gelenkspiegelung:** Hat ein Gelenk Schaden genommen, klärt das der Arzt mit Hilfe der Arthroskopie genau ab. Ein kleiner Schnitt, in der Regel unter Vollnarkose, macht den Weg frei für die Mini-Videolinse, ein weiterer Schnitt für das eventuell nötige Mini-Operationsbesteck. Häufig angewandt bei Meniskusschäden.

> **Knochendichtemessung:** Die DXA-Methode empfehlen viele Orthopäden als Vorsorge. Die Messung sagt aber leider nicht viel über die Entwicklung einer Osteoporose aus. Und sie wird von der Kasse auch nur nach Knochenbrüchen bezahlt oder wenn Sie um vier Zentimeter geschrumpft sind. Siehe dazu auch das Interview ab Seite 176.

> **Sporttauglichkeitsuntersuchung:** Der Arzt prüft, für welche Sportart sich Ihr Körper eignet – mittels Belastungs-EKG, Laktatmessung, Lungenfunktionsprüfung, orthopädischer und Blutlabor-Untersuchung. Mehr dazu lesen Sie im Interview ab Seite 234.

> **Blutuntersuchung:** Nötig, wenn ein Verdacht auf eine Infektion, auf Rheuma oder eine Stoffwechselkrankheit wie Gicht oder Diabetes besteht.

> **SLOT** (»Sagittal Laser Optical Tomography«, englisch für: optischer Laser-Längsschnitt) heißt das neue Verfahren, das in Zukunft schneller, präziser und ohne Strahlenbelastung frühe Stadien einer rheumatischen Entzündung (Arthritis) im Finger- oder Zehengelenk aufdecken soll.

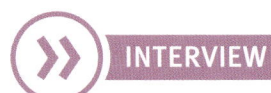

INTERVIEW

Wunderbares Duo: Knochen und Muskel

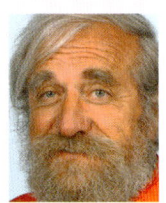

Prof. Dr. Dieter Felsenberg, Leiter des Zentrums für Muskel- und Knochenforschung in der Charité, Universitätsmedizin Berlin, erzählt über das heilsame Zusammenspiel von Muskeln und Knochen.

Wie sieht die perfekte Muskulatur aus?

Perfekt ist das, was der Körper optimal nutzt. Das ist sicherlich nicht von der Masse abhängig. Die große Leber müsste dann ja gesünder sein als die kleine Leber. Der ideale Muskel muss nicht massig sein, sondern er entwickelt ausreichend Kraft, speichert viel Energie, weil er flexibel ist und sich gut mit den anderen Muskeln koordiniert.

Altern heißt ...

... Leistungsabbau, der Muskel verliert an Elastizität und kann nicht mehr so viel Energie speichern, wobei die Kraft lange konstant bleibt. Ab 40, 45 macht sich das bemerkbar. Die Schritte werden müder und müder. Und mit über 100 verliert der Muskel seine Funktionsfähigkeit – es sei denn, man treibt Sport. Aus Studien mit Senioren, die Leistungssport treiben, können wir hochrechnen: Die Muskelleistungsfähigkeit, das heißt, schnell dynamische Bewegungen durchführen zu können, ist für 120 Jahre ausgelegt. So steht es ja auch im Alten Testament, 1. Buch Mose, 6. Kapitel der Genesis, dass der Mensch 120 Jahre alt werden kann.

Der Muskel hilft einem, jung zu bleiben?

Je länger ich sportlich aktiv meinen Körper fit halte, desto länger habe ich einen Schutz gegen Erkrankungen – gegen viele: Osteoporose mit Knochenbrüchen, Altersdiabetes, Herzinfarkt, Schlaganfall, Demenz, ja sogar Krebs. Über spezifisches Training

kann man das Immunsystem positiv beeinflussen. Das bedeutet: Man hat weniger Infekte, ist weniger anfällig für Allergien. Diabetiker, die Muskelkrafttraining machen, brauchen weniger Insulin und haben eine längere Lebenserwartung.

Woher weiß ich eigentlich, was für ein Muskelfasertyp ich bin?

Wir haben je nach Funktion ein ausgeglichenes Maß an Typ-1- und Typ-2-Fasern. Je nachdem, wie Sie die benutzen, ändert sich die Zahl. Jemand, der joggen geht und das Herz-Kreislauf-System in Schwung bringt, produziert die langsamen Typ-1-Fasern, die uns Ausdauer schenken. Wer einer schönen Frau oder einem schönen Mann imponieren will, regelmäßig ins Fitnessstudio geht, bei dem überwiegen bald die leistungsorientierten, schnellen Muskelfasern vom Typ 2 – die große Kraft entwickeln. Es gibt aber auch Muskeln, die aufgrund ihrer Funktion nur eine begrenzte Variabilität aufweisen, zum Beispiel der vordere Schienbeinmuskel, der vorwiegend ein Haltemuskel ist, also keine dynamischen Bewegungen ausüben muss, der zu 95 Prozent aus Typ-1-Fasern besteht.

Kann sich jeder ein dickes Muskelpaket zulegen?

Natürlich, das ist im Wesentlichen nicht genetisch determiniert. Nur bei manchem geht das schneller, weil er disziplinierter ist oder weniger Fett hat.

Am besten kombiniert man doch Ausdauertraining mit Muskelkraft-/-leistungstraining?

Ausdauertraining ist Muskeltyp-1-Faser-Training. Sie halten über längere Zeit Ihren Puls hoch, auf etwa 150 bis 170. Und das stärkt das Herz-Kreislauf-System. Ihren Knochen erhalten Sie mit Ausdauertraining aber nur auf einem relativ niedrigen Niveau. Diese Muskeln erzeugen keine großen

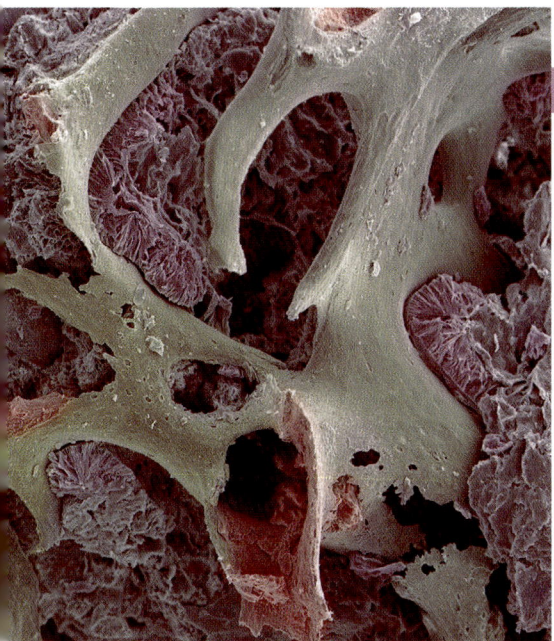

BRÜCHIGE ANGELEGENHEIT: So sieht unter dem Rasterelektronenmikroskop das Knochengewebe eines Menschen aus, der unter Osteoporose leidet. Die Knochenmasse ist reduziert, der Knochen porös. Man kann sich gut vorstellen: Dieser Oberschenkelknochen bricht schon beim Angucken.

Spitzenkräfte. Die kriegen Sie durch das Muskeltyp-2-Faser- sprich Krafttraining. Die Typ-2-Fasern erzeugen hohe Kräfte, die nötig sind, um den Knochen ausreichend zu verformen.

Es kommt also auf die Kraftspitzen an …

Der Knochen ist eigentlich ein bescheuertes Organ, er folgt immer nur dem Wink von außen. Den bekommt er über die Muskelkraft. Die Verformung vermittelt dem Knochen, welches Niveau er in der statischen Funktion einnehmen muss. Wenn Sie nun wenig Kraft ausüben, ihn wenig verformen, baut er ab. Für ihn lautet das Signal: »Ich muss mich meiner Funktion anpassen. Ich leiste mir keinen unnützen Überfluss. Was nicht gebraucht wird, kann weg.« Der perfekte Knochen ist der an

den perfekten Muskel angepasste Knochen. Viel Kraft, viel Verformung, viel Festigkeit.

Und Trägheit führt zu der schmerzhaften Form von Knochenschwund: Osteoporose.

Der Knochen balanciert auf dem Niveau, das ihm zugespielt wird. Jemand, der wenig läuft, wenig Muskelkraft hat, der hat nicht nur einen morscheren Knochen, sondern auch ein höheres Sturzrisiko – und das führt zu einem höheren Frakturrisiko.

Alle 30 Sekunden bricht in Europa ein Knochen.

Mehr als 330 000 Bundesbürger erleiden pro Jahr Wirbelfrakturen, Oberschenkelbrüche oder andere Knochenbrüche. Es plagen sie chronische Schmerzen, sie sind kaum mobil bis pflegebedürftig …

Darum sollte man, wenn man die Osteoporose therapiert, nicht nur den Knochen mit Medikamenten am Abbau hindern, sondern auch die Muskulatur entsprechend trainieren.

Was halten Sie von Knochendichtemessungen?

Die DXA-Methode misst nicht die Dichte, sondern die Masse pro Fläche. Und die Masse allein ist niemals ein Ausdruck für Güte oder Gesundheit. Sonst wäre der Elefant gesünder als die Maus. Man möchte aber wissen: Wie fest ist der Knochen? Wir brauchen ein Gerät, das etwas über die physikalische Dichte und die Struktur beziehungsweise Geometrie des Knochens aussagt. Die kann man mit dem pQCT-Verfahren messen, der peripheren quantitativen Computertomographie, oder mit der QCT der Wirbelsäule. Nur dazu fehlen halt noch klinische Studien.

Sollte jeder regelmäßig seine Knochen messen lassen?

Nein. Davon halte ich gar nichts. Nur wer ein erhöhtes Frakturrisiko hat, sollte es abklären. Zum Beispiel ältere Frauen mit Östrogendefizit oder ältere Männer, die Kortison einnehmen, schon mal eine Fraktur hatten, deutlich kleiner geworden

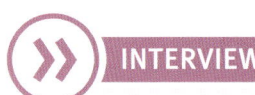
sind, in den letzten Jahren häufiger gestürzt sind oder wenig Muskelkraft haben.

Mehr als ein Drittel aller Frauen über 60 ist betroffen. Warum haben Frauen ein größeres Osteoporose-Risiko?

Männer sind weniger gefährdet, weil sie größere Knochen mit einer günstigeren Struktur haben, größere Muskelkräfte haben, weniger stürzen und nicht so alt werden. Mädchen bauen zwar mit weniger Kraft mehr Knochen auf, weil das Östrogen den Knochen sensibler macht. Doch nach der letzten Regelblutung fällt der Hormonschutz rapide weg, Frauen verlieren dann 15 bis 20 Prozent ihrer Knochenmasse. Wenn zusätzliche Risikofaktoren dazukommen wie fehlende Muskelkraft, Rauchen, Einnahme bestimmter Medikamente, entzündliche Begleiterkrankungen, kann sich schnell eine Osteoporose entwickeln.

Und dann?

Dann muss der Arzt die allgemeinen Risikofaktoren, soweit möglich, vermindern, man muss mit Muskelübungen das Sturzrisiko reduzieren und Muskeln aufbauen. Und man muss den Knochen mit Vitamin D, Kalzium und Medikamenten stärken, die den Knochenabbau stoppen oder sogar den Knochenaufbau, also die Osteoblasten, anregen. Das funktioniert gut, mit einer körpereigenen Substanz, dem Parathormon, ist aber recht teuer.

Knochen am Kopf können wir nicht trainieren, warum werden die nicht morsch?

Ein Wissenschaftler in England wollte das genau wissen. Der hat sich seine Kopfschwarte aufgeschnitten und Dehnungsmessstreifen auf seine Schädelkalotte geklebt. Dann hat er gemessen, welche Kräfte an der Kalotte entstehen, wenn er weint, lacht oder hustet. Er fand heraus: Wenn man seine mimische Muskulatur benutzt, entstehen enorme Kräfte, die besonders beim Lachen auftreten. Die Quintessenz: Wer viel lacht, kriegt keine weiche Birne.

Wie viele Reize braucht ein perfekter Muskel, ein perfekter Knochen?

Wahrscheinlich kommt man mit relativ wenig aus. Wenn das Training hocheffizient ist, also an einem Gerät oder mit Gewichten durchgeführt wird, reicht dem einzelnen Muskel eine Minute pro Tag, zwei- bis dreimal die Woche, um ihn zu erhalten und auf zutrainieren. Man muss ihn voll ausreizen, bis zur Grenze des Schmerzes, bis zur völligen Entleerung der Energiespeicher. Sonst reicht der Stimulus für den Aufbau der Muskelfaser nicht aus. Der Knochen braucht das gleiche Maß.

Was halten Sie von dem Galileo-System?

Das effektivste Muskeltrainingssystem, das ich kenne. Wir haben vor fast zehn Jahren den ersten Prototypen dieses Vibrationstrainingsgerätes bekommen. Und mit Schwadronen von Versuchspersonen alles gemessen, was man messen kann. Dann testeten wir das Gerät an jungen Volleyballspielerinnen der deutschen Jugendnationalmannschaft – und mit dem Training haben wir erreicht, dass Einzelne bis zu zehn Zentimeter höher springen können.

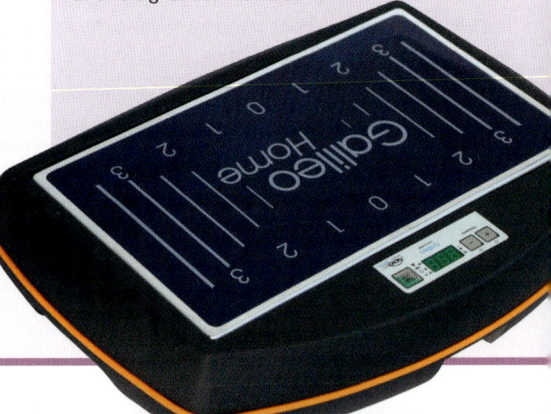

AKTIVMEDIZIN für Muskel & Knochen: Der Heimtrainer »Galileo Home« ist so groß wie ein Aktenkoffer. Draufstellen, Knopf drücken, vibrieren – und fertig ist der Workout.

Eine kleine Sensation an mehr Muskelleistung …

Ja. Im Leistungssport ist das Gerät relativ weitverbreitet. Aber es gibt viel mehr Einsatzmöglichkeiten: Wir testen es gerade in den ersten Studien zur Behandlung von Osteoporose. Bei Kindern mit der Glasknochenkrankheit hat mein Freund und Kollege Eckhard Schönau an der Uniklinik Köln unglaubliche Erfolge. Auch Studien mit Kindern, die Rheuma haben, Mukoviszidose oder Muskelschwund, sind geplant oder bereits angelaufen. Und wir haben das Galileo-System umgebaut für die Schwerelosigkeit und testen es in den Bed-Rest-Studien, in denen die Probanden über Wochen im Bett liegen. Mit Erfolg: Die eine Gruppe wurde mit dem Galileo trainiert, die andere nicht. Wir konnten nachweisen, dass der Knochenverlust durch das Training fast gegen null ging. Und die Kontrollgruppe verlor ohne Training 30 Prozent an Muskulatur und 3,5 Prozent an Knochenmasse.

Wie lang muss man darauf trainieren?

Extrem kurz. Das war eine Bedingung der Europäischen Raumfahrtbehörde (ESA). Denn die Kosten für die Arbeitszeit der Astronauten sind hoch. Also dürfen wir nur wenig Zeit verbrauchen. Das Training dauerte pro Tag nicht länger als fünf Minuten.

Das reicht, um Muskeln und Knochen zu erhalten?

Das Vibrationstraining arbeitet mit hohen Frequenzen von 27 Hertz. Das heißt, der Muskel zieht sich 27-mal pro Sekunde zusammen und streckt sich wieder – so als würden Sie 27-mal in der Sekunde ein Gewicht stemmen. Wer das Training vier Minuten lang macht, hat so viele Muskelzyklen wie bei einem 10-Kilometer-Lauf.

Davon träumt der Bodybuilder …

Ja, eigentlich handelt es sich um ein ganz normales Kraft-Widerstands-Training. Nur ist es unglaublich zeiteffizient. Nach einer Minute sind die Muskelenergiereserven der betroffenen Muskulatur komplett leer. Der Muskelstoffwechsel stellt sich auf ein höheres Anforderungsniveau um, bildet Stoffe, die dem Muskel signalisieren: »Bau dir mehr Energiespeicher.« Die Kraft wächst, prinzipiell in jedem Muskel des Körpers. Im Fitnessstudio stemmen Sie die Widerstände mit 0,5 bis 1 Hertz hoch – aber nie mit 27. Deswegen brauchen Sie da viel mehr Zeit.

Kann man das Galileo-System zu Hause anwenden?

Ja. Es kostet allerdings 3 600 Euro. Es steht aber auch bei manchen Ärzten und Physiotherapeuten – und irgendwann in Fitnessstudios.

Es gibt auch billigere Vibrationsgeräte.

Meist Beutelschneiderei. Der Effekt ist gleich null, mitunter gefährlich für das Knochensystem.

Welches Training empfehlen Sie?

Das Galileo ist das effizienteste. Ideal für Menschen, die etwas träge sind oder wenig Zeit haben. Aber es muss nicht jeder auf dem Galileo stehen. Man kann schon etwas erreichen, wenn man die Treppe statt der Rolltreppe nimmt. Seilspringt. Powerwalking macht, ein forciertes, schnelles Gehen über 40 Meter. Aber bitte ohne Stöcke. Welcher Mensch geht an Stöcken? All die, die Defizite haben. Mit Stöcken durch die Gegend zu laufen heißt: Balancefähigkeit reduzieren.

Welchen Sport treiben Sie?

Fußball und Tennis. Das Starten, Sprinten, Stoppen hat einen starken Einfluss auf Muskelkraft und Leistungsfähigkeit. Bis zum dritten Stock gehe ich immer die Treppen rauf. Ich versuche, alles zu machen, was meine Muskulatur fit hält. Es gibt im Alltag viele Möglichkeiten, die vier Muskeleigenschaften Kraft, Leistung, Balance und Flexibilität einfach zwischendurch zu trainieren. Wenn ich an der Bushaltestelle stehe, wippe ich auf den Zehenspitzen. Da denken zwar manche, ich hätte eine Meise, dafür kann ich mir aber mit 120 noch meine Schnürsenkel zubinden. Ich will fit in die Kiste.

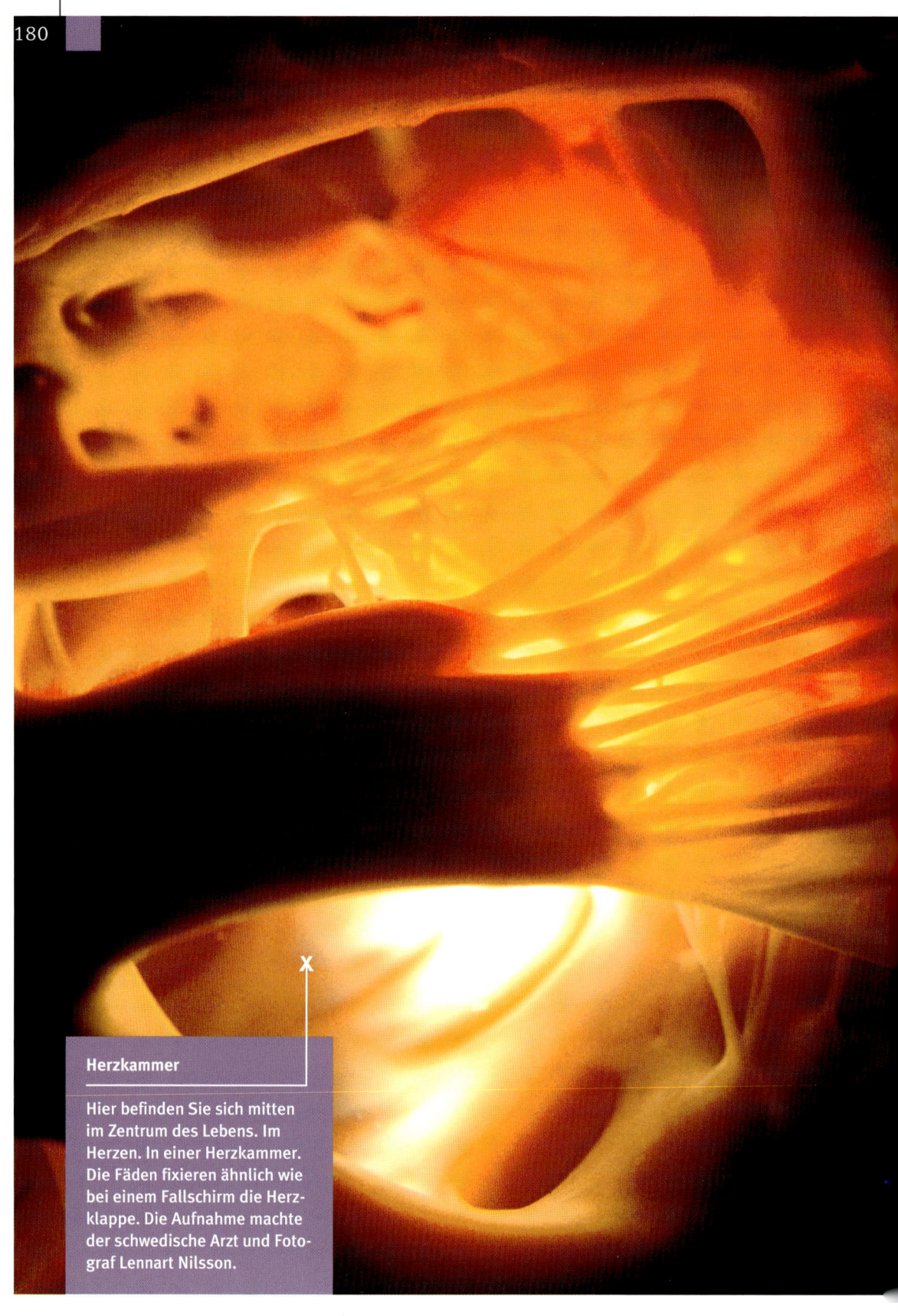

X

Herzkammer

Hier befinden Sie sich mitten im Zentrum des Lebens. Im Herzen. In einer Herzkammer. Die Fäden fixieren ähnlich wie bei einem Fallschirm die Herzklappe. Die Aufnahme machte der schwedische Arzt und Fotograf Lennart Nilsson.

Herz und Blutkreislauf

Ja, wer klopft denn da?

Hand aufs Herz: Was wissen Sie über Ihren Motor des Lebens? Dass er links sitzt? Und über Ihre Blutgefäße? Dass Cholesterin da was verstopft? Nun: Hier erfahren Sie ein bisschen mehr. Warum Schaffnerherzen so gesund sind. Weshalb Frauenherzen anders schlagen. Ob Herzen wirklich brechen können ...

Wissen Sie, wann es Ihnen von Kopf bis Fuß gutgeht? Nur dann, wenn Ihr inneres Transportsystem all das im Körper verteilt, was jedes Mitglied braucht. Der Zeh wie die Haarwurzel. Also: Sie haben ein Versorgungsnetz, und das durchzieht den ganzen Körper. Das Blut strömt, vom Herzen angetrieben, durch ein gigantisches, 140 000 Kilometer langes Gefäßnetz. Das Netz fungiert, wie eine Zentralheizung, als Wärmeregulator. Winzige, elastische Heizröhrchen passen die Körpertemperatur den äußeren Bedingungen an. Halten Ihnen die Füße warm. Sorgen in hitzigen Debatten für einen wenigstens relativ kühlen Kopf. Das Blut versorgt jede Zelle mit Sauerstoff und Nährstoffen, und es entsorgt Stoffwechselprodukte und Kohlendioxid, also das, was in der Zelle beim Verbrennen von Schweinswürsteln und Torten entsteht. Das Blut übermittelt Botschaften über Hormone: »Huhu, du Pinsel da unten, streck dich! Hallo, Niere, du könntest mal ein wenig Gift entsorgen!« Es sorgt dafür, dass der Mensch nicht übersäuert. Und hier agieren unsere wichtigsten Gesundheitswächter: die Abwehrkräfte des Immunsystems.

Das Herz – unser Lebensmotor

Also, ich bin Münchnerin. Und darum interessiert mich natürlich das als Erstes, was mit München zu tun hat. Und da schreibt das Herz Geschichte. Als »Münchner Bierherz«. Im 19. Jahrhundert erhielten die Bierfahrer von ihrer Brauerei täglich zwölf Maß (Liter) Deputatbier. Und die wurden von vielen der Pferdewagenfahrer gerne in vollem Maße genutzt. Die Folge: Das Herz wuchs und wuchs. Kam mit seiner Leistung nicht mehr nach – und schon landete der Münchner im Himmel. Schuld war ein Vitamin-B_1-Mangel. Denn Alkohol ist – genauso wie Zucker – ein B_1-Räuber. Darum liefern unsere heutigen Biersorten das B_1 fürs Herz gleich mit. Aber um die Bier-Maß zu verarbeiten, verbraucht der Körper das wichtige Nervenvitamin sofort wieder. Zu viel Bier macht also nach wie vor ein übergroßes Herz, nervös, stressanfällig, schlaflos. Doch das nur nebenbei … Bevor ich Ihnen das Zweitwichtigste erzähle – ob man auch am gebrochenen Herzen sterben kann –, erst mal ein wenig Anatomie.

DAS HERZ SCHLÄGT LINKS

Das Herz sitzt zwar zentral hinter dem Brustbein, spitzt aber nach links. Zumindest bei den meisten Menschen. Halten Sie gleich mal die Hand drauf. Spüren Sie das Leben? Rund 10 000 Liter Blut pumpt das faustgroße, etwa 350 Gramm schwere Herz jeden Tag durch den Körper. Es schlägt 60-mal pro Minute, wenn Sie sich ausruhen, steigert seine Tätigkeit auf 100 Schläge, wenn Sie ein wenig flotter spazieren gehen. Wenn Sie noch einen Zahn zulegen, pumpt es mit einer Schlagkraft von 140. Und wenn Sie zum Bus sprinten, dann schlägt es 180-mal. Es passt sich der Leistung, die Sie bringen, ständig an. Nicht nur der. Auch Ihren Gedanken, Ihren Gefühlen.

Der Puls und die Gefühle

Sie denken an einen Menschen, den Sie lieben – das Herz schlägt schneller. Sie ärgern sich über Ihren Kollegen – der Puls rast. Sie denken an Ihre Schwiegermutter – der Puls … Sie denken an einen Spaziergang am sonnigen Meer, an eine gefüllte Schaumbadwanne, an Olaf, die Schlaftablette auf zwei Beinen – das Herz schlägt langsam, Ruhe kehrt im Körper ein.

Fühlen Sie gleich mal: Mittelfinger an die Halsschlagader legen, 15 Sekunden lang die Schläge zählen. Mal 4 nehmen. Was kommt raus? 80-mal? Sie sind ein Stubenhocker. Oder 50-mal? Dann haben Sie ein wunderbar trainiertes Herz. Es schlägt in Ruhe ökonomisch langsam. Für ein längeres Leben. Wie es für ein schlankeres Leben schlägt, lesen Sie auf Seite 188.

Das tut Ihr Herz-Kreislauf-System für Sie

> Das Herz ist Ihr Lebensmotor, es schlägt für ein fröhliches Leben.
> Es sorgt dafür, dass Ihr Gehirn funktioniert, flott Ideen produziert, mit Schlagfertigkeit reagiert.
> Es schickt Ihren Muskeln Energie in Form von Blut und Sauerstoff, sodass Sie Leistung bringen können.
> Es garantiert, dass die Libido Freude ins Leben bringt.
> Das Herz-Kreislauf-System sorgt dafür, dass Nährstoffe plus Sauerstoff dort ankommen, wo sie gebraucht werden. Wo sie die Grundlage für Leben schaffen – an der Zelle.

Sparsam wie eine Glühbirne

Wissen Sie, wie Edison die Glühbirne zum Leuchten brachte? Genau: auf dem Fahrrad strampelnd. Der Motor für sein Lichtsystem war also im Grunde genommen sein Herz.

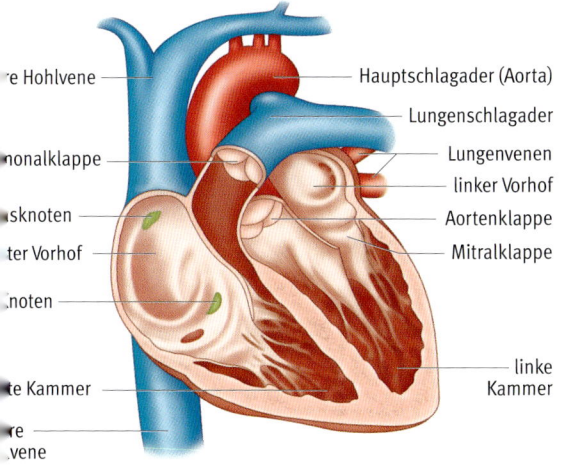

e Hohlvene — Hauptschlagader (Aorta)

Lungenschlagader

nonalklappe — Lungenvenen

— linker Vorhof

sknoten — Aortenklappe

ter Vorhof — Mitralklappe

noten —

linke
Kammer

te Kammer —

re
vene

DAS HERZ ist ein ausgeklügeltes System mit diversen Ventilen, Vorhöfen und Kammern. Über Lungenschlagader und -vene ist es an den Lungenkreislauf angeschlossen, über Hauptschlagader und zwei Hohlvenen an den großen Körperkreislauf (Seite 194). Sinus- und AV-Knoten sorgen über elektrische Impulse dafür, dass das Herz schlägt. Die Aorten- und Mitralklappe verhindern, dass das Blut zurückfließt.

Und genauso viel Leistung bringt das Herz, wenn Sie gemütlich auf dem Fahrrad sitzen: Es pumpt dann mit einer Glühbirnenleistung von 60 Watt Blut in den Körper – in ein Blutgefäßnetz, das 140 000 Kilometer lang ist. Wenn Sie joggen, leistet es mehr: mindestens 150 Watt.

Da hat die Natur wieder mal ein superökonomisches Prinzip geschaffen: Mit der Leistung einer Glühbirne kümmert sich das Herz um den ganzen Körper. Nur eine einzige Minute dauert es, bis von der Zehenspitze bis zum Scheitel jede Zelle mit Frischblut versorgt ist. Bis das sauerstoffarme Blut zum Nachtanken an der Lunge landet und wieder zum Herzen zurückfließt.

Es klopft Tag und Nacht – ohne Pause. Schlägt 42 Millionen Mal im Jahr, 3 Milliarden Mal im Leben. Von so einem langlebigen Motor träumt jeder Ingenieur.

PUMPEN, VENTILE, KLAPPEN …

Der Herzmuskel (Myokard) ist innen mit einer dünnen Haut ausgekleidet, dem Endokard, und steckt im Herzbeutel, dem Perikard. Der Beutel wiederum besteht aus zwei Schichten, gefüllt mit Flüssigkeit. Die innere Schicht hängt am Herzen, die äußere fügt sich reibungsfrei an das umliegende Lungengewebe und Zwerchfell. Das vor Lachen bebend das Herz massiert.

Das Herz besteht aus zwei Pumpen mit mehreren Ventilen. Jede Pumpe setzt sich aus einem Vorhof und einer Herzkammer zusammen. Vier Herzklappen – zwei Segel- und zwei Taschenklappen – fungieren als Türen, durch die das Blut fließt.

Die berühmteste Herzklappe …

… trägt übrigens Arnold Schwarzenegger. Mr. Universum und Mr. Olympia und Mr. Governor hat 1997 eine Herzklappe aus Kunststoff bekommen. Die halten über hundert Jahre lang.

Die eigenen Herzklappen können verengt sein, nicht richtig schließen, das kann zum Herzversagen führen. Herzklappenfehler sind nur selten angeboren, meist erworben, oft durch eine Entzündung, die dazu führt, dass die Klappe vernarbt und verkalkt. Aber man kann sie ja austauschen. Biologische Klappen vom Schwein sind übrigens so behandelt, dass sie vom Körper nicht abgestoßen werden, altern aber schneller – wie der Ex-Besitzer. Was vor allem für Kinder schlecht ist, weil sie, bis sie erwachsen sind, viermal operiert werden müssen. Aachener Forscher entwickelten die erste Herzklappe aus körpereigenen Zellen, die man schon Säuglingen einsetzen kann. Sie wächst mit und wird vom Körper nicht abgestoßen.

Die Herzkranzgefäße

Das Herz versorgt den ganzen Körper über die Hauptschlagader mit Blut – es braucht aber auch selbst ein Versorgungsnetz. Dort, wo die Haupt-

MEHR WISSEN

Was helfen Pillen fürs Herz?

Kommt darauf an, wie Sie Statistiken lesen:
Auf der Packung steht, ein Lipidsenker senke
laut einer Studie das Herzinfarktrisiko um
36 Prozent.
Die Studie: 5000 Menschen nehmen 3,3 Jahre
lang den Fettsenker, nur 100 kriegen einen
Infarkt. 5000 Menschen nehmen ein Placebo
(Seite 265). Davon kriegen 154 Menschen
einen Infarkt. MIt Pille sind es also 35 Prozent
weniger. Aber in Wahrheit bedeutet das: 5000
Menschen nehmen eine Pille, damit 1,1 Prozent (54 Menschen) davon profitieren.
Vielleicht sollte man doch lieber morgens
einen Apfel essen, sich bewegen …

schlagader aus dem Herzen austritt, zweigen zwei
Adern ab, die rechte und die linke Koronararterie.
Sie verzweigen sich immer feiner zu den Herzkranzgefäßen, die das ganze Herz mit einem Netz
überziehen. Die winzigen Gefäßlein münden in
Kapillaren, die in Venen übergehen, welche das
verbrauchte Blut wieder zum rechten Herzvorhof
führen. Und ist eines dieser kleinen Gefäßlein mit
ranzigem Schweinebraten verstopft, werden umliegende Herzmuskelzellen nicht mehr mit Sauerstoff versorgt. Sie sterben ab. Man hat also erst
eine Arteriosklerose (Seite 199) und dann einen
Herzinfarkt.

WELCHES HERZERL HÄTTEN'S
DENN GERN?

30. Juni 1998. England. Während der Übertra-
gung des Fußballspiels sterben 25 Prozent mehr
Menschen an Herzinfarkt als sonst. Sport ist
Mord. Vor dem Fernseher. Weil da Aufregung auf

stressanfällige Sesselhockerherzen trifft. Die deutsche Realität sieht so aus: Von einer Million Menschen, die Sport treiben, fallen vier bis zehn einem
plötzlichen Herztod zum Opfer (Seite 187).
Und von all den Menschen in unserem Land,
die keinen Sport treiben, haben jedes Jahr mehr
als 280 000 einen Herzinfarkt, davon sterben
wiederum 183 000.

Das Schaffnerherz

Das Herz ist ein Muskel. Und der bleibt jung
und fit, wenn man ihn trainiert. Schon in den
1950er Jahren hat man herausgefunden, dass
die Schaffner in Londons Bussen länger leben als
die Busfahrer. Die viel sitzenden Lenker erkranken eher am Herz als die bewegten Schaffner, die
ständig die Treppen in den Doppeldeckerbus-
sen rauf- und runtersteigen. Übrigens auch ein
Grund, warum Sie künftig jede Treppe lieben
sollten. Ja, auch benutzen!

Das Sportlerherz

Das Herz eines Erwachsenen wiegt 350 Gramm.
Bei Radprofis und Marathonläufern kann es sich
auf bis zu 500 Gramm entwickeln. Das nennt
man dann auch Pferdeherz.
Ausdauertraining vergrößert nicht nur den Herzmuskel, sondern auch die Herzarterien, macht sie
weit, sodass Kalk sie nicht verstopfen kann. Und:
Es bilden sich auch mehr kleine Herzkranzgefäße,
die das Herz versorgen, damit es kraftvoll und
jung bleibt.
Einem ausdauernden Herz ist nichts zu viel. Es
strotzt vor Lebensenergie. Alles fällt seinem Besitzer leichter. Nicht nur die Fitnessrunde, das
Schleppen der Einkaufstüte, der Job-Kreativitäts-
Marathon, das Schäferstündchen. Jede Körperzelle versorgt das 500-Gramm-Herz mit mehr
Lebensenergie. Mit mehr Sauerstoff. Das macht
sich oben im Kopf bemerkbar. Und bei Männern auch im besten Teil.

Das Ochsenherz

Bei über 500 Gramm allerdings spricht der Arzt von kritischer Herzgröße. Und nennt das Ganze Ochsenherz. Dann besteht die Gefahr, dass das Herz nicht mehr genug Sauerstoff kriegt, weil die Herzkranzgefäße, mit denen es sich selbst versorgt, zu klein sind und die Muskelmasse zu groß ist. So groß wird das Herz bei Sportlern nur, wenn man dopt – im Leistungssport ja nicht gerade selten. Und das verläuft mitunter tödlich.

Das schwache Herz

Ein großes Herz heißt leider nicht immer sportlich, gesund. Viel häufiger wächst das Herz auf die doppelte Größe, weil der schwache Herzmuskel eines notorischen Sesselhockers verzweifelt versucht, seine fehlende Kraft durch mehr Volumen auszugleichen. Verstopfte Blutgefäße, ein hoher Blutdruck, zu viele Pfunde machen so ein schwaches Herz. Die Herzschwäche (Insuffizienz) schleicht sich an. Erst machen einen die Treppenstufen kurzatmig. Man muss ständig stehen bleiben, um tief Luft zu holen. Stresshormone wie Adrenalin und Noradrenalin versuchen nun, das Herz anzutreiben, mehr Leistung zu bringen, was den Lebensmotor aber zusätzlich schwächt. Andere Hormone (Renin, Angiotensin II) verengen die Blutgefäße in Armen und Beinen, damit im Körperinneren der Kreislauf stabiler läuft. Die Beine werden so schwer, dass man im Park von Bank zu Bank wandert. Sie schwellen mit Wasser an – nachts muss man dauernd auf die Toilette. Ein Leben mit einem schwachen Herzen ist kein Leben mehr. Jedenfalls kein schönes. Und was macht man gegen ein schwaches Herz? Man nimmt Medikamente – wie blutgefäßwei-

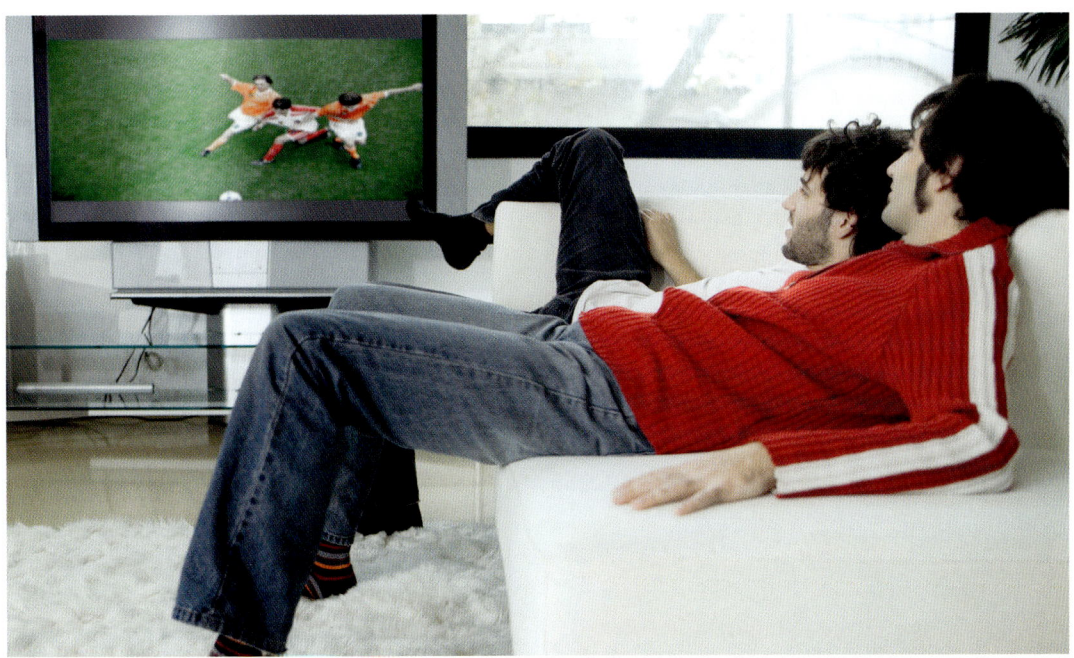

SPORT IST MORD. Und Breitensport ist Massenmord. Dann, wenn man ihn als Sofasportler mit dem Bier in der Hand betreibt. Das untrainierte Sesselhockerherz hält dem Stress eines Fußball-WM-Finales manchmal nicht stand.

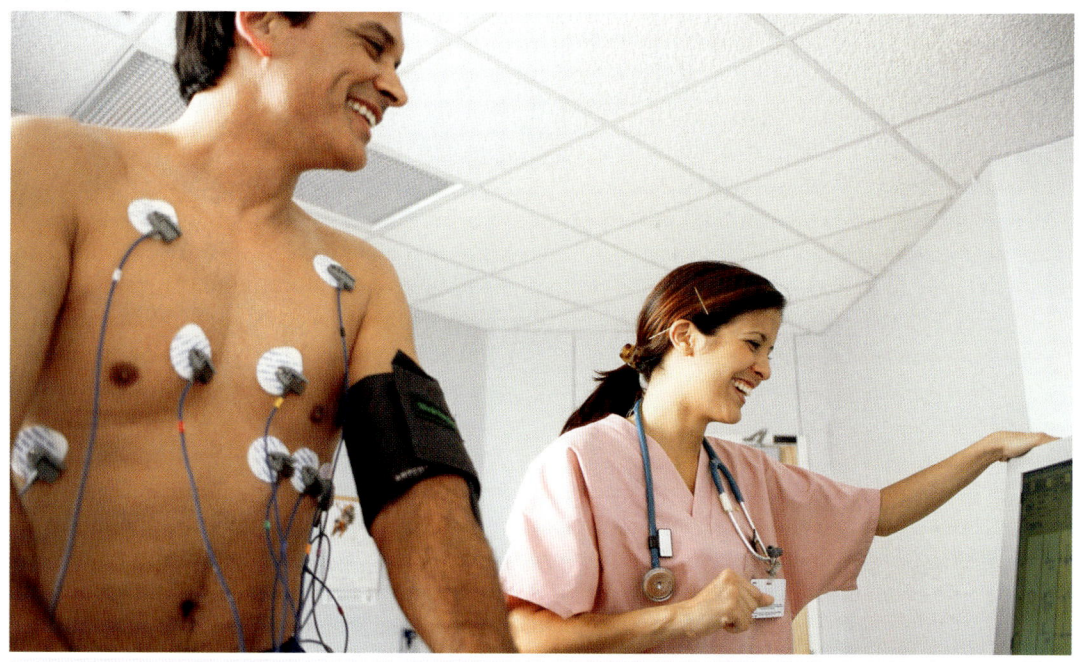

EIN BELASTUNGS-EKG tut nicht weh. Macht vielleicht sogar Spaß, mal so richtig in die Pedale zu treten. Und es ist absolut sinnvoll, weil es den Fitnessstatus abklärt und Durchblutungs- und Herzrhythmusstörungen aufdeckt.

tende ACE-Hemmer oder Sartane und entwässernde Diuretika und blutdrucksenkende Betablocker und Aspirin und Digitalisglykoside –, und man kriegt ein Herz-Kreislauf-Training verordnet. Hätte man das früher gemacht, wäre das Herz nie schwach geworden.

DAS HERZ STEHT UNTER STROM

Das Herz funktioniert, ohne dass wir groß darüber nachdenken – Tag und Nacht. Es hat ja seine beiden elektrischen Taktgeber, Sinus- und AV-Knoten. Es kriegt zudem die Botschaft »Schlag schneller« vom sympathischen Nervensystem (unserem Fluchtsystem) oder »Schlag langsamer« vom parasympathischen Nervensystem (unserem Erholungssystem). Leider ist es ja heutzutage so, dass das sympathische Nervensystem mehr das Sagen hat. Angetrieben von der Hektik unserer

Zeit, zieht es auch das Herz ständig auf. »Schlag schneller, schneller, schneller …« Und da das Herz von Grund auf gutmütig ist, tut es das auch. Das Herz kann binnen Sekunden seine Leistung so steigern, dass es statt der üblichen 5 Liter pro Minute 20 Liter durch die Adern schickt.

Wichtiges von Knoten und Spitzen

Dafür, dass das Herz immer schlägt, auch wenn wir schlafen, sorgen zwei Knoten, zwei Taktgeber, die elektrische Impulse an den Herzmuskel senden. Am Eingang des rechten Vorhofs liegt der Sinusknoten, der dem Herzen immer sagt: »So, nun schlag, zieh dich zusammen.« Diesen Knoten unterstützt bei manchem irgendwann der Herzschrittmacher. Und der zweite, der AV-Knoten (Atrioventrikularknoten) zwischen Vorhof und Kammer, schickt diese elektrischen Impulse weiter bis zur Herzspitze.

Wie gut funktioniert Ihr Vitalsystem?

> Die Aktivität des Herzens sehen Sie als Zacken und Kurven im Elektrokardiogramm (EKG). Die elektrischen Ströme, die das Herz aussendet, kann man nämlich an der Hautoberfläche messen. Darum kleben da die Elektroden. An der Kurve liest der Arzt Herzprobleme ab. Ein Ruhe-EKG sollte dem Arzt nicht genug sein. Es zeigt nämlich nicht, wie ein Herz unter Belastung reagiert. Ob es schon nach der dritten Treppenstufe schlappmacht.

> Mehr sagt das Belastungs-EKG. Dabei treten Sie in die Pedale. Erst ist das nur so anstrengend, als ob Sie gemütlich gehen. 50 Watt Leistung müssen Sie bringen. Dann erhöht der Arzt die Belastung alle zwei Minuten um 25 Watt, sodass Ihr Puls binnen sechs Minuten auf 220 minus Lebensalter steigt (Maximalpuls, Seite 189). Nein, Sie fallen nicht halbtot vom Fahrrad.

Wie viel Watt Sie schaffen, hängt natürlich von Ihrer Kondition ab, von Ihrer Lunge (Seite 222). Von Ihrem ganzen Vitalsystem. Stimmt was mit den Zacken und Kurven auf dem EKG nicht, sieht der Arzt: Durchblutungsstörungen, alte Herzinfarkte, Rhythmusstörungen. Aber das alles findet er bei Ihnen sicher nicht. Denn Sie machen das Belastungs-EKG regelmäßig als Vorsorge-Check (Seite 210) – um festzustellen, wie vital Ihr Herz für Sie schlägt. Und mit welchem Puls Sie mit ihm trainieren sollten.

Was ist, wenn das Herz aussetzt?

Das kennen Sie sicher: das Gefühl, dass einem das Herz schier stehen bleibt. Oder einen Extrahüpfer tut. Vor Freude. Da müssen Sie nicht gleich die 112 wählen.

Ihr Herz schlägt etwa 100000-mal am Tag, und gelegentlich kommt es dabei aus dem Takt. Es schlägt schneller (Tachykardie), langsamer (Bradykardie), setzt kurz aus oder macht einen zusätzlichen Schlag (Extrasystole), stolpert. Das

BODY & MIND

Eine Großstadt voll Herzneurotiker

Im Herzen sitzt die Seele. Darum leidet es auch manchmal unter einer Neurose.

Plötzlich überfallen einen Beklemmungen im Brustraum und Atemnot, der Blutdruck steigt, der Puls rast, kalter Schweiß tritt auf die Stirn, es wird einem schrecklich schwindelig. Todesangst quält einen, die Angst vor einem Herzinfarkt. Ab zum Arzt.

Der findet nichts. Organisch ist man gesund, doch das Leiden ist da. Es heißt Herzneurose und trifft 1,6 Millionen Deutsche, eine Großstadt voll Herzneurotiker.

Man kann die Herzneurose sehr gut mit einer Verhaltenstherapie behandeln. Doch noch viel zu wenige Ärzte verschreiben bei Herzbeschwerden Therapie statt Pillen.

---

kommt bei jedem im Laufe des Lebens irgendwann mal vor, auch wenn man vollkommen gesund ist. Das ist normalerweise harmlos. Man erschrickt halt. Das passiert zum Beispiel dann, wenn die natürliche Schrittmacherfunktion des Sinusknotens oder die Reizleitung gestört ist. Kommt Ihr Herz häufiger aus dem Takt, sollten Sie unbedingt zum Arzt gehen. Dann muss eventuell ein Herzschrittmacher oder Defibrillator als neuer Taktgeber eingesetzt werden.

> Ein Herzschrittmacher gibt die Herzfrequenz vor und passt sie an die Belastung an.

> Der Defibrillator hilft dann, wenn das Herz rast: Ein Stromstoß lässt es aussetzen und gleich wieder im richtigen Rhythmus weiterschlagen.

Plötzlicher Herztod

Man guckt Fußball oder sitzt wie der britische Autor Douglas Adams auf dem Fitnesstrainer –

und plötzlich treten Rhythmusstörungen auf, Kammerflimmern oder -flattern. Das Herz schlägt über 500-mal pro Minute. Und dann setzt es aus. Binnen zwei Minuten verliert man das Bewusstsein. Wenn jetzt nicht jemand herbeieilt und einem mit dem Defibrillator Stromstöße verpasst, stirbt man ziemlich schnell.

Der Defibrillator hängt zwar immer öfter in der U-Bahn (mit begleitender Anleitung vom Band!), aber nicht im Wohnzimmer oder Wald. Nach drei bis vier Minuten kommt es zu bleibenden Gehirnschäden, nach zehn Minuten tritt der Hirntod ein. Die meisten Opfer des plötzlichen Herztodes hatten bereits einen Herzinfarkt.

Die erste Herztransplantation

Als weltweit erstem Arzt gelang Christiaan Barnard am 3. Dezember 1967 eine erfolgreiche Herztransplantation. Barnard bezeichnete die fünfstündige Operation im Groote-Schuur-Krankenhaus in Kapstadt selbst als »Sprung ins kalte Wasser«. Sein Patient, der 55-jährige Louis Washkansky, erhielt das Herz einer 25-Jährigen, die

MEHR WISSEN

Das Kunstherz AbioCor

1982 pumpte Jarvik-7, das erste implantierbare Kunstherz, Blut durch den Körper eines todkranken Patienten. Es war so groß wie eine Grapefruit, hing mit zwei Schläuchen an einem kühlschrankdicken Kompressor neben dem Bett. Es schenkte 112 Tage Leben.

Heute brummt AbioCor im Brustkorb vieler Patienten. Ist kleiner geworden, nur noch mit einer Batterie am Gürtel. Viel mehr als ein Jahr überlebt damit aber trotzdem keiner, weil der körperfremde Kunststoff Gerinnsel verursacht, die lebenswichtige Blutgefäße verstopfen können. Die Natur kann alles besser.

bei einem Autounfall tödlich verunglückt war, und überlebte die OP 18 Tage lang. Bis er an einer Lungenentzündung starb, einer Abstoßungsreaktion seines Körpers gegen das fremde Gewebe. Sein zweiter Patient Philip Bleiberg lebte immerhin 19 Monate mit dem transplantierten Herzen. Barnards Transplantationsmethode wurde seitdem über 40 000-mal angewandt. Viele Menschen verdanken ihm ihr Leben. Mit modernen Medikamenten überleben heutzutage 90 Prozent aller Patienten das erste Jahr und gut die Hälfte sogar zehn Jahre.

Barnard widmete sich übrigens später lieber den gesunden Herzen. In seinem Buch »50 Wege zu einem gesunden Herz« (Econ Verlag) gibt er 50 Tipps, wie man eine Herztransplantation vermeiden kann. Lachen ist einer davon.

SCHLANK MIT JEDEM HERZSCHLAG

Der Herzmuskel stößt Blut in die Aorta, diese Druckwelle breitet sich im ganzen Arteriennetz aus. Das spüren Sie am Handgelenk und am Hals als Puls.

Sie erinnern sich: Je mehr Sie sich anstrengen, desto schneller pumpt Ihr Herz. Und irgendwann pumpt es so stark, dass die Lunge mit der Sauerstofflieferung nicht mehr nachkommt, dass Sie ohne Sauerstoff Zucker verbrennen. Das macht den Körper sauer, weil dabei Milchsäure entsteht, und man wird müde und krank.

Nur wer auf seinen Puls achtet, der darf Zentimeter für Zentimeter vom Maßband schnippeln. Wer abnehmen will, sollte besser nicht mit dem lange gepredigten Fettverbrennungspuls von »ein paar Schlägen kurz über Einschlafen« untertourig herumschlurfen. Heute weiß die Sportwissenschaft: Wer Ballast loswerden will, muss sich schon ein bisschen anstrengen, aber bloß nicht zu viel. Mit dem richtigen Puls eben. Dazu mehr im Kasten rechts und auf Seite 168.

GESUND BLEIBEN

Kleiner Pulskurs

Ermitteln Sie Ihren Maximalpuls: Der Maximalpuls ist der Puls, den Sie haben, wenn Ihr Herz schlägt und Sie denken: »Ich kann nicht mehr.« Optimal ist es, wenn Sie zum Sportmediziner gehen und dort einen Leistungs-Check machen– und per Laktat-test (Seite 234) Ihren optimalen Trainingspuls ermitteln lassen. Denn als Ungeübter ist es nicht gerade gesund, mal auszuprobieren, wie hoch der Maximalpuls ist.

Nur Gesunde rasen: Gesunde, sporterfahrene Menschen können ihren Maximalpuls im Selbst-Check bestimmen. So geht's:

> Aufwärmen, 10 Minuten um den Block traben. Dann joggen Sie 5 Minuten bei hohem Tempo und schließen Ihren Lauf mit einem 1-minütigen Endspurt ab. Sodass Sie das Gefühl haben: »Nun geht nix mehr.«
Nun lesen Sie Ihre Pulsfrequenz auf der Pulsuhr ab (die jeder tragen sollte, der sich sportlich betätigt) oder zählen für 15 Sekunden die Pulsschläge am Handgelenk. Den Wert mit 4 multiplizieren, dann wissen Sie Ihren Maximalpuls.
Die Schwelle, an der Ihren Muskeln der Sauerstoff ausgeht, an der Sie müde machende Milchsäure (Laktat) produzieren und null Fett verbrennen, liegt bei etwa 90 Prozent davon. Einsteiger und Profis weichen davon aber ab.

> Die Fortgeschrittenenformel: Je fitter Sie sind, desto höherpulsig können Sie trainieren. Der Hochleistungssportler darf mit 90 Prozent des Maximalpulses auf die Piste. Aber nur der.
Um Fett zu verbrennen, sollten Trainierte nicht unter 65 Prozent und nicht über 85 Prozent des Maximalpulses trainieren. Für Sie gilt: Je höher der Puls in diesem Bereich, desto effektiver verbrennen Sie Kalorien. Desto schneller nehmen Sie ab.

Sie dürfen nur nicht aus der Puste kommen und ohne Sauerstoff Energie gewinnen.
Ein Beispiel: Ihr Maximalpuls liegt bei 190 Schlägen pro Minute. Dann sollten Sie in einem Pulsbereich zwischen 124 und 161 Schlägen pro Minute trainieren. Mit 160 trainieren Sie sich am schlanksten.

Unsportliche rechnen mit der Anfängerformel:
> Ihr Trainingspuls liegt anfangs bei etwa 60 Prozent Ihres Maximalpulses. Nur so schickt das Herz eines Ungeübten genug Sauerstoff zum Muskel, um Fett zu verbrennen. Und Ihren Maximalpuls errechnen Sie vorsichtshalber so:
220 minus Lebensalter = Maximalpuls.
Der ungefähre zumindest. Hier weicht nämlich jeder Dritte um 10 bis 30 Schläge nach oben oder unten ab.
Sie laufen mit der Anfängerfomel, starten mit 60 Prozent des Maximalpulses. Bei mir wären das 220 minus 45 = 175. Davon 60 Prozent: 105.
Und während Sie sich mit diesem Puls bewegen, hören Sie auf Ihren Körper: Können Sie sich noch unterhalten, fühlen Sie sich frisch? Dann tasten Sie sich langsam aufwärts. Wenn nicht, beginnen Sie lieber mit 50 Prozent des Maximalpulses.

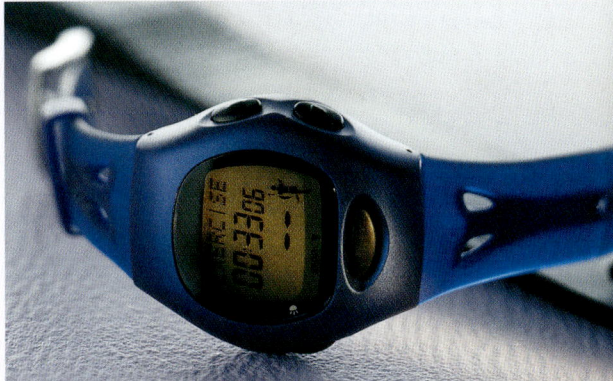

DIE PULSUHR sollte von guter Qualität sein, sonst funkt möglicherweise der Puls der Mitläufer dazwischen.

FRAUENHERZEN SCHLAGEN ANDERS

Während der Schwangerschaft muss das Herz der Frau 1,5 Liter mehr Blut pro Minute durch den Organismus pumpen. Das fordert Kraft. Frauenherzen sind zäh. Vor allem die von kurvigen Frauen. Üppige Rundungen um die Hüfte (nicht Taille!) schützen das Herz. Denn Hüftfett birgt einen natürlichen entzündungshemmenden Stoff namens Adiponektin, der Arterienverkalkung verhindert (Seite 199). Zudem hat die Frau ihr Östrogen. Das weibliche Sexualhormon schützt ebenfalls das Herz. Nur: Mit den Wechseljahren fällt der Schutz weg. Das Östrogen versiegt. Und ab 55 steigen dann die Herzinfarktzahlen schlagartig an. Mittlerweile sterben Frauen häufiger an einem Infarkt als Männer. Aus vielen Gründen.

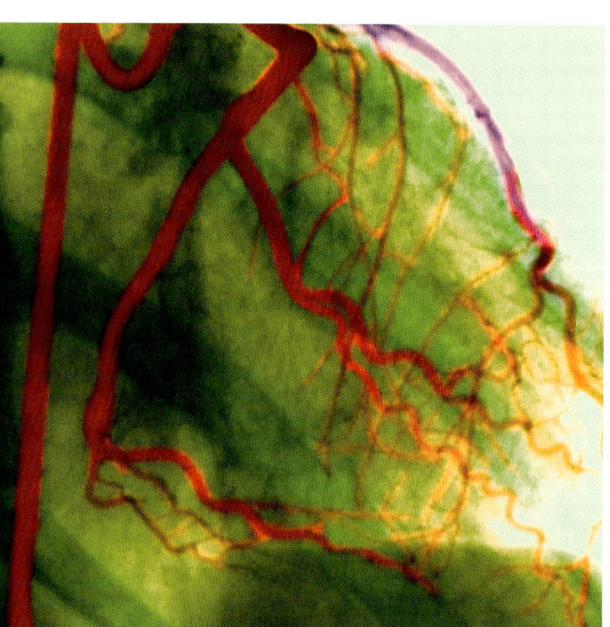

DIE HERZKRANZGEFÄSSE eines gesunden Herzens. Jede feine Ader versorgt den Herzmuskel mit Blut. Das Gefäßnetz eines Frauenherzens ist übrigens viel filigraner als das eines Männerherzens.

Frauen sind emotionaler, nehmen sich mehr zu Herzen. Können es allerdings leichter wieder loswerden, weil sie mehr reden. Nur, wenn sie diese Möglichkeit durch die Doppelbelastung Familie und Beruf verlieren, nagt der Stress am filigraneren Gefäßnetz des Frauenherzens viel stärker. Und raucht die Frau, senkt Nikotin den gefäßschützenden Östrogenspiegel im Blut. Nimmt sie dann noch die Pille dazu, steigt das Infarktrisiko auf das 20-fache. Auch die Hormonersatztherapie mit Östrogen und Gestagen lässt das Herzinfarktrisiko ansteigen.

Frauenfeindliche Herzmedizin

Viel häufiger verläuft der Frauenherzen-Infarkt still. Also unbemerkt. Oder er zeigt sich mit anderen Symptomen: Übelkeit, Erbrechen, Schmerzen im Oberbauch lassen eher an verdorbenes Essen denken als an einen Infarkt. Der lebensrettende sofortige Notruf bleibt aus. Und die Angina pectoris (Seite 201) schmerzt oft nicht in der Brust, sondern im Unterkiefer. Am schlimmsten ist: In den Köpfen der Ärzte ist der Infarkt immer noch Männersache. Mitunter sagt der Hausarzt zu Herzbeschwerden der Frau: »Wir machen mal eine Magenspiegelung.« »Stärken Sie Ihren Rücken mit Muskeltraining.«
Frauenherzen haben viel feinere Blutgefäße als Männerherzen, ein Gerinnsel verstopft sie eher. Der Herzkatheter findet oft nichts, weil nur winzige Veränderungen in den Gefäßen vorliegen – die aber genauso gefährlich sind.
Und die Medikamente sind männererprobt, wirken auf Frauenherzen stärker, auch mit ihren Nebenwirkungen. Zu Medikamentenstudien zieht man meist Männer heran – das kommt billiger, weil man den weiblichen Zyklus nicht mit einbeziehen muss. Außerdem kriegen Männer nach dem Infarkt nachweislich die neueren und teureren Medikamente. Den Göttinnen in Weiß sei Dank ändert sich langsam etwas.

TIPP VOM DOC

Alarmglocken sollten schrillen

Ein Infarkt kündigt sich bei Frauen in vielen Fällen schon vier Wochen vorher an. Durch tagsüber andauernde bleierne Müdigkeit, Nervosität, Angst und plötzliche Ein- und Durchschlafstörungen.

Wenn Sie selbst vermuten, dass mit dem Herzen was nicht stimmt, fragen Sie Ihren Arzt ruhig mal nach einer Stress-Echokardiographie, einer Ultraschalluntersuchung unter Belastung (Seite 210). Das sagt oft noch mehr aus als ein Belastungs-EKG oder die Koronarangiographie.

SO FÄLLT EIN STEIN VOM HERZEN

Wie verstehen Sie sich mit Ihrem Lebensgefährten? Ich hoffe, gut. Wissen Sie, wie Ihre Adern auf Dominanz oder Feindseligkeit in der Ehe reagieren? Mit Verkalkung. So eine neue US-Studie. Angst, Neid, Hass, Eifersucht, Missgunst, Zorn, Schuldgefühle, Egoismus machen uns krank. Negative Emotionen schwächen das Immunsystem und schlagen aufs Herz. Verfünffachen das Herzinfarktrisiko. Der kleine Ärger schlägt mehr aufs Herz als eine Lebenskrise. Die Londoner Universität fand in einer 20-jährigen Studie heraus: Emotionaler Aufruhr, Stress, den man nicht bewältigt, schadet dem Herzen mehr als Cholesterin und Rauchen.

Wer hütet heute schon noch geruhsam Schafe? Kollegenneid, Arbeitswut, Überforderung, Versagensängste, Infoflut, Zeitdruck, ein ständiger Geräuschpegel sorgen für eine stete Produktion von Stresshormonen. Und die schaden dem Herzen. Negative Emotionen beeinflussen Atem, Puls und Herzfrequenz.

Kleiner Versuch

So geht's: Legen Sie eine Pulsuhr an. Die sollten Sie haben. Die brauchen Sie. Dann atmen Sie ruhig durch, langsam, tief … Eine Minute lang. Wie hoch ist Ihr Puls? Niedrig und regelmäßig. Ein EKG würde jetzt gleichmäßige Kurven zeigen. Auch Ihr Atem geht regelmäßig.

Nun rechnen Sie bitte ganz schnell im Kopf aus: 22 mal 36. Schnell, bitte. Schneller …

Und? Steigt Ihr Puls an? Leistungsstress. Ihr Körper schüttet Adrenalin, Noradrenalin und Kortisol aus. Die Stresshormone spornen Sie an. Das macht ja kurzfristig nichts. Nur fressen die sich bei Ihnen, wenn Sie kein Schäfer sind, den ganzen Tag in den Körper.

Sie können negative Gefühle nicht vermeiden. Die gehören zu unserem Leben. Sie sollten sie auch nicht völlig unterdrücken, denn auch das macht krank. Aber Sie können damit umgehen lernen. Zum Beispiel mit der Herz-Intelligenz-Methode des HeartMath-Institutes, die wissenschaftlich erprobt in den USA Furore macht. Bitte nicht als Quatsch überblättern, sondern einfach mal ausprobieren.

In fünf Schritten: Raus aus der Stressfalle

1 Feind erkennen: Was stresst Sie – und wie reagieren Sie darauf? Mit Herzklopfen? Bauchweh? Nervosität? Mit Wut? Zorn? Immer wenn so ein Stressor auftritt und das Gefühl hochzuschwappen droht, drücken Sie ab jetzt in Gedanken die Stopptaste.

2 Auf die Mitte konzentrieren: Kopf ausschalten und auf das Herz konzentrieren. Stellen Sie sich vor, mit dem Herzen zu atmen, Energie hineinfließen zu lassen.

3 Emotion überschreiben: Denken Sie nun an etwas Positives. Liebe, Dankbarkeit, Mitgefühl, Freude. Das hat nämlich die Kraft, Sie Ihren (kleinlichen?) Ärger vergessen zu lassen.

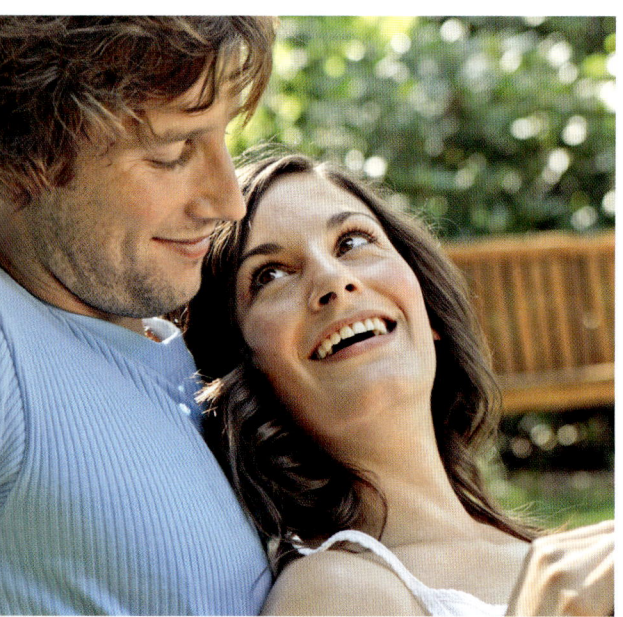

LIEBE lässt das Herz höherschlagen. Neid, Eifersucht und Missgunst hingegen machen es krank.

4 Das Herz fragen: Nun sind Ihr Bauchhirn, Ihre Intuition, Ihr Herz viel offener. Jetzt können Sie sich ruhig mal fragen, was in dieser Situation der nächste Schritt wäre.

5 Hören Sie auf die Antwort des Herzens. Denn daraus spricht nun auch der vernünftige Menschenverstand.

Probieren Sie das doch einfach mal aus. Mit ein wenig Übung kann diese Methode leicht den Stress vertreiben. Gut für Hirn und Herz. Mehr Info: www.heartmath.org

Tun Sie was fürs Herz

> Lächeln Sie viel, aber lassen Sie sich kein Lächeln verschreiben. Die im Call-Center verordnete Freundlichkeit macht Menschen krank. Psychologen fanden in einer Studie heraus: Wer nicht zurückschimpfen darf, freundlich bleiben muss, dem rast das Herz noch lange nach Ende des Gesprächs. Nettsein wider Willen ist Stress pur.

> Wenn Sie traurig sind, dann fassen Sie sich ein Herz: Werden Sie aktiv. Gehen Sie raus, treiben Sie Sport und treffen Sie sich mit Freunden, statt sich zu Hause im Bett zu verkriechen. So erhalten Sie neue Impulse in Ihrem Leben, geben dem Glück eine Chance, Sie zu treffen. Wie Steve Vaught. Der ging 5000 Kilometer von Kalifornien nach New York. Verschliss 15 Paar Schuhe, ließ 45 Kilo auf der Strecke – und seine Depressionen. Dreizehn Monate lang machte er seine erfolgreiche Reise zum Ich, wie er sagt, »zum seelischen Gleichgewicht« und »zu geistiger Harmonie«.

> Verzeihen Sie – und schon fällt Ihnen ein Stein vom Herzen. Studien zeigen: Vergeben ist heilsam für Körper und Seele. Und man nimmt sogar ab.

> Dann müssen Sie Ihr Herz nur noch ein wenig in Watte packen. Stress saugt Energie aus dem Körper. Yoga, Meditation und auch klassische Musik beruhigen die angespannten Nerven. Lassen einen zur inneren Mitte finden und schonen das Herz.

Kann das Herz vor Schreck stehen bleiben?

Kann man vor Schreck mehr als in die Hose machen? Regelrecht umfallen, nicht mehr aufstehen? Oder: Kann man gar an gebrochenem Herzen sterben? Das interessiert doch jeden! Darum untersuchten das US-Kardiologen. Sie werteten 40 Fälle aus, bei denen Patienten nach einem aufregenden Ereignis – wie Tod des Partners, Raubüberfall, Überraschungsparty – mit Blaulicht in die Klinik kamen. Mit infarktähnlichen Symptomen, allerdings ohne Infarkt. Alle hatten eine Flut von Stresshormonen im Körper, 34-mal so hoch wie bei einem Gesunden. Emotional aufgewühlt, schickt das Gefühlszentrum im Gehirn einen Befehl an die Nebenniere: »Bitte ganz viele Stresshormone bilden!« Die gute Nachricht: Das Herz erholt sich in den nächsten Tagen von dem Stressschock. Dass so ein Schock das Herz lähmt, soll übrigens häufiger vorkommen, als man denkt – und Frauen sind anfälliger.

 **KURZ GEMELDET** Hart, aber herzlich

Die Kraft der zwei Herzen: Vor vielen Jahren pflanzte man der zweijährigen Hannah Clark ein zweites Herz ein. Das nennt man Huckepacktransplantation: Ein Organ wird nicht ersetzt, sondern von einem Spenderorgan unterstützt. Hannahs altes Herz legte man weitgehend still, weil der Herzmuskel lebensbedrohlich entzündet war. Als ihr Körper zehn Jahre später das Spenderherz abstoßen wollte, aktivierte man das alte, inzwischen wieder genesene Herz und entfernte das zweite. Eine medizinische Sensation.

Spät und fit in die Kiste: Wenn mein Opa pro Tag nur 1,6 Kilometer weniger spazieren geht als Ihrer, wandert er um 7 Jahre eher ins Grab. Gleiches Alter, gleiche Risiken vorausgesetzt.

Hand aufs Herz: Aber wohin? Etwa 5 000 Menschen in Deutschland müssen die Hand auf die rechte Brust legen. Alle Organe liegen genau spiegelverkehrt im Körper. Die Leber sitzt links, die Milz und der Blinddarm rechts. Und das Herz schlägt tatsächlich am rechten Fleck. Situs inversus heißt diese Laune der Natur. Die gibt es auch bei Schnecken. Schneckenkönige nennt man diese seltenen Exemplare. Man erkennt sie an ihrem linksdrehenden Gehäuse.

Raucherbein ade: Bewegung lässt neue Zellen sprießen. 18 Männer mit Raucherbein liefen 4 Wochen lang auf dem Laufband. Im Blut verdreifachten sich die Stammzellen und reparierten die kaputten Blutgefäße von innen.

Blutrausch: Ein paar Tropfen Blut reichen – schon fällt der Blutdruck auf unter 60/30 mmHg. Alles dreht sich, die Sinne schwinden, man fällt in Ohnmacht. Jeder Zehnte kennt das. Das macht Sinn, entdeckten Forscher: Bei einem Unfall schaltet das Gehirn auf ein Notprogramm um. Es senkt den Blutdruck. Weniger Druck heißt, dass auch weniger Blut an der Wunde austritt. Es gewinnt Zeit, um zu gerinnen, die Wunde kann sich schließen. Man verblutet nicht. Manchmal passiert das auch bei harmlosen Kratzern. Die Wissenschaftler sagen dazu: falscher Alarm. Die Augen melden dem Gehirn »Blut!«, und das Gehirn fragt nicht lange nach, sondern schaltet lieber gleich auf Notprogramm um. Sicher ist sicher.

Verstummende Kreischsägen: Scharenweise fallen junge Mädchen vor Begeisterung in Ohnmacht, früher bei den Beatles, heute auf den Konzerten von Tokio Hotel. Zum ersten Mal wurde dieses Phänomen vor 300 Jahren von dem italienischen Arzt Antonio Valsalva beschrieben. Deswegen heißt es in der Fachsprache auch Valsalva-Phänomen. Langanhaltendes, lautes Kreischen erhöht den Druck im Brustkorb. Der Druck behindert den Rückfluss des Blutes zum Herzen, das dann auch weniger Blut auspumpen kann. Der Blutdruck sackt ab, und die junge Dame fällt vor lauter Kreischen in Ohnmacht. Und wird über die Schultern nach hinten in Richtung Ausgang gereicht.

Ein Herz für Bio: Für Bioschweine, für Biofisch, für Biokäse von Biokühen. Eine Schweizer Studie zeigt: Biobergkäse schützt das Herz. Fressen die Kühe das saftige Gras alpiner Bergweiden, enthält der Käse viermal so viel Omega-3-Fettsäuren, die das Herz schützen. Die stecken im englischen Cheddar, im Emmentaler aus industrieller Herstellung nicht. Auch nicht, wenn man die Tiere mit Leinsamen (Omega-3-reich) füttert. Leinsamen sollten morgens übrigens in Ihrem herzgesunden Müsli liegen.

Der Blutkreislauf: Pipelines des Lebens

»Blut ist ein ganz besonderer Saft«, sagt Mephisto zu Faust in Goethes Werk. Sie haben 5 bis 6 Liter davon. Und die fließen binnen 30 bis 60 Sekunden einmal durch das Gefäßnetz Ihres Körpers. Wenn Sie zum Bus hechten, erhöht sich die Geschwindigkeit bis auf das Vierfache.
Könnte man alle Blutgefäße, die das Blut durchströmt, aneinanderknoten, würden sie dreieinhalbmal um den Äquator reichen.

UND NUN EINE FAHRT IM BLUTKÖRPERCHEN

Jetzt machen Sie mal eine kleine Kreislaufreise. Und zwar sitzen Sie ziemlich klein mitten in einem Blutkörperchen. Sie düsen durch eine der beiden Hohlvenen in den rechten Herzvorhof. Der kriegt vom Körper das sauerstoffarme Blut. Nun kommen die Wände auf Sie zu. Die Muskulatur des Vorhofs zieht sich zusammen, und über Ihnen öffnet sich eine Luke. Das Blut drückt die Kammerklappen auf und strömt mit Ihnen in die rechte Herzkammer. Hinter Ihnen erschlaffen die Vorhofmuskeln. Die Klappe geht zu.
Und schon wieder kommen die Wände auf Sie zu. Die Herzkammer kontrahiert sich, drückt über Ihnen eine Klappe auf. Und Sie düsen in die Lungenarterie.
Nun kommen Sie über den »kleinen Kreislauf« zur Lunge. Dort nimmt das Blutkörperchen, in dem Sie sitzen, Sauerstoff auf. Sie treiben über eine der beiden Lungenvenen (die einzigen Venen, die sauerstoffreiches Blut transportieren) zum linken Vorhof des Herzens. Wände kommen auf Sie zu … Klappe, Kammer, Wände, Klappe – und schon flutet der Strom mit Ihnen durch die Hauptschlagader (Aorta), und Sie biegen ab und treiben im großen Kreislauf, immer wieder ab-

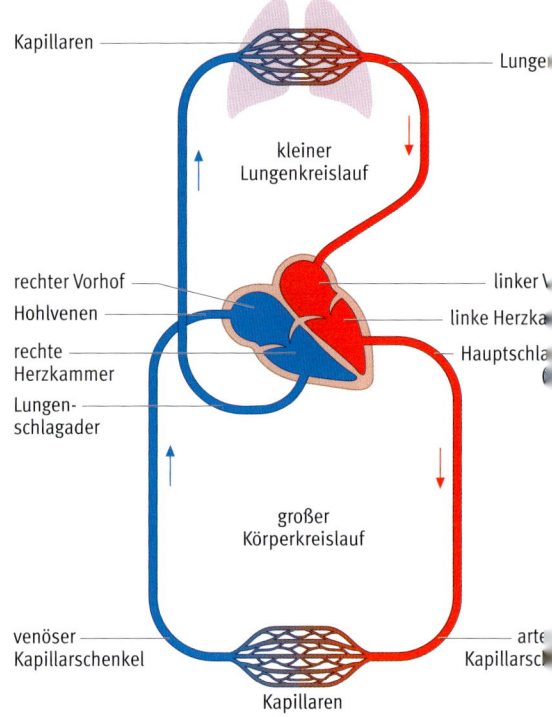

Kapillaren

Lunge

kleiner Lungenkreislauf

rechter Vorhof

linker V

Hohlvenen

linke Herzka

rechte Herzkammer

Hauptschla

Lungenschlagader

großer Körperkreislauf

venöser Kapillarschenkel

arte Kapillarsc

Kapillaren

ZWEI BLUTKREISLÄUFE hängen am Herzen, ein kleiner durch die Lunge und ein großer durch den ganzen Körper. In den kleinsten Gefäßen, den Kapillaren, findet der Nährstoff- und Gasaustausch statt.

biegend, durch immer enger werdende Arterienkanäle. Bis Sie in den Kapillaren an der Spitze des kleinen Zehs ankommen und ihm seinen Sauerstoff vorbeibringen. Kapillare nennt man jene haarfeinen Blutgefäße, die Venen mit Arterien verbinden.
Im Gegenzug laden Sie nun ein Kohlendioxidteilchen ein und bringen es im Blutkörperchentaxi über die Venen zurück zur Lunge. Um neuen Sauerstoff aufzutanken.

DAS BLUT KREIST MIT MEHR ODER WENIGER DRUCK

Wenn der Arzt Blutdruck misst, Ihnen mit einer Manschette die Armschlagader abpresst, nuschelt er was von Systole und Diastole. Schimpft was von 160/90. Oder freut sich über 120/70 mmHg (= Millimeter Quecksilber – eine Maßeinheit für Druck, abgelesen an einer Quecksilbersäule). Die Systole ist die Phase, in der sich das Herz zusammenzieht und mit viel Druck Blut hinauspumpt. Die Phase, in der das Herz erschlafft und sich wieder mit Blut füllt, nennt man Diastole. Das Messgerät misst den maximalen und minimalen Druck. Ein »normaler« Blutdruck liegt hierzulande bei 139/89 mmHg. Heißt zwar noch normal. Ist aber nicht gesund. Senkt man ihn nämlich auf den »gesunden« Wert von 120/70, sinkt das Schlaganfallrisiko um 40 Prozent, das Herzinfarktrisiko um 20 Prozent.

Niedriger Blutdruck

Das Wetter schwingt um, ein Tief zieht heran. Die Luft wird schwer und feucht, der Kreislauf sackt in den Keller. Sie fühlen sich müde, energielos, können sich nicht konzentrieren. Diagnose: niedriger Blutdruck (Hypotonie).
Nein. Krank ist man da nicht. Nur schlecht drauf. Und dieses Schicksal teilt man mit zwei bis fünf Millionen Deutschen. Den daraus resultierenden schlechten Ruf kann aber eine Fußballweltmeisterschaft korrigieren.
Der Volksmund sagt übrigens: »Mit niedrigem Blutdruck lebt sich's schlecht, mit hohem stirbt sich's gut.« Schwindel, kalte Hände und Füße, Müdigkeit, Antriebsschwäche, Blässe, Herzklopfen und Schweißausbrüche zählen zu den häufigsten Symptomen. Sterben tut daran keiner. Im Gegenteil: Je niedriger der Blutdruck, desto länger das Leben. Und nicht immer ist niedriger Blutdruck chronisch, sprich: ständig da. Manch-

mal leidet man ja auch nur unter einem spontanen Abfall des Blutdrucks. Zum Beispiel wenn man schnell aus dem Sitzen oder Liegen aufsteht. Das Blut sackt in die Beine und fehlt im Kopf. Sensible Menschen fallen sogar in Ohnmacht.

Wenn der Kreislauf kollabiert

Besonders unter feuchter Hitze weiten sich die Blutgefäße, versackt das Blut in den Beinvenen. Dann bekommt das Gehirn nicht mehr genug Blut, es fließt vorübergehend spärlicher. Das ist im Grunde nicht gefährlich, nur unangenehm. Schwacher Blutdruck und/oder Krampfadern begünstigen das.

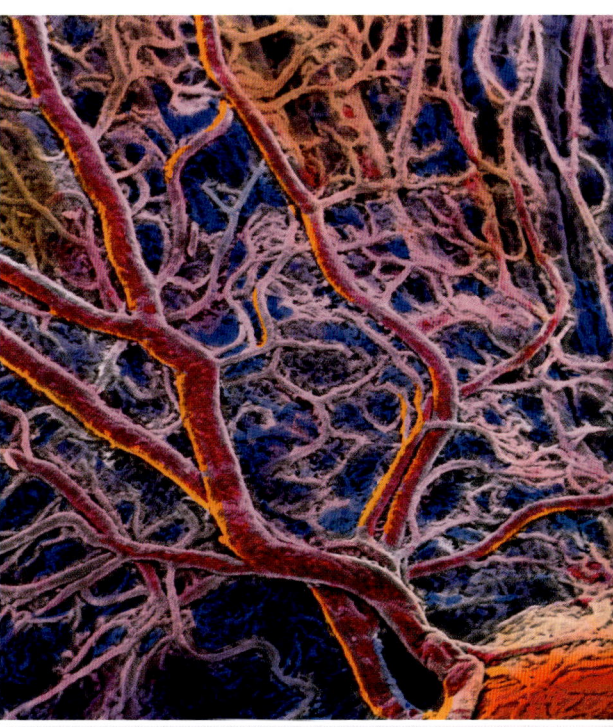

EINE FÄCHERKORALLE? Nein. Ein Blick durchs Elektronenmikroskop auf das Auge. Sie sehen das Netzwerk von Arterien und Venen der Aderhaut. Sie versorgt die lichtempfindlichen Zellen der Netzhaut mit Blut, Nahrung und Sauerstoff.

Das hilft: Wird einem schwarz vor Augen, sofort hinsetzen, besser hinlegen und Beine hochlagern, Kopf tief. Dann fließt wieder Blut rein. Nun Kleidung lockern, Kopf kühlen.

Wenn das Kollapsopfer ohnmächtig ist, sogar der Puls stillsteht: schleunigst wiederbeleben (lernt man im Erste-Hilfe-Kurs) und den Notarzt rufen.

Hoher Blutdruck

Ab einem Wert von 140/90 mmHg spricht man laut internationaler Definition von Bluthochdruck (Hypertonie). Eigentlich müsste die Schwelle niedriger liegen. Denn Werte jenseits der 120/70 mmHg belasten Herz und Kreislauf. Und je höher der Blutdruck, desto größer ist der Druck auf die Gefäßwände. Damit steigt nicht nur das Schlaganfallrisiko. Auch Nierenversagen, Herzinsuffizienz und -infarkt sowie Diabetes treten häufig in Verbindung mit Bluthochdruck auf.

Salz – oder warum Sie Wissenschaftlern nicht immer glauben sollten

In den 1950er Jahren entdeckte man, dass sich der Indianerstamm der Yanomami in Brasilien salzfrei ernährt – und Bluthochdruck nicht kennt. Daraus schloss die Wissenschaft, dass Bluthochdruck durch hohen Salzkonsum entstehe. Und verordnete, wie so oft, eine Diät für alle. Die Theorie: Salz bindet Wasser. Je mehr Salz im Blut ist, umso weniger Wasser wird über die Niere ausgeschieden. Das Blutvolumen steigt und drückt stärker auf die Gefäßwände. Das untersuchte man dann vorsichtshalber noch an den »Dahl-Ratten«. Der US-Forscher Lewis Dahl fütterte Ratten Salz. Und zwar so viel, dass es einem menschlichen Konsum von einem Pfund pro Tag entspricht. Der Blutdruck stieg, die Tiere starben früher. Freilich, das täten wir auch. Erst in den 1980er Jahren zerstörte die Intersalt-Studie das Feindbild Salz. Die Studie analysierte in 26 Ländern an 10 000 Teilnehmern den Zu-

sammenhang zwischen Ernährungsgewohnheiten und Bluthochdruck. Ergebnis: Nicht Salz, sondern Übergewicht, Stress, zu wenig Bewegung und zu viel Alkohol treiben den Blutdruck hoch. Nur eine Handvoll salzsensitiver Menschen mit sehr hohem Blutdruck profitieren ein bisschen von einer Salzreduktion – müssen aber auch die Medikamente weiter nehmen. Der Hausarzt kann mit Hilfe einer Drei-Wochen-Diät feststellen, ob man salzsensitiv ist.

TIPP VOM DOC

Was tun bei ...

... niedrigem Blutdruck?

> Bringen Sie Ihren Kreislauf in Schwung. Treiben Sie Ausdauersportarten wie Schwimmen, Laufen, Radfahren.
> Trinken Sie viel und regelmäßig, mindestens 2 bis 3 Liter am Tag. Kurzfristig heben auch Kaffee und Tee den Blutdruck. Übrigens: Weißdornblättertee hilft gut gegen niedrigen Blutdruck.
> Morgendliche Wechselduschen regen den Kreislauf an. Am besten noch zusätzlich mit einer Bürste oder einem Brausestrahl die Beine massieren.

... hohem Blutdruck?

> Jedes Kilo, das Sie abnehmen, senkt ihn um 2 mmHg.
> Täglich meditieren: 12 mmHg.
> Täglich 30 Minuten Ausdauerbewegung schafft 13 mmHg.
> Täglich 240 mg Magnesium entspannen die Gefäße und senken ihn um 4,3 mmHg. Wissen Sie, was ein Blutdrucksenker schafft? 12. Wollen Sie wirklich einen Betablocker nehmen, der Lebensenergie raubt, impotent macht?

Salz zu reduzieren birgt sogar Risiken. Vor allem bei älteren Menschen mit vermindertem Durstgefühl entwässert der Körper zu stark, da wasserbindendes Natrium fehlt. Der Kreislauf bricht zusammen, die geistige Leistungs- und Konzentrationsfähigkeit nimmt ab.

> Achten Sie auf gutes Salz: Kristallsalz, Meersalz und Steinsalz enthalten Mineralstoffe und Spurenelemente, die der Körper braucht. In Kochsalz, einem Abfallprodukt der chemischen Industrie, steckt nur Natriumchlorid.

140 000 KILOMETER BLUTBAHNEN

Über seine Blutgefäße macht man sich so lange keine Gedanken, bis der Arzt etwas von »völlig verkalkt« murmelt. Davor sollte man das gigantische Gefäßnetz schon schützen – man braucht es so elastisch, wie es sich die Natur ausgedacht hat. Das Netz startet beim Herzen, zieht immer feiner verästelnd bis zum kleinen Zeh und zur Haarwurzel. Und es sieht noch faszinierender und schöner aus als eine Fächerkoralle.

Ein hundertstel Millimeter Durchmesser messen die kleinsten »Haargefäße«, auch Kapillaren genannt – sichtbar nur unter dem Mikroskop. Die hauchdünnen Wände erlauben problemlos, dass Stoffe und Gase hin und her flutschen.

Der Kreislauf transportiert Sauerstoff von der Lunge, Nährstoffe aus Leber, Magen und Darm zu allen Zellen. Abfallstoffe, die die Zellen nicht brauchen, nimmt das Blut auf, transportiert sie zu Niere, Leber, Darm und Haut. Dort werden sie abgebaut und ausgeschieden.

Zwei große Schlagadernpaare sorgen dafür, dass das Gehirn seinen Sauerstoff bekommt. Es braucht ein Fünftel von dem, was die Lunge aufnimmt. Und damit Er steht, drücken zwei Schwellkörper die Venen an den Außenwänden des Penis ab, Blut fließt rein, aber nicht mehr raus. Der Penis versteift sich. Nein, durch zu viel Onanieren

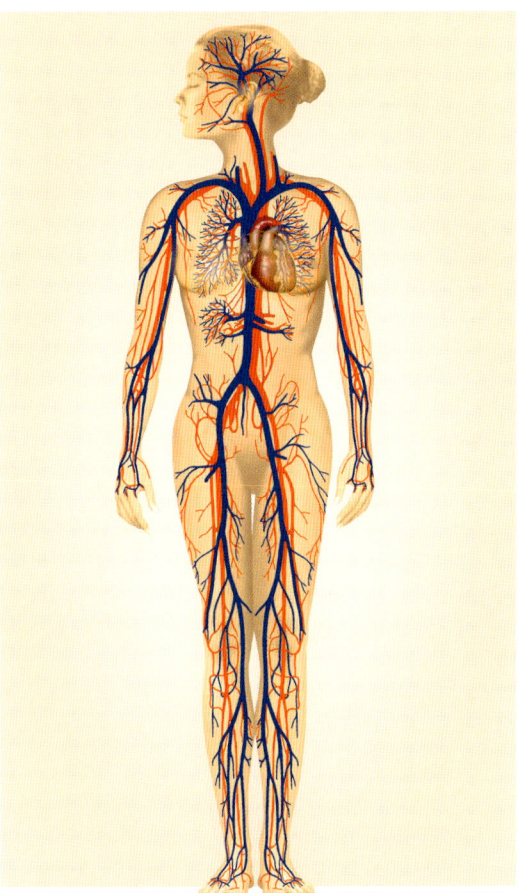

DER BLUTKREISLAUF versorgt den ganzen Körper. Die großen Gefäße, Venen und Arterien, verzweigen und verästeln sich zu Kapillaren, feiner als Haare.

wird man nicht blind. Es bleibt noch genug Blut für die kleinen Gefäße in den Augen übrig. Es wachsen einem deshalb auch keine Haare auf den Händen. Onanieren senkt sogar das Prostatakrebsrisiko. Auch wenn Ihre Mutter Ihnen etwas anderes erzählt hat.

Die Gefäßschwestern: Arterien und Venen

> Arterien heißen die Blutgefäße, die vom Herzen weg in den ganzen Körper führen. Glauben Sie nicht, dass das einfach nur elastische Röhren sind,

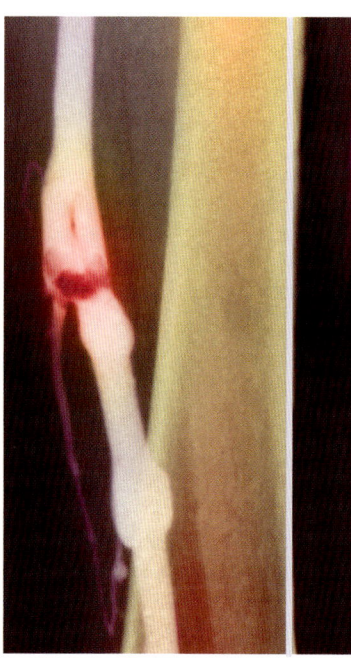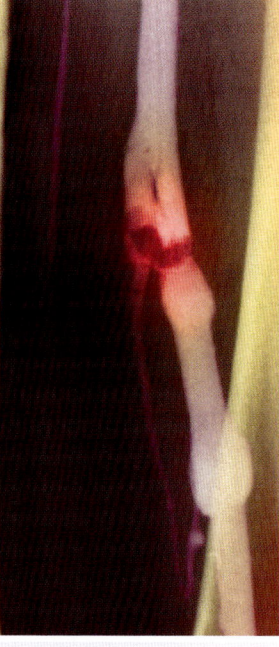

VENENTHROMBOSE im Unterschenkel. Für diese Angiographien (Röntgenbilder) hat man ein Kontrastmittel gespritzt. Das Blut in der Vene erscheint weiß, rot der Thrombus. Der Blutfluss staut sich unterhalb. Rechts sehen Sie: Der Thrombus wächst ...

die sauerstoffreiches Blut transportieren. So eine Arterie ist ein Kunstwerk der Natur und besteht aus mehreren Schichten, die muskulös das Blut weitertreiben, sich dehnen und zusammenziehen. Innen liegt dünn das glitschige, glatte Endothel, die Arterieninnenhaut. An der fließt das Blut superschnell vorbei. Wenn nicht ranziges Cholesterin und unersättliche Fresszellen drunterschlüpfen. Dazu gleich mehr.

Drum herum ist stützendes Bindegewebe, es folgt eine Schicht aus einer elastischen Membran. Und dann eine Schicht Muskelgewebe, die dafür sorgt, dass sich die Adern weiten oder zusammenziehen – den Blutfluss beschleunigen, den Blutdruck regulieren. Die Muskeln schützt eine weitere elastische Membran plus Bindegewebe.

> Venen sind die mageren Schwestern der Arterien. Mit dünnerer Wand. Sehr dehnfähig. In ihrem Inneren tragen sie querliegende Klappen, die dafür sorgen, dass das sauerstoffarme Blut nur in eine Richtung, nämlich zum Herzen hin, fließen kann. Sie verlaufen parallel zu den Arterien, sodass sie mit ihnen über die Kapillaren in ständigem Kontakt stehen können.

Und wenn man sie nicht durch Bewegung elastisch hält, dann zieht der Arzt irgendwann Krampfadern raus. Denn damit das Blut in der Vene nach oben fließen kann, muss man schon mit seinen Wadenmuskeln Druck machen.

Schwache Venen haben viele

Jede zweite Frau, jeder fünfte Mann leidet unter Venenschwäche. Häufig hat man eine genetische Veranlagung für Krampfadern, die allein aber niemals zu den unschönen Gebilden führt. Übergewicht, mangelnde Bewegung, zu enge Hosen, langes Sitzen und starkes Pressen auf dem Klo – all das weitet die Venen. Pressen verstärkt den Druck auf die Venen aufs Hundertfache, Herumstehen aufs Zehnfache.

Die Klappen schließen nicht mehr gut. Das Blut staut sich und presst seine hässlichen Beulen in die ausgeleierten Venenwände, vor allem direkt unter der Haut. Das tut weh. Das sieht nicht nur unschön aus, ist nicht nur ziemlich unbequem in den Kompressionsstrümpfen, die der Arzt verschreibt – es ist gefährlich.

Fliegende Pfropfen: Thrombosen

In den tieferen Beinvenen bilden sich nämlich gern Blutgerinnsel, Thrombosen. Das passiert im Flugzeug, wenn man seine Beine nicht bewegt. Während oder nach einer Operation, wenn man lange liegt. Im guten Fall macht sich der Thrombus rechtzeitig bemerkbar, zieht und ziept in der Wade, ähnlich einem Muskelkater. Im schlechten Fall spürt man nichts, und der Blutstrom schickt ihn in die Lunge. Dann hat man eine Lungenembolie: den Verschluss eines Blutgefäßes in der Lunge. Atemnot, Herzrasen, blutiger Husten. Mitunter tödlich – falls der Arzt im Krankenhaus den Thrombus nicht ganz schnell mit Fibrinolytika auflöst, per Katheter rausschält oder, wenn alles nichts hilft, mit dem Skalpell rausschneidet.

WAS STOPFT DENN DIE ADERN ZU?

Die zarte, feine Innenwand eines Blutgefäßes hat viele Feinde: Stresshormone, Bluthochdruck, ranziges LDL-Cholesterin, Blutfette, Zucker, Zigarettenrauch und Bakterien tun nichts anderes, als ihr zu schaden. Sie führen zur Arteriosklerose, die nennt der Volksmund auch Arterienverkalkung. Und die kann man sich dann mit Ultraschall (Sonographie) angucken. Das kann mitunter sehr heilsam sein. Denn höchstwahrscheinlich er-

schrickt man, was sich in einer nur vierzig Jahre alten Ader alles Grässliches tut. Und dann macht man auch was dagegen.

Sein Kind, wenn es dick ist, sollte man auch mal untersuchen lassen. Schon Siebenjährige haben heute Arteriosklerose. Diese Kinder können dann auch ganz früh ihren Herzinfarkt kriegen.

› **Armer Buhmann Cholesterin:** Wie entsteht Arteriosklerose? Nein, nicht durch Cholesterin aus dem Essen. Das hat man Ihnen lange erzählt. Obwohl man wusste, dass der Körper täglich 1 bis 1,5 Gramm selbst herstellt. Cholesterin ist nämlich lebenswichtig. Wir brauchen den Stoff für stabile, elastische Zellwände, für die Produktion von Sexualhormonen und Vitamin D, als Baustoff für Nervenzellen und Gehirn. Es hilft nur ganz, ganz wenig, Cholesterin vom Speiseplan zu streichen. Das bringt den Körper nämlich nur dazu,

TIPP VOM DOC

Schwache Venen muss man pflegen

› Tauchen Krampfadern in der Verwandtschaft auf, sollte man seine Beine in die Hand nehmen und losdüsen: die Muskelpumpe namens Wadenmuskulatur stärken mit Wandern, Gehen, Walken, Laufen, Radfahren.

› Beine immer mal wieder leicht erhöht lagern, dabei am besten die Füße ein paar Minuten auf und ab bewegen. Das treibt das Blut hoch. Und beim Sitzen die Beine nicht übereinanderschlagen, das klemmt den Blutfluss ab.

› Alkohol, Zigaretten und Pille sollte man bei schwachen Venen meiden.

› Kälte statt Hitze: Kühle Umschläge, kalte Beingüsse, Wassertreten kurbeln den Blutkreislauf an. Sauna, Sonnenbad und heiße Wannen sind Gift für die Venen. Sie weiten sich durch Wärme.

› Nicht lang sitzen und stehen: lieber immer wieder die Lage ändern – herumgehen, ab und zu mal hinlegen.

› Morgens nicht pressen. Einen weichen Schüsselgang kriegen Sie durch Sport und kleine Verdauungshelfer (Seite 282).

› Helfen Kompressionsstrümpfe nichts, kann der Arzt die äußeren Krampfadern auch rausnehmen. Der Körper kann eh nichts mehr damit anfangen. Und braucht sie auch nicht, weil innere Beinvenen die Aufgabe übernehmen. Dünne Gefäße, die Besenreiser, verödet er mit dem Laser. Größere Gefäße zieht er mittels eines winzigen Schnittes raus. Allerdings kann es durchaus passieren, dass sich die inneren Beinvenen dann hässliche Umgehungsstraßen unter der Haut bauen, neue Venen, die auch wieder zu Krampfadern mutieren.

mehr von dem lebenswichtigen Stoff herzustellen. Cholesterin ist per se nicht der Buhmann. Das HDL schützt die Gefäße sogar (Seite 295 f.). Und das LDL-Cholesterin ist nur dann gefährlich, wenn freie Radikale, aggressive Sauerstoffmoleküle, es oxidiert haben. Wenn es ranzig wird, weil man nicht genug Obst, Gemüse, Nüsse und Samen isst, die vor den freien Radikalen schützen.

› Entzündung verstopft die Gefäße. Heute weiß man: Entzündungen toben in den Blutbahnen – und führen zum Herz- oder Hirninfarkt. Und das passiert in etwa so: Oxidiertes Cholesterin lagert sich in der Innenschicht der Gefäßwand ein. Es lockt Fresszellen des Immunsystems an, die diesen Fremdkörper beseitigen wollen. Die Fresszellen futtern das ranzige Cholesterin und mutieren zu fettigen Schaumzellen. Die Gefäßwand entzündet sich. Weitere Immunzellen und Blutplättchen docken an. Und das wunderschöne, elastische, muskulöse Gefäß wird immer enger und enger. Bricht die Schutzschicht über der Plaque (Seite 211) auf, ballen sich Blutplättchen zu einem Klumpen zusammen. Und der kann in wenigen Sekunden das Gefäß ganz verschließen. Infarkt.

› Wichtig: Entzündung macht den Infarkt. Ein bisschen verwundert hat die Ärzte, dass die Hälfte der

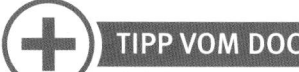

TIPP VOM DOC

Weniger Zucker, weniger Blutfett

US-Wissenschaftler stellten in einer Studie mit knapp 180 übergewichtigen Männern mittleren Alters fest: Isst man nur noch 25 Prozent seiner täglichen Energie in Form von Kohlenhydraten – statt der bei uns immer noch empfohlenen 50 Prozent –, sinken binnen drei Wochen die herzschädigenden Stoffe namens LDL-Cholesterin und Triglyceride. Übrigens auch dann, wenn man kein Gewicht verliert.

Infarktpatienten einen völlig normalen Cholesterinspiegel hat. Heute weiß man: Arteriosklerose entwickelt sich, weil sich die Gefäßwände entzünden. Und das kann man im Blut messen. Mit dem hs-CRP-Test (hochsensitives C-reaktives Protein). Die Leber bildet, wenn sich Gefäße entzünden, dieses hs-CRP. Ein niedriger Wert (< 1 mg/l) zeigt: Adern intakt. Ein höherer Wert vervielfacht das Infarktrisiko. Das hs-CRP sagt viel mehr als jeder Cholesterinspiegel.

Darum hat George W. Bush vor ein paar Jahren seinen Wert laut verkündet. Um zu zeigen, dass der mächtige Staatsmann ein pumperlgesundes, regierungsfähiges Herz hat.

Eine hs-CRP-Bestimmung zählt, wenn dieses Buch gedruckt wird, noch zu den Individuellen Gesundheitsleistungen (IGeL) und kostet rund 13 Euro. Vielleicht fasst sich ja mal ein Gesundheitsminister ein Herz und …

› Zuckerkrankheit treibt das alles noch an. Im Blut zirkuliert ein Molekül, das heißt Carboxymethyllysin, CML, und das heizt den Entzündungsprozess bei vielen Menschen an. Es wird vermehrt gebildet, wenn viel Zucker im Blut ist. Einer der Gründe, warum Diabetiker häufig einen Herzinfarkt erleiden.

› Vorsicht AGEs: Dahinter stecken Advanced Glycation Endproducts. Kann man übersetzen mit Karamellbonbons. AGEs entstehen in Ihren Gefäßen, wenn dort viel Zucker schwimmt. Er verklebt die glatten Innenwände der Gefäße mit Eiweiß. Es entstehen freie Radikale, die das Gewebe zerstören. Was tun? Die schnellen Kohlenhydrate namens Zucker (Süßes und Softdrinks), Weißmehl (Brot, Kekse, Kuchen), Stärke (Kartoffeln, Fertigprodukte) nur noch in winzigen Dosen in den Körper lassen. Und sich bewegen: damit die Muskeln den Zucker verbrennen.

› Das gefährliche Homocystein: Jeder zehnte Deutsche hat einen Homocysteinwert über 10 µmol pro Liter Blut. Wünschenswert wären weniger als

5 µmol. Homocystein entsteht ganz normal als Zwischenprodukt im menschlichen Stoffwechsel. Und ist giftig – für jede Körperzelle, für das Herz, für das Hirn, für die Augen, den kleinen … Normalerweise wird es schnell und reibungslos entfernt. Zuständig dafür sind drei Vitamine: Folsäure, Vitamin B_{12} und Vitamin B_6. Und die fehlen den meisten von uns.

Neue Studien zeigen: Eine konsequente Vitamintherapie bietet einen guten Schutz vor Schlaganfall und Herzinfarkt. Kennen Sie Ihren Homocysteinspiegel?

> Auch das schadet den sensiblen Blutgefäßen: Bluthochdruck (Seite 196), Lipoprotein (a) und Triglyceride (Seite 211), mangelnde antioxidative Kapazität (Seite 212).

Dicke Folgen verstopfter Adern

> Herzinfarkt: Eine Plaque kann sich im Herzen selbst bilden oder auch irgendwo anders im Körper ablösen, zum Beispiel im Bein, und über das Versorgungsnetz zum Herzen strömen. Verstopft sie dort ein kleines Gefäß, stirbt umliegendes Gewebe ab, und man hat einen Herzinfarkt.

Sofort Notarzt anrufen! Ab ins Krankenhaus! Die Blutgerinnsel müssen so schnell wie möglich aufgelöst oder die Engstellen geweitet werden. Es sterben nur so viele an Herzinfarkt, weil sie abwarten oder mit dem Freund statt mit dem Rettungswagen ins Krankenhaus fahren. Anzeichen: Schmerzen im Brustkorb. Kalter Schweißausbruch. Blasses Gesicht. Kaum fühlbarer Puls. Plötzliche Übelkeit. Luftnot. Oft auch Kreislaufzusammenbruch mit Ohnmacht. Bei Frauen sind die Symptome nicht so deutlich (Seite 190)!

> Schlaganfall: Verstopft ein Gefäß im Gehirn, wird umliegendes Gewebe nicht mehr mit Sauerstoff versorgt. Nervenzellen sterben ab. Man hat einen Hirninfarkt. Je nachdem, welche Region im Gehirn betroffen ist, kann man nicht mehr sprechen, nicht mehr gehen, nicht mehr sehen …

MEHR WISSEN

Angina pectoris

Herzschmerzen, die einen Infarkt ankündigen können, nennt der Arzt Angina pectoris, »Enge der Brust«. Herzkranzgefäße sind zu mehr als 70 Prozent verstopft, das Herz bekommt keine Luft. Und reagiert mit heftigsten Schmerzen, meist wenn man sich anstrengt. Erst im ersten Stock, dann irgendwann auf der fünften Stufe. Kurzfristig hilft ein Nitropräparat, das die Gefäße weitstellt. Langfristig heißt das oft: Herzkatheter, Ballondilatation, Bypass.

Erste Anzeichen: Sprach- und Sehstörungen, Taubheitsgefühl, Kribbeln im Gesicht, Beinen und Händen. Koordinationsprobleme. Sofort Notarzt rufen, in die Klinik, am besten in eine mit einer Spezialeinrichtung namens Stroke-Unit. Jede Minute zählt. Je früher das Gerinnsel aufgelöst oder mit einem Gefäßstaubsauger (Angiojet) rausgesaugt wird, desto weniger Nervenzellen sterben ab, desto sicherer landet man nicht im Rollstuhl.

> Demenz: Hat viele Ursachen. Eine davon: die verstopfte Halsschlagader (Karotis). Dann bekommt das Gehirn nicht mehr genug Sauerstoff. Dann kann man auch nicht mehr so gut rechnen, vergisst, wo die Brille liegt. Wie der eigene Mann heißt. Das nennt man Demenz. Und die kann man schon früh kriegen, weil bei uns heutzutage schon Kinder an Arteriosklerose leiden.

> Impotenz: Damit ist man nicht alleine. Jeder zehnte Mann unter fünfzig leidet unter »erektiler Dysfunktion« – und fürchtet: Ich werde alt. Aber auch Impotenz liegt nicht am Altwerden, zumindest nicht vor dem 70. Geburtstag. Sie liegt a) am Stress, b) am Bewegungsmangel, c) am Alkohol, d) am Rauchen und e) an verstopften Arterien. Der Penis bekommt nicht genug Sauerstoff. Arte-

riosklerose macht sich erst einmal am kleinen Sensibelchen bemerkbar. Kriegt er nicht genug Blut, steht er auch nicht auf. Kann ein Anzeichen dafür sein, dass bald das Herz dran ist.

Sie wollen keine Arteriosklerose …

… keine Demenz, keine Impotenz, keinen Schlaganfall, keinen Herzinfarkt? Dann halten Sie Ihre Gefäße frei und elastisch. Durch Bewegung, Entspannung und gesundes Essen. So steigt auch der Blutdruck nicht, Zucker im Blut zerstört nicht die feine Haut, es gibt keine Fettkugeln, die sich anlagern. Lesen Sie die Vitaltipps ab Seite 203.

Rohrfrei vom Doc: Herzkatheter, Ballondilatation, Bypass

Je älter ich werde, desto seltener vergeht ein Tag, an dem nicht einer erzählt: Ich muss zum Kathe-

MEHR WISSEN

Stammzellen fürs Herz

Mit Stammzellen aus dem eigenen Blut und Knochenmark versuchen Mediziner, ein marodes Herz wieder auf Vordermann zu bringen. Selbst kann sich ein kaputter Herzmuskel kaum mehr regenerieren. Also bringt man die Multitalente per Katheter ins Herz. Früher hoffte man, dass sie zur Herzzelle mutieren und kaputte Zellen ersetzen. Heute weiß man: Der Stammzellcocktail ist eine Hilfe zur Selbsthilfe, er regt die Bildung neuer Herzkranzgefäße an, die kaputte Gebiete wieder mit Nährstoffen und Sauerstoff versorgen.
Frankfurter Herzspezialisten konnten in einer Studie an 200 Patienten zeigen: Die Stammzellgabe verbessert die Pumpfunktion des Herzens, vor allem wenn der Infarkt groß war. Nur: Ein pumperlgsundes Herz hat man dann auch nicht.

ter. Nein, ich bin nicht alt. Es haben nur so unglaublich viele Menschen unglaublich früh verstopfte Herzkranzgefäße. Ist so ein Kranzgefäß im Herzen verstopft, muss schnell der Kardiologe ran.

› Über ein Loch in der Leiste schiebt er einen Draht mit einem dünnen Schlauch in die Arterie rein. Dieser Katheter muss hinter die Aortenklappe zu den beiden Herzkranzgefäßen. Liegt er richtig, spritzt der Arzt ein Kontrastmittel hinein, das mit dem Blut in die Herzgefäße fließt. Die erscheinen dann auf einem Bildschirm.

› Und ist ein Gefäß schon zu 70 Prozent verstopft, kann der Kardiologe das gleich durch eine Ballondilatation weiten. Er bläst einen kleinen Ballon auf, der an dem Katheter hängt.

› Reicht die Ballondilatation nicht aus, kommt ein Stent rein: ein kleines Maschendrahtgeflecht, das per Katheter bis zur engen Stelle geschoben und mit dem Ballon entfaltet wird. Die Aderinnenhaut wächst in ein paar Monaten einfach drüber. Leider oft zu viel davon. Bei jedem dritten Stent bildet sich binnen sechs Monaten eine neue Engstelle. Deswegen gibt es neue, beschichtete Stents, die Medikamente absondern, um das zu verhindern.

› Schon Anfang der 1960er Jahre setzte man bei einer verstopften Ader im Herzen eine Umgehungsstraße. Einen Bypass. Der Chirurg entnimmt dem Bein ein zentimetergroßes Stückchen Vene und näht es in die Herzarterie ein.
Diesen Bypass kann man sich übrigens auch selbst machen. Ganz einfach, indem man die Beine bewegt. Dann baut sich das Herz selbst seine Umgehungsstraßen.
Forscher der Leipziger Universität setzten bei 50 Männern, deren Herzkranzgefäße zu 75 Prozent eingeengt waren, einen Stent ein. Und weiteren 50 Männern verschrieben die Forscher nichts anderes als täglich 20 Minuten Sport. Welche Therapie schnitt besser ab? 88 Prozent der bewegten Menschen hatten keine Beschwerden mehr. Mit Stent waren nur 70 Prozent beschwerdefrei.

GESUND BLEIBEN

Was das Herz begehrt

Sie besitzen ein kleines Konstruktionswunder: zwei leistungsstarke Pumpen mit Mehrventiltechnik, reibungsfreier Aufhängung im Herzbeutel und integrierter Steuerungssoftware. Einen Motor, der ein Leben lang hält, wartungsfrei. Und ein Versorgungsnetz, das Sie von Kopf bis Fuß rund um die Uhr mit Sauerstoff und Nährstoffen versorgt. Das kann lange so bleiben, wenn Sie was dafür tun. Und das Beste daran: Alles, was Sie für Ihr Herz-Kreislauf-System tun, kommt dem ganzen Körper zugute.

Nur kein Risiko

Klar: **Mit jedem Kilo weniger** muss das Herz weniger Luxusmasse versorgen. Schon leichtes Übergewicht verdoppelt das Herzinfarktrisiko. Und der **trainierte Herzmuskel** hat ein um 70 Prozent niedrigeres Risiko, einen Infarkt zu erleiden. Und putzen Sie die **Zähne** gut? Wer unter Parodontitis leidet, hat ein deutlich höheres Risiko für Herz-Kreislauf-Erkrankungen. Jede **Zigarette** verengt die Gefäße um 40 Prozent. 4 000 Giftstoffe zerstören die feinen Zellen der Gefäße. Das erhöht das Infarktrisiko um das Zehnfache. Chronischer **Lärm** erhöht das Infarktrisiko um 30 Prozent. Jährlich sterben 2 000 Menschen in Deutschland an einem Lärminfarkt. Um Himmels willen: **Schnarchen** Sie nicht. Das Luftholen durch verengte Atemwege kostet das Herz Kraft – was zu hohem Blutdruck führt. Abhilfe: Schnarchschnuller, Bissschiene, Kinnbinde, Atemmaske – oder OP (mehr auf Seite 229).

Lauter Helfer fürs Herz

Beta-Carotin: Wer sich gut damit versorgt, senkt das Risiko, einen Herzinfarkt zu erleiden, um bis zu 44 Prozent. Ein Raucher gar um 60 Prozent. Der sollte, seiner Lunge zuliebe, Beta-Carotin immer zusammen mit anderen Carotinoiden und Vitamin C einnehmen.

Vitamin C erhöht das HDL-Cholesterin, das die Blutgefäße vor Arteriosklerose bewahrt. Recycelt das Antioxidans Vitamin E.

Vitamin-E-Mangel macht die Herzmuskelzellen kaputt und kann eine Blutarmut (Anämie) auslösen.

Vitamin B$_{12}$, B$_6$ und **Folsäure** senken den Homocysteinspiegel. Mit ausreichend B$_{12}$ gerät das Herz nicht ins Stolpern.

Kalium reguliert den Blutdruck, steuert Herzschlag und -rhythmus. Kaliummangel stört die Herzfunktion bis hin zum Herzstillstand.

Kalzium stärkt nicht nur die Knochen, es senkt auch zu hohen Blutdruck.

Magnesium schützt das Herz vor Rhythmusstörungen und beugt nachweislich Infarkt vor.

Chrom senkt das Gesamtcholesterin und verbessert das Verhältnis von gutem HDL- zu gefäßschädigendem LDL-Cholesterin.

Selen: Ein niedriger Selenstatus bedeutet erhöhtes Herz-Kreislauf-Erkrankungsrisiko, so Studien.

Zink: Wer sich gut damit versorgt, schützt seine Blutgefäße, senkt sein Arteriosklerose-Risiko. Natürliche Lieferanten finden Sie in der Tabelle ab Seite 368.

Das schmeckt dem Herzen

Locken Sie täglich Ihre **guten Eicosanoide.** Zum Beispiel, indem Sie rotes Fleisch, fette Wurst und gehärtete Fette meiden und auf gesunde pflanzliche Öle achten. Mehr darüber ab Seite 259.

Olivenöl, Rapsöl, Nussöle (zum Beispiel Walnussöl) und täglich ein Teelöffel **Leinöl** schützen die Gefäße. Genauso wie …

Soja. Trinken Sie Sojamilch, essen Sie Tofu und Sojajoghurt. Achtung, Mann: Zu viel Soja schadet der Spermienqualität, weil Soja weibliche Phyto-

GESUND BLEIBEN

hormone enthält. Das schadet nicht: Dreimal die Woche ein Glas Sojamilch, Sojasprossen und Tofu.

Eiweiß: Wer auf ausreichend Eiweiß achtet, also auf Wild, Fisch, Milchprodukte, Eier, Geflügel, Hülsenfrüchte, senkt sein Infarktrisiko um 25 Prozent. **Seefisch** in Form von Hering, Makrele, Lachs oder Thunfisch reduziert das Herzinfarktrisiko um 50 Prozent. Dieser Fisch liefert herzschützende Omega-3-Fettsäuren. Davon brauchen Sie täglich ein Gramm (oder wöchentlich zwei große Scheiben Lachs). Wenn Sie Fisch nicht mögen, dann nehmen Sie Fischölkapseln.

Zu viele **Kohlenhydrate**, vor allem die mit einem hohen glykämischen Index (GLYX, Seite 298), erhöhen die Blutfettwerte, senken das gute HDL-Cholesterin, fördern Gefäßentzündungen und das Infarktrisiko.

Ballaststoffe: Erhöht man mit Obst, Gemüse und Vollkornprodukten die tägliche Aufnahme um nur 10 Gramm, sinkt das Infarktrisiko um 19 Prozent.

Apfel: Täglich ein Apfel auf nüchternen Magen senkt Cholesterinspiegel und die Blutfette. Und dann essen Sie noch einen. Fakt ist: Zwei Äpfel am Tag reduzieren die Risiken für Typ-II-Diabetes um 27 Prozent, für Schlaganfall um 25 Prozent und für Herzkrankheiten um 25 Prozent.

Beeren: Flavonoide, Polyphenole, Anthozyane heißen all die feinen Farbstoffe der Beeren, die freie Radikale im Blut abfangen und so die Gefäße schützen – und mit ihnen den ganzen Menschen vital halten. Genießen Sie täglich eine Handvoll.

Nüsse: Knabbern Sie täglich 20 Gramm. So senken Sie das Infarktrisiko um 40 Prozent. Nüsse liefern die Herzschutzstoffe Vitamin E, Kalium, Kupfer, B-Vitamine, Magnesium, Phytosterine und Arginin. Daraus bastelt der Körper NO, Stickoxid, das Sie jung und gesund macht. Weil es die Gefäße weitet, Blutgerinnsel verhindert, den Blutdruck senkt, das Immunsystem stärkt, den Nerven als Signal dient, vor Krebszellen schützt ...

Gemüsesaft: Kein Tag ohne ein Glas davon. Am besten frisch gepresst. Und noch zwei Portionen Gemüse. Nichts liefert besseren Herzschutz. Folsäure hält das gefäßgefährliche Homocystein in Schach, Vitamin E die Gefäße elastisch. Vitamin C hemmt Entzündungen in den Gefäßen. Magnesium weitet die Adern. Kalium senkt den Blutdruck.

Wasser: Trinken Sie stündlich ein Glas. Viele Menschen sind dehydriert. Das Blut dickt ein. Das Herz muss mehr arbeiten. Das Hirn wird träger.

Grünen Tee: Nehmen Sie sich mehr Zeit für ihn – er senkt den Blutdruck und das LDL-Cholesterin. Die herzensguten HDL-Werte dagegen lässt er ansteigen. Mehrere epidemiologische Studien bewiesen: Wer Tee trinkt, stirbt seltener an einer Herz-Kreislauf-Erkrankung.

Wein: Lassen Sie sich Ihr Gläschen Wein nicht vermiesen. Das American College of Cardiology hat 1995 die Alkoholabstinenz in die Liste der Risikofaktoren für Herz-Kreislauf-Erkrankungen aufgenommen. Ein ganz kleines bisschen Alkohol senkt das Infarktrisiko. Ein ganz kleines bisschen! Ein Glas Wein. Aber auch das ist unter den Experten neuerdings wieder umstritten. Ich würde streiten lassen – und genießen. Genießer leben länger.

Ein Herz für Bioenergie

Heute muss man sich fragen: Wie viele alt und krank machende freie Radikale entschärft ein Lebensmittel? Das kann man messen, denn es liegt an der Zahl der Elektronen – je mehr, desto besser. Freien Radikalen fehlt ein Elektron, und indem sie sich das im Körper klauen, zerstören sie Zellen und Erbgut. Das kann ein Lebensmittel, das viele Elektronen liefert, verhindern. Professor Manfred Hoffmann aus Weihenstephan hat ein Maß dafür,

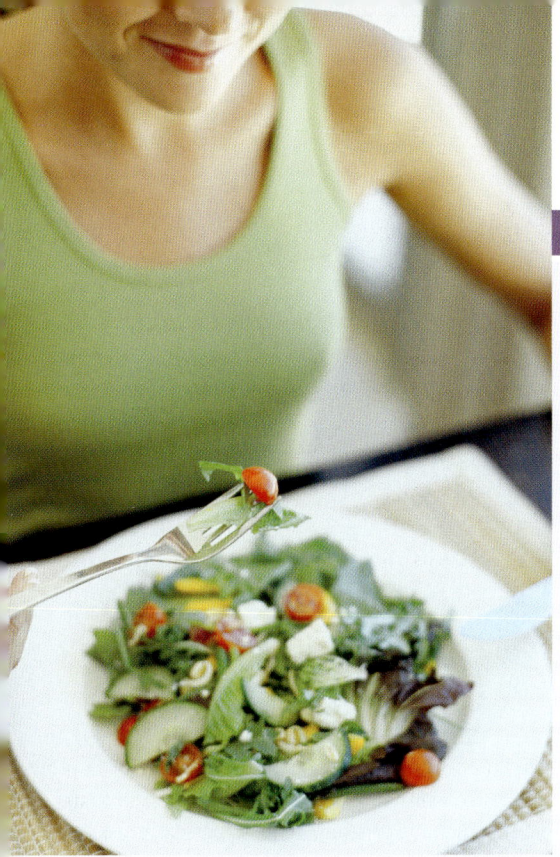

Davon trinke er morgens, mittags und abends ein Stamperl. Klug so. Steckt Knoblauch drin. Die schwefelhaltigen Aromastoffe namens Alliin und Allizin senken hohe Blutfettwerte, den Blutdruck, beugen Blutklumpen vor und fangen freie Radikale. Knoblauch putzt jedes Gefäß durch. Wer Lust hat, kann sich auch so ein Elixier zubereiten, übrigens ein altes Hausmittel:
So geht's: 150 g Knoblauchzehen schälen und in Scheiben schneiden. Den Knoblauch mit 200 ml klarem Schnaps in eine Flasche geben und 20 Tage an einem hellen Platz am Fenster ziehen lassen. Die Tinktur abseihen und erneut in eine saubere Flasche abfüllen. Jeden Morgen nüchtern 40 Tropfen in einem kleinen Glas Wasser einnehmen.

Ein Herz für Yoga

Nichts, wirklich nichts, ist besser für Ihr gesamtes Vitalsystem als Yoga. Es aktiviert die Atmung, stärkt die Muskeln, auch den Herzmuskel – und baut Stress ab. Ein Richter aus Texas verurteilte einen Straffälligen zu einem Yogakurs. Damit er seine Aggressionen besser unter Kontrolle bringt. Yoga, fernöstliche Weisheitslehre und Übungsweg, ist schon längst Bestandteil westlicher Lebenskultur. Die Zeiten, in denen man Yogajünger als verrenkungssüchtige Esoteriker belächelt hat, liegen weit zurück. Yoga ist »in« – aus den unterschiedlichsten Gründen:

> Übergewichtige nehmen mit Yoga leichter ab.
> Hypertoniker senken den Blutdruck.
> Asthmatiker lindern ihre Asthmaanfälle.
> Yoga bringt Körper und Geist in Einklang.
> Es kräftigt die Muskulatur, macht beweglicher.
> Die Konzentration steigt, und es schult den Atem.

Ach ja: Neben Hundefriseur und Pfotenmaniküre gibt es jetzt Doga, das Yoga für Hunde. Fragt sich nur, wie die den Lotossitz hinkriegen?

HERZZELLEN UND BLUTGEFÄSSE jubeln, wenn Sie ihnen einen großen, bunten Salatteller spendieren, verfeinert mit einem Dressing aus Olivenöl. Schützt vor Herzinfarkt und Arteriosklerose.

das Redoxpotenzial. Er hat 10 000 Lebensmittel getestet und festgestellt: Viel mehr Elektronen liefert die Möhre, wenn sie der Biobauer angebaut hat. Mit Liebe und Zeit erzeugte Lebensmittel liefern mehr Bioenergie als konventionell Angebautes oder in der Fabrik schnell und billig Hergestelltes. Trinken Sie Kräutertee und Gemüsesäfte statt Softdrinks. Essen Sie fünfmal am Tag Obst und Gemüse. Da freuen sich die Zellen von Kopf bis Fuß.

Johannes Heesters' Knoblauchschnaps

Im Sommer 2006 war Johannes Heesters bei Jörg Pilawa in der Sendung »Wie alt bist du wirklich?«. Auf die Frage, was denn sein Jungbrunnen sei, hielt Heesters, 102, eine Schnapsflasche ins Bild.

Malerisches Blutbild

Wenn Sie sich in den Finger stechen, dann sehen Sie einen roten Tropfen. Wunderschön. Unglaublich wertvoll. Mit einem faszinierenden Innenleben. Da tummeln sich lauter Stoffe des Lebens, die ein Bild von Ihrem Körper abgeben. In dem rubinroten Tropfen schwimmen unzählige Blutkörperchen: kugelförmige rote Hämoglobinmoleküle, eingedellte Scheibchen namens Erythrozyten, weiße Blutkörperchen, die mobile Abwehr, und winzige ovale Blutplättchen, die Thrombozyten. Letztere dienen als Erste-Hilfe-Pflaster, die einen Riss abdichten, indem sie sich vor Ort versammeln, aufquellen und einen Pfropfen bilden. Dazu gesellen sich kaleidoskopbunte Vitaminkristalle und monsterähnliche Fresszellen. Außerdem grüne Raffaellos: B-Lymphozyten – mit Antikörpern auf der Oberfläche statt Kokosflocken. Und im Blut schwimmen viele, viele weitere bunte Smarties – wie Hormone, Mineralsalze, Eiweißpartikelchen, Fettkügelchen – und spiegeln unsere Gesundheit wider. Darüber könnte man nun ein 3 000 Seiten dickes Buch schreiben. Hier nur meine Erfahrung mit einem Blutbild …

DAS BLUT – DER SPIEGEL DER GESUNDHEIT

Vor einem Jahr ging es mir irgendwie gar nicht gut. Ich war ständig müde, ohne Antrieb, fing mir jede Erkältung ein. Arbeit fand ich furchtbar anstrengend, der liebste Aufenthaltsort war das Bett. So tapste ich eher lustlos durchs Leben. Eines Morgens, nachdem mich meine übliche Joggingrunde eher fertig als fit machte, entschloss ich mich, mir auf eigene Kosten mal so richtig ins Innere gucken zu lassen. Mit einem ganz großen Blutbild. Und siehe da: Zucker-, Cholesterin-, Leber- und Nierenwerte alle okay. Trotzdem ein

erschreckendes Ergebnis: Eiweiß niedrig (6,69 statt 8,70). Zink niedrig (0,6 mg/l statt 1,5). Eisenspeicher, Ferritin LIA, niedrig: 44 statt 60 bis 150. Selen niedrig … Fazit: Blutarmut plus schwaches Immunsystem.

Blutarmut – völlig fehlende Vitalität

Menschen mit Blutarmut (Anämie) fehlt es an Energie. Sie sind blass und müde, können sich kaum konzentrieren. Leiden unter Kopfschmerzen und Schweißausbrüchen, Atemnot und Herzrasen schon nach wenigen Treppenstufen. In ihrem Blut schwimmen zu wenig rote Blutkörperchen, oder es mangelt an Hämoglobin, dem Blutfarbstoff. Das Blut kann nicht mehr ausreichend Sauerstoff aufnehmen, der Körper kriegt nicht genug vom lebenswichtigen Gas.

Blutarmut heißt oft: Es fehlen Eisen, B-Vitamine, vor allem Folsäure oder Kupfer. Folsäure fehlt eigentlich fast jedem, manchem mehr, manchem weniger. In Amerika setzt man deswegen schon dem Mehl Folsäure zu.

Eisenmangel kennen vor allem Frauen mit starker Regelblutung und in der Schwangerschaft. Und um das Eisen aus der Nahrung in den Blutfarbstoff Hämoglobin einzubauen, braucht der Körper Kupfer und auch Vitamin A.

Für Vitamin B_{12} besitzt der Körper ein Depot in der Leber, das für zwei bis vier Jahre ausreicht. Ein Mangel kommt eher selten vor. Da es aber nur in tierischen Lebensmitteln steckt, leiden Vegetarier leichter darunter. Aber auch Menschen, die zu viel Alkohol trinken oder bestimmte Medikamente nehmen, mangelt es an B_{12}. Genauso wie alten Menschen. Ihnen fehlt oft ein Eiweiß, der Intrinsic Factor. Der nimmt das B_{12} an die Hand und schickt es über den Dünndarm ins Blut. Sonst scheidet der Körper das B_{12} einfach wieder aus.

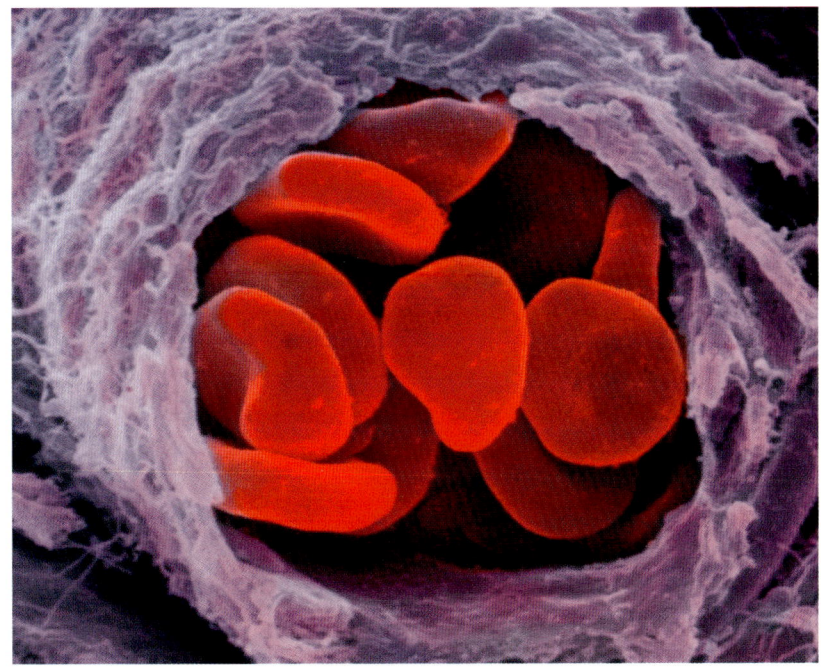

EINE GRUPPE ROTER BLUTKÖRPERCHEN (Erythrozyten) wandert hier durch eine Arteriole, den schmalen Zweig einer Arterie. In einem Liter Blut schwimmen rund fünf Billionen dieser winzigen Sauerstofftransporteure. Ein rotes Blutkörperchen legt während seines kurzen Lebens von etwa vier Monaten 1500 Kilometer zurück.

Mit welchen Lebensmitteln Sie Ihre Vitaltanks für ein reiches Blut wieder auffüllen können, lesen Sie in der Tabelle ab Seite 368.

Immunsystem schwach – Mensch schlapp

Da mir Zink, Eiweiß und Selen fehlten, waren auch meine Immunwerte katastrophal. Ist das Immunsystem schwach, dann ist der Mensch schlapp. Denn der Körper hätte ja gerne, dass man sich hinlegt und ausruht.

Ich nahm viermal am Tag Zink, füllte Eiweiß, Eisen und Selen nach, nahm höher dosiert ein ausgeklügeltes Vitalstoffpräparat. Es dauerte zwei Monate, und ich wachte plötzlich wieder auf. Das spürt man richtig.

Grippe und Pfeiffer-Drüsenfieber hatten meine ganzen Vorräte geplündert. Das konnte ich mit gesundem Essen gar nicht mehr auffüllen.

Gesund essen reicht einfach nicht immer aus. In Stresszeiten und vor allem Krankheitszeiten braucht der Körper mehr. Mehr Eiweiß, mehr Zink, mehr Selen …

Blut und Lifestyle

Kürzlich machten Forscher der University of California eine Studie mit 31 stark übergewichtigen Männern – die Blutwerte hatten, dass der Arzt den Du-kommst-bald-in-die-Grube-Finger hob. Das verblüffende Ergebnis: Binnen nur drei Wochen verbesserten sich wichtige Gesundheitswerte drastisch. Drei Wochen für einen gesunden Körper, ein längeres Leben! Der Blutdruck sank, hohe Blutfette und Blutzucker normalisierten sich, Cholesterin schwand und der oxidative Stress an den Zellen ebenso. Durch was?

Nicht etwa, weil die Herren Pillen schluckten, sondern weil die Forscher ihnen eine gesündere Ernährung verschrieben und sie täglich 45 bis 60 Minuten Sport treiben durften. Natürlich hatten die Kandidaten in dieser Zeit noch nicht viel an Gewicht verloren – und trotzdem Unmengen an Gesundheit gewonnen.

Das können Sie auch: messen, tun, leichter leben. Ab Seite 211 finden Sie einen Blut-Check mit den wichtigsten Werten.

Messen, auffüllen, leichter leben

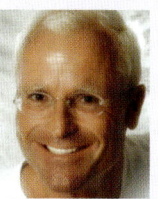

Dr. Ulrich Strunz empfiehlt, einmal im Leben die »Frohwerte« zu messen – und den Bedarf dann individuell aufzufüllen. Noch ein kleines Interview mit dem Internisten und Fitnesspapst.

Was bringt es, in das Blut zu gucken, ob Vitalstoffe fehlen?

Diese Untersuchung erklärt praktisch und nachvollziehbar, weshalb der eine Mensch glücklich, der andere depressiv, der eine erfolgreich und souverän, der andere mühsam sich abstrampelnd, der eine immer wieder krank, der andere auch mit 95 noch ein strahlender, kerngesunder Luis-Trenker-Typ ist – und das bei vergleichbaren äußeren Umständen.

Die heutige, aktuelle Hightech-Labordiagnostik bietet ein wertvolles, ausgeklügeltes Gemälde vom Gesundheitszustand. Wer sich das einmal malen lässt, gewinnt fürs Leben. Fehlen dem Körper die biologischen Bausteine namens Eiweiß, Vitamine, Mineralien, füllt man die leeren Tanks gezielt mit der persönlichen Dosis wieder auf. Und plötzlich wird das Leben leicht, Sie schlank, dynamisch, fröhlich – und gesund.

Was sollen Menschen messen, die oft scheinbar grundlos müde sind?

Den Eiweißspiegel und den Ferritinspiegel, das ist ein Maß für die alles entscheidende Sauerstoffversorgung des Körpers. Eiweiß plus Eisen sorgen für Ausdauer und Konzentrationsfähigkeit. Fehlt die Aminosäure Threonin, macht das müde, genauso wie ein Mangel an B_1 oder Kupfer. Und wissen Sie, wie viel Selen Sie im Blut haben? 200 Mikrogramm pro Liter, wie die WHO empfiehlt? Oder –

wie die meisten müden Menschen – die üblichen 50 Mikrogramm? Selen senkt daneben signifikant das Krebsrisiko.

Woran liegt es, wenn man schlecht abnimmt?

Da gucke ich zuerst nach, wie hoch der Methioninspiegel oder der Chromspiegel sind. Die Aminosäure und das Spurenelement brauchen Sie, damit der Fettstoffwechsel in Richtung schlank läuft. Und was ist mit Ihrem aktiven T_3, dem Schilddrüsenhormon? Liegt der Wert zu niedrig, dann haben Sie zu wenig Energie, verbrennen Ihr Fett nicht.

Viele leiden unter Schlafstörungen, Nervosität, schlechter Laune oder fehlendem inneren Antrieb ...

Hier messe ich Magnesium. Es könnte aber auch sein, dass der Vitamin-B_6-Spiegel zu niedrig ist. Dass Sie zu wenig Histidin oder Tryptophan haben oder dass ein Mangel an Phenylalanin schlechte Laune macht. Oder es stimmt etwas mit den Hormonen nicht, dem freien Testosteron, dem DHEA.

Was zeigt das Blut, wenn man Erkältung häufiger bekommt als andere?

Zu wenig Vitamin C, zu niedrige antioxidative Kapazität. Haben Sie schon mal das immunsuppressive, also abwehrhemmende Stresshormon Kortisol messen lassen oder Zink? Auch Allergien schröpfen das Immunsystem, das zeigt mir der IgE-Wert.

Wer misst diese Werte im Blut?

Der Hausarzt, der Sportmediziner oder ein Orthomolekularmediziner.

Weitere Infos im Interview auf Seite 234 und im Internet zum Beispiel unter www.dgom.de

Ruhig Blut! Der Herz-Kreislauf-Check-up

MESSEN SIE IHREN BAUCHUMFANG

Wann haben Sie Ihre Sandalen zuletzt gesehen? Hinter einem gemütlichen Bäuchlein verbirgt sich eine Bombe. Genannt Metabolisches Syndrom oder Syndrom X. Dahinter steckt: Bluthochdruck, hohe Blutfett- und Zuckerwerte (Diabetes, Insulinresistenz) – ein geballtes Risiko für Arteriosklerose, Impotenz, Herzinfarkt und Schlaganfall. Nehmen Sie also mal ein Maßband zur Hand. So geht's: Messen Sie erst Ihren Hüftumfang, dann in Nabelhöhe Ihren Bauchumfang. Teilen Sie Taillen- durch Hüftumfang: Das ist das »Waist-to-Hip-Ratio« (Taillen-Hüfte-Verhältnis). Für Frauen gilt: Ein Wert größer als 0,85 ist gefährlich. Für Männer: ein Wert größer als 1. Messen allein reicht natürlich nicht. Sie sollten gegen den Bauch auch noch was tun. Vielleicht erst mal einen Schrittzähler kaufen (Seite 226)?

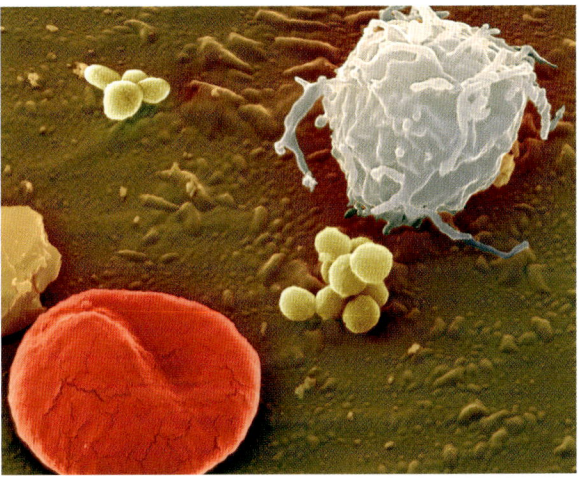

WAS TUT SICH so in Ihrem Blut? Hier macht sich ein weißes Blutkörperchen (Lymphozyt) über gelbe Bakterien her. Ein rotes Blutkörperchen guckt zu.

CHECK-UP BEIM DOC

Großer Körper-Check ab 35

Ab dem 35. Lebensjahr zahlt Ihnen die Kasse alle zwei Jahre einen Check-up, der hilft, auch Herz-Kreislauf-Erkrankungen zu erkennen. Dazu gehören ein ausführliches Anamnesegespräch, Blutdruckmessung, ein einfacher Blut- und Urintest, die Analyse der Risikoprofile und ein abschließendes Beratungsgespräch. Nicht wenig, aber nicht alles. Stimmt was nicht, folgen natürlich weitere Untersuchungen. Wer mehr über seine Gesundheit wissen will, muss das selbst bezahlen.

Ein guter Lifestyle-Check kann mehr liefern

Heute bieten viele Internisten einen umfassenden Check-up an. Fragen Sie die Arzthelferin. Oft liegt Infomaterial dazu im Wartezimmer. Der Arzt selbst wird es Ihnen nicht immer anbieten, weil er ungern als »Verkäufer« auftritt. Gut aufgehoben sind Sie auch bei Universitätskliniken mit sportmedizinischer Abteilung (Seite 234).

Der Arzt bestimmt zum Beispiel auch den Körperfettanteil und den Bauchumfang. Per Ultraschall untersucht er Herz und Bauchorgane, schaut, ob die Halsgefäße schon arteriosklerotisch verstopft sind. Er prüft den Stuhl auf Blut, tastet die Prostata ab, misst die Werte im Blut. Er misst die Lungenfunktion, macht eine Belastungs-Spiroergometrie (Seite 233) – und testet das Blutbild auf die Entzündungsparameter, auf Immunsystem, auf Funktion der einzelnen Organe. Wenn man das dann alles weiß und versteht, ist man vielleicht auch bereit, sich verlorene Lebensqualität zurückzuholen. Denn richtig gut ging es einem mit schlechten Werten ja nicht gerade.

DER BLICK INS HERZ

> **Anamnese:** Der Arzt erkundigt sich gezielt nach ersten Beschwerden – wie Leistungsschwäche, Luftnot, Herzstolpern oder -rasen, Schmerzen bei Belastung – und Risikofaktoren wie Infarkte in der Familie, Bluthochdruck, Diabetes. Das tut er, um eine mögliche Herzerkrankung zu identifizieren und, wenn nötig, weitere Untersuchungen in die Wege zu leiten.

> **Körperliche Untersuchung:** Hierfür nimmt ein guter Arzt seine Hände, seine Ohren, seine Augen … Er misst den Blutdruck und den Puls an Armen und Beinen. Er hört mit einem Stethoskop Herz und Lunge ab, untersucht die Beine auf Wassereinlagerungen (Ödeme). So spürt er Anzeichen für Gefäßverengungen, Herzschwäche oder Klappenerkrankungen auf.

> **Belastungs-EKG (Goldstandard):** Das Belastungs-EKG (Seite 187) ist ab dem 35. Lebensjahr wirklich jährlich wichtig. 25 Euro sollte Ihnen das Wissen um Ihre Vitalität wert sein. Der Arzt spürt hier auch Belastungs-Bluthochdruck auf und Herzrhythmusstörungen. Sie sollten darauf bestehen, mit mindestens 150 bis 175 Watt getestet zu werden. Nur so hat dieses EKG eine Aussagekraft.

> **Blutmarker:** Lassen Sie den HDL- und LDL-Cholesterinwert bestimmen. Genauso wichtig ist das Wissen um die beiden herzwichtigen Blutmarker Homocystein und hs-CRP. Und das Blutzuckergedächtnis HbA$_{1c}$. Werfen Sie ruhig noch einen Blick auf den Blut-Check ab Seite 211.

> **Ultraschall/Echokardiographie.** Eine sinnvolle, sichere und schmerzfreie Untersuchungsmethode, die Sie nicht mit Strahlen belastet, bietet der Ultraschall. Und die Echokardiographie ist die wichtigste Untersuchung für die meisten Erkrankungen am Herzen. Kann man auch unter Belastung auf dem Fahrrad machen.
Wie groß ist das Herz? Wie dick sind Herzmuskel und Herzscheidewand? Funktionieren die Herz-

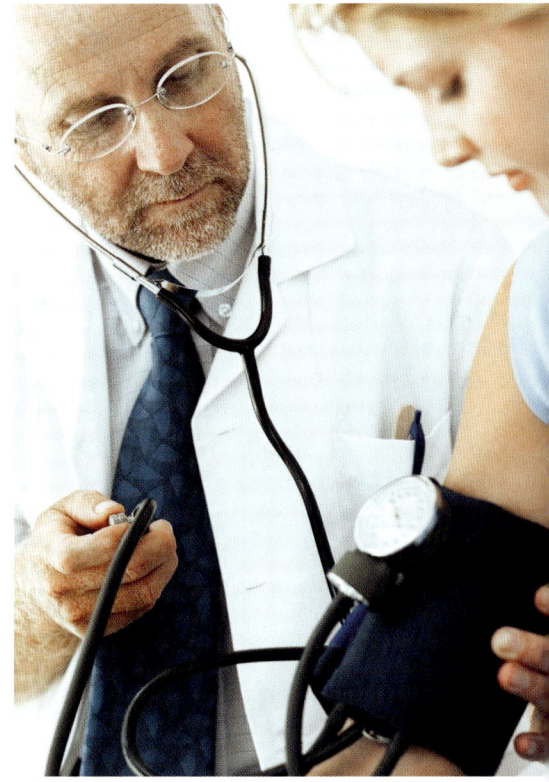

DER ARZT MISST DEN BLUTDRUCK. Nur liefern Einzelmessungen keine exakte Diagnose. Beim Onkel Doktor steigt der Blutdruck an, weil man nervös ist. Besser: 24-Stunden-Messung oder Selbstmessung.

kammern richtig? Schließen die Herzklappen dicht? Wird das Blut vollständig aus Kammern und Vorhöfen in die Hauptschlagader ausgestoßen? Hatte man schon mal einen Herzinfarkt? Das »Herzecho« beantwortet viele Fragen, die auf dem Herzen liegen. Nur Engpässe in den Herzkranzgefäßen sieht man im Ultraschallbild nicht so gut.

> **Karotis-Doppler:** Misst, wie dick die Wand der Halsschlagader (Karotis) ist, und den Blutfluss: An Engstellen kommt es zu Wirbelbildung und Rückflüssen. Die Wanddicke steht in engem Zusammenhang mit den Gefäßengpässen, die eine

Arteriosklerose verursachen. Plaque an der Wand der Halsschlagadern bedeutet ein erhöhtes Schlaganfallrisiko. Sehr gute Geräte registrieren Gefäßveränderungen von weniger als einem Millimeter.

> Kernspin- oder Magnetresonanztomographie (MRT). Für den (reichen) Amerikaner selbstverständlich: einmal im Jahr in die Röhre legen – gucken, ob das Herz noch gesund ist. Die MRT macht das Körperinnere mit belastungsarmen starken Magnetfeldern und Radiowellen sichtbar. Sie zeigt, ob Herzmuskel und Herzklappen richtig funktionieren und ob sich in den Herzkranzgefäßen eine arteriosklerotische Plaque gebildet hat (herdförmige Veränderung an der Arterienwand). Auch eine Stress-MRT ist möglich. Sie untersucht das Herz unter Belastung mit Medikamenten. Wer Metallimplantate wie Herzschrittmacher oder einen Defibrillator trägt, darf nicht zur MRT.

DER BLICK INS BLUT

Lassen Sie sich nicht immer mit dem »Kleinen Blutbild« abspeisen. Sprechen Sie einfach mal mit Ihrem Arzt über folgende Lifestyle-Werte – welche er bei Ihnen für sinnvoll hält. Und was es kostet. Blutwerte zeigen nicht nur Krankheiten an, sondern auch, wie Sie mit Ihrem Körper umgehen. Hier eine kleine Reise durch die Laboranalyse ausgewählter Blutwerte.

Übersicht der Maßeinheiten: mg (Milligramm), µg (Mikrogramm), ng (Nanogramm), pg (Pikogramm), l (Liter), dl (Deziliter), ml (Milliliter), mmol (Millimol), µmol (Mikromol), IU (»International Unit«, internationale Einheit).

Risikofaktoren

> Blutzucker: Liegt der »Nüchternblutzucker« über 100 mg/dl, reagiert der Körper bald mit Insulinresistenz und dann mit Diabetes. Sicherer: der Glukosetoleranztest. Dafür nimmt der Arzt mehrfach Blut ab, bezieht das Frühstück in Form einer Zuckerlösung in seine Kontrolle mit ein. Auch gut: Proinsulin- und Adiponektintests, Seite 298.

> HbA_{1c}: Blutzuckergedächtnis, gibt Auskunft über den Blutzucker der letzten drei Monate. Sollte unter 6,1 % liegen.

> Harnsäure: Auch Gichtparameter genannt. Liegt er über 7 mg/dl (Männer) beziehungsweise über 5,7 mg/dl (Frauen), steigt das Risiko für Gicht und Nierensteine.

> Triglyceride: Fett im Blut. Sollte unter 100 mg/dl sein. Darüber steigt das Risiko für Herz-Kreislauf-Erkrankungen an.

> Cholesterin: Das arterienverstopfende LDL-Cholesterin sollte unter 130 mg/dl liegen. Das Herzschutz-Cholesterin HDL sollte über 60 mg/dl liegen. So heißt es zumindest. Allerdings sind dann 50 Prozent der Bevölkerung krank. Also machen Sie sich keine Gedanken, wenn die Werte etwas höher sind. Achten Sie lieber darauf, dass LDL nicht zu dem gefährlichen Gefäßzerstörer oxidiert wird. Davor schützen Antioxidanzien wie Vitamin E, C, Beta-Carotin und Selen. Das Cholesterin sollte man ab 40 einmal im Jahr checken lassen.

> Lipoprotein (a) heißt der Risikofaktor für Arteriosklerose, Herzinfarkt und Schlaganfall. Der Wert sollte unter 300 mg/l liegen. Der Stoff im Blut ist gefährlicher als Cholesterin. 20 Prozent der Deutschen haben erhöhte Werte.

> Homocystein: Dieser Eiweißstoff ist für den ganzen Körper gefährlich. Und weist indirekt auch auf einen Mangel an den Vitaminen B_{12}, B_6 und Folsäure hin. Er gilt als Risikofaktor und Auslöser für Schlaganfall, Herzinfarkt, Krebs, Diabetes, Depressionen, Alzheimer, Augenerkrankungen (etwa Glaukom), Osteoporose und Impotenz. Der Wert sollte unter 10 µmol/l, besser unter 5 liegen.

Entzündungsfaktoren

> hs-CRP: Dieser Wert zeigt eine Entzündungsreaktion an. Ist kurzfristig erhöht bei einem Infekt – und chronisch erhöht, wenn man auf den Herz-

infarkt zusteuert. Der Normalwert: < 1 mg/l. Liegt er drüber, erhöht sich das Risiko drastisch, bald einen Herzinfarkt zu erleiden. Den hs-CRP-Test sollte jeder ab dem 40. Lebensjahr machen lassen. Vor allem wenn man Diabetes, Übergewicht, hohen Blutdruck hat.

> B-Type Natriuretic Peptide (BNP und NT-pro BNP): BNP ist ein Eiweiß, das man bei Herzinsuffizienz im Blut findet. Es wird als Notfallprogramm vom Körper ausgeschüttet, wenn das Herz schwach ist. Weil es die Gefäße erweitert, den Körper entwässert, das Herz entlastet. Wer also niedrige BNP-Werte hat, leidet auch nicht an einer Herzinsuffizienz. Sinnvolle Selbstzahlerleistung für Menschen mit Risikofaktoren wie Bluthochdruck, Diabetes, Übergewicht.

> Leukozyten: Die weißen Blutkörperchen, unsere Infektionspolizei. Der Wert sollte zwischen 4000 und 9000 pro µl liegen. Erhöhte Werte zeigen einen Infekt an – oder Stress.

> RF/Rheumafaktor: Ein hoher Wert (über 14 IU/ml) zeigt entzündliche Erkrankungen an, Autoimmunerkrankungen.

> IgE: Immunglobulin E. Schüttet der Körper aus, wenn er vermeintliche Feinde (Allergene) entdeckt. Erhöhte Werte > 100 IU/ml zeigen: Allergie!

Organe und Fitness

> Gamma-GT: Erhöhte Werte – über 10 IU/l – zeigen, dass Ihre Leber überlastet ist.

> Kreatinin: Zeigt, ob Ihre Niere optimal arbeitet. Erhöhte Werte (> 1,2 mg/dl) weisen auf eine Nierenstörung hin.

> Hämoglobin/Hb: Misst, wie viel Sauerstoff in Ihrem Blut zu den Zellen transportiert wird, sprich, wie viel Energie Sie haben. Sollte bei Frauen über 14 g/dl liegen, bei Männern über 16.

> Gesamteiweiß: Wichtigster Frohwert nach Dr. Ulrich Strunz (Seite 208). Sollte möglichst mehr als 8 g/dl im Blut ausmachen. Dann ist der ganze Mensch fit – und das Immunsystem.

> Ferritin: Der Eisenspeicher zeigt, wie gut Sie Ihr Herz und Ihre Muskeln mit Sauerstoff versorgen können. Sollte bei Männern über 120 ng/ml liegen, bei Frauen über 60.

Hormone

> Schilddrüsenhormone/freies T_3, T_4 und TSH: Hohe und niedrige Werte zeigen Über- oder Unterfunktion unserer Energiezentrale, der Schilddrüse, an.

> Testosteron: Das Hormon der geistig und körperlich Wachen. Versiegt es, wird man müde und antriebslos – in Kopf, Penis und Beinen. Ab 45 kann Mann ruhig mal das Testosteron im Blut messen lassen. Werte schwanken zwischen 8 und 23 pg/ml.

> Östradiol: Das wichtigste Östrogen. Baut Knochen auf, schützt das Herz. Nimmt leider mit den Wechseljahren auf einen Schlag ab. Die Menge schwankt bei der Frau in Abhängigkeit vom Zyklus von 12 bis 450 pg/ml.

> DHEA: Aus dem Dehydroepiandrosteron-Sulfat baut sich der Körper männliche und weibliche Hormone. Die Produktion nimmt im Laufe des Lebens ab – und mit ihr die Laune und die geistige Leistungskraft. Gut sind Werte beim Mann bis 415 µg/dl, bei der Frau bis 345 µg/dl.

Oxidativer Stress

> Antioxidative Kapazität: Wie fit ist Ihr körpereigenes Abwehrsystem gegen oxidativen Stress, gegen den Angriff freier Radikale – die Zellen zerstören, alt und krank machen, zum Beispiel Krebs auslösen? Die Summe der antioxidativen Kräfte im Blut soll zwischen 1,3 und 1,8 mmol/l liegen.

> Oxidative Belastung: Hier kann man beispielsweise das Stoffwechselprodukt Malondialdehyd (MDA) messen. Es zeigt, wie viel freie Radikale in Ihrem Körper ihr Unwesen treiben. Der Wert sollte unter 1 µmol/l liegen

> Schwermetalle: Kadmium (< 0,02 mg/l im Serum) vergiftet die Nieren. Blei (< 0,05 mg/l im

Serum) schadet Nerven- und Knochen. Quecksilber, das Gehirn- und Nervengift, steckt in der
Amalgamplombe und leider auch im Fisch: Wert
< 5 µg /l EDTA-Blut (EDTA = mit Ethylendiamin-
tetraessigsäure zur Gerinnungshemmung).

Mineralstoffe und Spurenelemente

> Kalzium: Das Knochenmineral sorgt auch für
funktionierende Muskeln und Blutgerinnung,
wirkt mit bei Immunabwehr und Entgiftung.
Sollte bei 2,5 mmol/l liegen.
> Kalium: Wichtig für Muskeln, fürs Herz, senkt den
Blutdruck. Wert etwa 5 mmol/l. Stress, Leistungssport, zu viel Alkohol, Diabetes senken die Werte.
> Magnesium: Brauchen wir für gute Nerven, gute
Muskeln (Herz!), gute Lungen. Macht uns resistent gegen Stress, lässt uns gut schlafen, hilft bei
der Versorgung jeder Körperzelle mit Sauerstoff,
verhindert Muskelkrämpfe. Ideal: 1 mmol/l. Die
meisten Menschen liegen drunter.
> Zink: Braucht der Körper, um Eiweiß aufzubauen.
Sprich: fürs Immunsystem, für fettfreie Körper-
masse, für hormonelle Energie und Fröhlichkeit.
Ein Mangel macht impotent, schrecklich müde,

unfruchtbar, infektanfällig und pickelig. 1,5 mg/l
sollten im Blut stecken.
> Chrom: Brauchen wir dringend für den Stoff-
wechsel. Chrom erhöht die Fettverbrennung und
fehlt Übergewichtigen häufig. Zu wenig fördert
Übergewicht, Insulinresistenz, Diabetes. Der optimale Wert: 0,2 mg/l.
> Eisen: Wichtig für die Blutbildung, für die Zell-
atmung und die Produktion von Energie in der
Zelle. Da der Blutwert stark schwankt, lieber die
Speicherform Ferritin (Seite 212) messen lassen.
> Selen: Das Spurenelement der guten Laune ist
einer unserer wichtigsten Krebsschutzstoffe im
Körper. Es stärkt das Immunsystem, hilft beim
Entgiften, spielt eine Rolle bei der Herstellung der
Schilddrüsenhormone (Dynamik!). Achten Sie
auf mindestens 150 µg/l, besser 200 µg/l.

Natürlich kann man im Blut noch viel mehr messen, Hormone, Vitamine, einzelne Aminosäuren,
350 verschiedene Lebensmittelallergene, Unter-
fraktionen des Immunsystems und und und.
Sprechen Sie einfach auch mal mit Ihrem Arzt
darüber. Sie müssen niemals alles messen!

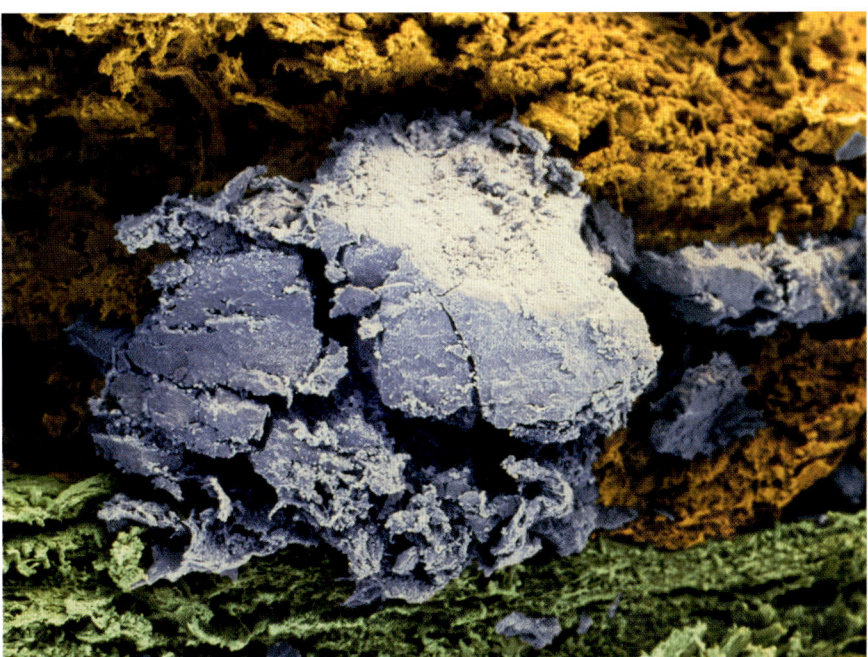

ARTERIOSKLEROSE:
So zeigt das Raster-
elektronenmikroskop
die (in der Abbildung
eingefärbte) Plaque,
die eine Arterie ver-
stopft und den Blut-
fluss einschränkt.
Sie haftet an der Ge-
fäßwand (grün) und
besteht aus Kalzium-
ablagerungen (blau)
sowie einer Mischung
aus Fetten und Eiwei-
ßen (gelb).

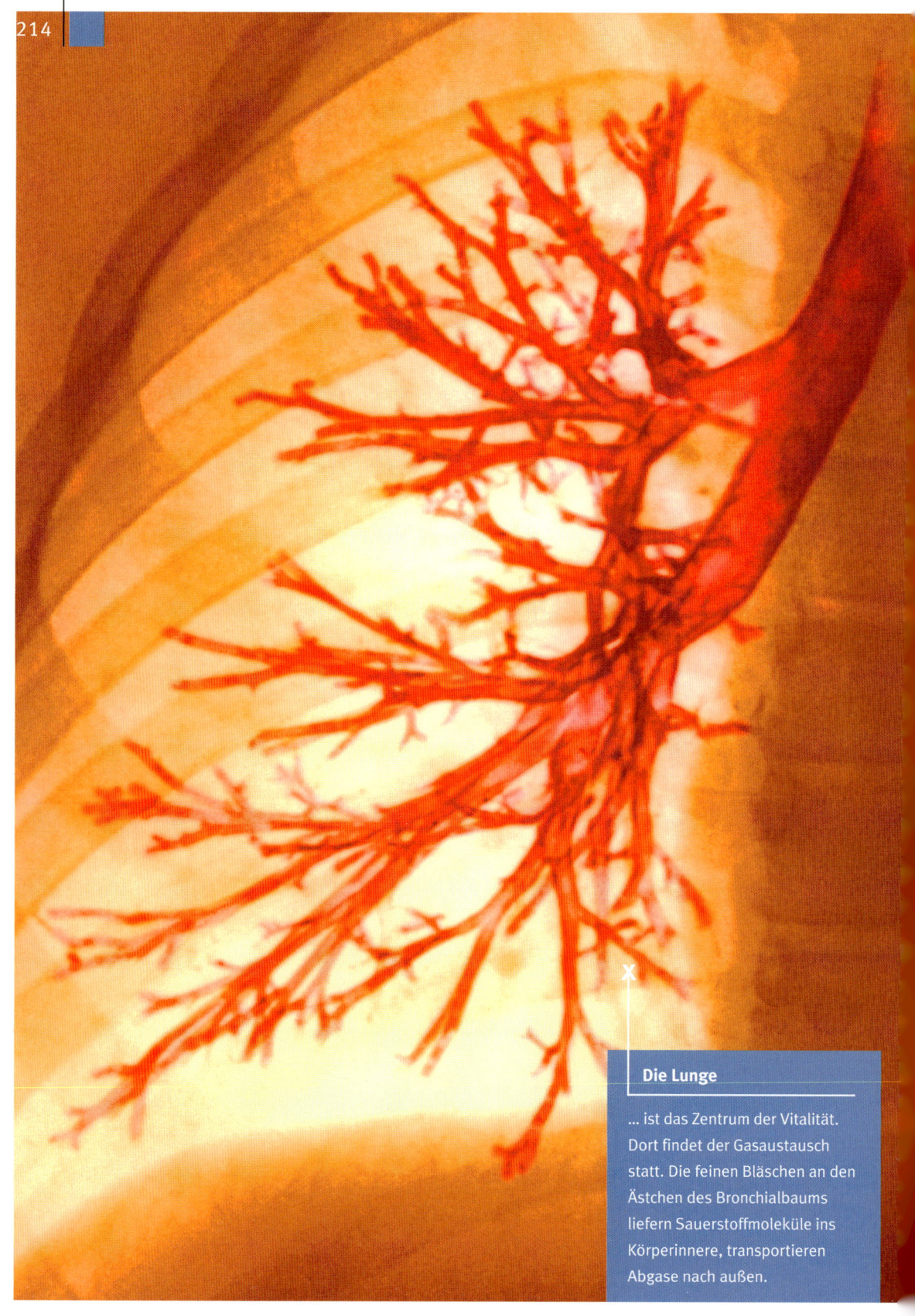

X

Die Lunge

... ist das Zentrum der Vitalität.
Dort findet der Gasaustausch
statt. Die feinen Bläschen an den
Ästchen des Bronchialbaums
liefern Sauerstoffmoleküle ins
Körperinnere, transportieren
Abgase nach außen.

Lunge

Blasebalg des Lebens

Sie wollen mehr Energie, mehr Lebensfreude? Die tanken Sie mit jedem Atemzug. Das wissen Sie? Trotzdem begnügen Sie sich mit der Hälfte. Oder atmen Sie tief in den Bauch? Dann ist der Atem eine sprudelnde Quelle für Höchstleistung – und eine wunderbare Medizin. Halten Sie also Ihre Lunge fit und atmen Sie tief durch.

Versuch im luftleeren Raum: Am 31. August 2006 hielt ich die Luft an. 57 Sekunden blieb ich in der Badewanne unter Wasser, ohne ein einziges Mal Luft zu holen. Dann hatte ich echt genug. Am 30. August 2006 hielt Tom Sietas die Luft an. 9 Minuten und 0 Sekunden blieb der Hamburger Apnoetaucher unter Wasser, ohne ein einziges Mal Luft zu holen, und stellte damit einen neuen Weltrekord auf. Er atmet sich vorher per Hyperventilationstechnik mehr Sauerstoff ins Blut. Jeder normale Mensch wäre längst erstickt. Schon nach vier Minuten unter Wasser geht unserem sauerstoffhungrigen Gehirn die Puste aus. Gehirnzellen sterben ab, uns schwindet das Bewusstsein. Wir fallen in Ohnmacht und ertrinken. Ohne Essen halten wir ein paar Wochen lang aus, ohne Trinken immerhin noch ein paar Tage. Doch ohne Luft winkt uns der Tod schon nach wenigen Minuten.

Vom ersten Atemzug nach der Geburt bis zum letzten – die Lunge arbeitet ein Leben lang, bis wir es aushauchen. Bis zu 20000 Liter Luft pumpen wir Tag für Tag durch die Lunge, mit jedem Atemzug mindestens einen halben Liter.

Die Wege, die der Atem nimmt

Sauerstoff ist Leben. Jede Körperzelle braucht ihn, um Fett und Zucker zu verbrennen, um Energie zu erzeugen. Gerade mal ein Fünftel des Luftsauerstoffs filtert die Lunge heraus. Und füllt die Luft dafür mit Abgasen. Sie wissen ja, was den Treibhauseffekt auslöst: CO_2, Kohlendioxid. Und das produzieren Sie. Ausatmend. CO_2 ist unser Abgas, das bei der Verbrennung von Eisbein & Co. in der Zelle entsteht. Die gute Nachricht: Sie sind nicht ganz so schlimm wie die Kuh. Die trägt mit ihren Pupsen viel stärker zum Treibhauseffekt bei. Übrigens: Ein Baum versorgt zwei Menschen ein Leben lang mit Sauerstoff. Und er entsorgt den Müll, den wir produzieren – er wächst mit Kohlendioxid. Was machen wir aus dem Baum? Müll. Dinge, die wir nicht brauchen: Pappteller.

 MEHR WISSEN

Sagenhafte Lungenkünstler

Für das goldene Schwimmabzeichen müssen Sie 2 Meter tief und 15 Meter weit tauchen können. Da geht vielen schon die Luft aus. Ein Klacks für Apnoetaucher. Das sind Taucher, die prinzipiell ohne Sauerstoffgerät unter Wasser gehen. Der Österreicher Herbert Nitsch drang so bis in 172 Meter Tiefe vor. Tom Sietas tauchte 223 Meter weit, ohne Luft zu holen. Apnoetaucher trainieren ihre Lunge mit Atemtechniken und Yoga. Und nutzen einen Trick: Vor dem Tauchgang atmen sie hechelnd ein und aus. Sie hyperventilieren bewusst, um den Kohlendioxidgehalt (CO_2) im Blut zu senken (Seite 224). Und führen so das Atemzentrum im Gehirn an der Nase herum. Das zwingt nämlich nur dann zum Luftholen, wenn viel CO_2 im Blut ist.

Die Lunge und der Darm

Evolutionär gesehen ist die Lunge eine sehr alte Erfindung. Als die Fische von den Meeren in die Flüsse und Seen drängten, hatten sie ein Problem: In stilleren Gewässern gab es weit weniger Sauerstoff als im brausenden Meer. Ihre Kiemen konnten nicht mehr genug Sauerstoff aus dem Wasser filtern. Die ersten Süßwasserbewohner bedienten sich daher eines kleinen Tricks. Sie schwammen an die Wasseroberfläche und schluckten Luft. Im Darm bildete sich eine Luftblase. Der darin enthaltene Sauerstoff konnte durch die dünne Darmwand ins Blut diffundieren.

Aus der Luftblase im Darm entwickelte sich im Laufe von mehreren Millionen Jahren eine primitive Lunge. Der Lungenfisch, ein naher Verwandter des Quastenflossers, hat so ein lungenähnliches Organ. Er nutzt sozusagen eine Ausbuchtung des Darms zum Atmen. Daher gilt der Lungenfisch als wichtiger Vorläufer aller an Land lebenden Wirbeltiere.

Was die Lunge für Sie tut

> Die Lunge ist Leben. Vom ersten Schrei bis zum letzten Atemzug.
> Die Lunge versorgt 70 Billionen Körperzellen mit Sauerstoff: für die Energiegewinnung aus Zucker und Fett. Dabei entsteht Kohlendioxid, das die Lunge wieder nach draußen befördert.
> Wie viel Luft fasst Ihre Lunge? Wie viel Sauerstoff gelangt zu Ihren Zellen? Experten sprechen von Vitalkapazität und VO_2max. Zwei Maße für Ihre Fitness, Ihre Jugend.
> Über den Atem können Sie Ihre Gefühle steuern – sich beruhigen, Glück tanken.
> Die richtige Atmung gilt als eine äußert wirkungsvolle Medizin.
> Und tief durchzuatmen macht klug.

EINE PERFEKTE TANKSTELLE FÜR VITALITÄT

Über Nase und Mund strömt Luft in die Luftröhre. Dabei passiert sie den Kehlkopf.

Der sitzt da, wo sich Speiseröhre und Luftröhre trennen. Der Kehlkopf kontrolliert die Luftzufuhr, schützt die Luftwege und lässt uns sprechen. Im Kehlkopfraum hängen lose Gewebelippen namens Stimmbänder in den Luftstrom. Die vibrieren und lassen uns so Gedichte rezitieren und singen.

Die Luftröhre sieht aus wie ein Regenwurm – und diente als natürliches Vorbild für den Staubsaugerschlauch. Wie ein kopfstehender Baumstamm gabelt sich die Luftröhre im Brustbereich in zwei dicke Äste. Diese Bronchusäste leiten die Luft in den rechten und linken Lungenflügel.

Die Bronchien verzweigen und verzweigen sich in 30 000 winzige Bronchiolen. Um die gruppieren sich wie Trauben um eine Rebe die Lungenbläschen, die Alveolen. Winzige undichte Luftballons, so hauchdünn, dass sie Sauerstoffmoleküle abgeben und Kohlendioxid aufnehmen können.

Der Gasaustausch an den Reben

Auf einer riesigen Oberfläche von etwa 80 Quadratmetern geschieht das eigentliche Atmen, der Gasaustausch.

Ein Netz aus feinen Blutgefäßen umgibt jedes einzelne Lungenbläschen. Rote Blutkörperchen schnappen sich dort schnell den Sauerstoff, transportieren ihn zu jeder Körperzelle – und bringen das giftige, müde machende Kohlendioxid (CO_2) zum Ausatmen vorbei.

Fünf Liter Blut pumpt das Herz pro Minute durch den kleinen Lungenkreislauf (Seite 194). Über die Lungenarterie gelangt »altes«, blaurotes Blut zur Abgasentsorgung und Tankstelle Lunge. Und fließt über die Lungenvene hellrot und sauerstoffreich wieder zum Herzen. Sonst arbeiten Arterien und Venen im Körper übrigens genau umgekehrt.

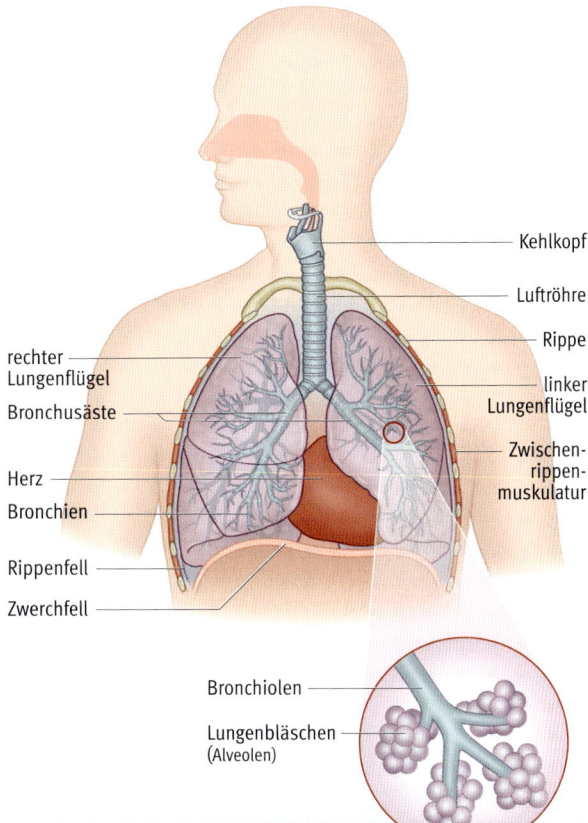

Kehlkopf
Luftröhre
Rippe
rechter Lungenflügel
Bronchusäste
linker Lungenflügel
Zwischenrippenmuskulatur
Herz
Bronchien
Rippenfell
Zwerchfell
Bronchiolen
Lungenbläschen (Alveolen)

DER ATEM strömt von der Luftröhre über die Bronchusäste zu den Bronchiolen-Zweiglein. Der Gasaustausch findet in den winzigen Lungenbläschen statt.

»P« sagen, das Zwerchfell spüren

Für den notwendigen Sog in der Lunge sorgen Muskeln zwischen den Rippen, unter der Lunge – und das Zwerchfell.

Das sieht aus wie ein aufgespannter Regenschirm und trennt den Bauch- vom Brustraum. Wenn Sie einatmen, zieht sich das Zwerchfell zusammen, wölbt sich in den Bauchraum. In der Lunge entsteht ein Unterdruck. Luft strömt ein. Beim Ausatmen entspannt es sich. Sie können das Zwerchfell spüren. Probieren Sie das gleich einmal.

› Sagen Sie kurz hintereinander stimmlose Verschlusslaute: p, t oder k – machen Sie sich so mit einem Ihrer wichtigsten Muskeln bekannt, dem für mehr Atemvolumen.

Woher kommt nur der Schluckauf?

Schluckauf hat schon das Baby in Mamas Bauch. Ab dem zweiten Monat trainiert es seine Lungenmuskulatur. Später, auf der Welt, plagt es der Schluckauf: Bedingt durch einen Reflex, ausgelöst über das Atemzentrum, zieht sich das Zwerchfell krampfartig zusammen. Worauf sich wenige Millisekunden später die Stimmritze im Kehlkopf schließt. Das bremst den Luftstrom in die Lunge, und man hickst. Mitunter 69 Jahre, wie der Mann aus Iowa, der seinen Schluckauf bis zu seinem Tod nicht loswurde.

Man kennt viele Ursachen wie zu scharfes Essen, zu kaltes Wasser, zu viel Stress. Und jeder weiß ein Gegenmittel: Denk an zehn Glatzköpfe, iss trockenes Brot, trink ein Glas Wasser, ohne Luft

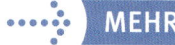 **MEHR WISSEN**

Die künstliche Lunge

In Europa und den USA sterben jedes Jahr neun Millionen Menschen an Lungenversagen. Wäre schön, wenn man das mit einer künstlichen Lunge verhindern könnte. Doch so ein wunderbares Gebilde der Natur kann man halt nicht mit Schrauben zusammenbauen. Jedenfalls nicht ganz.

Es gibt allerdings seit kurzem die ILA (Interventional Lung Assist). Eine 14 mal 14 Zentimeter große künstliche Lunge, die man ohne Operation mit zwei Kanülen an den Blutkreislauf anschließen kann. Sie entfernt Kohlendioxid aus dem Blut und reichert das Blut mit Sauerstoff an. Mit ihr kann man etwa 15 Tage überbrücken, die Wartezeit auf eine Lungentransplantation. Doch die dauert leider im Schnitt 9 bis 12 Monate.

zu holen … Also, ich finde, mein Gegenmittel ist das beste. Ich frag immer: »Sag mal, wann bekomm ich meine fünfzig Euro zurück, die ich dir geliehen habe?« Und der Schluckauf ist weg. Anscheinend erschreckt nichts mehr als der Gedanke, Schulden vergessen zu haben. Der Schreck trickst das Atemzentrum aus, stoppt diesen Reflex. Das wirkt leider nur einmal. Dann kann man es auch mit Dillsamentee probieren. Oder in eine Tüte atmen (Seite 224). Dadurch steigt CO_2 im Blut an, das löst den Atemreflex aus. Die Atmung normalisiert sich.

Atemlos? Tachypnoe & Co.

Der Atem zählt – wie Puls, Blutdruck und Körpertemperatur – zu den Vitalzeichen, den Zeichen des Lebens. Wenn Sie ganz normal atmen, also 16- bis 20-mal pro Minute, dann tun Sie das regelmäßig, tief, ohne zu rasseln.

> Wenn Sie beschleunigt atmen (mehr als 20-mal pro Minute), spricht der Experte von Tachypnoe. Das ist ganz normal, wenn Sie sich anstrengen, unter Stress stehen, ein heißes Bad nehmen oder auf die Zugspitze fahren. Aber auch Krankheiten beschleunigen den Atem, zum Beispiel Fieber, Herz- oder Lungenerkrankungen, Anämie (Blutarmut) und Schmerzen.

> Weniger als 12 Atemzüge pro Minute (Bradypnoe) weisen darauf hin, dass Sie gerade tief schlafen oder meditieren. Es kann aber auch auf eine Krankheit hindeuten: Schädelhirntrauma, Vergiftung, starke Schilddrüsenunterfunktion.

> Ganz gefährlich ist dann die Apnoe, der Atemstillstand. Der dreht allen Organen die Sauerstoffversorgung ab und führt in drei bis fünf Minuten zum Hirntod. Das bedarf dann ganz schnell Erster Hilfe: Atemwege frei machen, beatmen. Steht das Herz still: Herzdruckmassage. Wie das alles geht, wissen Sie von der Führerscheinprüfung – wenn nicht, dann sollten Sie das dringend mal wieder auffrischen.

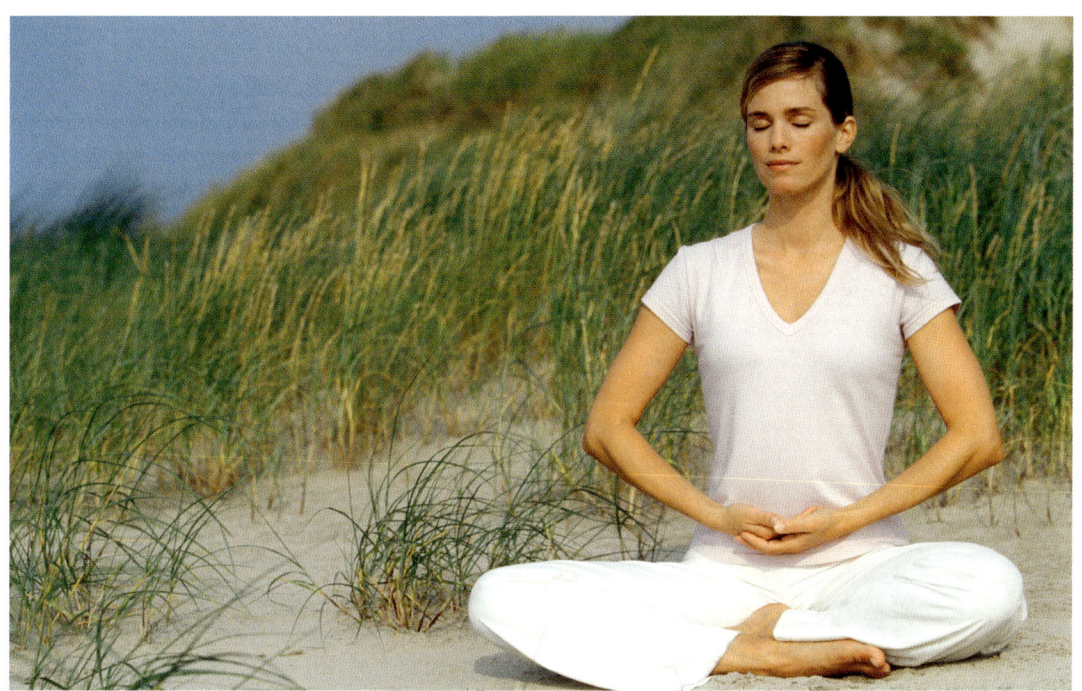

RICHTIG ZU ATMEN ist die wunderbarste Medizin. Hier arbeitet nämlich unserer innerer Doktor. Tiefe Atmung regt die Selbstheilungskräfte an, lindert Schmerzen, vertreibt Depressionen. Über die Atmung scheiden wir sogar viele Gifte aus. Und wenn Sie tief atmen, heben Sie binnen Sekunden Ihren Energiezustand an.

DAS TOR ZUR SEELE

Wie kein anderes Organ spiegelt die Lunge unsere Gefühle wider. Aufregung weitet die Bronchien. Mehr Luft strömt herein. Man atmet tiefer und heftiger, reichert so das Blut mit viel Sauerstoff an, der das Feuer in unseren Muskeln zum Lodern bringt – damit wir vorm Säbelzahntiger fliehen oder ihn angreifen können. Entspannen wir uns, ziehen sich die Bronchien wieder zusammen, der Atem geht ruhig und gleichmäßig.

Wir gähnen, wenn wir uns langweilen. Und stecken damit andere an. Warum eigentlich? Es heißt: weil wir, um uns einzuordnen, unbewusst andere Menschen imitieren. Deswegen legen sich wahrscheinlich auch die Kühe alle gleichzeitig auf der Weide schlafen. Aus Wut schnaufen wir wie ein Stier vorm Torero. Vor Traurigkeit schnürt ein Kloß den Hals zu. Der löst sich, wenn man sich besser fühlt und wieder tief durchatmet. Vor Schreck stockt der Atem, das Gehirn hat Zeit, sich blitzschnell eine Lösung zu überlegen. Dann atmen wir erleichtert auf. Und staunend verschlägt es einem manchmal den Atem.

Der Atem steuert die Gefühle

Wir können über den Atem unsere Gefühle steuern. Babys und kleine Kinder können das noch nicht. Sie lachen mit dem ganzen Körper, und sie weinen mit dem ganzen Körper. Erwachsene haben gelernt, die Gefühle zu unterdrücken. Sich das Seufzen zu versagen. Das tiefe Atmen. Wenn wir den Atem anhalten oder sehr flach atmen, nehmen wir unsere Gefühle weniger wahr.

Darum halten wir unter Schmerzen unwillkürlich die Luft an, zum Beispiel wenn wir uns den Musikantenknochen am Ellenbogen gestoßen haben. Das Gleiche tun wir mit seelischem Schmerz. Statt ihn in (Atem-)Luft aufzulösen, drücken wir ihn irgendwo ins Unbewusste hinunter.

Der Atem spiegelt die Seele wider. Wer Schlimmes im Leben erlebt hat, ein ängstlicher Typ ist, atmet flach und unruhig. Depression macht den Atem schwer, den Brustkorb eng. Gestresste spannen die Rückenmuskulatur an. Der Rücken bleibt steif, biegt sich nicht geschmeidig mit dem Atmen. Wer Gefühle unterdrückt, spannt Bauchmuskel und Zwerchfell an. Im Laufe des Lebens schleifen sich bei jedem von uns feste Atemgewohnheiten ein.

Atem holen lernen – das ist es

Der Dichter Christian Morgenstern hatte dazu eine recht einfache Lebensweisheit: »Den Puls des eigenen Herzens fühlen. Ruhe im Innern, Ruhe im Äußern. Wieder Atem holen lernen, das ist es.« Genau: Das ist es. Lernen Sie wieder zu atmen. Statt hektisch oberflächlich in die Brust zu hecheln, wieder tief in den Bauch zu atmen. Gleich mal ausprobieren …

SO ATMEN SIE SICH EINEN NEUEN KÖRPER

Sie fühlen sich unwohl in Ihrem Körper? Dann steigen Sie einfach raus aus dem verkrusteten, verspannten Korsett, das Ihre Seele einengt und Sie im Leben bremst. Das funktioniert relativ einfach: mit Atemtherapie.

Kleine Atemübung: Atmen Sie gleich mal ganz ruhig tief in Ihren Bauch hinunter. Und tief ausatmen, drücken Sie den Bauch so richtig leer. Ziehen Sie die Schultern nach hintenunten, machen Sie die Brust frei. Füllen Sie den ganzen Oberkörper bis zum Becken mit Luft. Ausatmen … Tun Sie das eine Minute lang. Was fühlen Sie?

Wirkung auf Körper, Seele & Geist

Es ist unmöglich, ruhig zu atmen und gleichzeitig aufgeregt zu sein. Und genauso versetzt uns ein flacher, unruhiger Atem in eine andauernd ängstliche Grundstimmung. Beklemmend. Mit Folgen für unser Wohlbefinden: Wer flach atmet, schiebt ständig verbrauchte Luft in den Körper zurück. Lungen und Blutkreislauf bekommen zu wenig Sauerstoff, zu wenig kommt an der Zelle an. Das drosselt den Zellstoffwechsel, schwächt die Immunabwehr, lässt das Gehirn schlechter arbeiten und schlägt auf die Laune.

Falsch zu atmen schadet also Körper und Seele. Und richtige Atmung ist Medizin, das weiß man schon seit mindestens 4000 Jahren. Meditation und Yoga wären ohne die bewusste, tiefe Atmung nicht denkbar. Sie birgt den Schlüssel zur Innenwelt, zur Harmonie, zum Einklang von Körper und Seele. Die Heilkunst mit Atem galt im alten Ägypten übrigens als dem »Messer« oder dem »Pflanzensaft« überlegen. Komisch, dass man so wichtige Dinge vergisst.

Atmen Sie sich frei

Indem Sie Ihren Atem wahrnehmen, ihm nachspüren, ihn wachsam durch den Körper begleiten, lockert sich alles. Die Muskeln, das Zwerchfell, Verspannungen. Auch seelische.

Sie kennen vielleicht, dass tiefes Durchatmen Weinen auslöst. Verdrängte Gefühle steigen auf. Deshalb arbeiten Psychotherapeuten gerne mit Atemübungen. Unterstützend wirkt die Atemmassage. Kneten, Streichen, Atemreizgriffe dehnen und lockern die Muskeln so, dass der Atem wieder durch den ganzen Körper fließt. Chronische Verspannungen lösen sich. Sowohl Atemübungen als auch Massage wirken beruhigend auf das vegetative Nervensystem, die Hormone, den Stoffwechsel. Entspannt sich das Zwerchfell, weichen seelische Verkrustungen auf. Das macht den Menschen offener, spontaner und gelassener.

KURZ GEMELDET   Vitale Geschichten

Schokolade statt Hustentropfen? Das Theobromin der Kakaobohne wirkt gegen Reizhusten um ein Drittel besser als Kodein, fanden britische Forscher heraus. Theobromin unterdrückt die Aktivität des Vagusnervs, der vom Gehirn bis in die Bauchhöhle reicht und uns durch Reizung husten lässt. Leider hilft Schokoladeessen, wenn überhaupt, nur ein bisschen. Die Forscher basteln an einer neuen Hustenpille. Mein Rezept finden Sie auf Seite 229.

Qualm-Ersatz: Als in Italien das Rauchverbot in der Öffentlichkeit aufkam, erlebten Süßholzwurzeln einen Boom. Daran kann man ziehen und knabbern – ohne Strafe zu zahlen, ohne Nebenwirkung. Aus ihnen wird übrigens Lakritze gemacht.

Dünne Luft: Reinhold Messner hat so eine gute Kondition, dass er in 8000 Meter Höhe ohne Sauerstoff auskommt. Das schafft kaum einer. Unsereinem wird die Luft ab 3900 Meter zu dünn. Der Sauerstoffmangel zeigt sich durch schnelle tiefe Atmung, Kribbeln, Schwindel, Euphorie und Schläfrigkeit.
Ein Flugzeug fliegt über lange Strecken in 12000 Meter Höhe. Im Flugzeug selbst herrscht ein Druck, der einer Höhe von 2000 Metern entspricht. Jeder Zweite, der hoch fliegt, hat zu wenig Sauerstoff im Blut. Gesunde Menschen gleichen das ohne Probleme aus: Das Herz schlägt schneller, die Gefäße ziehen sich zusammen. Herzpatienten und Menschen mit Blutarmut sollten vor einer Flugreise mit dem Arzt sprechen.

Das Aus für die Spritze: Nanohale heißen die winzigen Trägerstoffe (Carrier), die künftig, mit Medikamentenwirkstoffen beladen, einfach eingeatmet werden sollen. Und über die Lunge ins Blut driften – statt über die Nadel.

Legionellose durch Sparsamkeit: Legionellenbakterien im Wasser können gefährlich sein, sie lösen eine schwere Lungenentzündung aus. Sie vermehren sich bei 30 bis 45 Grad – besonders gern in den Warmwasserversorgungen von Hotels, Schiffen, Schwimmbädern und Schulen. Deswegen sollte man das abgestandene Wasser aus dem Hahn erst einige Zeit ablaufen lassen und dabei aufpassen, nicht die Aerosole, den Tröpfchennebel, einzuatmen. Zu Hause sollte man seine Sparsamkeit überdenken: Heißwasserboiler lieber auf 60 Grad erhitzen – da sterben die Legionellen.

Der mutierende Axolotl: Gibt man dem Molch Schilddrüsenhormone, dann verlässt er doch tatsächlich das Wasser und verwandelt sich in einen lungenatmenden Salamander. Der allerdings nicht mehr so lange lebt wie im Wasser (maximal 25 Jahre).

SPORTLICHE MUTTIS kriegen vermutlich kluge Kinder. Berliner Forscher stellten fest: Mäusebabys, deren Mütter während der Schwangerschaft fleißig im Laufrad trainierten, bildeten mehr Nervenzellen im Hippocampus als die Babys der Kontrollgruppe mit bewegungsfaulen Müttern. Was für Mäuse gilt, gilt oft auch für Menschen …

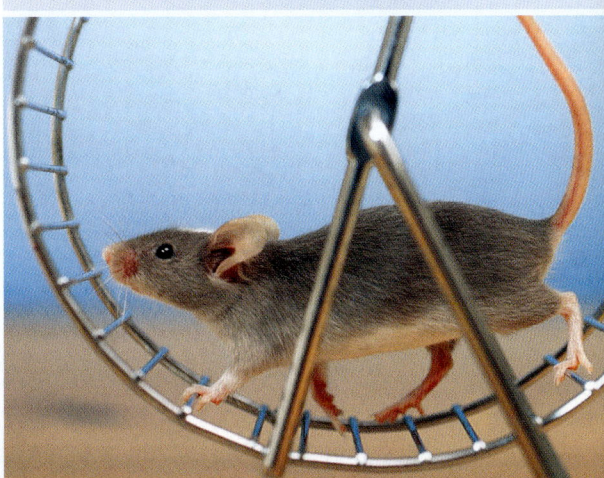

Der Sauerstoff und die Lebensenergie

Sauerstoff ist Leben, und Leben ist Energie. Das kann man so sagen, das lässt sich auch messen. Wenn Sie auf einem Fahrrad treten, zwei Minuten lang alles geben, was Sie können, dann kann man auf dem Ergometer ablesen, wie viel Watt, wie viel Leistung Sie gebracht haben.

Sind Sie gut drauf, könnten Sie Bäume ausreißen, bringen Sie viel Leistung. Geht es Ihnen gerade schlecht, weil Ihr Partner Sie verlassen hat oder weil ein Grippevirus Sie quält, bringen Sie weniger Leistung. Sie haben weniger Energie. Ein alter Mensch bringt weniger Leistung als ein junger, ein Kranker weniger als ein Gesunder.

Je mehr Sauerstoff Sie in Ihren Körper bringen, desto höher Ihre Leistungsfähigkeit. Im Kopf. Im Bett. Im Alltag. Oft genügt schon ein Spaziergang an der frischen Luft, und man fühlt sich frischer und geistig fitter. Ein tiefer Atemzug – und weiter geht's. In einem stickigen Raum erleben Sie schnell eine Energiekrise.

TANKEN SIE MEHR O_2-POWER

Sauerstoff ist also Energie. Wie kriegen Sie nun mehr Sauerstoff in Ihren Körper? Wie erhöhen Sie Ihre Energie? Ihre Leistungsfähigkeit?

> Fenster auf. Es muss genug Sauerstoff in der Atemluft sein. Und tief atmen. Stress lässt uns flach atmen – es kommt zu wenig Sauerstoff in die Lunge (Übung Seite 220).

> Blutkreislauf anregen. Ein gutes Herz und unverstopfte Blutgefäße – damit Sauerstoff schnell verteilt werden kann – kriegen Sie durch ausdauernde Bewegung, Laufen, Walken & Co. Und damit nehmen Sie auch gleich noch ab.

> Abnehmen. Übergewichtige leiden häufig unter Atemnot. Lunge und Herz haben Mühe, so viel Ballast zu versorgen.

> Eisen nachfüllen – damit im Blut genug Hämoglobin, roter Farbstoff, schwimmt, das den Sauerstoff zu den Zellen transportiert. Eisen steckt in

SIE ATMEN EIN (links). Der Brustkorb weitet sich, das Zwerchfell (unten, orange) kontrahiert sich, senkt sich, dehnt die Lungenflügel (blau). Beim Ausatmen (rechts) kehrt alles zur Ausgangsposition zurück.

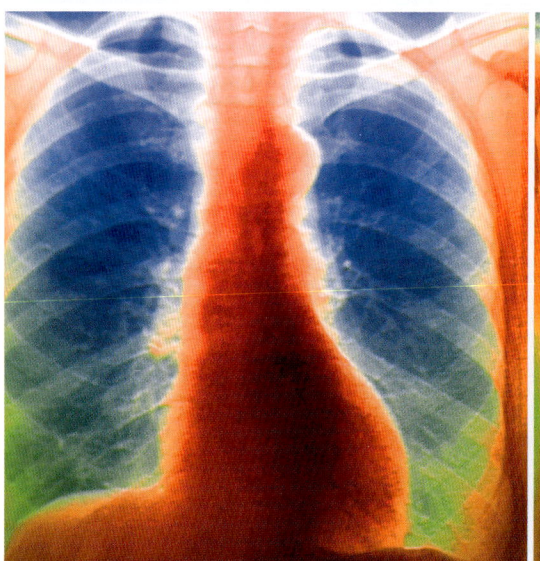 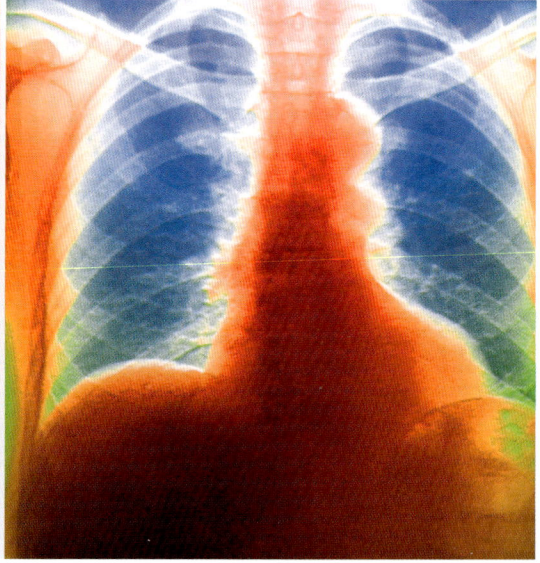

Fleisch und grünem Gemüse. Und ein Glas Orangensaft zum Essen macht mit seinem Vitamin C das pflanzliche Eisen wertvoller für den Körper.

› Zink essen – das braucht der Körper, um mehr vom Aktivhormon Testosteron zu bilden. Und Testosteron sorgt wiederum dafür, dass mehr roter Blutfarbstoff durch die Adern fließt. Deswegen hat man früher mit Testosteron gedopt. Kann man aber ganz leicht im Blut nachweisen. Besser durch Ausdauerbewegung und Zink den Testosteronspiegel auf natürliche Weise anheben. Das Spurenelement steckt in Austern, Geflügel, Rindfleisch, Käse, Milch, Nüssen.

› Viele kleine Kraftwerke bauen, viele langsam zuckende Muskelfasern mit vielen Mitochondrien, in denen Energie produziert wird (Seite 158). Die kriegen Sie nur durch ausdauernde Bewegung.

Im Trend: Energiedusche an der Bar

Leider ist es oft so: Erst wenn's was kostet, wird's interessant. Darum holt man sich seine Energie neuerdings nicht mehr im Park, sondern an der Sauerstoffbar. Man sitzt in einem schicken Sessel, schnuppert aus einer Maske reinen Sauerstoff – fühlt sich frisch und erholt und zehn Jahre jünger. Wenigstens ein paar Minuten lang. Ein Spaziergang bringt mehr, ist aber nicht so trendy. Weil Sauerstoff so »in« ist, kann man auch Sauerstoffwasser kaufen, Sauerstoffkosmetik, -gesichtsmassage, -raumluftverbesserer ... Mit dem Vorteil: Dem, der dran glaubt, hilft es auch.

Die einfache Sauerstofftherapie

Gehen Sie raus, walken oder laufen Sie. Holen Sie sich Schritt für Schritt für Schritt Energie. Nichts stärkt einfacher und besser Ihre Lebenskraft als Bewegung. Sie wirkt sofort: Wer sich bewegt, pumpt 100 Prozent mehr Sauerstoff in die Zellen. Das schafft keine Maske, kein Drink und kein Medikament. Das verbessert langfristig den Sauerstofftransport, erhöht und vergrößert die Zahl

MEHR WISSEN

Sauerstoff-Mehrschritt-Therapie

Der Physiker Professor Manfred von Ardenne erfand 1970 die Sauerstoff-Mehrschritt-Therapie, die heute noch in der Alternativmedizin ihren Platz hat. Patienten bekommen einen Vitalstoffmix für eine bessere Sauerstoffaufnahme. Dann inhalieren sie mit Sauerstoff angereicherte Luft und müssen währenddessen oder danach durch Walking, langsames Fahrradfahren die Blutzirkulation anregen. Das soll sie bewirken: mehr Leistungsfähigkeit, aktiveres Gehirn, Stressabbau, bessere Infektabwehr, weniger Krankheitstage, Unterstützung der Leber beim Entgiften, Krebsprophylaxe. Hier wird sie zusätzlich zur Schulmedizin eingesetzt: Durchblutungsstörungen, nach Schlaganfall oder Herzinfarkt, Hörsturz, Netzhautdurchblutungsstörungen, Tinnitus, Migräne, Asthma bronchiale. Die Wirksamkeit ist, wie bei vielen Naturheilverfahren, umstritten. Deshalb zahlt die Kasse nicht.

der Energiekraftwerke in den Zellen. Schenkt Ihnen – völlig kostenfrei – 100 Prozent mehr Lebensenergie. Was wollen Sie mehr?

KOHLENDIOXID, DER PULS UND DIE PANIK

Kommen Sie bitte in Gedanken mit auf eine kleine Atemreise:

Stellen Sie sich vor: Sie liegen gelassen in der Hängematte, atmen mit 12 Atemzügen pro Minute etwa 7,5 Liter Luft ein. Füllen und entleeren die Lunge alle fünf Sekunden. Es klingelt, Sie springen auf, rennen zur Tür, nach draußen ans (nehmen wir einfach mal an) weitentfernte Tor ...

Wenn der Puls hochschnellt

Der Puls steigt an, die Atemfrequenz auch. Das Atemzentrum liegt im verlängerten Rückenmark, in der Medulla oblongata. Es koordiniert den Atem mit dem Herzschlag. Misst Sauerstoff- und Kohlendioxidgehalt im Blut. Zwingt Sie, wenn zu viel Kohlendioxid (CO_2) im Blut ist, öfter und tiefer zu atmen.

Sie laufen also, der Körper ist aktiv, es muss mehr Sauerstoff zu den Zellen. Erst mal atmen Sie tiefer, saugen mehr Luft ein – etwa 3 Liter pro Atemzug, macht also 36 Liter pro Minute. Wenn Sie superfit sind, schaffen Sie 6 Liter pro Atemzug (Seite 225). Reicht das Ihrem Atemzentrum im Gehirn nicht, dann atmen Sie häufiger, 20-, 30-mal pro Minute, und saugen als Hängemattenprofi 80 Liter Luft in Ihre Lungen. Sind Sie fit, dann holen Sie sich in einer Minute 100 bis 150 Liter Lebenselixier. Und ein Spitzensportler schafft sogar 240 Liter über kurze Zeit. Das ist ein Energiebündel!

Hyperventilation: Wenn CO_2 rar wird

Sie verbrennen auf dem Weg zum Tor viel Zucker, weil Sie sich ganz arg anstrengen. Viel Kohlendioxid (CO_2) entsteht. Das atmen Sie aus. Am Tor halten Sie inne, das Herz beruhigt sich, Sie atmen nicht mehr so tief und langsamer. Damit wieder genug Sauerstoff ins Blut kommt.

Aber da steht doch glatt der Gerichtsvollzieher am Tor – Sie atmen wieder schneller, 100-mal pro Minute. Atmen schneller und flacher, als der Stoffwechsel es vorsieht, atmen mehr CO_2 aus, als Ihr Körper produziert. Der CO_2-Spiegel im Blut sinkt. Der ph-Wert im Blut steigt über die normalen 7,4 an (heißt: Alkalose). Der Sauerstoff kann durch das basische Blut nicht mehr so gut zum Gehirn diffundieren. Sie fühlen sich benommen, leer im Kopf. Leiden noch stärker unter Luftnot. Panik steigt auf. Sie atmen noch schneller. Die Folge: Das freie Kalzium im Blut nimmt ab. Die Muskeln verkrampfen. Die Hände krümmen sich

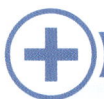

TIPP VOM DOC

Antipanik-Atmung

Menschen, die unter Angst und Panik leiden, geraten leicht in Atemnot oder Hyperventilation. Für sie gibt es eine einfache, vorbeugende …

Atemübung

1 Einatmen, Atem anhalten, bis 5 zählen.
2 Dann ausatmen, sich selbst in Gedanken ganz ruhig sagen: »Entspanne dich.«
3 Nun langsam durch die Nase 3 Sekunden ein- und 3 Sekunden ausatmen. Das macht 10 Atemzüge pro Minute. Bei jedem Ausatmen denken Sie: »Entspanne dich.«
4 Nach 1 Minute, 10 Atemzügen, halten Sie den Atem für 5 Sekunden an.
5 Dann atmen Sie wieder im 3-Sekunden-Rhythmus weiter.

Machen Sie die Übung so lange, bis Sie sich ganz ruhig fühlen.

Panikstopper Tüte

Bei Hyperventilation hilft ganz einfach eine Tüte:
1 10-mal in die Tüte ein- und ausatmen. Die verbrauchte eigene Luft erhöht wieder den CO_2-Spiegel im Blut. Das Blut wird wieder saurer, genug Kalzium schwimmt herum, die Muskeln entkrampfen. Sie beruhigen sich.
2 Dann wieder frei atmen. Das Ganze bei Bedarf nach 2 Minuten wiederholen. Nun wissen Sie auch, warum Kalzium gegen Stress hilft.
Ein wenig hyperventilieren Sie übrigens auch, wenn Sie ständig gestresst sind. Auch dann kann der Sauerstoff nicht mehr so gut zum Gehirn. Darum können Sie auch nicht denken.

zu »Pfötchen«. Das nennt der Arzt Hyperventilation. Und Sie, wenn Sie das erleben: das nahende Ende. Was dann hilft, finden Sie im Kasten links.

DOPING DER ERLAUBTEN ART

Viel Sauerstoff im Körper hält uns jung – auch im Kopf. Das ist unser Lebenselixier. Sportler filtern mit einem Atemzug deutlich mehr Sauerstoff heraus. Doppelt so viel. Deswegen hecheln Sportmuffel schnell, müssen viel häufiger atmen für die gleiche Menge an Lebensenergie.

Die Kapazität für Vitalität

Sie atmen ganz tief ein und schnell wieder aus – so viel Sie nur können. Die maximale Menge an Luft, die da aus Ihrer Lunge strömt, nennt man Vitalkapazität. Bei Ihnen strömen wahrscheinlich 3,5 Liter raus. Durchschnitt. Es sei denn, Sie sind Ausdauersportler – wie Erik Zabel. Dann strömen 6 Liter raus. Die Sportlerlunge fasst viel mehr Luft. Und wenn Sie alt werden, dann hauchen Sie gerade mal 2 Liter raus.

Das Maximum Ihrer Vitalkapazität haben Sie mit 20. Dann nimmt sie ab. Mit jeder Zigarette und durch mangelnde Bewegung. Das wollen Sie nicht. Sie wollen möglichst viel Sauerstoff zu Ihren Körperzellen schicken, weil das den Muskel fit hält, den Kopf, das Gemächt, einfach alles.

VO$_2$max: das Geheimnis der Vitalität lüften

Ein Muskel kann nur so lange Energie entwickeln, wie Sauerstoff vorhanden ist. Ob Sie auf der fünften Stufe schlappmachen oder im siebten Stock, liegt also an Ihrer Fähigkeit, über die Lunge und den Blutkreislauf Sauerstoff in den Körper zu schicken. Dazu brauchen Sie viele rote Blutkörperchen, die das Blut in der Lunge abholen, und ein kräftiges Herz, das es weitertransportiert. Und fleißige, trainierte Muskeln mit vielen Kraftwerken (Mitochondrien, Seite 158), die den Sau-

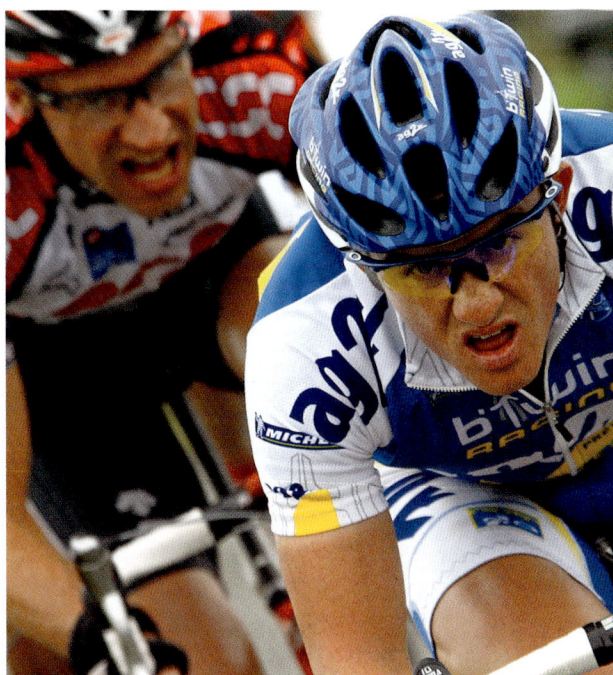

HÖHENTRAINING erhöht die Zahl der roten Blutkörperchen und damit die Sauerstoffaufnahme. Macht leistungsfähig für den Sprint zum Gelben Trikot.

erstoff verarbeiten. Auch hierfür kennt der Sportmediziner einen Begriff: VO$_2$max, das maximale Sauerstoffaufnahmevermögen pro Minute pro Kilo Körpergewicht. Ein Politiker hat so um die 45 ml, ein Erik Zabel um die 90 ml. Doppelt so viel. Das offenbart sich – nicht immer, aber oft – auch im Kopf. Ihr VO$_2$max können Sie, auf einem Fahrrad strampelnd, mit einer Maske auf, per Spiroergometrie (Seite 233) messen lassen. Der Wert zeigt, wie lange Sie Leistung bringen, Ausdauer haben – im Job, im Alltag, im Sport. Und diese Ausdauer, dieses VO$_2$max, können Sie vergrößern. Um 50 Prozent. Nicht im Sessel. Da schrumpft sie. Nur durch Training. Durch Ausdauersport. Läufer, Radfahrer, Inlineskater, Schwimmer und Langläufer erreichen VO$_2$max-Spitzenwerte.

MEHR WISSEN

Taugen Sie für die Pyrenäen?

Um 3 500 km quer über die Alpen und über die Pyrenäen zu strampeln, braucht man ziemliche Ausdauer, ein ganz schön hohes VO_2max. Die Anlage dazu bekommen Sie in die Wiege gelegt. Einfach mal austesten lassen. Stellt der Sportmediziner bei der Spiroergometrie (Seite 233) ein sensationelles VO_2max von 60 Millilitern fest – obwohl Sie noch nie in Ihrem Leben trainiert haben –, dann mal los! Mit gutem Training können Sie sich irgendwann in den Windschatten von Erik Zabel, Baden Cooke und Richard Virenque hängen. Und, wer weiß, vielleicht sogar vorbeistrampeln.

Was im trainierten Körper passiert

Die Lunge wächst ab 20 nicht mehr, da kann man trainieren, soviel man will. Aber Sportlerherzen wachsen im Laufe des Trainings von durchschnittlichen 350 Gramm auf bis zu 550 Gramm an. Mit jedem Schlag pumpen diese starken Muskeln große Mengen Blut in den Kreislauf. Damit steigt auch die Zahl der vorbeirauschenden roten Blutkörperchen in den Blutgefäßen der Lunge. Viele Blutkörperchen nehmen viel Sauerstoff mit zu den Muskeln. Und da diese sich beim Sportler ja sportlich betätigen, während der Sauerstoff anrauscht, bilden sie mehr Mitochondrien, mehr Zellkraftwerke, in denen Lebensenergie entsteht. Das alles bedeutet ein höheres VO_2max.

Sauerstoff-Doping

Mehr rote Blutkörperchen, mehr Jugend, mehr Leistung – das weiß auch das deutsche Radrennfahrerteam der Tour de France. Deswegen fahren die zweimal im Jahr nach Teneriffa. Nicht zum Urlaubmachen, sondern zum Training auf dem 1 800 Meter hohen Hochplateau des Teide.

In dieser Höhe sinkt der Sauerstoffgehalt der Luft von 21 auf etwa 16 Prozent ab. Dem Körper fehlt der Sauerstoff. Was dann passiert, dürfte manchem Skiurlauber oder Bergsteiger bekannt sein: Wir atmen schneller, und der Puls steigt. Nach zehn Tagen in großer Höhe normalisiert sich das wieder. Der Körper hat sich in der Zwischenzeit an seine neue Umgebung angepasst. Er bildet einfach mehr rote Blutkörperchen, mit denen er den Sauerstoff aus der Lunge schöpft.

Das hilft dann beim Wettkampf im Tal. Man wird leistungsfähiger und ausdauernder. Deswegen sind Sie auch nach dem Skiurlaub am Schreibtisch so fit. Hält leider nicht lange an. Täglich 30 Minuten ausdauernde Bewegung bringen mehr als 2 Wochen Bretterrutschen im Jahr.

Unfaires Blutkörperchen-Doping

Die Zahl der Sauerstoff-Transportschiffchen lässt sich auch künstlich erhöhen. Illegal, sagt die Dopingbehörde. Trotzdem ist das Blutdoping bei Spitzensportlern sehr beliebt. Man entnimmt dem Sportler noch zu Trainingszeiten eine Menge Blut. Lagert es im Kühlschrank. Das ersetzt der Körper bald mit neuem Blut. Injiziert man dem Sportler dann die zwischengelagerte Blutkonserve vor dem Wettkampf, schwimmen mehr rote Blutkörperchen in seinen Adern.

DER WEG ZU GEISTIGER FRISCHE

Das von Gesundheitsministerin Ulla Schmidt meistbeworbene Sportgerät heißt Schrittzähler. Er motiviert, die magere Schrittzahl von täglich 800 auf wenigstens 7 000 aufzustocken. Ulla Schmidt: »Wer sich bewegt, der fühlt sich nicht nur körperlich besser, sondern sich zu bewegen bildet das Gehirn, und damit bleiben wir auch geistig fit.« Darum hat die Deutsche Post 140 000 Postmitarbeitern einen Schrittzähler verordnet.

Im Innendienst versteht sich. Einen trägt übrigens auch Ex-Briefträger Thomas Gottschalk: »Ich weiß, dass ich mich zu wenig bewege.« Warum besorgen Sie sich nicht auch einen Schrittzähler? Stocken Ihr tägliches Schrittkonto auf und werden klüger und klüger. Wetten, dass …?

Sauerstoff macht klug

Dass ausdauernde Bewegung 100 Prozent mehr Sauerstoff in den Kopf bringt, der uns wach macht, besser denken lässt, weiß man. Dass das Kreativitätshormon ACTH joggend seine Wirkung entfaltet, Schritt für Schritt die besten Ideen kommen lässt, hat sich mit Sicherheit auch schon herumgesprochen. Darum gehen Denker – wie einst der griechische Philosoph Sokrates – auf und ab. Gescheite Menschen sitzen nicht. Das weiß man. (Nur nicht im Bundestag. Da sitzt und schläft man.) Doch dass es die Beine sind, die uns dort oben frische Nervenzellen und Datenautobahnen bescheren, die uns schneller und besser denken lassen, das ist ziemlich neu.

Ab 30 beginnt unser Gehirn zu schrumpfen, unser Denkapparat tickt träger. Wir lernen langsamer, das Gedächtnis lässt nach. Weil der Weg zur ewigen geistigen Frische nicht über die Couch führt. Ganz neu in der Gehirnforschung ist: Gehirnzellen können nicht nur absterben, es können auch neue wachsen. Durch Bewegung wird das Gehirn besser durchblutet, es schüttet mehr Nervenwachstumsfaktoren aus. Es bilden sich nicht nur mehr Zellen, sondern es entstehen auch mehr Verästelungen, Datenleitungen zwischen den Hirnzellen. Die Infos fließen besser, wir denken schneller und kreativer.

… auch alte Menschen

Ich würde wirklich lieber zweimal die Woche spazieren gehen, als irgendwann meine Socken in den Kühlschrank zu legen, im Schlafanzug einkaufen zu gehen. Nur zweimal! Das langt, fand der bekannte Sportmediziner Professor Wildor Hollmann, Köln, heraus. Er ließ eine Gruppe untrainierter 65-Jähriger zweimal die Woche eine Stunde lang flott gehen. Nach einem Jahr untersuchte er sie. Die geistige Leistungsfähigkeit hatte sich verbessert, Vergesslichkeit nahm ab, Merkfähigkeit zu. Wer zweimal die Woche körperlich aktiv ist, beugt Alzheimer und Demenz vor, fanden auch schwedische Forscher heraus – und zwar sinkt das Risiko um 60 Prozent.

Sechs Kilometer für den Kopf

Machen Sie es wie die kalifornischen Mäuse im Laufrad von Professor Henriette van Praag. Die liefen täglich sechs Kilometer im Laufrad und waren dann klüger als ihre faulen, unbewegten Artgenossen. Das hat Frau van Praag dann auch in den Mäusehirnen gesehen. Die sportlichen Modelle hatten wesentlich mehr neue Nervenzellen. Also: Wandern, walken oder laufen Sie täglich sechs Kilometer. So kommt genug Sauerstoff in Ihren Kopf. Er bleibt jung. Und Sie kriegen auch kein Alzheimer, keine Demenz. Besorgen Sie sich gleich mal einen Schrittzähler …

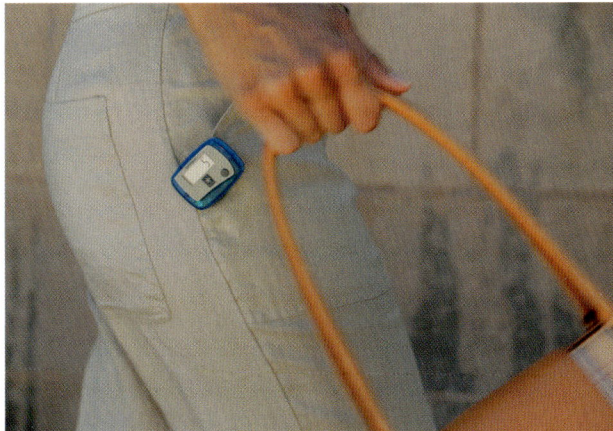

SCHRITTZÄHLER: Täglich 7000 Schritte steigern nicht nur die körperliche, sondern auch die geistige Fitness.

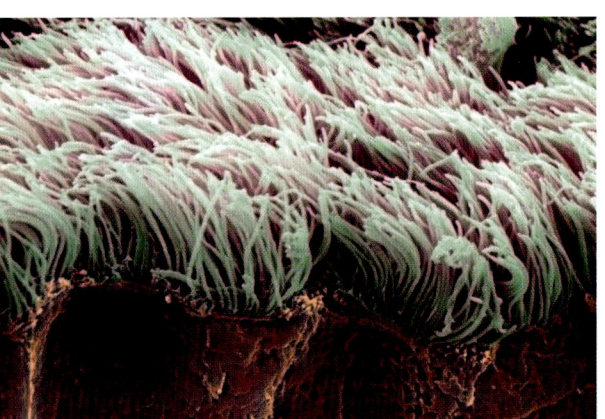

DIE BRONCHIALSCHLEIMHAUT sieht aus wie ein
Seegrasteppich. Die Härchen namens Zilien
(grün/rosa) befördern Fremdkörper aus der Lunge.

WIEDER ZU ATEM KOMMEN

Husten ist gesund. Mundgeruch kommt nicht
vom Magen. Schnarchen macht krank. Und Asthma bremst nicht mal Leistungssportler aus:

Dürfen Asthmatiker Sport treiben?

Sie fragen nicht lange – sie tun es. Zum Beispiel
Anni Friesinger, Eisschnellläuferin. Übrigens be-
antragten 10 Prozent der 158 deutschen Athleten
vor den Olympischen Sommerspielen in Athen,
ihr Asthmapräparat nehmen zu dürfen. Die Wirkstoffe fallen teilweise unter das Dopingverbot.
Noch 1996 hat in Atlanta jeder zweite Radsportler
angegeben, unter Asthma zu leiden. Komisch ...
Jeder zehnte Sportler und Nichtsportler in Europa
und den USA hat tatsächlich Asthma, Tendenz
steigend. Die Bronchien sind überanfällig für bestimmte Reize wie Zigarettenrauch, Schadstoffe
am Arbeitsplatz, Parfüm, Tierhaare, Hausstaub,
Pollen – und deswegen chronisch entzündet.
Bei einem Asthmaanfall schwillt die Bronchialschleimhaut an. Schleim verengt die Atemwege.

Die Muskulatur der kleineren Atemwege (Bronchien und Bronchiolen) zieht sich krampfartig
zusammen. Das Ausatmen fällt schwer. Die Lunge
wird nicht mehr mit genügend Luft versorgt.
Ein schwerer Anfall – wenn die bronchienerwei-
ternden Sprays keine Erleichterung bringen – ist
lebensbedrohlich und gehört ins Krankenhaus.
Leider erkennt man Asthma oft erst, wenn es sich
schon entwickelt hat. Hält ein Husten über vier
Wochen an, kann das ein Anzeichen sein. Auch
Heuschnupfen kann zu Asthma werden.
Bewegung ist auch für Asthmatiker lebenswichtig.
Sie verbessert die Lungenfunktion und senkt die
Zahl der Anfälle. Wenn Anstrengung Beschwerden
auslöst, nimmt man die vom Arzt verordneten
Medikamente, bevor man die Laufschuhe schnürt.
Und: viel trinken. Das hält den Schleim der Bron-
chien flüssiger.

Vertreibt Petersilie Mundgeruch?

Viele leiden unter Mundgeruch (Halitosis), die
meisten wissen es nicht, weil sie den schlechten
Atem selbst nicht riechen – und weil es ihnen niemand sagt. Mundgeruch macht leider einsam.
Hartnäckig hält sich das Vorurteil: Mundgeruch
kommt aus dem Bauch. Nein, in neun von zehn
Fällen kommt er aus dem Mund, weil da Bakterien in den Zahnzwischenräumen Essensreste faulen lassen, schwefelhaltige Gase produzieren.
Strecken Sie mal die Zunge raus. Was liegt denn
da drauf? Auch da siedeln sich die Fäulnisbakterien an. Dieser Belag muss weg. Dann schwindet
in 60 Prozent der Fälle auch der Mundgeruch.
Täglich mit Löffel oder Zungenschaber entfernen.
Nach Alkohol-, Knoblauch- oder Zwiebelgenuss
hilft es, Petersilie zu kauen. Ihr Chlorophyll neutralisiert Gerüche. Auch gut: Gewürznelken,
Fenchelsamen oder Anissamen. Und: viel trinken.
Ganz häufig kommt Mundgeruch durch einen
trockenen Mund. Oft bedingt durch Stress, Nikotin, Alkohol, Schnarchen.

Leben Schnarcher gefährlich?

Schnarchen ist gefährlich: a) weil es Mordgedanken weckt, b) weil es häufig Symptom einer Atemstörung ist. Bis zu 400-mal pro Nacht kann es zum Atemstillstand (Apnoe) kommen. Das hört der Mitschläfer, weil die Nerven-Säge laut rasselt, dann plötzlich still ist und explosionsartig weiterschnarcht.

Der ständige, akute Sauerstoffmangel treibt den Blutdruck in die Höhe, fordert das Herz zu Schwerstarbeit heraus. Tagsüber ist man hundemüde, schläft vor dem Fernseher und mitunter auch im Auto ein. Wer unter der Schlafapnoe leidet, läuft Gefahr, vorzeitig an Herzinfarkt oder Schlaganfall zu sterben.

Wenn Sie auch einen stark schnarchenden Bettgenossen haben, dann erklären Sie ihm, dass Schnarchen alles andere als harmlos ist. Und schicken Sie ihn für zwei bis drei Nächte zur Untersuchung in ein Schlaflabor. Danach haben Sie vielleicht ein Marsmännlein im Bett (gegen Apnoe

TIPP VOM DOC

Hustenbonbons selbst gemacht

Salbeibonbons verflüssigen den Schleim, lindern Entzündungen in Mund und Rachen. Man kann leichter abhusten.

So geht's: 200 g Isomalt (Zuckeraustauschstoff aus Apotheke oder Reformhaus) in einer Pfanne schmelzen. Pfanne vom Herd nehmen und 20 g fein gehackte frische Salbeiblätter und 1 TL Vitamin-C-Pulver (Apotheke) unter die Masse rühren. Auf eine gefettete Unterlage gießen, mit Teigschaber so lange vom Rand zur Mitte klappen, bis die Masse erkaltet ist. In mundgerechte Stücke schneiden und loslutschen.

Nicht mehr als 4 Bonbons pro Tag essen. Isomalt regt die Verdauung an.

hilft eine Atemmaske), aber das ist wenigstens leise und lebt länger.

Ist Husten gesund?

Husten ist eine wichtige, gesunde Reaktion des Körpers. Jeder Huster putzt die Atemwege. Das Zwerchfell zieht sich zusammen und schießt die Luft mit fremden Eindringlingen wie Brösel, Staub und Bakterien aus – und verhindert so eine Erkrankung.

Wenn man aber länger hustet, steckt eine Krankheit dahinter. Es kann sein, dass etwas mit Herz, Lunge oder Magen nicht stimmt. Meistens ist es aber eine Erkältung. Bakterien und Viren dringen in die Bronchien, lösen eine Entzündung aus.

Das hilft: Erst Reiz stillen, dann Schleim lösen. Anfangs leidet man unter einem trockenen Husten. Der Hustenreiz entzündet die Bronchien noch mehr. Nur in dieser Phase, kurzzeitig über Nacht, hilft ein Hustenblocker, der über das zentrale Nervensystem den Reiz dämpft, aber auch müde und alltagsuntauglich macht.

Oma verschreibt lieber ein Efeupräparat, das den Reiz lindert und die Schleimproduktion anregt, damit man besser abhusten kann. Auch Lutschpastillen oder Bonbons mit Wirkstoffen aus schleimhaltigen Pflanzen wie Eibisch oder Isländisch Moos dämpfen den Hustenreiz bei trockenem Husten.

Sobald der Körper sich mit Schleimproduktion gegen die Bakterien wehrt, sie hustend nach draußen befördert, hilft ein Schleimlöser. Viel trinken, pflanzliche Präparate mit Wirkstoffen aus Efeu, Anis, Eukalyptus, Fenchel, Huflattich und Thymian verflüssigen den Schleim. Man kann ihn leichter abhusten. Wichtig: Niemals Hustenblocker zusammen mit Schleimlöser nehmen!

Ein akuter Husten dauert nicht länger als drei Wochen. Ab vier Wochen spricht man von chronischem Husten – der gehört zum Arzt. Vor allem wenn Sie Raucher sind.

GESUND BLEIBEN

Frischluft für die Lunge

Sie wollen lange tief durchatmen? Dann pflegen Sie Ihre Lungen:

Biotop feucht: Kälte und trockene Luft schaden der empfindlichen Schleimhaut Ihrer Atemwege. Erhöhen Sie die Luftfeuchtigkeit mit Wasserbehältern an der Zentralheizung, Luftbefeuchtern, Pflanzen – und regelmäßigem Lüften. Trinken Sie viel.

Ab und zu Dampf: Eine Inhalation mit Kamille, Mineralsalzen oder naturreinen ätherischen Ölen schmeichelt trockenen Schleimhäuten und macht Bronchien und Nase frei. Mehr für Ihre Bronchien finden Sie im Erkältungsprogramm auf Seite 253.

Das schmeckt der Lunge

Täglich eine Scheibe Ananas: Das Enzym Bromelin schützt die Bronchien vor Entzündung, entdeckten jüngst amerikanische Forscher.

Magnesium und **Omega-3-Fettsäuren** (Seefisch) stärken die Lungenfunktion. Reduzieren sogar Asthmaanfälle.

Raucher, die **Beta-Carotin** nehmen, sollten es ihrer Lunge zuliebe immer zusammen mit anderen Carotinoiden und Vitamin C einnehmen.

Mit zunehmendem Alter wird die Lunge schwächer, die Lungenleistung nimmt ab. Diesen Prozess können Sie verlangsamen, wenn Sie genug **Vitamin A** essen. Das zeigte eine Studie, an der über tausend Franzosen teilnahmen. **Vitamin E** dagegen wirkt nur bei Rauchern positiv. Bei ihnen verstärkt es die Wirkung des Vitamin A.

Je besser Ihre Versorgung mit **Vitamin D,** desto mehr Luft kann die Lunge in einer Sekunde ausstoßen. So eine neuseeländische Studie mit über 14 000 Probanden.

Ein latenter **Vitamin-B$_1$-**Mangel kann Ursache für Kurzatmigkeit sein.

Schlechte Luft meiden: 5 000 000 m³ Luft atmen Sie in Ihrem Leben ein. Mit Schadstoffen wie ätzendem Ammoniak (auch aus der Zigarette), Schwefel- und Stickoxiden, giftigen Schwermetallen, krebserregenden Chemikalien, Dieselruß, Pollen, Sporen, Schuppen, Viren und Bakterien. Grobe Partikel bleiben in Nase, Rachen und Luftröhre hängen. Ultrafeine Partikelchen dringen bis in die feinsten Verästelungen der Lunge vor. Von dort können sie in das Gewebe und die Blutbahn dringen – und zu Herzinfarkt, Schlaganfall und Krebs führen.

Schlechte Luft in der Wohnung: 80 Prozent unserer Zeit verbringen wir in Innenräumen. Baumaterialien, Hölzer, Textilien, Farben, Lacke oder Bodenbeläge – alle können hochtoxische Stoffgemische enthalten, die lange Zeit die Raumluft belasten und wie Smog die Gesundheit gefährden. Leiden mehrere Menschen in einem Haus, etwa in einem Büro, an Kopfschmerzen, Müdigkeit, Konzentrationsschwäche, Depression, Vergesslichkeit, Empfindungsstörungen an Händen, Füßen, Armen und Beinen, unklaren Schmerzen oder Reizungen der Augen, Atemwege und Haut, spricht man vom Sick-Building-Syndrom. Die Symptome klingen im Freien ab und treten in geschlossenen Räumen erneut auf. Kein Witz: Eine Studie zeigt, dass das britische Gesundheitsministerium so ungesund ist.

Die effektivste Möglichkeit, Wohngifte zu verdünnen, heißt Lüften. Ideal: Stoßlüften. Fünf bis sechs Minuten lang die Fenster vollständig öffnen. Am besten auf Durchzug stellen.

Hilfe für Umweltgiftbetroffene: An vielen Universitäten, Kliniken und öffentlichen Ämtern gibt es mittlerweile umweltmedizinische Beratungsstel-

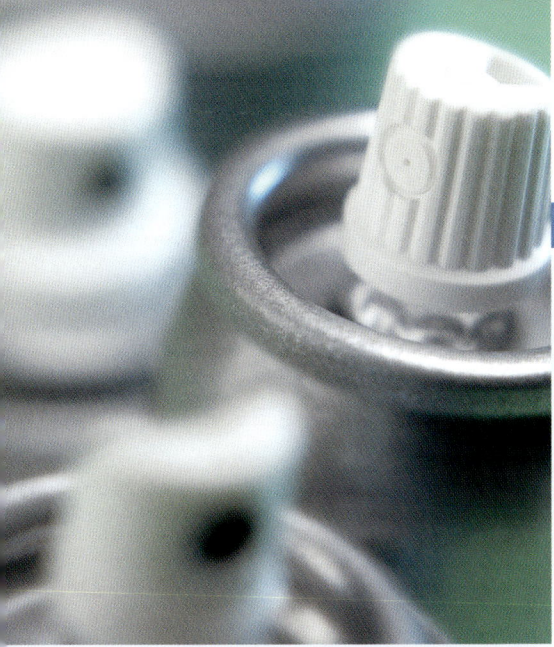

LUNGENGIFT AUS DER DOSE: Wer regelmäßig sprayt, erhöht sein Asthmarisiko um bis zu 70 Prozent.

len. Umweltinstitute und private Labore bieten Wohnungs-Checks an. Kosten etwa 100 Euro. Adressen finden Sie im Internet.

Genießen Sie das Landleben! Natürlich lebt es sich auf dem Land viel gesünder für die Atemwege als in der Stadt. Wenn Sie nicht gerade die Insektizide und Pestizide eines Großbauern einatmen. Machen Sie wenigstens Wochenendausflüge. Auch wenn an den Grenzwerten der Feinstaubbelastung politisch immer wieder gedreht wird, Feinstaub schadet dem Atemsystem. Menschen, die in belasteten Gegenden leben, sterben häufiger an Atemwegs- oder Herz-Kreislauf-Erkrankungen und Lungenkrebs. Stadtkinder leiden viermal häufiger an Asthma als Landkinder.

Meeres- und Bergluft schnuppern: Meerwasserbrisen versorgen das Atemsystem mit Salz und Spurenelementen. Schleim löst sich, kann leicht abgehustet werden. Wer regelmäßig Meeresluft atmet, regt die Selbstheilungskräfte des Körpers an – und lindert chronische Atemwegserkrankungen.

Heilsame Berge: Ab 1500 Metern Höhe ist die Luft rein, frei von Pollen, Pilzen, Milben. Purer Balsam für Asthmatiker und Menschen mit MCS – dem »multiple chemical sensitivity«-Syndrom, der erworbenen Unverträglichkeit gegen die Chemikalienflut mit Atembeschwerden, Müdigkeit, Kopfschmerzen und vielen anderen Beschwerden.

Größtes Lungengift: die Zigarette. Neun von zehn Lungenkrebserkrankungen gehen auf das Konto Rauchen. Mehr als 4000 chemische Substanzen im Rauch machen kurzatmig, asthmakrank, infektanfällig und COPD, die »chronic obstructive pulmonary disease«. Bei der chronisch obstruktiven Lungenerkrankung fallen die Lungenbläschen mit der Zeit wie ein alter Luftballon in sich zusammen. Die vierthäufigste Todesursache weltweit.

Gefährliche Sprays: Haushaltssprays mag die vitale Lunge gar nicht. Sie lösen sogar Asthma aus. Wer nur einmal in der Woche sprüht, erhöht das Risiko, an Asthma zu erkranken, um 40 Prozent. Das Risiko steigt sogar um 70 Prozent, wenn man jeden zweiten Tag ein Spray benutzt. Sprays sprühen feine Partikel in die Luft, die leicht in die Lunge gelangen können und dort Irritationen auslösen. Am schlimmsten sind Raumluftsprays, Möbelsprays und Glasreiniger, fanden spanische Wissenschaftler in einer EU-Studie mit 3500 Teilnehmern heraus. Also besser Finger weg von Sprühdosen.

Vorsicht, Ozon! Durch Autoabgase und starke UV-Einstrahlung entstehen im Sommer oft hohe Konzentrationen von bodennahem Ozon. Das Molekül mit drei Sauerstoffatomen (O_3) greift die Atemwege an, führt zu Reizhusten, Bronchitis, Asthmaanfällen, Herz-Kreislauf-Komplikationen, akuten und chronischen Lungenkrankheiten bis zu Krebs.

Atemlos? Der Lungen-Check-up

Damit Sie Ihr Leben mit jedem Atemzug genießen, steht hier und da ein Vitalitäts-Check an.

DAS KÖNNEN SIE SELBST MESSEN

Stellen Sie Ihrem Atem ein paar Fragen (siehe Kasten rechts), machen Sie einen Lungentest und, als Asthmatiker, den Bronchien-Check.

Kleiner Lungentest

So geht's: Maßband in Höhe der Brustwarzen anlegen, um den Brustkorb schlingen. Tief einatmen und messen. Dann tief ausatmen und noch mal messen. Wie groß ist die Differenz?

> 2 bis 4 Zentimeter: Ihr Brustkorb ist viel zu starr.
> 5 bis 7 Zentimeter: Optimal ist das Ergebnis nicht.
> 8 bis 10 Zentimeter: Wunderbar, Ihr Brustkorb dehnt sich gut.

Vitalkapazität VO_2max im Selbsttest

Wenn Sie Ihre Vitalkapazität (Seite 225) selbst messen wollen: In der Apotheke gibt es ein preiswertes Messgerät, das Volumeter. Sie atmen tief ein und in einen Plastikschlauch tief aus. Dann lesen Sie an einer Skala Ihre Vitalkapazität ab.

Bronchien-Check

Asthmatiker sollten ihre Atemstromstärke täglich mehrmals messen.

Man bläst in ein kleines Gerät, das Peak-Flow-Meter. Gibt's für etwa 25 Euro in der Apotheke. Er zeigt über einen Kolben, der einen Zeiger bewegt, wie weit die Bronchien sind. Je höher der Skalenwert, desto gesünder.

Raucher könnten da auch mal reinblasen. Vielleicht schreckt sie das Ergebnis so, dass sie endlich aufhören.

LUNGENFUNKTIONSTEST: Ganz tief einatmen und möglichst fest in das Mundstück des Peak-Flow-Meters blasen. Das Mini-Spirometer zeigt, wie gut die Lunge funktioniert, wie kräftig man die Luft aus der Lunge pressen kann.

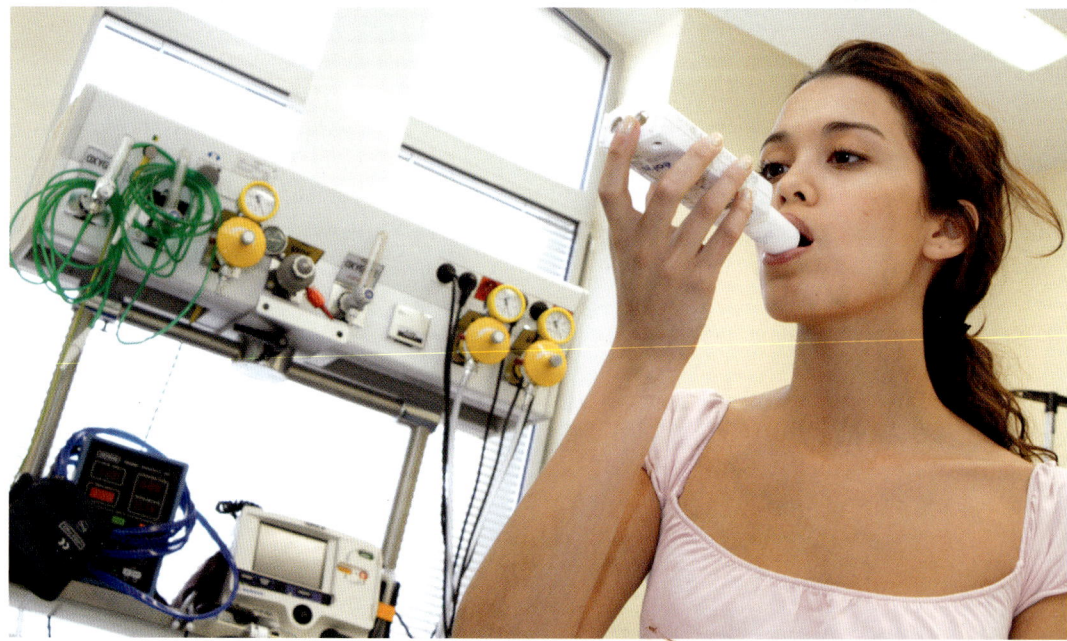

TEST: Fragen an den Atem

Tanken Sie genug Lebensenergie, oder schleichen Sie atemlos durch den Tag?

- ☐ Atmen Sie falsch? Schieben Sie die verbrauchte Luft hin und her, indem Sie zu flach atmen?
- ☐ Atmen Sie meistens in die Brust?
- ☐ Gähnen Sie häufig?
- ☐ Sind Sie oft rein gefühlsmäßig außer Atem?
- ☐ Seufzen Sie viel?
- ☐ Zählen Sie jetzt mal Ihre Atemzüge, ruhig hinsetzen. Sind es mehr als 15 pro Minute?

Haben Sie nur eine Frage mit Ja beantwortet, dann machen Sie Atemübungen wie die auf Seite 220 wieder viel munterer – und stressresistenter.

LEISTUNGSTEST UND VORSORGE

Den ersten Test für die Lungenfunktion haben wir älteren Semester noch erlebt: den Klaps auf den Po. Auch später sollte man ruhig mal die Lunge überprüfen lassen, per Spiroergometrie. Sie zeigt, wie vital, wie leistungsfähig Sie sind.

Die Spiroergometrie

Diese Methode spiegelt das Zusammenspiel von Herz, Lunge, Kreislauf und Stoffwechsel wider. Sie gilt als der Goldstandard unter den Lungenfunktionstests. Man schätzt damit die Leistungsfähigkeit eines Menschen ein. Wichtig zum Beispiel für Sportler und die, die es werden wollen.
Man legt Ihnen ein paar Kabel an und setzt Ihnen eine Atemmaske auf. Sie laufen auf einem Laufband, strampeln zehn Minuten auf dem eigenen Fahrrad oder auf einem Fahrradergometer. Das Laufband wird schneller und steiler, das Treten schwieriger. Sie strengen sich mehr und mehr an. Eine Sonde misst den Sauerstoff- und Kohlendioxidanteil in der Atemluft, gleichzeitig leitet der Arzt ein EKG ab, kontrolliert den Blutdruck und nimmt aus dem Ohrläppchen Blut ab.
Das alles sagt Ihnen die Untersuchung:
> Wie gut Ihre Lunge funktioniert, wie ökonomisch Ihre Atmung ist, zum Beispiel durch Atemminutenvolumen, Atemzugtiefe und Atemfrequenz.
> Ihre Vitalität misst man über die maximale Sauerstoffaufnahme, VO_2max (Seite 225).
> Sie erfahren, bei welcher Herzfrequenz Sie den Müdemacher Milchsäure produzieren (Seite 169).
> Man checkt ab, bei welcher Belastung, bei welchem Puls Sie Fett oder Zucker verbrennen und wie viel Kalorien (Seite 168).
Eine Spiroergometrie kostet beim Sportmediziner zwischen 90 und 150 Euro.

Der Raucher-TÜV

Lungenkrebs wird häufig zu spät entdeckt. Meist ist eine Operation dann nicht mehr möglich. Nur 13 Prozent aller Lungenkrebspatienten sind 5 Jahre nach der Diagnosestellung noch am Leben. Experten empfehlen zur Früherkennung die Niedrigdosis-Computertomographie (Low-Dose-CT). Sie dauert nur eine Minute, die Strahlenbelastung entspricht in etwa einer Röntgenaufnahme – und man entdeckt damit den Herd sechsmal häufiger, schon ab 2 Millimeter Größe.
Um ein Bronchialkarzinom früh aufzuspüren, kann der Arzt auch mit dem Bronchoskop, einer speziellen Kamera, in die Luftröhre gucken. Dabei ist man mit der Autofluoreszenz-Bronchoskopie besser bedient als mit der Weißlicht-Bronchoskopie. Tumorgewebe reflektiert blaues Licht viel stärker.
Einen Raucher-Check sollten Raucher im Grunde jedes Jahr machen. Allerdings zahlt das die Kasse alles nicht. Aber auch Rauchen kostet Geld.

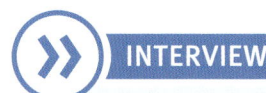

INTERVIEW

Der Fitness-Check-up

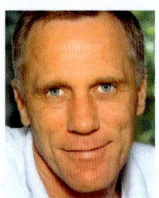

Prof. Dr. Ingo Froböse leitet das Zentrum für Gesundheit an der Deutschen Sporthochschule Köln. Er rät allen, die Bewegung in ihr Leben bringen wollen, zu einem gründlichen Fitness-Check-up

Wann sollte man zum Check-up?

Ab 35 sollte jeder einen Check-up machen. Der normale, nicht geforderte Organismus entwickelt Falten. Nicht nur im Gesicht, auch an Herz, Lunge, Gehirn und in den passiven Organen wie Knochen, Bändern, Sehnen. Kenn ich die Falten, weiß ich, wie ich ungetrübt Sport treibe.

Als Erstes gucken Sie sich das Herz an.

Ja. Wie entspannt ist das Herz in Ruhe, wie ruhig schlägt es? Bei Erik Zabel schlägt es 40-mal. Bei einem Untrainierten 70- bis 90-mal. Zum Ruhe-EKG machen wir ein Belastungs-EKG, untersuchen das Herz, wie es reagiert, wenn es immer mehr leisten muss, wenn die Beine gegen einen immer höheren Widerstand strampeln. Beim Untrainierten gehen wir nicht an die maximale Grenze. Bei 75 bis 80 Prozent maximaler Herzfrequenz kann man alle körperlichen Reaktionen wunderbar austesten.

Wichtig ist für diese Untersuchung auch: Welchen Sport will man treiben?

Der Test ist sportartspezifisch. Will man die Ergebnisse vom Fahrradergometer auf das Laufen übertragen, muss man 10 bis 15 Schläge dazurechnen. Wir messen also auf dem Laufband, auf dem Fahrrad – und können sogar beim Schwimmen eine Telemetrie machen, die Daten also drahtlos an den Beckenrand übertragen. Im Wasser muss das Herz weniger arbeiten, der Puls liegt also

bei gleicher Leistung 10 bis 15 Schläge unterhalb des Laufpulses.

Auch den Blutdruck nehmen Sie unter die Lupe.

Muss der Muskel am Fitnessgerät viel Kraft aufbringen, quetscht er die Blutgefäße ab. Und das versucht der Blutdruck auszugleichen. Je anstrengender die Belastung, desto höher der Blutdruck. Schon bei 40 bis 50 Prozent der Maximalkraft ist die Durchblutung um 80 Prozent eingeschränkt. Der Muskel ermüdet, wenn man ihn nach 10 bis 15 Sekunden Kontraktion nicht entspannt, sodass er wieder Blut kriegt.

Und ganz wichtig ist der Laktattest?

Ja. Wir steigern die Belastung, nehmen immer wieder ein Tröpfchen Blut aus dem Ohr und bestimmen den Laktatgehalt, also die Milchsäurekonzentration im Blut. Laktat entsteht, wenn der Muskel ohne Sauerstoff Energie produziert. In Ruhe haben wir einen Laktatspiegel von 1 bis 1,5 mmol/l. Also ein bisschen Laktat haben wir immer im Blut. Bei höchsten Belastungen kann der Laktatspiegel auf 15 bis 20 steigen, aber nur beim Hochleistungssportler. Die haben eine ganz andere Laktattoleranz. Einem normalen Menschen geht es schon ganz schlecht, wenn der Laktatspiegel auf 6 bis 8 steigt. Dann ist er erschöpft, so richtig fertig.

Bewegung soll uns ja nicht erschöpfen, sondern Lebensenergie schenken.

Genau. Wir suchen für den Muskel die optimale Sauerstoffausbeute. Das heißt, uns geht es darum In welcher Situation hat der Muskel genügend Sauerstoff, um die Belastung lange zu tolerieren Wir gucken auf die Herzfrequenz – im Grunde reicht die auch. Sobald wir in die Pedale treten, steigen sowohl Laktatwert als auch Herzfrequenz also Puls, an. Irgendwann kommt es zu einem »steady state«: Solange der Muskel ausreichend mit Sauerstoff versorgt ist, haben wir eine gleich bleibende Herzfrequenz über längere Zeit. Sagen wir einen Puls von 140. Und hier messen wir bei einem Untrainierten auch einen Laktatwert von 2 bis 2,5. Mit diesem Wert, mit dieser Herzfrequenz sollte er, von einer Pulsuhr kontrolliert, trainieren. Wenn wir nun die Belastung erhöhen, das harmonische Gleichgewicht zwischen körperlichem Aufwand, Laktatwert und Herzfrequenz verlassen, steigt die Herzfrequenz plötzlich stark an – und mit ihr der Laktatwert. Und all die positiven Effekte, die der Sport hat, kippen ins Gegenteil. Milchsäure ermüdet den Körper.

Ein Leistungssportler darf aber schon 3,5 bis 4 Laktat haben.

Ja, um einen Trainingseffekt zu erzielen, müssen wir hier mit höheren Belastungsintensitäten arbeiten. Der Leistungssportler bewegt sich in der Regel an der anaeroben Schwelle. Das heißt: Nur ein, zwei, drei Pulsschläge höher – und Herz und Lunge schaffen es nicht mehr, dem Muskel genug Sauerstoff für die Fettverbrennung zur Verfügung zu stellen. Ein Untrainierter belastet sich ausdauernd mit 50 bis 60 Prozent der maximalen Herzfrequenz. Strengt sich also nur etwa halb so viel an, wie er im Notfall könnte. Und Hochleistungssportler gehen bis auf 90 Prozent.

Am meisten über die Fettverbrennung sagt doch die Spiroergometrie aus.

Über die Spiroergometrie messen wir die Leistungsfähigkeit des Atmungssystems. Wir bestimmen, wie viel Sauerstoff man pro Atemstoß aufnehmen kann, wie viel Kohlendioxid man ausstößt. Und daraus können wir ableiten, ob der Muskel gerade bei der speziellen Belastung auf dem Laufband oder Fahrrad Fett verbrennt oder Kohlenhydrate. Fette verbrennen im Fegefeuer des Sauerstoffs. Je höher der Sauerstoffanteil im ausgestoßenen Atemvolumen, umso mehr Sauerstoff habe ich im Körper zur Verfügung, umso sicherer kann ich sein, dass ich mich im Fettstoffwechsel bewege. Und je mehr Kohlendioxid ich ausatme, desto mehr bin ich im Kohlenhydratstoffwechsel.

Neuerdings heißt es immer, wer abnehmen will, muss an der anaeroben Schwelle trainieren, damit man richtig Kalorien verbrennt.

Das gilt nur für gut Trainierte. Untrainierte können auch durch Spazierengehen Fett verbrennen. Wer sich zu stark belastet, erntet negative Auswirkungen auf den Stoffwechsel. Kalorienzahl ist nicht alles. Die Qualität der Kalorie ist entscheidend. Die Frage ist: An welche Energie komm ich ran? Ein Untrainierter ist hauptsächlich Zuckerverbrenner. Er kommt nicht so gut an seine Fette dran, weil er noch nie gefordert worden ist, seine Fette zu rekrutieren. Er muss erst einmal seinen Tankschlauch für den Fettstoffwechsel öffnen. Und das funktioniert nur, wenn er es ganz langsam angeht, wenn der Laktatspiegel nicht über 2,5 hinausschießt.

Wie lang dauert es, bis man an seine Fette kommt?

Nach drei bis vier Monaten Training, mehrmals pro Woche, ist der Muskel in der Lage, verstärkt Fett abzubauen, wenn man sich mehr anstrengt, sprich mehr Leistung bringt. Man darf also mit einem höheren Puls walken, radeln oder laufen.

Ein großes Herz ist nicht immer ein gesundes Sportlerherz?

Nein, ein zu schwaches Herz vergrößert sich krankhaft. Der Herzmuskel wächst, um einen Fehler zu kompensieren, um gegen einen Widerstand Blut rauszupumpen, zum Beispiel gegen Verengungen in den Gefäßen. Per Ultraschall erkennen wir das. Damit schauen wir uns die Dichte und Arbeitsweise von Herzklappen an.

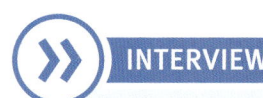

Zum Check-up gehört doch auch, das Blut zu untersuchen?

Uns interessieren die Klassiker wie Blutfettwerte, Blutzuckerwerte und Mineralien wie Eisen, Magnesium, Kalium, Kalzium. All die Elemente, die für den Körperaufbau wichtig sind. Sie zeigen leider meist nur die momentane Stoffwechselsituation. Der Stoffwechsel ist eine sehr sensible Einheit, die ganz schnell auf Veränderung reagiert.

Ein hoher Zuckerwert ist kein Indiz dafür, dass Sie zuckerkrank sind. Es kann sein, dass Sie einfach gestresst im Wartezimmer gewartet haben. Adrenalin veranlasst den Körper, Energie freizusetzen. Viel mehr Zucker schwimmt im Blut.

Um ein sicheres Ergebnis zu bekommen, messen wir die Blutparameter gerne an den darauf folgenden Tagen ein zweites und ein drittes Mal.

Messen Sie auch den Vitaminstatus?

Ja. B-Vitamine sind in der Sportmedizin ganz wichtig, weil sie auf das Zusammenspiel von Nerven und Muskeln einen großen Einfluss nehmen. Wir messen B_6, B_{12} und Folsäure, die auch die Gefäße, das Herz, das Gehirn schützen.

Sie prüfen nicht nur auf Herz, sondern auch auf Nieren ...

Genau, im Urin testen wir auf Harnsäure. Sie ist ein Indikator dafür, ob das Training zu stark belastet. Hoher Harnsäurespiegel heißt Übertraining. Natürlich prüfen wir auch den pH-Wert im Urin. Der zeigt, ob der Säure-Basen-Haushalt ausgeglichen ist. Und zu viel Eiweiß im Urin weist darauf hin, dass im Körper entzündliche Prozesse ablaufen – oder katabole Prozesse, wenn also körpereigene Substanz wie Knochen oder Muskeln abgebaut statt aufgebaut wird.

Dann sind Knochen und Gelenke dran.

Orthopädische Sichtung gehört zu jeder guten Untersuchung dazu. Wir gucken, wie symmetrisch der Körper gebaut ist, ob es Fehlstellungen in den Extremitäten gibt. Wie die Person Kräfte abfangen und weiterleiten kann. Ob die Kraft auf das Knie von innen oder außen oder zentral auftrifft. Und wie wir die Fehlstellung ausgleichen können, durc Muskeltraining, Schuhe oder Einlagen.

Wie gehen Sie da praktisch vor?

Wir machen eine Bewegungsanalyse, bestehend aus Dynamometrie, Kinemetrie und Elektromyographie. Während der Dynamometrie lassen wir die Person über Bodenreaktionsmessplatten gehen, walken, laufen, sprinten, springen. Wir messen die Kraftverläufe unter dem Fuß. Wie viel Dynamik steckt im Gehen, wird über die Großzehe abgestoßen? Wie verhält sich der Fuß beim Abrollen, wird die Kraft optimal muskulär aufgefangen? Drehmomente geben uns Anhaltspunkte für die Belastung von Gelenken, zum Beispiel vom Knie- und Sprunggelenk. Ist die Belastung zu hoc können wir Empfehlungen geben, wie man seine Technik verändert. Begleiten tun wir das mit eine kinemetrischen Analyse. Elektroden am Körper senden Ultraschallsignale an den Computer und verwandeln das Bewegungsverhalten in ein dreidimensionales Bild des Körpers. Das gibt mir Auskunft, wie ausgewogen er sich in einzelnen Körpersegmenten bewegt hat, wie er sich bei der jeweiligen Aufgabe bewegt – warum er zum Beispiel trotz Einlagen einknickt.

Und die Elektromyographie?

Wir ermitteln über das EMG die Muskelaktionspotenziale. Jede Muskulatur sendet einen elektri schen Impuls an die Oberfläche der Haut. Und das erfassen wir. Wir können sagen, wann welch Muskulatur wie intensiv aktiv ist. Und das zeigt uns, welche Muskeln trainiert werden müssen, u die Balance, die Haltung, die Bewegung zu verbe sern. So finden wir auch unterentwickelte Musku

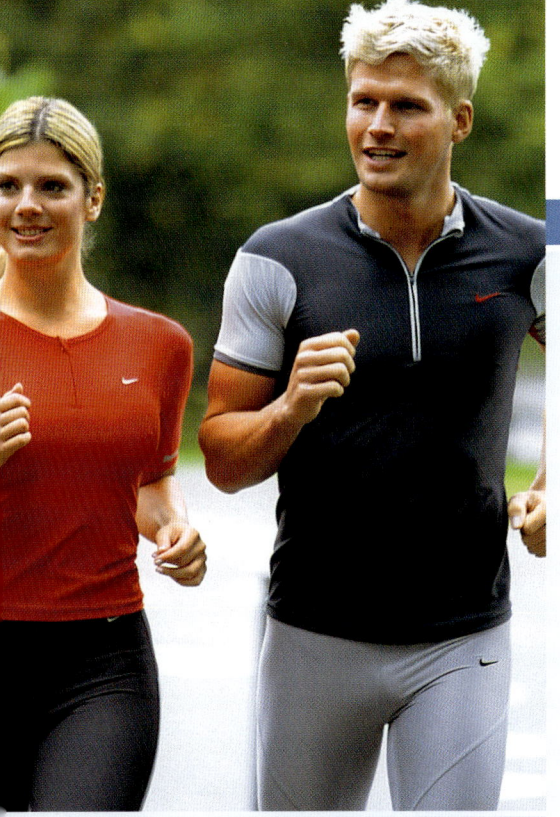

SO LAUFEN SIE RICHTIG: Beginnen Sie als Sportmuffel Ihr Lauftraining nicht in Eigenregie. Ein Leistungs-Check-up vorab zeigt, wie fit Sie sind, und hilft Ihnen, Ihr Training optimal aufzubauen.

latur, Dysbalancen, die zu Problemen führen. Beispiel: Schwache Bauchmuskulatur macht Rückenschmerzen. Ein Schwimmer hat natürlich eine völlig andere Muskulaturbalance als ein Fußballer.

Sie gucken sich doch sicherlich auch die Wirbelsäule an?

Ja, die scannen wir mit einem Stift ein. Das nennt man ultraschalltopometrische 3-D-Stiftmessung der Wirbelsäulenform. Wir fahren mit einem nicht mit Strahlen belastenden Stift die Wirbelsäule ab, rekonstruieren die Form, in Abhängigkeit von bestimmten Bewegungen. So finden wir heraus, wo die Wirbelsäule in ihrer Beweglichkeit eingeschränkt ist, wie sie auf Belastung reagiert – und wie wir Probleme mit Muskeltraining, Einlagen und Ähnlichem therapieren können.

Sie bieten in Ihrem Institut ja auch die Functional Capacity Evaluation (FCE) an. Bitte erklären Sie das.

Meistens guckt man sich nur einzelne Muskelgruppen an. Wir ermitteln mit der FCE die Aktivitäten einer ganzen Person. Dafür haben wir ein System an verschiedensten Geräten entwickelt, anhand dessen man normale Aktivitäten des Alltagslebens testen kann. Wir messen, was passiert, wenn der Mensch hebt, trägt, sich bückt, an etwas zieht oder schiebt, kniet, hockt oder über dem Kopf arbeitet. So finden wir etwa heraus, welche Arbeit jemand wie lange ausführen kann: Er darf zum Beispiel nur 30 Kilo heben, sonst weicht das Kniegelenk aus. So ein Test dauert zwei bis vier Stunden.

Das gehört nicht zum Basis-Check-up. Wie lange dauert der, was kostet es?

Eine umfassende Analyse dauert zwei bis zweieinhalb Stunden. Und kostet 250 bis 400 Euro.

Was nehme ich mit nach Hause?

Eine umfassende Empfehlung für das Verhalten im Alltag, im Beruf und im Training. Genaue Anleitung für Herz-Kreislauf-Trainingsplanung und Muskelaufbau. Welche Defizite bestehen, wie man die beheben kann. Natürlich bekommen Sie auch Empfehlungen, was Sie gegen die orthopädischen Risiken tun können. Und nach vier bis sechs Wochen hat sich in der Regel so viel Positives im Körper getan, dass man das Training daran anpasst. Auch das gehört in einen guten Trainingsplan.

Wo wendet man sich am besten hin?

Die großen Universitäten haben die besten leistungsdiagnostischen Zentren. Dort kriegt man am ehesten einen umfassenden Check-up. Private leistungsdiagnostische Institute bieten meist nur Teilsegmente an. Die einen sind gut für Orthopädie, die anderen für Ausdauer-, die dritten für Muskeltraining. Da muss man sich dann seinen Check-up einfach selbst zusammenstellen.

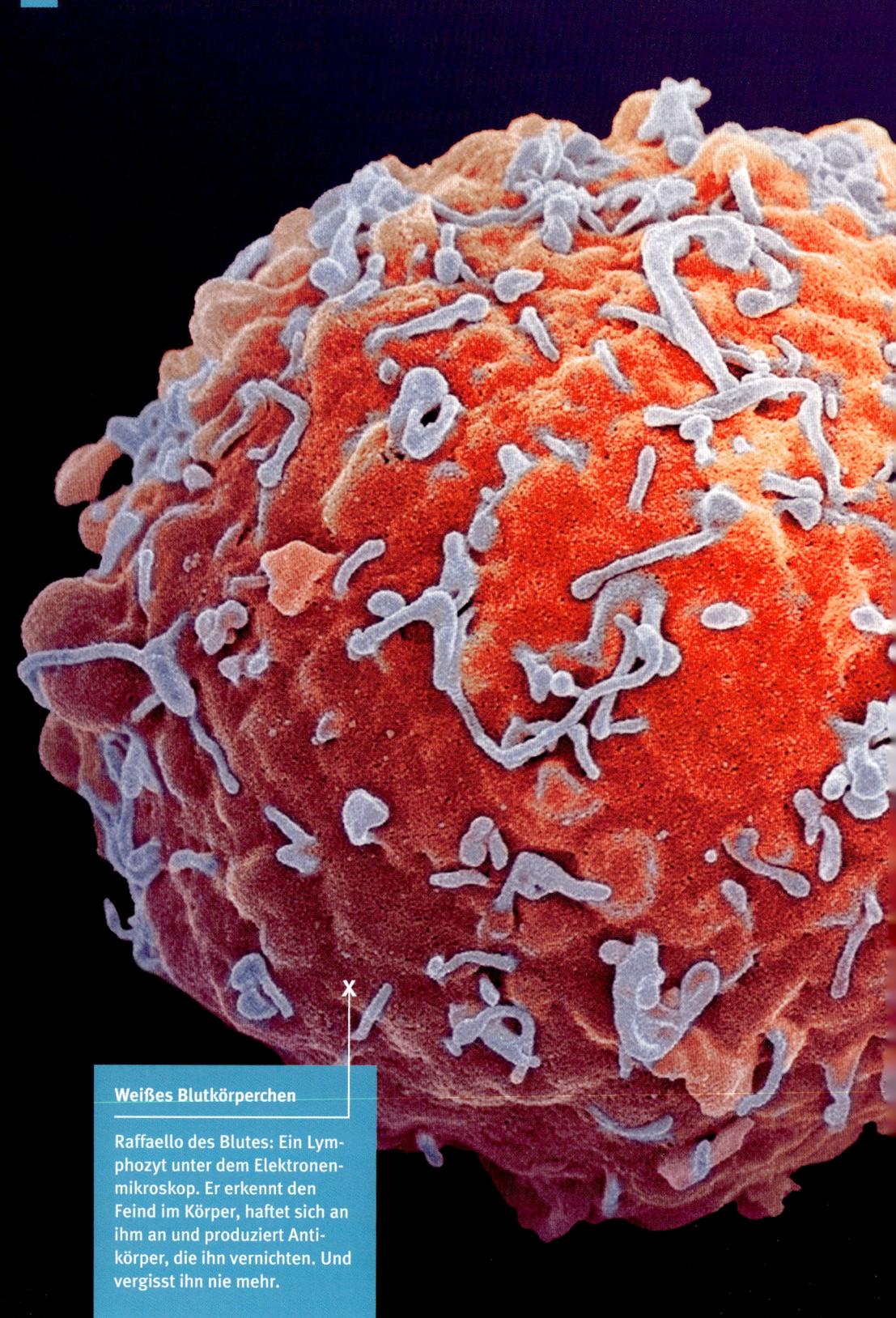

X

Weißes Blutkörperchen

Raffaello des Blutes: Ein Lymphozyt unter dem Elektronenmikroskop. Er erkennt den Feind im Körper, haftet sich an ihm an und produziert Antikörper, die ihn vernichten. Und vergisst ihn nie mehr.

Immunsystem

Die hohe Kunst der Selbstverteidigung

In Ihrem Körper arbeitet ein hochorganisiertes Netzwerk an clever ausgebildeten Abwehrkräften – für Gesundheit und gute Laune. Nur: In manchem Körper liegen die Immun-Soldaten faul in der Ecke herum oder ballern völlig gaga auf so harmlose Dinge wie Hundehaare. Das muss nicht sein ...

Sie sollten jetzt gleich mal Ihren Partner 30 Minuten lang küssen. Wenn Sie den nicht haben, dann gucken Sie sich einen lustigen Film an. Oder gehen Sie ein bisschen raus in die Sonne und wühlen Sie im Dreck. Und schon haben Sie Ihre Abwehr gestärkt. Messbar. Ist doch toll! Ganz einfach – und wirkungsvoll.

Wenn Sie sich mit Ihrem Partner zoffen, dann blockieren Stresshormone das Immunsystem. Dann dauert es einen ganzen Tag länger, bis eine Schnittwunde heilt. Dieses System, das sich die Natur da für Sie, für Ihre Gesundheit ausgedacht hat, ist einfach unglaublich genial. Leider auch genauso kompliziert. Nein, keine Angst, ich schreib keine Doktorarbeit! Ich möchte nur, dass Sie dieses herrliche System in Ihrem Körper in Ansätzen begreifen, so, dass Sie ihm mehr vertrauen. Das Immunsystem ist schließlich Ihr innerer Doktor – und wert, es ein bisschen zu hegen und zu pflegen. Davon profitiert dann auch gleich die Seele, denn auch die gute Laune hängt am Tropf des Immunsystems. Fangen Sie am besten sofort damit an – dann erwischt Sie auch die nächste Erkältungswelle nicht.

Kämpfender, heilender Mikrokosmos

Natürlich versuchen Bakterien, Viren, Pilze und Parasiten ständig, in unseren Körper einzudringen. Und unsere körpereigenen Zellen können zu Krebszellen entarten. All das ist für ein intaktes Immunsystem erst mal kein Problem. Es erkennt und bekämpft Feindliches, sodass uns nichts krank machen kann.

Was das Immunsystem für Sie tut

> Es bekämpft Viren, Bakterien, Pilze und Parasiten.
> Es eliminiert Fremdstoffe im Körper.
> Es leitet die Heilung ein.
> Es beugt nicht nur Erkältungen vor, sondern auch Krebs, Herzinfarkt, Diabetes und Alzheimer.
> Es schenkt uns Energie und Fröhlichkeit, solange es nicht übermäßig gebraucht wird und uns dann mit Botenstoffen der Müdigkeit matt setzt.

ENTZÜNDUNG HEISST ÜBERLEBEN

Krank machen heißt: Ein Fremdkörper – ein Splitter, Virus oder Bakterium – dringt in den Körper ein, zerstört oder verändert Zellen. Es bildet sich eine Entzündung. Der Arzt hängt dann ein »itis« dran: Meningitis (Hirnhautentzündung), Arthritis (Gelenkentzündung), Dermatitis (Hautentzündung) und so weiter.
Das passiert: Immunzellen entdecken den Fremdling und rufen über die Botenstoffpost weitere Immunzellen herbei. Sie dringen über die Blutgefäße und Lymphbahnen direkt zum Infektionsherd vor. Beseitigen den Übeltäter plus das angegriffene Gewebe. Und schicken wieder Botenstoffpost: »Hallo, bitte Heilung einleiten!« Neues Gewebe entsteht … wir gesunden. Ohne Entzündung wäre ein Überleben nicht möglich. Sie zeigt Ihnen: Hier arbeitet das Immunsystem auf Hochtouren.

Die Auslöser der Entzündung

> Mechanisch: ein Schnitt, ein Splitter …
> Thermisch: Kälte oder Wärme (Verbrennung).
> Chemisch: eine Säure oder Lauge, Gifte.
> Strahlen.
> Mikroorganismen wie Viren, Bakterien, Pilze, Parasiten.
> Allergene, also Stoffe wie Nickel oder Blütenpollen, die der Körper einfach als Feind definiert.
> Auslöser aus dem Körper selbst: entgleiste Enzyme oder bösartige Tumore.

Die Reaktion auf den Auslöser

Die Reaktion vor Ort ist immer gleich: Rötung, Wärme, Schwellung, Schmerz, eingeschränkte Funktion – und wenn alles gutgeht: Heilung. Damit viele Immunzellen in das verletzte Gewebe einrücken und den Kampf mit Eindringlingen aufnehmen, weiten sich die Blutgefäße. Gleichzeitig werden ihre Wände durchlässiger. Dadurch dringt Flüssigkeit aus dem Blut ins Gewebe, und es schwillt an. Ein komplexes Netzwerk aus Immunzellen und Botenstoffen lockt weitere Arbeiter des Immunsystems an, sie veranlassen die Blutgerinnung, vermitteln Schmerz und lösen Fieber aus. Manchmal bildet sich Eiter. Und die Botenstoffe beenden schließlich die Entzündungsreaktion und sorgen dafür, dass das Gewebe abheilt.

Unsere Schutzwälle außen

Es wäre ja schrecklich, wenn wir auf jedes Bakterium mit Entzündung reagieren müssten. Ständig alles rot, geschwollen, schmerzhaft … Da hat die Natur natürlich vorgesorgt: Schon in den Körper einzudringen ist schwer.
Der saure Mantel der Haut (pH 5,7) zerstört viele Erreger, genauso wie die Magensäure und das saure Milieu in der Scheide. Enzyme in unseren

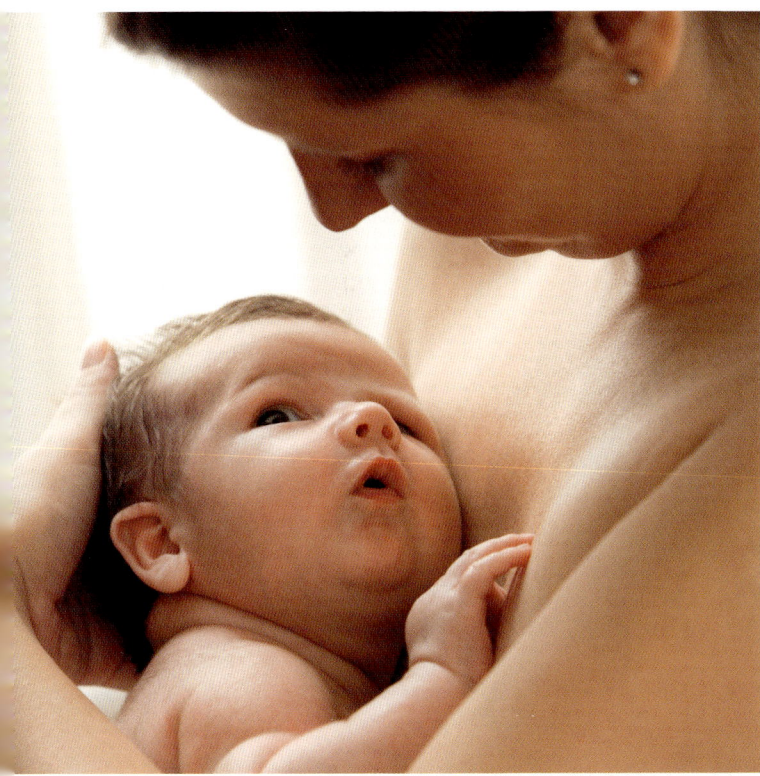

DAS BABY hat von der Natur schon ein Päckchen Abwehrkörper mitbekommen: Fresszellen, Leukozyten … Dann staffiert Mama das Immunsystem des Kleinen noch über die Milch aus – mit einer Extraportion Immunglobuline. Und: Jede Streicheleinheit, jede fürsorgliche Zuwendung stärkt die Abwehrkräfte des Babys. Später wühlt das Kleine im Dreck und macht selbst sein Immunsystem stärker und stärker.

Tränen und im Speichel töten Bakterien ab. Flimmerhärchen in der Nase halten Eindringlinge mechanisch auf. Der Darm filtert Fremdes aus, schickt Gifte in die Kanalisation … Gelingt es Erregern, diese Schutzwälle zu überwinden, kommt die innere Abwehr ins Spiel.

Die Abwehr innen

Im Zuge der Evolution musste das, was mal der Mensch werden sollte, ständig mit Mikroorganismen ringen, die sich auch noch verändern. Daran wuchs unser Immunsystem zu einem äußerst komplexen Arbeitsteam, das nicht mal die Forscher bis ins kleinste Teil verstehen. Gemeinsam gegen den Feind stellt sich ein über den ganzen Körper verteiltes, hochorganisiert arbeitendes Netzwerk aus Organen (Thymus, Milz), Geweben (Knochenmark, Lymphknoten, Mandeln, Darm) und Immunzellen. Ein Teil der Abwehrkapazität

wurde Ihnen in die Wiege gelegt. Einen Teil kriegen Sie über die Muttermilch. Einen Teil müssen Sie sich im Laufe des Lebens selbst erwerben. Ganz einfach, indem Sie das Immunsystem mit dem Feind bekannt machen, zum Beispiel im Dreck wühlen, eine Krankheit durchmachen oder sich impfen lassen.

Bevor Sie gleich in die Welt der Viren und Immunzellen eintreten, lesen Sie über das märchenhafte System, ohne das die ganze Abwehr nichts wäre: die Lymphe.

DAS ZAUBERHAFTE LYMPHSYSTEM

Lymphe, das klingt wie ein Märchenwesen, wie eine kleine Fee, die durch den Körper huscht und ihn von Bösem befreit. Das tut sie auch. Nur ist die Lymphe in Wirklichkeit eine wässrige Flüssigkeit. Die fließt in einem Gefäßnetz, das

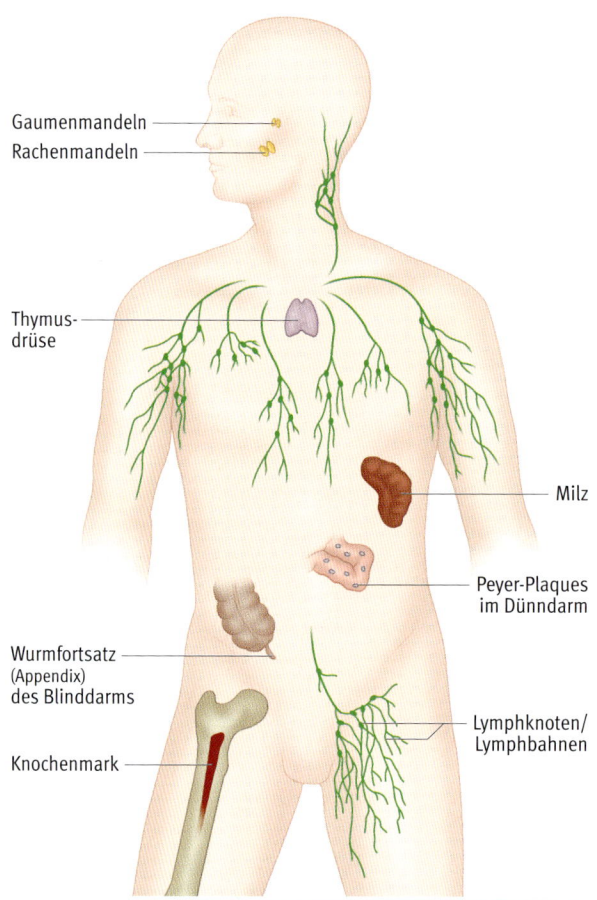

Gaumenmandeln

Rachenmandeln

Thymus-
drüse

Milz

Peyer-Plaques
im Dünndarm

Wurmfortsatz
(Appendix)
des Blinddarms

Lymphknoten/
Lymphbahnen

Knochenmark

DIE ORGANE DES IMMUNSYSTEMS: Die Natur hat sich ein perfektes Team ausgedacht, um die Gesundheit zu erhalten. Von Kopf bis Fuß produzieren Organe, Systeme und Drüsen Abwehrkörper gegen Krankheitserreger – und schicken sie sogar in die Immunschule.

neben den Blutgefäßen den ganzen Körper durchzieht. Man sieht es nur nicht so gut, weil es keine blauen Lymphadern gibt, die durch die Haut schimmern.

Die Lymphe umfließt die Zellen. Sie nimmt Krankheitserreger, Eiweiße, überschüssiges, aufquellendes Gewebewasser, Gifte und Abfälle des Stoffwechsels mit und entsorgt sie dann über die Ausscheidungsorgane Leber, Niere und Darm.

Zum Lymphsystem gehören die Lymphbahnen mit den Lymphknoten, die Milz, die Thymusdrüse, die Mandeln, das Lymphgewebe des Dünndarms, der Appendix und das Knochenmark.

Knoten mit Filterfunktion

Die Lymphknoten sind kleine Filterstationen. Etwa 600 finden sich im Körper. Sie filtern aus der Lymphe Krankheitserreger, Fremdkörper und Zelltrümmer heraus und leider auch Krebszellen, die sich in den Lymphknoten vermehren und Metastasen (Tochtergeschwülste) bilden können. Die kleinen, bohnenförmigen Knoten am Hals, unter den Achseln, in der Leistengegend kennen Sie bestimmt. Schwellen sie an, steckt eine Infektion, zum Beispiel eine Erkältung, dahinter. Es sammeln sich weiße Blutkörperchen in den Knoten, die Antikörper produzieren, und Fresszellen, die Krankheitserreger und Abfallstoffe beseitigen.

Die Lymphe fließt Schritt für Schritt

Jeden Tag rinnen etwa zwei Liter Lymphe durch das Lymphsystem. Leider fehlt dem Lymphsystem eine Pumpe wie das Herz. Deswegen müssen Sie sich bewegen, um den Fluss der Lymphe anzuregen. Sport spült die Gifte und Abfallstoffe aus dem Körper, regt das Immunsystem an. Denn die Muskeln drücken auf die Lymphgefäße, treiben die Lymphe vorwärts. Wissen Sie, wie das am besten geht? Mit dem Mini-Trampolin. Fünf Minuten täglich reichen, um die Fee auf Trab zu bringen, die die Gifte aus dem Körper zaubert.

Lymphfluss anregen

Eine kleine Übung: An der Stuhllehne festhalten, 5 Sekunden lang auf die Zehenspitzen stellen; dann auf die Ferse zurückwippen, 5 Sekunden lang; dann wieder 5 Sekunden auf die Zehen stellen … je 30-mal Zehenstand und Wippen. Das regt den Lymphfluss an, entwässert die Beine – besser als so manches Medikament.

MEHR WISSEN

Das Immunsystem zum Nachschlagen

Die Organe des Immunsystems

Milz: Das 200 g schwere Organ speichert Thrombozyten für die Blutgerinnung und Lymphozyten (weiße Blutkörperchen) für die Immunabwehr. Es produziert Makrophagen (Fresszellen) und baut alte Blutkörperchen und Blutgerinnsel ab.

Mandeln: Sie filtern Erreger, die über Mund und Nase eindringen. Kommen viele Erreger, bilden sie viele Immunzellen (B-Zellen) – das macht sie dick und rot und schmerzend.

Thymusdrüse: Sitzt hinter dem Brustbein und produziert Hormone, die Immunzellen in den Lymphknoten reifen lassen. Sie ist das »Gehirn« der Abwehr. Die Abwehrkörper lernen hier zwischen körpereigenen und körperfremden Stoffen zu unterscheiden. Sie werden mit spezifischen Rezeptoren ausgestattet – mit »Handschellen« für verschiedene Bakterien, Viren, Fremdkörper … Bis zur Pubertät ist die Thymusdrüse besonders aktiv, dann bildet sie sich im Laufe des Lebens zurück. Kinesiologen empfehlen: Zweimal täglich ein paar Sekunden in die Mitte auf das Brustbein klopfen, um die Thymusdrüse aktiv zu halten.

Lymphknoten filtern Erreger und produzieren Abwehrkörper.

Im Darm nehmen M-Zellen (membranöse Zellen) Proben von dem, was wir essen, zerlegen sie und präsentieren alles, was schädlich ist, den Immunzellen im Lymphsystem des Darms. Das produziert dann die passenden Abwehrkörper. Die Darmflora schützt vor Infektionen, hält böse Keime davon ab, sich zu vermehren.

Knochenmark: Hier werden aus Knochenmarkstammzellen die weißen Blutkörperchen (Leukozyten) gebildet. Die gehen dann im Körper in die Immunschule. Im Knochenmark selbst, in Thymus, Lymphknoten, Milz, Mandeln werden sie ausgebildet für ihre speziellen Aufgaben – um je nach Bedarf Feinde zu fressen, Feinde wieder zu erkennen, Zellen in den Selbstmord zu treiben, Wunden zu heilen.

Leukozyten, die weißen Blutkörperchen

Die weißen Blutkörperchen sind doppelt so groß wie die roten und haben einen eigenen Zellkern. Sie bewegen sich wie kleine Einzeller und sind die wichtigsten Arbeiter im Immunsystem. Es gibt mehrere Arten von Leukozyten: Granulozyten, Monozyten, Lymphozyten. Und darunter findet man Fresszellen, Killerzellen, Ich-merk-mir-den-Feind-Zellen. Schwimmen viele Leukozyten im Blut, heißt das: Entzündung. An der Art der Leukozyten stellt der Arzt fest, in welcher Krankheitsphase wir uns gerade befinden.

Granulozyten: Verschiedene Formen von Granulozyten fressen Parasiten, Bakterien, Viren und Pilze im Blut.

Monozyten werden auf dem Höhepunkt einer Infektion aktiv. Als Makrophagen sind sie spezialisiert, Bakterien und Gewebetrümmer zu fressen.

Fresszellen (Makrophagen, Mastzellen): Diese Spezialeinheiten weißer Blutkörperchen, die aus Granulozyten und Monozyten entstehen, ziehen als Fresszellen durch das Blut. Sie verschlingen Eindringlinge wie Bakterien und manche Viren, aber auch Krebszellen und kaputte Körperzellen.

Lymphozyten: Diese weißen Blutkörperchen werden in der Immunschule des Körpers – in Knochenmark, Thymus & Co. – ausgebildet: zu natürlichen Killerzellen, B-Zellen und T-Zellen.

MEHR WISSEN

Natürliche Killerzellen: Sie schwimmen im Blut auf der Suche nach virusinfizierten Zellen und Tumorzellen, die sie vernichten. Sie produzieren Zytokine, die weitere Immunzellen anlocken.

B-Zellen wandern durchs Blut, erkennen Fremdstoffe (Antigene) und produzieren die passenden Antikörper (Immunglobuline), die den Feind eliminieren. Und spezialisierte B-Zellen merken sich den Feind – um ihn beim nächsten Besuch gleich zu vernichten. B steht für »bone marrow«, Knochenmark, dem Ort, wo sie für ihre Aufgabe spezialisiert werden.

T-Zellen: Diese Lymphozyten wandern vom Knochenmark übers Herz hinters Brustbein zum Thymus. Dort werden sie zur Spezialeinheit für Feinde, die in der Zelle sitzen, ausgebildet – solche wie Viren, auch manche Bakterien und Krebs. Sie werden zu T-Killerzellen, die befallene Körperzellen vernichten. Zu T-Helferzellen, die andere Fraktionen des Immunsystems herbeilocken. Zu T-Gedächtniszellen, die sich das Porträt des Feindes merken und uns immun machen. Und zu regulatorischen T-Zellen, die das Immunsystem stoppen, damit nicht zu viel körpereigenes Gewebe zerstört wird. Das T steht für Thymus.

Feinde & Freunde des Immunsystems

Antigen: So heißt das Angriffsziel unseres Immunsystems. Gewöhnlich ein fremdes Eiweißmolekül – von einem Virus, einem Bakterium, einer Polle, einer Hausstaubmilbe ...

Antikörper/Immunglobuline (Ig): Bildet der Körper als Antwort auf Fremdstoffe. Sie haften sich an ihren speziellen Feind – und sorgen dafür, dass er vernichtet wird. Je nach Spezialgebiet heißen sie IgA, IgE, IgG ...

Histamin: Dieses Hormon ist ein wichtiger Entzündungsstoff. Es ist auch an allergischen Reaktionen beteiligt, regt Durchblutung und Stoffwechsel an, leitet eine entzündliche Reaktion ein.

Freie Radikale: Die Fresszellen des Immunsystems nutzen die aggressiven Sauerstoffmoleküle als Waffe, bekämpfen mit ihnen Erreger und bauen abgestorbene Körperzellen ab.

Lymphokine: Botenstoffe, die Teile des Immunsystems aktivieren.

Zytokine: Sie regen Immunzellen zum Wachsen an, dienen dem Immunsystem als Botenstoffe, vernichten Krebs und Viren. Bekannt durch die Krebstherapie: Interferon.

MHC-Moleküle (MHC = Major Histocompatibility Complex): Sitzt ein Feind in der Zelle – Virus oder Krebs –, tragen sie Teile davon an die Zelloberfläche und locken so andere Immunzellen an.

EIN MAKROPHAGE (orange) verschlingt eine Gruppe von Borrelien-Bakterien (blaue Fäden), die ein gemeiner Zeck ins Blut gespuckt hat. Guten Appetit!

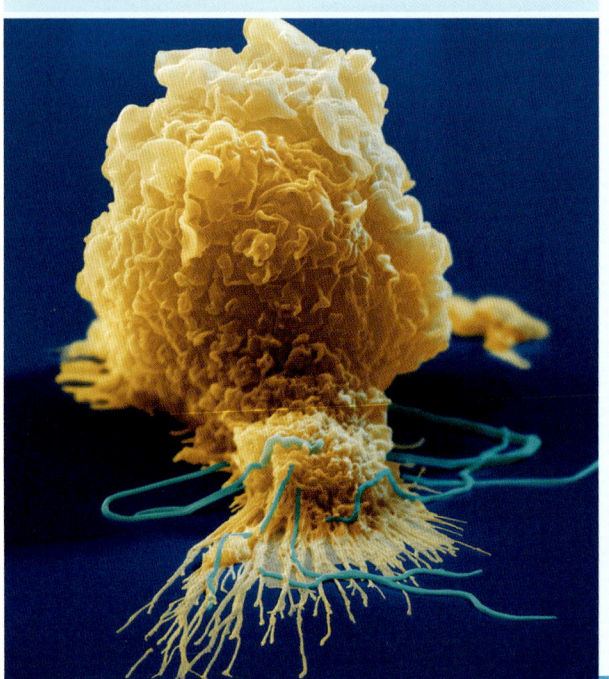

Starke Abwehrstrategien gegen Feinde

WIE DAS VIRUS DEM IMMUNSYSTEM IN DIE FALLE GEHT

Was ein Virus ist, wissen Sie. H5N1. So etwas, das harmlose kleine Enten mag – und dann muss man sie einsperren, weil eine drüberfliegende Pekingente die Vogelgrippe haben könnte. Und die könnte eines ihrer kugelförmigen, gestachelten Virenmonster auf eine Hausente abwerfen, die mit dem Menschen schmust, und dann mutiert vielleicht einmal ein Virus und wird auch von Mensch zu Mensch übertragen. Das wäre schlimmer als Krieg. 20 Millionen Menschen könnten sterben, wie 1918/19 durch die spanische Grippe. Oder mehr. Weltweit. Das Virus kennt keine Grenzen.

Jedenfalls habe ich meine beiden indischen Laufenten Willi und Wulli einsperren müssen. Das haben sie nicht überlebt. Wie die Zigmillionen Hühner und Enten, die gekeult wurden. Willi und Wulli haben das nicht überlebt, weil Laufenten laufen müssen. Wenn sie das nicht dürfen, wird das Immunsystem schwach, Killerzellen sind weniger aktiv. Die harmlosesten Bakterien werden dann bedrohlich. Das ist beim Menschen nicht anders. Aber bleiben wir erst einmal beim Virus.

Virus heißt Gift

Virus heißt aus dem Lateinischen übersetzt »Saft, Gift«. Und zwar hat 1892 der russische Professor Dimitri Iwanowski die Säfte kranker Pflanzen gefiltert und festgestellt, dass sie immer noch krank machen – obwohl alle Bakterien herausgefiltert wurden. Es mussten noch kleinere Krankheitserreger im Saft stecken. Der Saft wurde als Virus bezeichnet. Dieses Virus konnte man dann 1935 sichtbar machen, das Tabakmosaikvirus. Ein Virus ist also winzig klein. Bis auf das Mam-

mutvirus, das sie jüngst in einem Kühlturm in Bradford gefunden haben. Es misst 400 Nanometer. Die anderen messen zwischen 10 und 100 Nanometer. Das bedeutet: Wäre das Virus 1 Zentimeter groß, hätte ein Haar im Verhältnis einen Durchmesser von 100 Metern. So klein und doch so fies. Es lässt Menschen sterben – an Aids, an Pocken, an Hepatitis.

Viel häufiger als durch Bakterien erkranken wir durch Viren. Eine Erkältung ist auch eine Virusinfektion. Ebenso gehen viele Kinderkrankheiten auf das Konto der Viren – wie Masern, Windpocken, Mumps, Röteln. Enteroviren machen Durchfall. Cardioviren führen zur Gehirnhautentzündung und werden durch Zecken übertragen.

Das Virus braucht einen Wirt

Ist ein Virus eigentlich ein Lebewesen? Das können nicht mal die Wissenschaftler beantworten. Ein Virus hat ein Genom, also ein Erbgut, oft auch mit einer Hülle drum herum. Aber es hat keinen Syntheseapparat. Das heißt, es kann sich nicht, wie wir das können, selbst etwas herstellen – wie eine neue Haut, eine regenerierte Leber oder gar ein Baby. Dafür braucht das Virus einen Wirt. Und bei dem nistet es sich in einer Zelle ein. Und nun lebt es sich aus. Es bedient sich in unserer Körperzelle, nimmt unseren Eiweiß-Syntheseapparat, unseren Zellkern her, um sich zu vermehren. Es baut einfach seine Erbinformation in den Zellkern ein, und der arbeitet dann als Virenbrutmaschine. Ohne Rücksicht auf Verluste. Viele Viren zerstören nämlich ihre Wirtszelle, töten sie ab. Die Viren dringen ins Blut, befallen mit ihrer ganzen Brut weitere Zellen, und dort vermehren sie sich wieder und wieder und wieder, zerstören letztlich den Ort, wo sie gerne sitzen, das Immunsystem, das Blut, die Leber, das Hirn …

Das clevere Virus ist angepasst

Das Virus ist natürlich per se nicht daran interessiert, seinen Wirt zu töten. Es möchte ihn ja ausnutzen, braucht ihn ja für seine Vermehrung. Es will ja auch die Frau des Wirts erwischen, sein Kind, seinen Nachbarn. Deswegen passt sich das kluge Virus seinem Wirt an – um ihn recht lange zu haben. Gut angepasst haben sich die Papillomaviren, die Herpesviren, das Epstein-Barr-Virus (Pfeiffer-Drüsenfieber) und alle Erkältungsviren. Sie töten nicht. Manche schlummern sogar im Körper und wachen immer nur dann wieder auf, wenn das Immunsystem gerade schwach ist.

Unangepasste Mörder

Leider gibt es auch Viren, die noch nicht clever genug sind, um ihren Wirt möglichst lange auszunutzen. Das Aidsvirus ändert ständig sein Gesicht, damit es vom Immunsystem, in dem es sich vermehren will, nicht erkannt wird. Von den Horrorviren namens Ebola reichen winzige Mengen –

sie führen zu hämorrhagischem Fieber, der ganze Körper blutet. Sie töten ihren Wirt schnell.
Ich lese übrigens gerade einen Roman von Richard Preston, »Cobra«, über gentechnisch veränderte Viren, die das Gehirn in Gallertpudding verwandelt. Nicht lustig, was Menschen in Laboren so an Biowaffen zaubern können. Ein Overkill des Schreckens. Leider nicht nur Romanstoff.
Ein Virus ist also ein intrazellulärer Parasit. Und mit dem hat unser Immunsystem so seine Schwierigkeiten.

Wie das Immunsystem Viren bekämpft

Sitzt das Virus in der Zelle und fängt an, sich zu vermehren, dann merken das die sogenannten MHC-Moleküle in der Zelle, eine relativ neu entdeckte Fraktion des Immunsystems. Sie packen ein fremdes Virusteilchen und verfrachten es an die Oberfläche der Zelle. Als Fahne für die T-Killerzelle sozusagen:»Hallo, hier ist eine von einem Virus besetzte Zelle!« Die T-Zelle patrouilliert ständig im Körper auf der Suche nach solchen Fahnen. Die stellt das MHC-Molekül übrigens auch für Bakterien oder Krebs auf.
Erkennt die T-Zelle den Feind, zerlöchert sie erst mal die Zellwand. Die T-Zelle ist wirklich eine hinterlistige Killerzelle, denn sie gibt der virusinfizierten Zelle den Auftrag, sich selbst zu zerstören. Apoptose nennt der Mediziner diesen Zellselbstmord. Dann schüttet sie noch eine Menge Zytokine aus: Diese Botenstoffe verhindern, dass sich die Viren weiter vermehren, und locken zugleich Fresszellen an, die den ganzen Saustall schluckend beseitigen. Außerdem fordern sie die B-Zellen an, kleine Gesundheitsfabriken. Sie plustern sich auf, produzieren im Akkord Millionen von Antikörpern. Die Antikörper heften sich an den Feind, machen ihn unschädlich. Und sie merken sich den Fingerabdruck ihres Gegenübers. Taucht dieser Feind noch mal auf, wird er sofort vernichtet. Man ist immun.

 MEHR WISSEN

Das Virus in der Medizin

Da das Virus in der Zelle sitzt, ist es schwierig, mit Medikamenten dranzukommen. Deswegen schaden die Virostatika meist auch dem Menschen, haben starke Nebenwirkungen. Der Arzt muss immer Nutzen und Risiko abwägen. Da das Virus in der Zelle lebt, stellt sich auch die Frage: Wie kann man das Virus klug in der Medizin einsetzen? Daran arbeiten die Forscher weltweit. Und haben einige clevere Strategien entwickelt: Sie schleusen Viren, die für den Körper harmlos sind, in Tumorzellen ein. Diese Viren vermehren sich, zerstören Zelle für Zelle, fallen über den ganzen Tumor her. Auch gegen antibiotikaresistente Bakterien setzt man Viren ein.

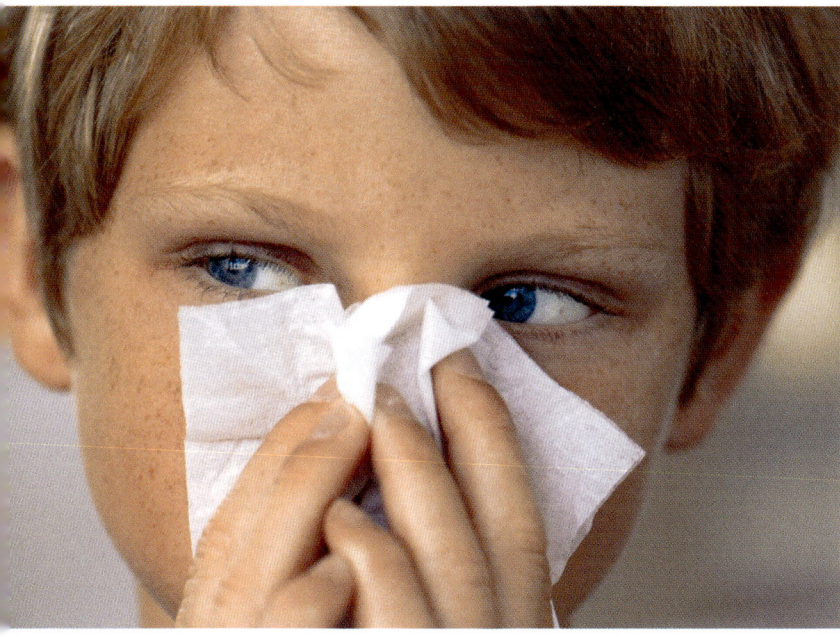

ERKÄLTUNGSVIREN eingefangen? Kein Problem. Kindern darf ruhig vier- bis achtmal im Jahr die Nase laufen. Das ist völlig normal. Erwachsene haben zwei bis fünf Erkältungen. Im Laufe eines 75-jährigen Lebens macht man im Schnitt 200 Erkältungen durch. Sie kommt drei Tage, bleibt drei Tage, geht drei Tage.

Wer ist stärker?

Läuft das Ganze schnell ab – entdeckt die T-Zelle also rasch das Fähnchen und treibt die infizierte Zelle in den Selbstmord –, dann hat das Virus seine Chance verpasst, andere Zellen zu infizieren, sich zu vermehren. Man wird nicht krank. Das ist bei gesunden Menschen so, die viel lachen, sich gerne bewegen, ausgewogen essen, regelmäßig Sex haben. Die verfügen nämlich über viele aktive Killerzellen im Blut.

Ist das Virus hingegen schneller, dann fiebern wir, haben Gliederschmerzen und Entzündungen, wo das Virus agiert – in der Leber, in der Lunge, im Blut, Darm, Gehirn … Und Virus und Killerzellen hinterlassen eine Schneise der Zerstörung.

WARUM SCHLUMMERNDE VIREN AUFWACHEN

Viren müssen nicht krank machen. In 70 bis 90 Prozent aller Menschen schlummert das Herpes-simplex-Virus. Ist eigentlich beruhigend. Dann muss man sich nicht vor Ansteckung fürch-

ten, weil man's ja eh schon hat. Und über 95 Prozent tragen das Epstein-Barr-Virus in sich, das Pfeiffer-Drüsenfieber-Virus, das unsere Leistungssportler ständig lahmlegt.

Aber warum schlummern die Viren denn in uns? Dahinter steckt ein Waffenstillstandsabkommen: »Ich lasse dich in Ruhe, solange du mich nicht krank machst!« Relativ wenige Menschen reagieren mit Bläschen, Windpocken, Gürtelrose, Hirnhautentzündung oder Krebs auf diese Herpesviren, die im Körper stecken.

Nachdem die Viren einmal einen Herpes ausgelöst haben, suchen sie sich ein Nistplätzchen. Sie schlafen in der Nervenzelle oder in der Immunzelle und fügen ihr keinen Schaden zu.

Schwaches Immunsystem – grünes Licht

Doch ein schwaches Immunsystem, bedingt durch Hochleistungssport, Stress, Medikamente, UV-Strahlen, manchmal auch hormonelle Schwankungen, aktiviert die Viren, lockt sie aus ihrem Versteck. Nach dem Motto »Endlich freie Bahn!« wandern Herpes-simplex-Viren zum Beispiel zu

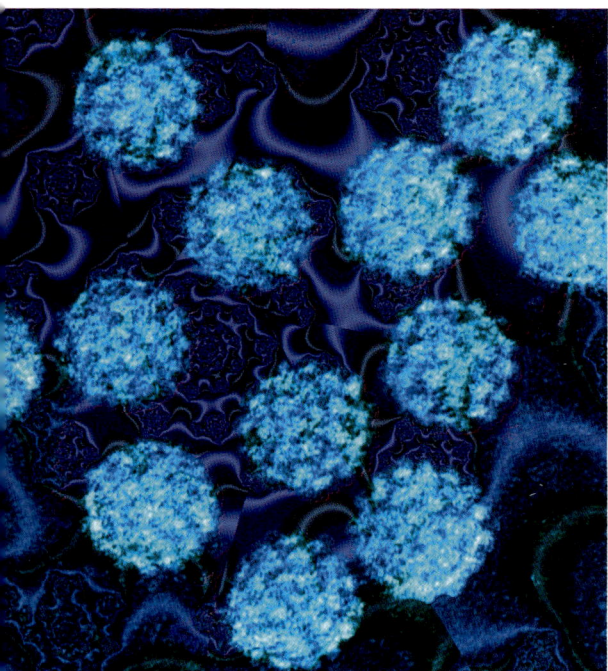

FIESE PAPILLOMAVIREN sehen zwar malerisch aus, lassen aber Wucherungen und Warzen auf Haut, Schleimhäuten und Genitalien wachsen.

WIE DAS IMMUNSYSTEM BAKTERIEN SCHNAPPT

Eindringlinge per Steckbrief gesucht!

Bakterien sind überall. Sie sitzen auf unserer Haut, in den Schleimhäuten. Wir atmen sie ein. Mit den meisten leben wir in äußerst friedlicher Koexistenz. Manche Bakterien haben aber die unangenehme Eigenart, auch mit Gift um sich zu spucken. Das mag mancher in der Stirnfalte – weil Botulinumtoxin (bekannt als Botox) sie glättet. Aber im Bauch mag man den Lebensmittelvergifter weniger. Denn Botulismus endet mitunter tödlich. Auch Salmonellen im Tiramisu oder im Huhn vergiften den Körper. Eine einzige Salmonelle ist für den Körper überhaupt kein Problem. Hat sie sich aber vermehrt, im Sommer, auf dem Küchenbrett, wo erst das Huhn und dann der Salat geschnitten werden, oder im mayonnaisehaltigen Kartoffelsalat, dann kommt der Mensch von der Toilette nicht mehr runter.

Je nachdem, welchen Ort Bakterien erwischt haben, lösen sie die Entzündung aus: im Darm, im Hirn, im Blut, in der Lunge …

Darmstation – gute und böse Bakterien

Der Darm ist mit seinen 400 Quadratmetern Fläche unser größtes Immunorgan. In der Darmschleimhaut arbeiten mehr als 70 Prozent unseres Abwehrsystems. Die Antikörper IgA (Seite 244) entdecken und vernichten vor Ort den Feind – bevor er über die Darmzotten ins Blut, in den Körper dringt.

30 Tonnen Nahrung und 50 000 Liter Flüssigkeit mit kiloweise Bakterien, Parasiten, Pilzen und Schadstoffen passieren im Laufe eines Menschenlebens den Darm. Da haben auch die Darmbakterien jede Menge zu tun. Sie sorgen dafür, dass Gifte abgebaut werden, böse Keime sich nicht ausbreiten können. Tun diese es doch, toben also zu viele Salmonellen, B-Streptokokken oder entero-

den Epithelzellen der Lippen, Augen, Nase, Genitalien. Und lösen dort die Immunreaktion aus, mit Entzündung, Bläschenbildung, Schmerzen … Und das Epstein-Barr-Virus sorgt dafür, dass man sich mal wieder mit depressiven Verstimmungen und Erkältungssymptomen ins Bett legt. Es kann sogar zum Tumorvirus werden. Es steht in Zusammenhang mit Magenkrebs, Tumoren im Nasen-Rachen-Raum und Morbus Hodgkin (Lymphknotenkrebs). Auch das sollte man wissen: Es gibt Viren, die mit den Jahren ihre Wirtszelle in eine Krebszelle umwandeln. Zu diesen onkogenen Viren zählen – neben dem Epstein-Barr-Virus – das Hepatitis-C-Virus, das Leberkrebs auslösen kann, und das Papillomavirus, das man auch für Gebärmutterhalskrebs verantwortlich macht. Das verhindert freilich ein gutes Immunsystem.

hämorrhagische Escherichia coli (EHEC) im Darm, kommt es zu Durchfall, Magenkrämpfen, Erbrechen …

Ist der Darm gesund, ist es der Mensch. Nur: Starke Medikamente wie Antibiotika und Kortison, Hormone, Schadstoffe im Essen und Umweltgifte können die Darmflora schädigen. Sie töten die guten Bakterien, die wir für die Abwehr schädlicher Bakterien dringend brauchen. Und das macht sich im ganzen Körper bemerkbar. Zu wenig gute Darmbakterien heißt: Böse Bakterien, aber auch Pilze (Candida) und Parasiten (Amöben) können sich vermehren. Sie entziehen dem Körper wichtige Vitalstoffe, und das schwächt wiederum das Immunsystem. Sie schicken ihre Gifte in den Blutkreislauf, was die Abwehr noch mehr schwächt – so können Hautkrankheiten gedeihen, Allergien, Erkältungen & Co.

Ein perfektes Team: B-Zellen & Fresszellen

Auch gegen böse Bakterien hat das Immunsystem clevere Strategien parat. Die Arbeit fällt ein bisschen leichter, weil Bakterien sich nur selten in der Zelle verstecken. Sie dringen über Wunden ein, über den Darm, über die Lunge, über die Scheide und die Harnröhre.

Nehmen wir einfach mal den Streptococcus pneumoniae, den Erreger der Lungenentzündung. Er hat sich auf die Lungenbläschen spezialisiert, wo das Blut Sauerstoff aus dem Atem aufnimmt und Kohlendioxid abgibt. Hier vermehren sich die Pneumokokken wunderbar, schaden dem Gewebe, lösen die Entzündungsreaktion aus. Normalerweise würden jetzt die Makrophagen, unsere ständig wachsamen Fresszellen, die Fremden entdecken und verschlingen. Nur: Die Pneumokokken haben eine Zuckerhülle als Tarnkappe und werden von den Fresszellen nicht erkannt. Die schwimmen einfach vorbei.

Aber die B-Zellen, die kleinen Antikörperfabriken, lassen sich nicht täuschen, sie heften sich an die zuckerige Bakterienkapsel und starten ihre Antikörperproduktion (IgG). Diese Antikörper sehen übrigens aus wie lauter kleine Ypsilons und docken rund um das Bakterium an. Wunderbar, denn nun sieht der Makrophage diese IgG-Y, weiß, dass da ein Eindringling druntersteckt, und frisst das Ganze auf.

Warum werden wir dann überhaupt krank? Weil die IgGs nur langsam anrollen. Wird unser Immunsystem nicht selbst mit gefährlichen Bakterien fertig, dann müssen Antibiotika ran.

 MEHR WISSEN

Bakterien finden einen Weg …

Als **Superinfektion** bezeichnen Mediziner die Tatsache, dass bei einem viralen Infekt gleich noch Bakterien andocken. Das Erkältungsvirus macht den Weg frei für Streptokokken, die Bronchitis auslösen.

Auf Wanderschaft: Manche Bakterien bleiben an dem Ort, wo sie eindringen – in der Wunde, der Mundhöhle, der Lunge. Andere wiederum vermehren sich dort und wandern dann weiter – in die Leber, die Lymphe, die Milz, die Haut, das Nervensystem oder den ganzen Körper.

Stumme Infektion heißt: Man hat die Bakterien, sie haben aber nicht die Kraft, einen krank zu machen, weil das Immunsystem stark genug ist.

Verschiedene Übertragungswege: Syphilis holt man sich beim Geschlechtsverkehr. Durchfallerreger wie Salmonellen, Shigellen, Listerien durch infizierte Lebensmittel und Kontaktinfektion, zum Beispiel auf der Toilette. Borreliose oder Fleckfieber durch Zecken. Streptokokken dringen zum Beispiel über Tröpfchen in den Rachen, lösen Mandelentzündung, Scharlach aus.

ANTIBIOTIKUM: DER STAR IM ARZNEISCHRANK

Schon in der Antike legte man schimmelige Lappen auf Wunden, um Infektionen vorzubeugen. Von Bakterien und Pilzen wusste man damals natürlich nichts.

Erst 2000 Jahre später brachte Sir Alexander Fleming Licht ins Dunkel. 1928 entdeckte er durch Zufall die Königin der Arzneimittel, das Penicillin. Ein Schimmelpilz befiel versehentlich eine seiner Bakterienkulturen in der Petrischale. Um den Pilz herum beobachtete Fleming eine bakterienfreie Zone. Der Pilz sondert Stoffwechselprodukte ab, die Bakterien und andere Pilze daran hindern, sich zu vermehren, oder die sie sogar abtöten. Einige Jahre später gab es Penicillin, das weltweit

IN DER PETRISCHALE liegt ein mit Antibiotikum getränktes Papierplättchen (weiß). Auf die ganze Schale wurde eine Lösung mit Keuchhustenbakterien aufgetragen. Außen haben sich über Nacht viele Hunderte Kolonien gebildet (grau), um das Plättchen jedoch nicht, weil das diffundierende Antibiotikum das Bakterienwachstum verhindert hat. Je größer die bakterienfreie Zone, desto wirksamer ist das Antibiotikum.

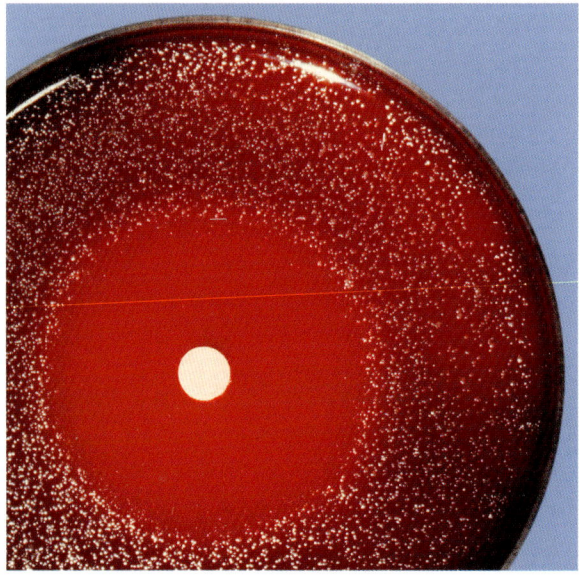

erste industriell gefertigte Antibiotikum. Heute gibt es eine Vielzahl weiterer Antibiotika, zugeschnitten auf die Art des Bakteriums.

Kluge Bakterien werden einfach resistent

Aber auch Bakterien lernen dazu. Sie entwickeln gegen manche Antibiotika eine Resistenz. Werden sozusagen immun. Und damit haben wir ein Problem: Für immer mehr Bakterien haben wir keine Waffe mehr. Und das kostet Leben. Die Zahl antibiotikaresistenter Bakterien hat sich vervielfacht. Weil man ständig mit Kanonen auf Spatzen schießt, bei jedem kleinen Zipperlein Antibiotika verschreibt – und dem Immunsystem keine Zeit lässt, den Bakterien selbst den Garaus zu machen. Auch der übermäßige Einsatz von Antibiotika in Tier- und Landwirtschaft trägt sein Scherflein bei. Über Tomate und Rinderfilet gelangen hohe Dosen Antibiotika in den Körper, gegen die Bakterien im Laufe der Zeit Resistenzen aufbauen. Die sie an ihre Nachkommen weitergeben – oder auf andere Bakterien übertragen: Das nennt man Konjugation. Über kleine Proteinschläuche, die Sexpili, tauschen sie ihr Erbgut aus. Und jedes Krankenhaus entwickelt sich zum Bakterienpuff.

Wenn Sie Antibiotika nehmen müssen

> Nicht eigenmächtig absetzen. Nehmen Sie regelmäßig die verordnete Menge ein – so lange, wie es der Arzt gesagt hat. Sonst besteht die Gefahr, dass resistentere Keime überleben, sich vermehren und Sie erst recht krank machen.

> Mit Joghurt & B-Vitaminen: Antibiotika zerstören die Darmflora. Durchfall kann die Folge sein. Joghurt hilft, die Darmflora wieder aufzubauen. Der antibiotikagestresste Darm kann viele B-Vitamine nur noch schlecht aufnehmen. Lassen Sie sich zusätzlich ein Vitaminpräparat empfehlen.

> Das kleine Erkältungsprogramm auf Seite 253 erspart Ihnen und Ihrem Immunsystem so manches Antibiotikum.

Altes neu entdeckt: Autovakzine

Bevor man Bakterien mit Antibiotika bekämpfte, impfte man mit Autovakzinen. Mit Impfstoffen, die maßgeschneidert für den kranken Patienten aus seinem Erreger hergestellt werden. Man nimmt so einen Erreger aus dem Infektionsherd im Körper, züchtet ihn in der Petrischale an, tötet ihn schonend ab, spritzt ihn dem Patienten. Und mobilisiert so das Immunsystem gegen chronische Erkrankungen der Haut, der Atemwege, des Harntrakts.
An dieser Form der Impfung wird nun wieder geforscht, weil man so den Einsatz von Antibiotika umschiffen könnte.

WIESO UNS FIEBER GUTTUT

Der Hypothalamus im Gehirn hält die Körpertemperatur konstant bei etwa 36 bis 37 Grad. Beschäftigt sich das Immunsystem mit Viren, Bakterien, Parasiten oder Giften, fordert es beim Hypothalamus Hilfe an. Er schickt Hitze. Fieber unterstützt die körpereigene Abwehr. Wer schnell ein bis drei Tage lang fiebert, hat ein gutes Immunsystem. Bei 38,5 Grad schwächt es Bakterien und Viren. Darum sollten Sie Fieber tunlichst nicht sofort senken, sondern sich erst mal hinlegen. Anfangs versucht der Körper, muskelzitternd Wärme zu erzeugen – man fröstelt.
Das hilft: Zudecken, Füße wärmen. Und schlafen. Nach dem Frösteln kommt die Hitze. Man schwitzt – das kühlt. Nun viel trinken. Den Körper mit lauwarmer Kochsalzlösung abreiben. Kalte Wadenwickel nur bei hohem Fieber einsetzen – dann, wenn man nicht mehr fröstelt, wenn die Füße warm sind! Steigt das Fieber auf über 39 Grad, sollte ein Arzt die Ursache abchecken.

Denn ab 42,6 Grad Celsius gerinnt das Eiweiß im Körper. Man stirbt. Im Popo misst man übrigens die genaueste Temperatur. Im Ohr, im Mund, in den Achselhöhlen liegt sie um 0,3 bis 0,5 Grad niedriger.
Einer der griechischen Heiler hat mal gesagt: »Man gebe mir die Macht, Fieber zu erzeugen – und ich heile alle Krankheiten.« Irgendwann irgendwo auf der Welt hört dann auch mal wieder einer auf die Alten und macht eine neue Therapie daraus: Mit aktiver Fiebertherapie behandelt man heute auch Krebs. Man injiziert fiebererzeugende Substanzen (abgetötete Bakterien).

VON FEINDEN UMRINGT …

Durchfall nicht verstopfen

Mit Montezumas Rache hat jeder mal auf einer Reise Bekanntschaft gemacht. Bakterielle Darminfektionen sorgen dafür, dass es einem richtig dreckig geht, sie verschwinden aber meist nach ein paar Tagen. Ein Medikament, das stopft, ist dann keine gute Wahl, so neue Erkenntnisse. Durchfall ist nämlich eine wunderbare Reaktion des Körpers, die Erreger so schnell wie möglich loszuwerden. 1550 vor Christus haben die alten Ägypter das Ganze noch mit einem Abführmittel unterstützt. Das empfehlen heute auch so manche Darmspezialisten. Diese Behandlung gehört aber in die Hand eines Arztes, der den Darm dann auch wieder aufbaut. Wichtig ist, dem Körper Elektrolyte und Flüssigkeit zuzuführen: Wasser und Tee mit Zucker und einer Prise Salz. Dann die gesunde Darmflora aufbauen mit den Bakterien aus Joghurt und Hefe.

Auch kleine Wunden ernst nehmen

Tetanusbakterien kommen überall auf der Erde vor. Sie lieben die Temperatur von 37 Grad. Und das macht den Menschen zum geeigneten Opfer. Es braucht nur eine kleine Wunde und ein bisschen Dreck, und die Erreger dringen ins Gewebe in die Nervenbahnen. Dort bilden sie gefährliche Gifte, die zu schweren Krämpfen (Wundstarrkrampf) bis zum Erstickungstod führen können. Darum fragt der Arzt auch bei einer kleinen Verletzung nach der letzten Tetanusimpfung. Wie lange liegt sie bei Ihnen zurück? Nicht mehr als fünf bis zehn Jahre?!

Blutvergiftung: die tödliche Sepsis

Schafft es das Immunsystem nicht, die Bakterien (manchmal auch Viren oder Parasiten) vor Ort in der Wunde oder auch in einem Organ zu bekämpfen, breiten sie sich also im ganzen Körper aus, dann sprechen wir von Blutvergiftung, der Arzt von Sepsis. Der Kreislauf versagt, die Niere … Jeden Tag sterben 162 Menschen in Deutschland an einer Sepsis – und nur zwei an Aids. Die Sepsis ist die dritthäufigste Todesursache.

Das passiert immer häufiger im Bakterienpuff namens Krankenhaus. Denn zur Sepsis kommt es zum Beispiel, wenn ein antibiotikaresistentes Bakterium nach einer Operation auf ein schwaches Immunsystem trifft.

Sobald der Körper erkennt: »Feind hat alles erobert«, mobilisiert er noch einmal alle Heere, die er hat. Und die schießen über das Ziel hinaus. Gifte, die das Immunsystem gegen die Bakterien einsetzt, vernichten den Körper selbst. Der Kreislauf bricht zusammen, es kommt zum septischen Schock.

Der Rest ist ein Wettlauf gegen den Tod. Findet man den Infektionsherd, der die Sepsis auslöst – in Hirn, Bauchspeicheldrüse, in Galle, Herzklappen …? Welches Antibiotikum wirkt? Hilft überhaupt noch eines?

Übrigens: Der berühmte rote Strich, der von der Wunde in Richtung Herz führt, ist kein sicheres Indiz für eine Blutvergiftung, er zeigt nur eine Entzündung der Lymphbahn an – die kann aber zur Sepsis führen.

Zecken spucken Borrelien aus

Borreliose heißt die häufigste durch Zecken übertragene Krankheit. Die Zecke beißt sich fest und spuckt die Bakterien namens Borrelien in unser Blut. Das führt in drei bis sechs Prozent der Fälle zur Infektion. Oft zeigt sie sich mit einem roten Fleck (Wanderröte) um den Biss. Gering ist die Gefahr, wenn man die Zecke binnen zwölf Stunden mit der Zeckenzange vorsichtig herausdreht. Der Arzt lässt die Zecke untersuchen. Ist sie infiziert, helfen Antibiotika.

Candida, der Problempilz

Der Hefepilz Candida albicans siedelt bei fast jedem auf den Schleimhäuten in Mund, Darm oder Scheide. Dort lebt er zusammen mit vielen anderen Mikroorganismen. Ohne dass man ihn bemerkt. Wenn aber Stress, falsche Ernährung oder Krankheit das Immunsystem schwächen oder wenn Antibiotika das bakterielle Gleichgewicht stören, dann kann sich der Pilz stark vermehren und die gesunde Bakterienflora verdrängen. Dann juckt's am Popo, oder man hat auffällig oft Blähungen, fühlt sich müde, leidet unter Hautpilz oder Infektionen im Genitalbereich.

Der Arzt verschreibt eine Behandlung mit Antimykotika (antimykotisch = gegen Pilze), die zwei bis drei Monate dauern kann. Begleitend sollte man in dieser Zeit auf alle zuckerhaltigen Lebensmittel verzichten. So entzieht man dem Pilz die Lebensgrundlage. Neben dem weißen Haushaltszucker betrifft das auch alle alternativen Süßungsmittel wie Honig, Zuckerrübensirup, Apfeldicksaft und Rohrzucker. Auch Alkohol und Weißmehl sollte man meiden. Vollkornprodukte dagegen darf man essen. Deren Ballaststoffe rutschen so schnell durch den Darm, dass die Candidahefen keine Zeit haben, die Kohlenhydrate zu verstoffwechseln. Außerdem schleppen Ballaststoffe Gifte mit nach draußen – die muss das (schwache) Immunsystem nicht mehr entsorgen.

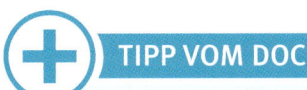

TIPP VOM DOC

Erkältungsprogramm von Kopf bis Fuß

Erkältungsviren lauern im Büro, in der Schule, der U-Bahn ... überall, wo Menschen sprechen, husten oder niesen. Per Tröpfchen bewegen sie sich von Hinz zu Kunz.

Die Viren nisten sich in der Nasenschleimhaut ein, die rötet sich, schwillt an. Oft wird dann eine Erkältung draus. Das heißt, die Viren breiten sich aus in Rachen, Hals, Bronchien, Stirn- und Nebenhöhlen bis in den Gehörgang – und bereiten auch noch den Boden für Bakterien. Es kommt, wenn man sich nun nicht pflegt, zur Entzündung, zur Bronchitis, Nebenhöhlenentzündung ...

Leider können wir dem Virenangriff nur wenig entgegensetzen. Schon gar keine Antibiotika – die helfen nur gegen Bakterien. Die machen sich mit dem kleinen Erkältungsprogramm gar nicht erst breit.

Ansteigendes Fußbad

Es kündigt sich eine Erkältung an? Ein ansteigendes Fußbad stärkt die Abwehrkräfte.

Füllen Sie eine kleine Wanne mit körperwarmem Wasser (37 Grad). Stellen Sie Ihre Füße 15 Minuten lang hinein. Nach und nach heißes Wasser nachgießen, bis Sie am Ende eine Temperatur von 42 Grad erreicht haben. Füße gut abtrocknen, in dicke Socken schlüpfen.

Wer lieber von oben her was tut

> Orthomolekularmediziner und Naturheilarzt Dr. Dieter Bessing stimuliert seine Abwehr so: »Sobald die Nase bitzelt, nehme ich 1 bis 2 g Vitamin C, 1200 mg Vitamin E, gebe 20 bis 40 mg Zink obendrauf und tanke 60 mg Coenzym Q10.«

> Ein Tee aus Thymian- oder Spitzwegerichkraut wirkt krampf- und schleimlösend. Auf Seite 229 finden Sie eine Rezeptur für Hustenbonbons.

Inhalation für die Bronchien

Mit Salz können Sie die Nase spülen, um sich vor Erkältungen zu schützen. Die Inhalation mit Salz wirkt heilend auf alle Schleimhäute.

2 bis 3 TL Meersalz mit 1 l kochendem Wasser aufgießen. Kopf über der Schüssel mit einem Handtuch abdecken. 10 Minuten tief durch Mund und Nase atmen.

Gurgeln gegen Halsschmerzen

Hals warm einwickeln, viel trinken. Gurgellösungen mit Salbei und Meersalz beruhigen entzündete Mandeln und vertreiben Halsschmerzen.

> 1 TL Meersalz in Salbeitee auflösen und damit gurgeln. Ruhig mehrmals täglich.

Schwitzkur mit Lindenblütentee

Schwitzen ist die beste Medizin gegen aufkeimende Erkältungen. Sie kurbeln damit Ihre Abwehr an, versetzen Ihren Körper in ein künstliches Fieber. Trinken Sie vor dem Schlafengehen 2 bis 3 Tassen Lindenblütentee. Dick einpacken, ins warme Bett legen. Nassen Schlafanzug alle 2 Stunden wechseln. Mit Handtuch trocken reiben. Vor dem erneuten Einschlafen noch etwas trinken. Bitte nur bei leichtem Fieber anwenden. Wirkt auch wunderbar: heißer Holundersaft.

Wadenwickel als Fiebersenker

Kalte Wadenwickel senken die Körpertemperatur bei Fieber über 39 Grad – aber nur, wenn man schon über die Fröstelphase weg ist und wenn die Füße warm sind (Seite 251).

Ein Handtuch in kaltes Wasser tauchen, auswringen und fest um die Waden wickeln. Darüber ein trockenes Tuch aus Wolle oder Baumwolle befestigen. Beine ausstrecken und 5 Minuten ruhig liegen. Wadenwickel 2- bis 3-mal erneuern.

IMPFUNG TRICKST DIE FEINDE AUS

Macht uns ein Virus krank, hat es bei einem zweiten Angriff kaum eine Chance. Wir sind immun. Damit uns ein Virus nicht unnötig krank macht – oder gar umbringt –, gibt es die Impfung.
Schon 1000 Jahre vor Christus hat man gegen Pocken geimpft: Man verrieb den Wundschorf von Überlebenden zu Pulver und ließ es andere einatmen. Indische Ärzte ritzten es später in die Haut ein. Und im 18. Jahrhundert schützte man den Mensch mit den harmloseren Kuhpockenpusteln. Die tödlichen Pocken haben wir durch die Pflichtimpfung ausgerottet (bis auf die Exemplare, die in Hochsicherheitslabors in Russland und den USA liegen).
Impfen heißt also: das Immunsystem bekannt machen mit einem Bakterium oder einem Virus.

Aktive Immunisierung

Heute impft man mit einer abgeschwächten Form des Erregers (tot oder lebendig), und das löst im Körper eine Immunreaktion aus – ohne dass wir daran erkranken. Normalerweise zumindest.

 MEHR WISSEN

Das Immunsystem hält Aids in Schach

Das Aidsvirus schlummert oft Jahre im Körper des Infizierten. Es traut sich nicht raus aus seinen Löchern. Warum? Ganz klar: Das Immunsystem hält es in Schach. Es ist stärker. Obwohl sich das Aidsvirus ausgerechnet das Immunsystem als Wirt ausgesucht hat. Trotzdem: Antikörper der B-Zellen neutralisieren das Aidsvirus. Und T-Zellen töten seine Brutstätte, die infizierten Immunzellen, ab. Das kann jahrelang gutgehen. Deswegen achten HIV-Infizierte ganz stark auf ihr Immunsystem.

Das Immunsystem erkennt den Impfstoff als körperfremd. Und B-Zellen bilden sofort Antikörper gegen dieses Antigen, diesen geimpften Bestandteil des Bakteriums oder Virus. Dann wandeln sich die B-Zellen in Gedächtniszellen. Und diese patrouillieren weiter im Blut und in den Lymphbahnen – mit dem Steckbrief vom Erreger. So ein Impfschutz hält meist nur einige Jahre an, dann muss man auffrischen.

Passive Immunisierung

Nun gibt es noch die Möglichkeit, passiv zu impfen. Wie das die Mutter mit dem Fötus tut. Sie schickt ihm über die Plazenta ständig Antikörper. Und diese kriegt das Baby für die ersten Monate als Nestschutz mit. Genauso gibt die Mutter ihre Antikörper dem Baby, wenn sie stillt. Die stecken in der Industriemilch nicht drin. Passive Immunisierung heißt also: Man leiht sich eine Zeitlang Antikörper. Der passive Schutz hält leider nur Wochen, weil sich kein Immungedächtnis bildet.

Impfen rettet Leben – wieviel muss sein?

Die Impfung ist eine der genialsten Erfindungen der Medizin. Sie erspart unglaublich viel Leid. Was wäre es schön, wenn wir einen Impfstoff gegen Malaria hätten, einen gegen Aids! Der auch armen Menschen zugänglich wäre.
Keiner muss mehr an Kinderlähmung erkranken. Wir müssen nicht an Tollwut sterben, können gegen Gelbfieber geimpft ruhig nach Afrika fahren. Kinder starten mit einem 6er-Kombinationsimpfstoff sicherer ins Leben. Älteren Menschen hilft die Grippeimpfung über den Winter. Aber: Hunderte von Impfstoffen warten auf ihre Zulassung. Sind die wirklich alle notwendig?

Die Impfmüdigkeit

Der Mensch wird, wenn er sich nicht mehr wirklich bedroht fühlt, impfmüde … Und das lässt Krankheiten wieder aufflackern. Ausrottung

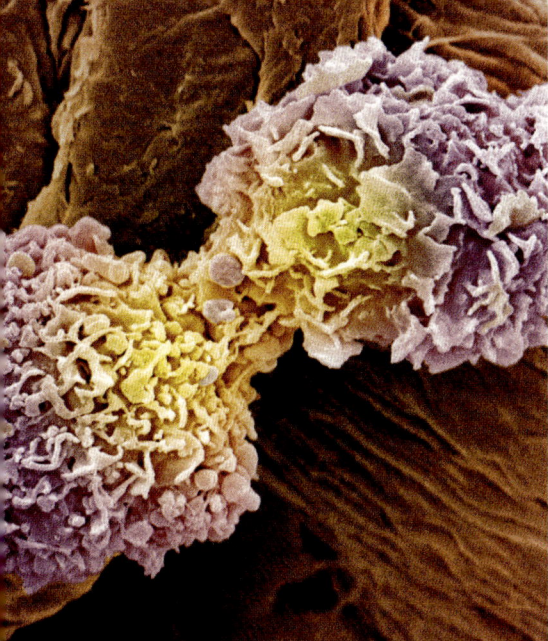

KREBS HEISST: Zellen sterben nicht ab, sie teilen sich ungehemmt. Je schneller, desto bösartiger ist der Tumor. Hier teilt sich eine Brustkrebszelle.

braucht Durchimpfung. Jede Impfung ist natürlich eine Nutzen-Risiko-Abwägung. Jede Medizin hat Nebenwirkungen. Sprechen Sie mit Ihrem Arzt. Fragen Sie nach dem Nutzen, nach den Nebenwirkungen. Lesen Sie über Pro und Contra im Internet. Und bilden Sie sich eine eigene Meinung. Und dann handeln Sie. Bitte: Die Auffrischimpfungen nicht vergessen. Auch nicht die eigenen. Sonst war's ganz umsonst. (Impfkalender der Ständigen Impfkommission: www.dgk.de)

UNSER NATÜRLICHES KREBS-SCHUTZMITTEL

Was ist Krebs? Entartete Körperzellen, die nicht irgendwann ganz natürlich absterben, sondern sich teilen und wachsen und wachsen und wachsen. Die sich als Tumor den Körper unterwerfen, ihn zwingen, sie mit Blutgefäßen und Nährstoffen zu versorgen. Die das Organ, in dem sie sitzen, zum Untergang verdammen. Und auch noch eine bösartige Brut losschicken, Metastasen, die

andere Organe befallen und dort ihr vernichtendes Werk vollbringen.

Ein Tumor sendet übrigens die gleichen Botenstoffe aus, die Immunzellen losschicken, um eine Heilung einzuleiten. Wenn sich eine Wunde schließt, wachsen neue Blutgefäße und Bindegewebe. Und genau das braucht der Tumor, um sich zu ernähren, um ewig zu wachsen. Deswegen bezeichnen Forscher einen Tumor auch als »eine Wunde, die niemals heilt«.

Das Immunsystem schützt jede Sekunde

Unsere wunderbaren Lymphozyten, die durch das Blut patrouillieren, haben die Aufgabe, diese entarteten Zellen zu vernichten. Sie entdecken das rote Fähnchen auf der Krebszelle und treiben sie in den Selbstmord. Das tun sie ständig. Und solange sie das tun, erkranken Sie nicht an Krebs. Entdeckt hat man den Zusammenhang zwischen Immunsystem und Krebs übrigens bei Menschen, denen ein Organ transplantiert wurde. Damit der Fremdkörper nicht abgestoßen wird, gibt man Immunsuppressiva – Medikamente, die das Immunsystem unterdrücken. Diese Menschen erkranken häufiger an Krebs. Das zeigt: Unser Immunsystem schützt uns vor Krebs. Solange er nicht stärker, das Immunsystem schwächer wird.

Wie kann man vorbeugen?

Natürlich arbeiten Forscher an der Impfung gegen Krebs. Einfach ist das nicht. Immerhin weiß man heute: Eine frühzeitige Impfung gegen Hepatitis B kann vor Leberkrebs schützen. Diese Impfung wäre also schon mal eine Krebsprophylaxe. Die zweite: Früherkennung. Krebs ist heilbar. Wenn man ihn früh erkennt und die Vorsorgemaßnahmen wahrnimmt (Seite 272). Aber die beste Prophylaxe ist einfach ein intaktes Immunsystem. Und das braucht? Genau: Bewegung, Entspannung, Vitalstoffe auf dem Teller – und Sex. Mehr dazu auf der nächsten Seite und auf Seite 269.

GESUND BLEIBEN

Immunhilfe aus der Natur

Damit das Immunsystem groß und stark wird:

Eiweiß: L-Carnitin, Arginin, Glutamin, Cystein, Glutathion und Methionin: Diese Eiweißbausteine braucht Ihr Körper, um daraus Abwehrzellen zu basteln. Achten Sie darauf, dreimal täglich Eiweiß zu essen – besonders wenn Sie krank sind. Ihr Immunsystem besteht aus 1,5 Kilo purem Eiweiß.

Vitamin A: Schwimmt viel davon im Blut, produziert der Körper mehr Antikörper, Fresszellen und Co. Fehlt es, ist man häufiger krank. Steckt auch in Naturjoghurt, der gleichzeitig mit seinen Bakterien die Immunwirkung der Darmflora aufpäppelt.

Vitamin D lässt Lymphozyten wachsen und macht die Fresszellen hungrig. Ein Mangel führt zu einer erhöhten Infektanfälligkeit. Darum häufiger mal Eier essen oder Hering. Und: Täglich 30 Minuten Sonne tanken, den Treibstoff für die Vitamin-D-Produktion.

Vitamin E lindert Entzündungen, fördert die Reifung von Immunzellen, aktiviert die T-Zellen und schützt als Antioxidans die Abwehrzellen vor freien Radikalen. Und darum kommt bei mir nur Olivenöl in die Pfanne, das sich zudem neutral verhält, was die Eicobildung betrifft (Seite 259).

Folsäure brauchen die B-Zellen, um Antikörper zu bilden. Popeyes Spinatration stärkt nicht nur Ihre Muskeln, sondern auch Ihr Immunsystem. Genauso wie andere grüne Gemüse auch.

B-Vitamine: B_1 (Thiamin), B_5 (Pantothensäure) und B_6 (Pyridoxin) braucht ein schlagkräftiges Immunsystem. Sie helfen mit, die Armee aus Antikörpern, Fress- und Killerzellen aufzustellen. Rühren Sie morgens einen Teelöffel Hefeflocken ins Müsli – und Ihre Immuntruppe steht Gewehr bei Fuß.

Der **Vitamin-C**-Gehalt der Immunzellen ist 40-mal höher als der anderer Blutzellen. Wird man von einem Infekt geplagt, transportiert der Körper Vitamin C aus dem Blut in die Abwehrzellen, die es im Gefecht mit den Krankheitserregern verbrauchen. Deswegen regelmäßig auftanken, jede Stunde ein Glas Zitronenwasser trinken – und Sie verkürzen die Erkältungsdauer um bis zu 20 Prozent.

Selen hemmt die Vermehrung von Viren im Körper und arbeitet an der Produktion von Abwehrzellen mit. Ganz viel steckt in der Kokosnuss. Da ein Selenspiegel von 150 Mikrogramm im Blut nachweislich vor Krebs schützt, habe ich meinen mal messen lassen – und den Tank gut aufgefüllt. Mit täglich 150 Mikrogramm aus der Apotheke. Im Essen steckt kaum noch was drin.

Zink: Die Herstellung und Spezialisierung von Abwehrzellen in der Thymusdrüse ist von dem Spurenelement abhänig. Wer sich gut mit ihm versorgt, verringert deutlich Dauer und Schwere grippaler Infekte. Top-Zinkquelle ist Biorindfleisch. Deswegen hilft Omas Fleischbrühe bei Erkältung.

Was Gutes von der Biene: Propolis ist ein Harz, das Honigbienen produzieren. Sie schützen damit den Bienenstock vor Bakterien- und Pilzbefall. Was für die Biene gut ist, hilft auch dem Menschen. Propolis stärkt das Immunsystem. Es fängt freie Radikale im Körper und schützt vor Infektionen wie Erkältungen. Es wirkt gegen Bakterien, Viren und Pilze und hemmt Entzündungen. Propolistropfen erhalten Sie in Apotheke und Reformhaus. Wer eine Insektenallergie hat, sollte Propolis lieber meiden.

Einfach ein Elixier: Die einen schwören auf Brottrunk, die anderen auf Wasserkefir oder Weizengrassaft, Nonisaft, Aloe-vera-Saft, Gemüse-Obst-Extrakte ... Alle diese Elixiere haben eines gemeinsam: Sie stärken das Immunsystem. Auf zwei Wegen: mit ihren Vitalstoffen der Natur – und mit

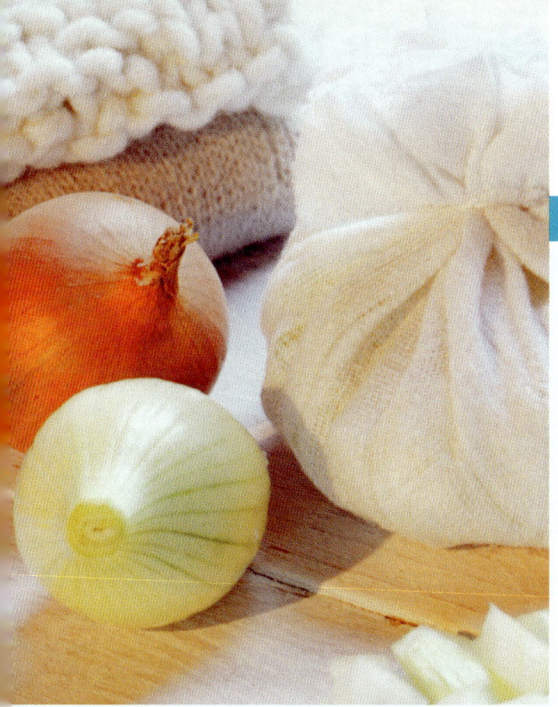

DIE ZWIEBEL ist ein kleines Allheilmittel gegen verschiedenste Erkältungsbeschwerden. Man kann mit Zwiebelsud das Halsweh weggurgeln oder mit Omas Zwiebelwickel (Seite 122) Ohrenschmerzen lindern – und mit der Zwiebel unter der Nase freier durchatmen.

Übrigens: Wenn Sie ein Insekt sticht, dann einfach mit einer Zwiebel drüberreiben. Das nimmt Schmerz und Juckreiz.

Echinacea, hilft's oder nicht? In der Zeitung stand kürzlich: Echinacea hilft nicht. Stimmt das? Die Indianer verwendeten den roten Sonnenhut gegen Schnupfen, Husten, Halsschmerzen, Mandelentzündung. Denen hat's wohl geholfen, sonst hätten sie das ja nicht über Generationen hinweg weitergegeben. Sicher hilft Echinacea nicht, wenn man ein schlechtes Präparat nimmt oder es zu spät einnimmt. Es hilft vorbeugend, das Immunsystem zu stärken. Ist die Erkältung schon da, kann es sie vielleicht ein bisschen lindern, aber im Endeffekt muss dann der Körper mit seinem Abwehrsystem durch. Übrigens: Echinacea kommt auch in vielen Salben vor. Die helfen dann bei schlecht heilenden, oberflächlichen Wunden.

dem Ritual, sie täglich zu genießen, etwas für sich, den Körper, sein Immunsystem zu tun.

Wunderbare Zwiebeln: Zwiebeln zählen zu den wirksamsten Naturheilmitteln für das Immunsystem: Die ätherischen Öle der Zwiebel wirken als natürliches Antibiotikum. Das Zink aus der Zwiebel hemmt die Freisetzung von Histamin bei Allergikern und kräftigt den Stoffwechsel. Ihr hoher Vitamin-C-Gehalt wirkt vorbeugend gegen Husten, Schnupfen und Co.
Ist eine Erkältung im Anzug? Dann schneiden Sie eine rohe Zwiebel in dünne Scheiben und übergießen Sie diese mit einem Viertelliter lauwarmen Wasser. Das lassen Sie dann eine Nacht lang ziehen. Durch ein Tuch abseihen und mehrmals täglich einen Schluck trinken. Bei Halsbeschwerden damit gurgeln.

Pestwurz statt Antihistaminika: Pestwurz hilft gegen Heuschnupfen (allergische Rhinitis) genauso gut wie ein Antihistaminikum. Allerdings ohne Nebenwirkungen wie Müdigkeit. Das fanden Wissenschaftler aus der Schweiz und Deutschland in einer Studie mit 300 Betroffenen heraus. Petasine der Pestwurz verhindern die Produktion von Leukotrienen, Botenstoffen der Entzündungsreaktion gegen Allergene (Seite 261).

Licht gegen Heuschnupfen: Forscher der Heinrich-Heine-Universität in Düsseldorf behandeln Heuschnupfen mit Lichttherapie. Die Naseninnenwand wird über das Nasenloch dreimal wöchentlich mit ultraviolettem und sichtbarem Licht bestrahlt. Die Lichttherapie tötet überaktive Immunzellen und Entzündungszellen ab. Lindert Heuschnupfensymptome deutlich.

Überreaktion: das Immunsystem auf Abwegen

Es war einmal ... da sind die Schweine glücklich und wild herumgelaufen, haben sich von der Natur ernährt und hatten viele Omega-3-Fettsäuren, die den Menschen glücklich machten.

Dann kamen Schweinemäster, sperrten die Tiere 65 000-Stück-weise in hermetisch abgeriegelten Mastbetrieben ein, von Hunden bewachte Hochsicherheitstrakts, in denen die Schweine unter Dauerdämmerlicht auf 0,5 Quadratmetern vegetieren. Damit sie sich vor Stress nicht selbst zerfleischen, wird »Beschäftigungsmaterial« in den Stall gelegt, Reifen und Ketten.

Und weil sie selbst so unglücklich lebten, hatten sie keine Omega-3-Fettsäuren mehr. Das machte die Menschen traurig und krank, sie litten unter Depressionen, Diabetes, rheumatischer Arthritis, Herz-Kreislauf-Erkrankungen und Entzündungen. Nun haben amerikanische Zauberer von der Universität Pittsburgh ein paar Ferkelchen ein Gen eingepflanzt, das dafür sorgt, dass sich die weniger günstigen Omega-6-Fettsäuren in die günstigen Omega-3-Fettsäuren umwandeln. Und wenn sie nicht gestorben sind, dann ...

Die Moral von der Geschicht

Unser Essen enthält keine Omega-3-Fettsäuren mehr. Weil es die Industrie herstellt. Sie stecken weder im Schwein noch im in der Aquakultur erzeugtem Fisch noch im Käse. Diese Omega-3-Fettsäuren brauchen wir aber für unser Hirn, um glücklich zu sein, für jede Zelle, um jung zu bleiben – und für viel gute Eicosanoide.

GUT ESSEN FÜR GUTE EICOS: Frisches Obst, Gemüse und Vollkornprodukte halten den Insulinspiegel in Zaum und damit die schlechten Eicos. Die guten Eicos brauchen Omega-3-Fettsäuren aus Seefisch, Raps- und Leinöl. Auch Biomilch von glücklichen Kühen enthält mehr Omega 3 als konventionell hergestellte Milch.

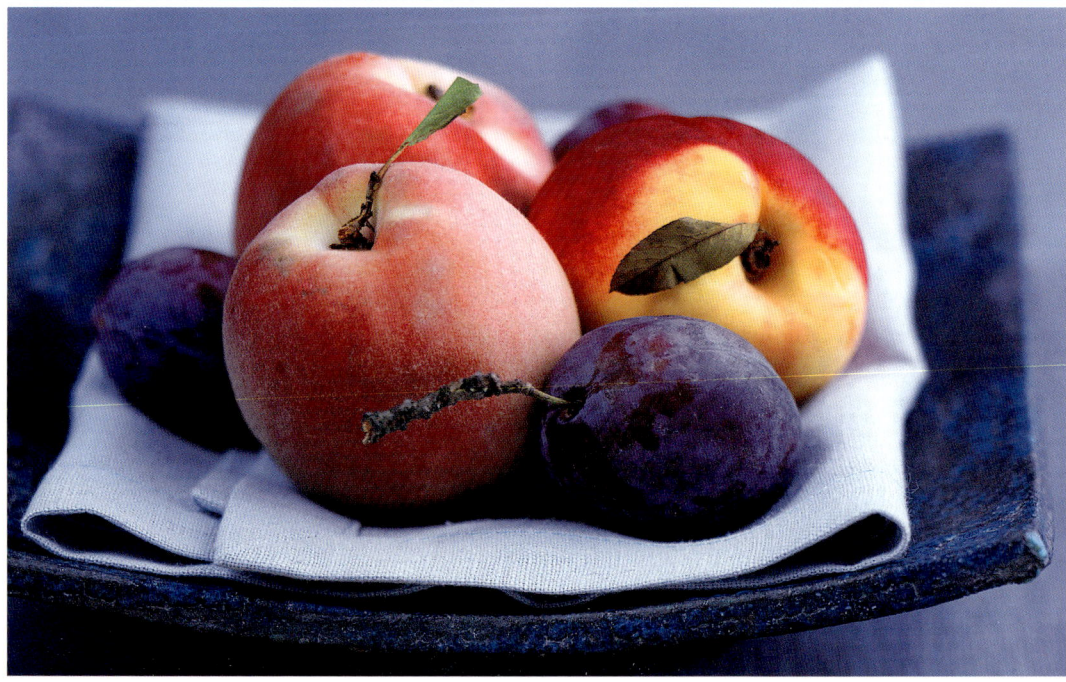

DIE WELTGESUNDHEITSFORMEL GEGEN ENTZÜNDUNGEN

»Die Weltformel des Stoffwechsels«, titelte der »Spiegel« bereits 2004. Darunter stand ein Bericht über Entzündung. Ohne den Reparaturmechanismus namens Entzündung könnten wir, wie gesagt, nicht überleben. Aber was ist, wenn die Entzündung einfach nicht stoppt, weiter im Körper schwelt, obwohl die Eindringlinge beseitigt sind? Dann erkranken wir chronisch. An Diabetes, an Krebs, an Arteriosklerose, an Alzheimer. Hinter alldem stecken die Omega-3-Fettsäuren und die Eicosanoide.

Gute und böse Eicosanoide

Jede Ihrer Körperzellen produziert Eicosanoide. Diese Gewebshormone aus langkettigen Fettsäuren beeinflussen Hormonhaushalt, Immunsystem, Herz und Kreislauf, Nerven, Fortpflanzung, Atmung … sprich: den ganzen Körper.
Nun gibt es, wie so oft im Leben, zwei davon: die guten Eicosanoide und die bösen Eicosanoide. Sie brauchen beide. Nur eben viel mehr von den guten. Solange diese im Körper ausreichend produziert werden, sind Sie gesund.
Übrigens: Zu den Eicosanoiden zählen auch Prostaglandine, nur falls Sie davon schon mal etwas gehört haben. Wir bleiben hier bei Eicos.

Falsches Essen macht falsche Eicos

Was liegt auf Ihrem Teller? Entzündungshemmende Fettsäuren aus natürlich gefangenem Fisch und den richtigen Pflanzenölen – oder entzündungsfördernde Fettsäuren aus rotem Fleisch, Wurst und den falschen Pflanzenölen (siehe Kasten)? Sie brauchen Omega-3- und Omega-6-Fettsäuren. Nur eben im richtigen Verhältnis. Der Steinzeitmensch nahm sie 1:1 auf. Weil das Wild glücklich herumlief und noch viel Omega-3-Fettsäuren hatte, genauso wie der Fisch, den er angelte, die

MEHR WISSEN

Omega 3 oder Omega 6?

Je nachdem, welche Fettsäure der Stoffwechsel hernimmt, um sein Eicosanoid zu bauen, hemmt oder fördert das Entzündungen.
Aus Omega-3-Fettsäuren (Linolensäure, Eicosapentaensäure/EPA, Docosahexaensäure/DHA) baut der Körper Eicosanoide, die Entzündungen hemmen. Diese Fettsäuren stecken in Seefisch, Raps- und Leinöl. Olivenöl verhält sich übrigens neutral.
Aus Omega-6-Fettsäuren (Arachidonsäure, Linolsäure) baut der Körper Eicosanoide, die Entzündungen fördern, Schmerzen und Fieber auslösen. Auch diese brauchen wir, damit sich das Immunsystem gegen Erreger wehren kann. Nur: Wir brauchen nicht so viele davon. Zu viele machen chronisch krank.
Diese Fettsäuren stecken in Innereien und rotem Fleisch, fetter Wurst, Fertigprodukten. Linolsäure ist aber auch in Pflanzenölen enthalten, die man Ihnen vor ein paar Jahren noch so richtig ans Herz gelegt hat: Sonnenblumen-, Distel-, Maiskeim- und Weizenkeimöl. Davon sollte man einfach weniger aufnehmen. So ein Esslöffel pro Tag.
Baut sich der Körper zu viele schlechte Eicosanoide, fördert das Bluthochdruck, hohe Blutfettspiegel, Thrombosen, Rheuma, Arthrose, Diabetes, Bronchialasthma, Neurodermitis, Gicht und Übergewicht.

Samen, die er aß. Vor hundert Jahren war das Verhältnis Omega 3 zu Omega 6 noch 1:6 bis 1:10. Heute nimmt der Mensch so viel Linol- und Arachidonsäure auf und gleichzeitig so wenig Omega-3-Fettsäuren, dass sich das Verhältnis auf bis zu 1:50 verschoben hat.

KURZ GEFRAGT

Macht Leinöl glücklich?

Hans-Ulrich Grimm, Bestsellerautor

Nach »Die Ernährungslüge« und »Die Suppe lügt« gibt's ein positives Buch von Ihnen: »Leinöl macht glücklich«. Nehmen Sie das selbst?

Ja. Weil es glücklich macht. Jeden Morgen im Müsli. Wir brauchen die Omega-3-Fettsäuren fürs Gehirn. Neueste Studien zeigen: Leinöl lindert sogar Depressionen. Ich rühre das unter Quark oder Joghurt, weil wir es so am besten verwerten. Es hält auch sonst gesund. Experten gehen davon aus, dass bestimmte Zivilisationskrankheiten nur auftreten, weil Leinöl vor 150 Jahren aus der Nahrungskette verschwunden ist.

Zum Beispiel Herzinfarkt.

Genau. Leinöl senkt den Blutdruck und Blutfette, es beugt Entzündungsreaktionen in den Gefäßen vor. Leinöl hilft aber auch gegen Diabetes. Und es beugt mit seinen Lignanen, hormonähnlichen Inhaltsstoffen, hormonbedingten Krebsarten wie Prostata- und Brustkrebs vor. Und es lindert Wechseljahrsbeschwerden. Die Asiaten haben ihr Soja. Und Leinöl ist eine traditionell europäische Methode, pure Gesundheit zu tanken.

Und jung hält Leinöl ja auch.

Ja. Es gibt sogar die Hoffnung, dass es gegen Haarausfall helfen könnte.

Mit Sicherheit lässt es die Haare glänzen. Das weiß zumindest jeder Hundebesitzer. Wo beziehen Sie Ihr Leinöl her?

Nicht aus dem Supermarkt. Dort kommt es nur auf die Haltbarkeit an – und auf sonst nichts. Leinöl hält nur drei Monate. Ideal wäre, es frisch aus einer Ölmühle seines Vertrauens in der Nähe zu beziehen. Natürlich kalt gepresst. Weil sonst nichts Gesundes mehr drin ist.

Sprich: Man muss sich nicht wundern, dass immer mehr Menschen an chronischen Entzündungskrankheiten leiden. Wer sich mehr vor Herzinfarkt, Rheuma, Asthma, Diabetes und Co. schützen will, sollte also Omega-6-Fettsäuren minimieren – und viel Omega 3 aufnehmen. Und wer schon krank ist, erst recht.

> Hilft das Omega-3-Ei? Nein, ein Omega-3-Ei in die Pfanne zu hauen oder zwei Scheiben Omega-3-Brot zu essen reicht nicht. In dem Werbegag steckt viel zu wenig drin. Sie müssen Biofisch oder Biobergkäse essen (Seite 193) – oder den guten alten Lebertran reaktivieren.

> Fischöl liefert die Omega-3-Fettsäuren EPA und DHA. Davon brauchen Sie ein Gramm pro Tag, einen Löffel Lebertran. Oder: 100 g Hering liefern 2 g, Thunfisch etwa 1,5 g, Lachs 0,75 g. Eine Fischölkapsel 0,13 g. Also essen Sie 2 Portionen fetten Seefisch pro Woche.

> Der Teelöffel Leinöl morgens verhilft ebenfalls zu etwas mehr Omega-3-Fettsäuren. Auch Nachtkerzen- und Borretschöl fördern die guten Eicos und helfen zum Beispiel bei Neurodermitis.

> GLYX-niedrig essen: Auch hohe Insulinspiegel im Blut provozieren die Bildung von schlechten Eicosanoiden. Zucker, Kartoffeln, Weißbrot, Bier, süße Getränke locken viel Insulin (Seite 297), das fördert die Bildung von Entzündungsbotenstoffen.

Man gewinnt nur

Wer es schafft, mit etwas mehr Bewegung (ja, auch die hilft!), weniger Fleisch, mehr Fisch die guten Eicos zu vermehren, der hat automatisch weniger schlechte. Gute Eicos verhindern zudem, dass Blutplättchen verklumpen, sie halten die Gefäße schön weit, bremsen das Tumorwachstum, beugen Alzheimer vor, kurbeln das Immunsystem an. Man hat weniger Entzündungen, Schmerzen, Allergien. Asthma- und Rheumaanfälle müssten abnehmen, das Hautbild müsste sich bessern, die Laune auch. Einfach mal ausprobieren!

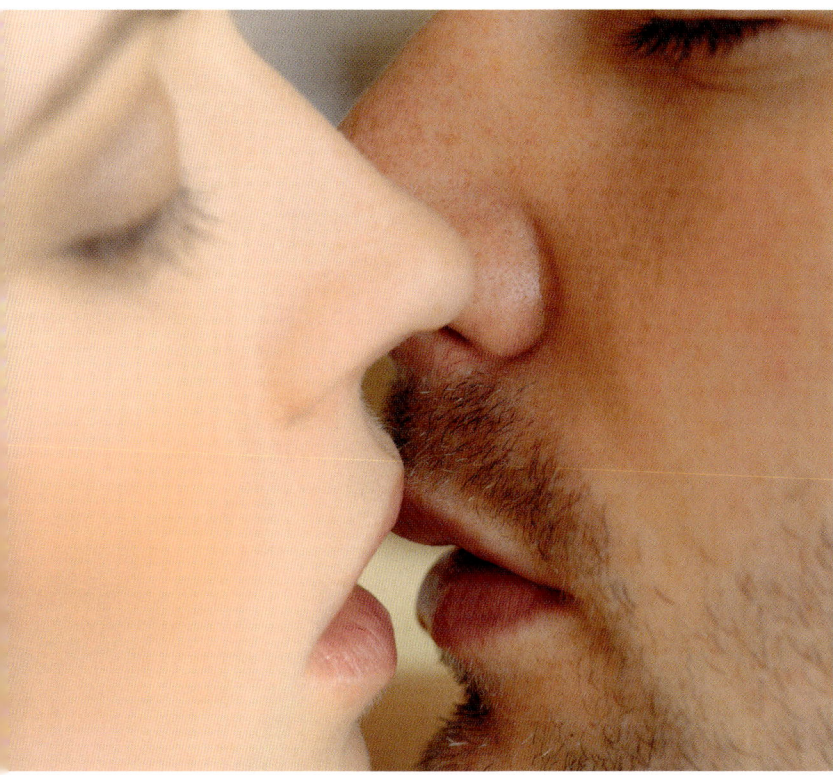

WISSEN SIE, was das Allerschönste ist? Man kann das Immunsystem stärken mit lauter Dingen, die unglaublich viel Spaß machen. Den Liebsten küssen, zum Beispiel. Oder sich Mr. Bean im Fernsehen angucken. Oder im Schlamm wühlen. Mit dem Hund lange Gassi gehen. Oder ein Pfund Erdbeeren essen.

WENN DAS IMMUNSYSTEM DURCHKNALLT: DIE ALLERGIE

Wussten Sie, dass indische Kinder nur ganz selten unter einer Allergie leiden? Bei uns tut das jedes dritte Kind und jeder fünfte Erwachsene. Birkenpollen und Duftnoten, Erdnüsse und Katzen, Jeansknöpfe und Haarfärbemittel bringen die Nase zum Laufen, die Augen zum Tränen, rauben den Atem, lassen auf der Haut Pusteln aufblühen, den Magen verkrampfen, den Darm sich aufblähen. Die Beschwerden treten nicht nur einzeln auf, sondern oft im Bündel. Zum Heuschnupfen gesellen sich der Reizdarm und das Hautekzem. Was passiert denn da im Körper? Es kommt eine Hausstaubmilbe, eine Erdnuss oder ein Pollen an, neuerdings auch noch dieses Superallergen namens Ambrosia (das importierte Heuschnupfenunkraut aus Nordamerika) – und das Immunsystem denkt sich plötzlich völlig verwirrt: »Holla, Gefahr!« Und macht sich über den angeblichen Feind her. Nun müssten Sie, so Sie Allergiker sind, sofort jemanden küssen …

Medikament ohne Nebenwirkung: Küssen

Japanische Allergologen entdeckten: Küssen dämpft die Überreaktion des Immunsystems auf Allergene. Die Forscher nahmen 24 Allergikern Blut ab, nachdem sie 30 Minuten lang bei sanfter Musik ihren Partner leidenschaftlich küssten. Und siehe da: Es waren viel weniger Antikörper drin. Nur Schmusen hilft nicht, es muss Küssen sein. Probieren Sie es einfach mal aus. Vielleicht hilft es ja auch bei Ihnen. Doch Vorsicht: Tun Sie das nicht, wenn Sie gerade eine Erdnuss gegessen haben, und Ihr Partner ist dagegen allergisch. Auf diese Weise ist ein kanadisches Mädchen an einem anaphylaktischen Schock gestorben.

Die häufigsten Allergietypen

Die Sofort-Typ-Allergie: Das Immunsystem bildet eine Abwehrtruppe aus Antikörpern, die Immunglobuline E (IgE). Die sitzen auf einer Mastzelle. Kommt ein Stück Erdnusseiweiß vorbei, schütten die Mastzellen ihren Vorrat an Histamin aus. Das löst sofort eine Entzündungsreaktion aus. Die Haut rötet sich, es juckt, die Nase läuft, die Schleimhäute schwellen an, die Atemwege werden eng ... Darum verschreibt der Arzt Antihistaminika. Häufige Auslöser: Pollen, Nahrungsmittel- oder Arzneimittelbestandteile, Hausstaubmilben, Tierhaare, Insektengift, Schimmelpilz.

Der anaphylaktische Schock: Manchmal führt eine Sofort-Typ-Allergie zum völligen Ausrasten des Immunsystems, zum anaphylaktischen Schock.

Es droht lebensgefährliches Versagen des Herz-Kreislauf-Systems, man muss sofort ins Krankenhaus. Das passiert oft durch Insektenstiche, Latex, Arzneimittel, Blutersatzstoffe ...

Die Spät-Typ-Allergie: Diese nennt man auch Kontaktallergie. Die allergische Reaktion tritt erst nach ein bis drei Tagen ein. Und zwar haben hier die T-Zellen ihre giftigen Finger im Spiel. Sie lösen die Entzündung dort aus, wo der Körper Kontakt mit dem Allergen hatte. Am Bauch beim Jeansknopf mit Nickel. Im Gesicht durch die Pflegecreme, an den Händen durch Putzmittel (zum Beispiel mit Perubalsam, der auch in Kosmetika, Salben und Lebensmitteln steckt). Andere Auslöser: Chlor, Konservierungsstoffe oder Färbemittel, Metalle, Licht, aber auch Naturprodukte wie Latex oder ätherische Öle.

Die Allergie, der LKW und der Besen

Warum nehmen Allergien so zu? Dafür gibt es einige Gründe. Zum Beispiel fördern Autoabgase Asthma bei Kindern. Ein anderer: weil wir Hygienesprays und antibakterielle Waschmittel im Putzschrank stehen haben. Übertriebene Sauberkeit im Kleinkindalter fördert Allergien. Das Immunsystem braucht den Kontakt mit Parasiten, Bakterien und Viren, um sich zu entwickeln. Nur 3 Prozent der indischen Kinder leiden unter allergischem Asthma, bei uns sind's 20 Prozent. Studien zeigen: Kinder, die ältere Geschwister haben, auf einem Bauernhof mit Tieren leben, Darminfektionen durchgemacht haben, erkranken seltener an Allergien. Kinder, die Stallstaub einatmen, haben seltener Asthma. Müsste man mal in eine Dose verpacken und als Prophylaxe anbieten. Wahrscheinlich ist das besser als danach das Kortison.

Übrigens: Einzelkinder und Kinder, die mit Kaiserschnitt zur Welt kommen, erkranken häufiger an Allergien.

Die Allergie, der Spargel, das Fett und die Kokosnuss

Als weiteren Punkt für die Zunahme an Allergien führen Experten die Ernährung an. Weil wir uns zum Beispiel nicht mehr mit den Produkten der Saison ernähren. Und stattdessen auch im Winter Erdbeeren und Tomaten essen. Eigentlich logisch. Die Natur stellt uns zu jeder Jahreszeit das bereit, was wir gerade für unsere Gesundheit brauchen. Im Mai den Spargel zum Entwässern, im Herbst den Kohl für das durch Schnupfenviren verstärkt geforderte Immunsystem.

Auch Übergewicht provoziert das Immunsystem, lässt seinen Besitzer leichter erkranken. Und die falschen Eicosanoide (Seite 259).

Den Grund, der mir am allermeisten einleuchtet, lieferten Forscher der University of Texas. Sie fanden heraus: Pollen allein machen keine Allergie. Nur wenn gleichzeitig zu viele freie Radikale (aggressive Sauerstoffmoleküle) in der Schleimhaut freigesetzt werden, kommt es zur Immunantwort – zur allergischen Reaktion, zum Asthmaanfall. Dem kann man vorbeugen mit Grapefruits, Olivenöl, Gemüse und Kokosnüssen – sprich: mit Vitamin C, E, Biostoffen aus der Pflanze und Selen. Mit Antioxidanzien also. Solange wir falsch essen – Fertigprodukte statt Lebensmittel der Natur –, nehmen Allergien zu.

Antioxidanzien beugen vor

Die texanischen Forscher nehmen an: Ein dauerhaft erhöhter Spiegel an Antioxidanzien schützt vor Allergien.

Und wie erhöht man seinen Antiallergiespiegel? Indem man mal den Antioxidanzienstatus vom Arzt messen lässt (Seite 272), wirklich gesund isst – und die gesunde Nahrung so lange ergänzt, bis der Spiegel oben ist. Bis man keinen Asthmaanfall, keinen Hautausschlag mehr kriegt. Tierärzte wissen das schon lang. Wenn mein Golden Retriever Timmi seine Grasmilbenallergie hatte, bekam er immer eine Spritze für die Haut. Mit Vitamin C, E, Beta-Carotin, Selen und dem Vitamin-B-Komplex. Nun lasse ich ihm diese Spritze prophylaktisch geben. Ja, auch ich nehme seit einem Dreivierteljahr diese Antiallergie-Vitalstoffe ein. Es hat geholfen: Das ist mein erstes Jahr ohne Asthma.

Ansonsten gilt: aufspüren und meiden

Einem guten Allergologen stehen mehrere Tests zur Verfügung. Er testet eine allergische Reaktion aus: auf der Haut, im Blut oder über die Nase. Spürt er das Allergen auf, liegt es an Ihnen, es zu meiden. Schaffen Sie das, lernt das Immunsystem oft wieder um. Die Allergie verschwindet.

Meiden ist mitunter aber nicht leicht. Fliegen Birkenpollen durch die Luft, könnte man nach Davos in die allergenarmen Berge ausbüxen … Leidet man unter einer Kreuzallergie, muss man auch noch die Karotte meiden. Denn häufig reagiert das Immunsystem nur auf ein Eiweißteilchen des Pollen allergisch, das sich ähnlich in einem Lebensmittel befindet.

Pollenflug-E-Mail: Die zwölf Millionen Pollenallergiker in Deutschland können sich unter www.dwd.de/pollenflug täglich eine E-Mail schicken lassen mit Infos über die aktuelle Belastung durch Blütenpollen.

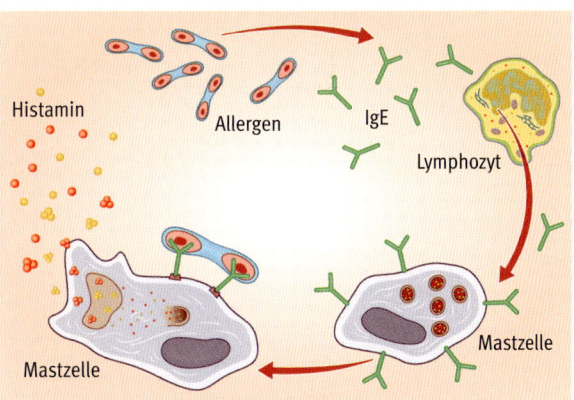

SCHWIMMT EIN ALLERGEN IM BLUT, zum Beispiel ein Nusseiweiß, wird beim Nussallergiker das Immunsystem aktiv. Es bildet Antikörper, sogenannte Immunglobuline E (IgE). Die setzen sich auf einer Mastzelle fest, die aus Lymphozyten entstehen. Kommt das Allergen an der Mastzelle vorbei, schnappen sich zwei IgEs das Allergen, informieren die Mastzelle. Sie schüttet ihr Histamin aus und gibt so den Startschuss für eine Abwehr- und Heilreaktion – eine Entzündung.

Die Folgen kennt jeder Allergiker: Atemnot, Triefnase oder Hautausschlag … Das Immunsystem reagiert hier aber über, schießt quasi mit Kanonen auf Spatzen. Da hilft nur: Allergen meiden, die vom Arzt verschriebenen Antihistaminika schlucken …

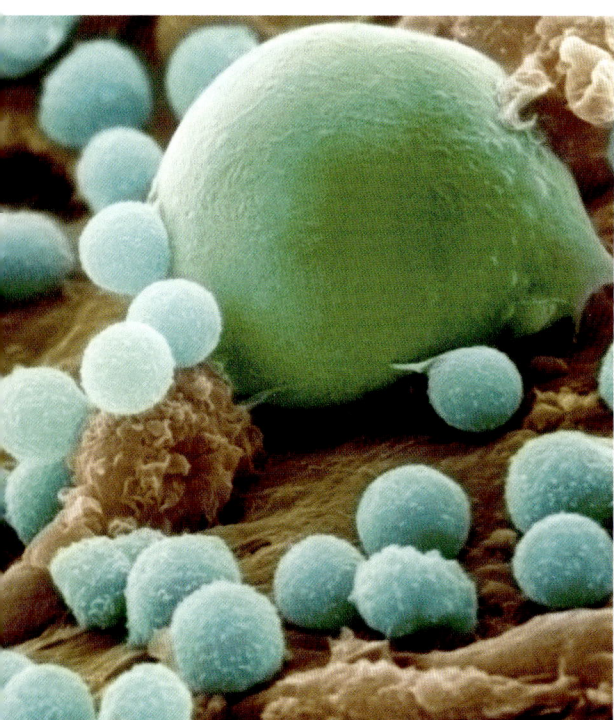

BLICK INS KNOCHENMARK: Dort entstehen die kleinen Granulozyten (türkis) und die Makrophagen (braun). Der große grüne Klops ist eine Fettzelle.

Die Lebensmittelallergie

Allergien gegen Lebensmittel nehmen stark zu – und die können über den Insulinhaushalt dick machen.

Im Blut kann man Lebensmittelallergien über die Antikörper namens IgG feststellen. Sie bilden sich, wenn unverdaute Nahrungsbestandteile über den Darm ins Blut dringen und dort eine Allergie auslösen. Die wiederum kann zu Magen-Darm-Beschwerden, chronischen Entzündungen der Gelenke, Migräne, Übergewicht und Diabetes führen. Eine gestörte Darmfunktion haben viele Menschen: Infektionskrankheiten, Stress, Antibiotika, Entzündungshemmer, Konservierungsstoffe schädigen den Darm, machen ihn durchlässig für die Allergieauslöser.

Über Bluttests kann man rund 300 Lebensmittel testen. Häufig treten Allergien gegen Kuhmilchprodukte auf, gegen Hefe, Hühnerei und glutenhaltige Getreidesorten (Weizen, Hafer, Dinkel, Roggen).

Die gute Nachricht: Man kann diese Allergie auch wieder loswerden. Hat man seinen individuellen Krankmacher entdeckt, streicht man ihn vom Speiseplan. Zwei Monate bis ein Jahr. Die Nahrungsumstellung entlastet das Immunsystem, die Allergie und das Übergewicht verschwinden.

Die schlechte Nachricht: Mit IgG-Bluttests (50 bis 450 Euro) wird auch Schindluder getrieben: teurer Befund – ohne Beratung. Zu so einem Test gehört immer ein Arzt oder Heilpraktiker, dem Sie vertrauen, der mit Ihnen eine individuelle, angemessene Diät bespricht.

Einer Nahrungsmittelunverträglichkeit können Sie gut vorbeugen: indem Sie den Darm pflegen mit Ballaststoffen, Joghurt, viel Trinken. Und mit wenig Stress und regelmäßigem Sport.

Die Drei-Beine-Therapie gegen Allergie

Eine klassische Allergietherapie steht auf folgenden drei Beinen:

> Man meidet den Stoff, der reizt.
> Man behandelt die Symptome mit Antihistaminika und Kortison.
> Und man macht eine Immuntherapie namens Hyposensibilisierung. Eine Art Homöopathie, an die sogar Schulmediziner glauben. Sie spritzen ein Allergen hochverdünnt und zwingen den Körper so, sich langsam daran zu gewöhnen. Das dauert zum Beispiel bei Pollenallergien etwa drei Jahre und muss in der pollenfreien Zeit durchgeführt werden. Gibt es solche allergenfreien Zeiten nicht, funktioniert auch die Hyposensibilisierung nicht. Und sie lässt mit der Zeit nach.
> Hier würde ich jetzt noch ein viertes Bein zufügen: Antioxidanzien (Seite 263). Damit arbeiten erst wenige Ärzte.

DER KÖRPER BEKÄMPFT SICH SELBST: AUTOIMMUNKRANKHEITEN

Unser Körper weiß, aus was er besteht. Er erkennt seinen Bauch, sein Gehirn, seine Gelenke als »Selbst« – und die Abwehrtruppe ignoriert sie. Das nennen Wissenschaftler die Immuntoleranz. Doch manchmal rastet das Immunsystem aus, greift körpereigenes Gewebe an, weil es das irrtümlich für einen feindlichen Eindringling hält. Es kann einzelne oder auch mehrere Organe treffen: die Nieren, den Darm, die Muskeln, die Haut, die Augen, die Nerven, die Gelenke … Mittlerweile kennt man etwa 60 dieser Autoimmunkrankheiten. Die bekanntesten: Multiple Sklerose (Nervensystem), Diabetes Typ I (Bauchspeicheldrüse), Colitis ulcerosa (Dickdarm), die Basedow-Krankheit (Schilddrüse), die rheumatische Arthritis (Gelenke, Bindegewebe) und man-

che Formen der chronischen Hepatitis (Leber). Auch gegen Spermien, selbst gegen die eigenen Eizellen gibt es Antikörper.

Warum es überhaupt zu Autoimmunkrankheiten kommt, kann man noch nicht vollständig erklären. Alles, was Allergien auslöst, kann auch Autoimmunkrankheiten auslösen. Manche Experten vermuten eine genetische Veranlagung. Stress, Infektionen, Schwangerschaft können den Körper dann so belasten, dass es zum Ausbruch der Krankheit kommt.

Die Behandlung einer Autoimmunkrankheit ist nicht leicht. Die Naturheilkunde arbeitet zum Beispiel mit Darmsanierung, Eigenbluttherapie. Die Schulmedizin verabreicht Immunsuppressiva, zum Beispiel Kortison gegen die Entzündungen. Bei vielen Patienten hilft auch eine Ernährungsumstellung, die Symptome zu lindern – über den Eicosanoid-Haushalt (Seite 259).

Psychoneuroimmunologie – das Immunsystem und die Gefühle

Psychoneuroimmunologie (PNI) heißt so viel wie: Sie kriegen, was Sie denken. Wenn Sie zum Beispiel denken: »Oje, Ute ist erkältet! Morgen bin ich's auch.« Dann sind Sie es auch. Sie wären es wahrscheinlich viel eher nicht, wenn Sie denken würden: »Gut, dass ich jeden Morgen zum Joggen geh, da kommt kein Virus hinterher.« Psychoneuroimmunologie ist also auch die Wissenschaft, die erklärt, warum Sie Warzen am Friedhof loswerden. Warum Sie Pickel von Schokolade kriegen – die sonst kein Mensch kriegt, zumindest ist die Studienlage so.

Die Psychoneuroimmunologie erforscht die Wechselwirkung zwischen Nervensystems, Hormonsystems und Immunsystems. Sie untersucht, wie Gedanken, Stimmungen und Gefühle auf das

Immunsystem wirken. Warum heilen Wunden unter Stress schlechter? Warum leben Aidskranke länger, wenn sie optimistisch in die Zukunft schauen? Warum sind Menschen, die in der Kindheit viel Liebe empfingen, weniger krank? Warum erkranken Männer in glücklichen Beziehungen seltener am Herzen?

PLACEBOS, HYPNOSE UND DIE KRAFT DER GEDANKEN

Die Placebopille ist wohl der Grund dafür, warum sich diese Wissenschaft überhaupt etablieren konnte. Pille ohne Wirkstoff heilt Patienten. Eigentlich müsste man da schon von einem Wunder sprechen. Jeder Mediziner müsste den Kopf schütteln und sagen, wo nichts drin ist, kann auch nichts wirken. Tut er aber nicht. Dass eine Pille aus wirkungslosen Substanzen (Milchzucker, Stärke, ein wenig Kochsalz) – oder eine Narkose plus ein Messer, ohne erfolgte OP – wundersame Heilungserfolge erzielen kann, wenigstens daran zweifelt heute niemand mehr. Das kennt man als »Placeboeffekt«.

Allein der Glaube an die Wirksamkeit einer neuen Pille hilft. Allein, weil man glaubt, das sei eine gute Medizin. Der Gedanke »Das hilft mir!« regt also die Selbstheilungskräfte an.

Manchmal spüren Patienten schon beim Arztbesuch keine Symptome mehr. Die wundersame Heilung geschieht, nur weil der Arzt sich um einen kümmert. Weil man glaubt, nun in guten Händen zu sein. Es heißt nicht umsonst »Götter in Weiß«. Sie sind die größte Placebopille der Welt.

Es gibt übrigens auch den Noceboeffekt. Placebo bedeutet »Ich werde gefallen«, Nocebo »Ich werde schaden«. Und das heißt nichts anderes, als dass man Nebenwirkungen spürt, wenn man Nebenwirkungen erwartet. Ein Schmerzmittel verursacht dann Übelkeit, nur weil man das im Beipackzettel gelesen hat. Egal ob es sich um ein Placebo oder um ein echtes Medikament handelt. Es reicht schon, dass man Nebenwirkungen befürchtet.

Die Gedanken mixen das Gift

Den Einfluss der Psyche auf das Immunsystem konnten Psychologen auf einfache Weise nachweisen. Sie gaben Versuchspersonen ein giftgrünes, scheußlich schmeckendes Getränk mit einer Substanz, die das Immunsystem kurzzeitig schwächt – im Speichel oder im Blut messbar. Gehirn und Immunsystem lernten, dass zwischen Getränk und Wirkung ein Zusammenhang besteht. Gab man den Versuchspersonen später wieder ein giftgrünes Getränk, zeigte sich dieser schwächende Effekt erneut. Was sie nicht wussten: Das

zweite Getränk enthielt gar keine immunschwächende Substanz. Die Psychologen sahen darin einen Beleg für den Einfluss des Nervensystems auf das Immunsystem: Allein der Gedanke »Das muss giftig sein« hat die Abwehr geschwächt. Zum Beispiel über Stresshormone.

Die Pille und das Gehirn

Wenn man aber an ein Medikament glaubt, sendet das Gehirn Heilungsimpulse an den Körper, obwohl es noch gar nicht weiß, ob die Behandlung wirkt. Kernspinbilder zeigen beim Verabreichen angeblicher Schmerzmittel: Die Gehirnregionen, die Schmerz hemmen, sind aktiver, der Körper schüttet mehr körpereigene Schmerzmittel, Endorphine, aus.

Der Körper kann sich seine Medizin also selbst herstellen. Darum kann der Fakir auf Nägeln laufen, der Manager über glühende Kohlen. Er macht das mit Autosuggestion, Trance, Hypnose oder Meditation. Das meint im Grunde alles dasselbe: die Gedanken, das Bewusstsein ausschalten,

 BODY & MIND

Und das kann man messen

Botenstoffe des Nervensystems wirken auf das Immunsystem und umgekehrt. Beispielsweise setzt ein Gehirnimpuls (Angst, Stress) in der Haut Neuropeptide frei, die an Immunzellen andocken und sie aktivieren. Man kriegt einen Ausschlag. Oder: Das Oxytocin, das Sie ausschütten, wenn Sie gestreichelt werden, bringt einen Makrophagen, eine Fresszelle, auf Trab – die Sie schneller gesund macht. Das erklärt, warum sich Angst und Trauer auf den Körper auswirken (Psychosomatik), warum Stress die Abwehr schwächt – nachweisbar zum Beispiel durch geringe Immunglobulin-A-Werte.

indem man seine Aufmerksamkeit auf etwas richtet, das der Hypnotiseur oder man selbst sich sagt. Bis man die Zeit nicht mehr spürt, in einem tiefen, ruhigen oder erregten (Trance-)Zustand ist. Der im Gehirn keinen Schmerz mehr ankommen lässt.

Wundersame Hypnose

Früher hat man Menschen vor einer Operation mit dem Holzhammer aufs Hirn geschlagen, um sie bewusstlos zu machen – oder man hat sie in Trance versetzt, hypnotisiert. Dann erfand man den biochemischen Weg, das Hirn auszuschalten: die Narkosemittel. Heute kommt man wieder zurück zur Hypnose. Einige Zahnärzte ziehen den Weisheitszahn nur mit Hypnose, weltweit gibt es Ärzte, die sogar schwere chirurgische Eingriffe nur unter Hypnose durchführen.

Professor Wolfgang Miltner erforscht in Jena, wie das Gehirn Schmerz unter Hypnose verarbeitet: »Der hypnotische Zustand geht mit einer Art Zerfall von Kommunikationsvorgängen verschiedener Teile des Gehirns einher. Wir empfinden keinen Schmerz, obwohl ein Reiz ihn verursacht.« Und einen weiteren Vorteil hat das nebenwirkungsfreie Narkoseersatzverfahren: »Patienten können mit Hilfe von Suggestion ihre Blutgefäße verengen oder darüber entscheiden, wie viel Blutstropfen aus ihrer Wunde treten. Dadurch kann unter Umständen der Blutverlust bei bestimmten Operationen vermindert werden.« Darum kann sich der Fakir einen Nagel durch die Wange rammen, ohne dass es blutet.

Gutes sehen hält gesund

»Jeder, der sich die Fähigkeit erhält, Schönes zu erkennen, wird nie alt werden«, sagte der Schriftsteller Franz Kafka. Er selbst blieb leider nicht ewig jung. Kafka fühlte sich einsam und unverstanden – und starb 1924 mit 40 Jahren an Tuberkulose, der Schwindsucht. Gute Gedanken schüt-

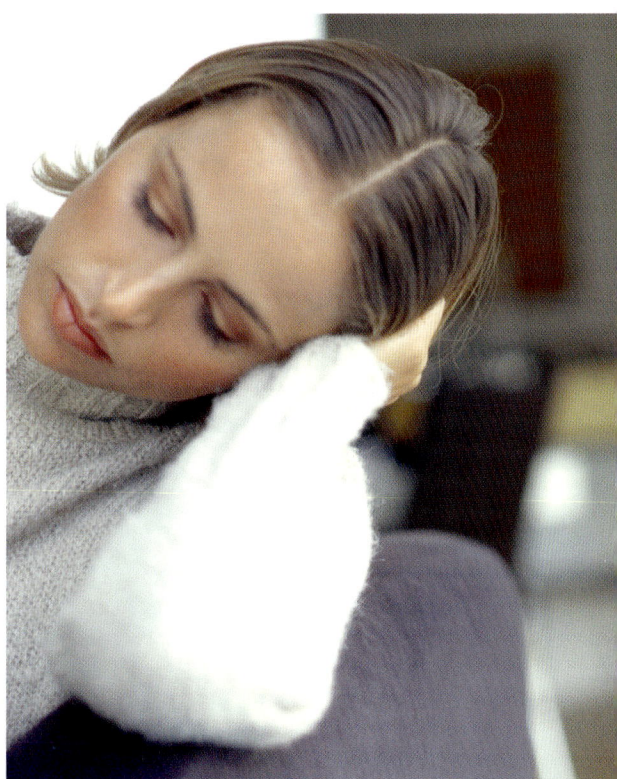

ABWEHRKRAFT UND SEELE: Wird man krank, ist das Immunsystem aktiv, man fühlt sich traurig. Und wer ständig traurigen Gedanken nachhängt, schwächt das Immunsystem.

zen nicht vor jeder Krankheit. Und gute Gedanken muss man auch fühlen.

Kafka hatte trotzdem recht. Das Schöne sehen, Schönes denken ist die Voraussetzung dafür, sich gut zu fühlen, und das hält gesund, jung und verlängert das Leben. Eine Langzeituntersuchung der Yale-Universität an 660 Personen über 50 Jahren bestätigte: Wer mit guten Gefühlen alt wird, lebt im Schnitt 7,5 Jahre länger.

Wenn man jetzt noch wüsste, wo man den Schalter auf »Ein bisschen häufiger gute Laune« umstellen kann … Nicht immer. Denn wer Gefühle wie Ärger, Zorn, Angst unterdrückt, bringt im Inneren des Körpers eine Giftküche zum Brodeln.

DER STRESS UND DIE KILLERZELLEN

Forscher zeigten einer Gruppe von Studenten, die regelmäßig an Herpes litten, ekelerregende Bilder: verdrecktes Geschirr, schmutzige Wäsche. Eine andere Gruppe sah sich Sonnenuntergänge an. Die Gruppe mit den ekeligen Fotos entwickelte in den nächsten Tagen Herpesbläschen. Das Herpesvirus, das sonst schlummert, wachte auf. Wie kommt es dazu?

Negative Gefühle aktivieren den Hypothalamus im Zwischenhirn, der Nebennierenrinde ein Signal zu schicken, sie möge jetzt das Stresshormon Kortisol ausschütten. Zu viel Kortisol hemmt die Killerzellen (T-Zellen) – Viren entgehen ihrer Vernichtungsaktion.

So schwächt Stress auch über die Gedanken das Immunsystem. Vor allem dann, wenn man sich als Opfer fühlt.

Wer meint, dem Schicksal, dem Boss, den Mitmenschen ohnmächtig ausgeliefert zu sein, der neigt eher dazu, krank zu werden, und ist länger krank. Die Willenskraft, Probleme anzugehen, selbst Lösungen zu finden, wirkt sich positiv auf das Immunsystem aus.

Seien Sie lieber neugierig

Forscher machen Gefühle wie Glück, Zorn, Neugierde per Kernspintomographen im Gehirn sichtbar – und messen die zugehörigen Immunzellen oder Hormone im Blut. Wissenschaftler in Stockholm fanden zum Beispiel heraus, dass Neugierde die T-Helferzellen antreibt, das Immunsystem stärkt.

Depressionen unterdrücken das Immunsystem über die T-Suppressorzellen. Und wer seine Gefühle unterdrückt – wie Angst, Trauer, Zorn, Schuld, Ärger, Frustration und Ohnmacht –, erntet Schmerzen und allergischen Juckreiz.

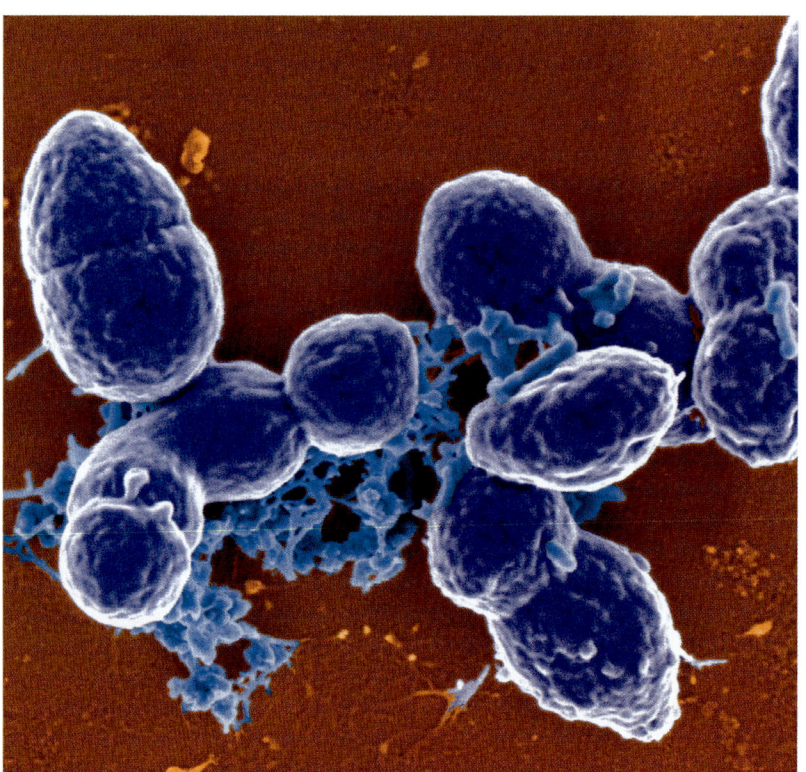

STREPTOCOCCUS PNEUMONIAE unter einem Rasterelektronenmikroskop: ovale Bakterien, die meist in Paaren oder Ketten auftreten. Sie bevölkern uns als ganz normale Mitbürger der Bakterienflora, ohne eine Infektion zu verursachen. Treffen sie allerdings auf ein geschwächtes Immunsystem, können sie sich ungehindert vermehren und eine Lungenentzündung auslösen, eine tödliche Blutvergiftung, eine Hirnhautentzündung.

Lachen ist die beste Medizin

Aus der Lachforschung, der Geleatologie, weiß man: Wer viel lacht, besitzt nachweislich mehr immunstimulierendes Gamma-Interferon, mehr T-Zellen, Killerzellen und Antikörper – alles wichtige Bestandteile der Abwehr.

Deswegen tapsen immer mehr Klinikclowns durch die Krankenhäuser (die man endlich mal für die Lieber-öfter-positiv-denken-Fraktion umtaufen sollte in »Gesundhäuser«). Das sind professionelle Komiker, die kleine und große Patienten zum Lachen bringen. Lachende Patienten sind nicht nur fröhlicher, sie gesunden auch nachweislich schneller. Weil ihre Psyche dem Körper auf die Sprünge hilft.

Warten Sie nicht auf einen Klinikclown. Beugen Sie lieber vor: Ihre Abwehr liebt es, wenn Sie den Stress regelmäßig über Bord werfen. Meditation, Lachen und Singen senken den Kortisolspiegel, stärken das Immunsystem. Eines dieser drei Dinge sollten Sie täglich ausgiebig tun.

Immundoping: Sex & Schlaf

Auch das macht über die Seele das Immunsystem fit:

Zweimal Sex die Woche. Beim Mann (leider gibt's wie so oft nur Studien über ihn) steigt unmittelbar nach dem Orgasmus die Konzentration der natürlichen Killerzellen im Blut um das Doppelte an. Um gleich mal die Keime, die die Partnerin ihm vererben könnte, zu vernichten. Und auch langfristig tut sich was: Männer und Frauen mit einem regen Sexualleben haben mehr Antikörper im Speichel.

Im Rhythmus leben. Das bringt das Immunsystem ebenfalls ins Gleichgewicht. Unsere biologischen Rhythmen haben auch tagsüber einen 90-Minuten-Zyklus (wie die Schlafphasen nachts): Planen Sie nach 80 Minuten Aktivität 10 Minuten Pause ein. Tief atmen (Übung Seite 220) – so stellen Sie Ihren inneren Rhythmus wieder von

BODY & MIND

Das Leisure-Sickness-Syndrom

Es gibt einige Menschen, die kriegen immer ihre Erkältung, ihre Migräne, wenn's gerade in die Freizeit geht. Am Wochenende, im Urlaub. Meist sind es Menschen, die perfektionistisch im Berufsalltag sind und die sich auch schwer entspannen können. Unter Stress mobilisiert der Körper seine Leistungsreserven, natürlich auch das Immunsystem. Fällt der Stress weg, ergreift das Schnupfenvirus gleich seine Chance gegen die ausgepowerte Abwehr.

Was kann man da tun? Mit Aktivität in die Freizeit hüpfen: Sport treiben. Das baut den Stress ab und das Immunsystem auf.

Hamsterradbetrieb auf Ruhe um. Die benötigt auch das Immunsystem.

Schlafen Sie sich fit. Im Schlaf schüttet der Körper Interleukine aus. Die brauchen viele Zellen des Immunsystems zum Wachsen, Reifen, Teilen – zum Beispiel die Leukozyten. Gönnen Sie sich acht Stunden Gesundheitsschlaf.

Heilsamer Glaube

Glaube allein kann schon Wunder bewirken. Tiefes Vertrauen in eine höhere Macht schenkt dem Leben Sinn, taucht in Geborgenheit, verleiht Stärke. Über 1200 Studien belegen: Religiöse Menschen haben weniger Herz-Kreislauf-Erkrankungen, seltener Depressionen, brauchen nicht so viele Schmerzmittel, haben ein stärkeres Immunsystem.

Das Magazin »Psychologie heute« schreibt, den gesundheitlichen Vorteil von Gläubigen gegenüber Ungläubigen könne man sogar mit dem von Nichtrauchern und Rauchern vergleichen. Eigentlich müsste deshalb – analog zur Zigarettenschachtel – auf der Bibel stehen: »Glauben kann Ihr Leben retten.«

Solange man etwas findet, in das man seine Hoffnung setzen kann, kriegen die Selbstheilungskräfte des Körpers einen starken Partner an die Hand. Arm dran sind die Leute, die ständig alles anzweifeln, an allem herumnörgeln und -kritisieren. Die geben ihrem inneren Arzt gar keine Chance und kommen ohne Notapotheke kaum über die Runden.

WIE DAS IMMUNSYSTEM AUF DIE PSYCHE WIRKT

Seelenpein macht Zipperlein. Andersherum passiert das aber auch. Zipperlein macht Seelenpein. Ist das Immunsystem mit Bakterien oder Viren beschäftigt, sind wir unglücklich. Uns vergeht der Appetit, wir fühlen uns ängstlich, lustlos, müde und schlafen schlecht. Das Immunsystem dämpft

KURZ GEFRAGT

Wer heilt besser, der Arzt oder der Körper?

Dr. Martin Marianowicz, Orthopäde und Schmerztherapeut aus München:

»Rückenschmerzen verschwinden häufig binnen sechs Wochen bis drei Monaten von selbst. Nur weiß der Geplagte das nicht. Es tut ihm weh. Er will Hilfe von außen. Vom Arzt. Und viel zu häufig riskiert er das Skalpell, um von den Schmerzen loszukommen, statt den Selbstheilungskräften des Körpers zu vertrauen. Wir Ärzte müssen den Patienten darüber aufklären, dass sich der Körper oft selbst heilt, mitunter besser, als wir das können. Und ihn mit einer guten Schmerztherapie unterstützen. Lassen Sie Ihrem Körper Zeit. Er entwickelt wunderbare Kräfte.«

also unsere Laune, zwingt uns mitunter auch zum Rückzug, zum freudlosen An-die-Decke-Gucken ins Bett. Zum Warten, bis es einem wieder bessergeht.

Biologisch macht das Sinn. Sind wir in dieser Zeit weniger aktiv, genesen wir schneller. Der Körper dreht den Energiehahn für die alltäglichen Dinge zu, konzentriert sich voll aufs Gesundwerden. Das schützt auch unsere Mitmenschen. Bleiben wir im Bett, bewahrt sie das vor Ansteckung und hindert das Virus daran, sich auszubreiten.

Nur: Oft arbeitet das Immunsystem an einer unerkannten schwelenden Entzündung. Und wir wundern uns, wenn wir nicht mehr aus dem traurigen Energieloch auftauchen.

Die Rolle der Zytokine

Woher kommt das Phänomen, das Forscher »sickness behavior« (Verhalten während einer Krankheit) nennen? Das uns zwar nicht richtig krank, aber erschöpft, traurig, müde macht. Schon lange haben Forscher Zytokine als Schuldige im Visier. Das sind die Botenstoffe (Eiweißmoleküle), die die Immunzelle selbst bildet, damit sie sich mit anderen Immunzellen unterhalten kann. Sie steuern und koordinieren die Abwehr. Zytokine regen zum Beispiel auch die Abwehr gegen Krebszellen an. Und sie scheinen auch wichtige Vermittler zwischen Immunsystem und Psyche zu sein. Forscher aus Jerusalem spritzten 20 jungen Studenten ein ganz gering dosiertes Bakteriengift. Zwar kratzte das ihr körperliches Befinden nicht an, sie wurden aber ängstlicher und schlecht gelaunt.

Und im Blut fanden die Forscher dann auch sehr viel mehr Zytokine. Diese halten sie für die entscheidenden Vermittler psychischer Veränderung, wenn man unter einer Infektion oder Entzündung leidet.

Sind Sie oft müde und traurig? Kennen Sie eigentlich Ihren Entzündungsparameter, den hs-CRP-Wert (Seite 200)?

KURZ GEMELDET Bazillen-Klatsch

Keimschleuder Krawatte: Die British Medical Association (BMA) empfiehlt Ärzten, im Dienst keinen Schlips mehr zu tragen. Die Begründung: Krawatten seien wahre Bazillenschleudern. Sie werden dauernd angefasst, selten gereinigt und hängen dem Patienten während einer Untersuchung ständig ins Gesicht.

Mücken lieben Käsefüße: Eine Analyse des Fußgeruchs ergab, dass er nach Limburger stinkt. Bakterien, die den Käse reifen lassen, sind verwandt mit den menschlichen Fußbakterien. Und darauf fliegen Mücken einfach.

Antiallergie-Kätzchen: Das kalifornische Biotechunternehmen Allerca hat eine genveränderte Katze gezüchtet, die keine Allergien mehr auslösen soll. Ihr fehlt ein Gen, das für einen allergieauslösenden Eiweißstoff in Fell und Speichel verantwortlich ist. Die Katze soll 3100 Euro kosten und erst der Anfang einer Serie von »Lifestyle-Haustieren« sein. Was kommt da wohl noch nach? Der fettaugenzählende Hund, das aspirinbollernde Kaninchen ...

Landmaus kontra Labormaus: Schützt Dreck wirklich vor Allergien? Das interessierte Forscher der Duke University in Durham, North Carolina. Sie verglichen die steril lebenden Labormäuse mit den fröhlichen Feldwaldundwiesenwühlern vom Land. Logisch: Die frei lebenden Nager haben viel mehr Antikörper gegen all die natürlichen Feinde im Blut. Und tatsächlich entwickelten nur die Labormäuse im Versuch Zeichen einer Allergie oder Autoimmunerkrankung.

Bakterien mögen's heiß: Händewaschen schützt vor Bakterien. Aber nur, wenn man die Hände richtig abtrocknet. Der TÜV Rheinland schaute den Leuten auf die Finger und stellte fest: Nach dem Händewaschen erhöht sich erst mal die Zahl der Bakterien auf der Haut. Weil das Waschen sie aus tieferen Hautschichten hervorspült. Wer seine Hände nach dem Waschen mit einem Stoffhandtuch abrubbelt, hat 4 Prozent weniger Keime auf der Haut. Papierhandtücher putzen 24 Prozent mehr Keime weg. Heißlufttrockner dagegen verdoppeln die Bakterienzahl.

Das größte Bakterium der Welt können Sie mit bloßem Auge sehen. Es misst 0,75 Millimeter und heißt Thiomargarita namibiensis, Sulfatperle von Namibia, lebt im Meer und futtert Schwefel.

Schmeißfliegen mögen Wunden: In der Küche will sie wohl keiner haben, die Maden der grünen Schmeißfliege. Lässt man sie aber an einer offenen Wunde knabbern, kann das durchaus gesund sein. Sie fressen zerstörtes Gewebe und sondern einen antibakteriellen Wirkstoff ab. Damit verhindern sie Wundinfektionen. In Amerika wendet man sie als Therapieform nach Operationen an. Die Maden werden aber keimfrei gezüchtet.

Kaulquappen mögen keine Medizin: Die Kaulquappen des Krallenfroschs reagieren sehr empfindlich auf hormonell wirksame Chemikalien und Medikamente im Wasser. Sie wachsen, aber entwickeln sich nicht zum Frosch. Das wollen Berliner Forscher nutzen, um Flüsse, Seen und das Trinkwasser auf Medikamentenrückstände zu testen. Vor 60 Jahren nutzte man schon mal den Krallenfrosch: als Schwangerschaftstest in der Apotheke. Man spritzte den Morgenurin von Frauen in die Rückendrüse eines Eier tragenden Krallenfrosches. War die Frau schwanger, laichte das Froschweibchen innerhalb von 48 Stunden ab.

Der Check-up für ein starkes Immunsystem

Drei Gründe sprechen dafür, dass Ihr Arzt mal Ihr Immunsystem anschauen sollte: ständige Erkältungen, allergische Reaktionen – und Klugheit.

AUFSPÜREN UND VORSORGEN

Großes Blutbild plus

Sie sind häufig erkältet, viel müde, lustlos? Als IGeLeistung bieten manche Ärzte einen Immun-Check an. Die moderne Labormedizin spürt Lücken in der Abwehr auf. Man macht ein großes Blutbild (Seite 211) und misst auch alle Untergruppen der Lymphozyten (zelluläre Abwehr) und die Immunglobuline (nichtzelluläre Abwehr). Und natürlich das hs-CRP, den wichtigen Entzündungsparameter des Körpers. Auch der Antioxi-

danzienstatus sollte mitbestimmt werden. Und vielleicht noch, ob man mit Amalgam, Quecksilber (aus Zahnfüllungen), belastet ist.

Der Allergietest

Wer den Verdacht hegt, eine Allergie zu haben, lässt beim Allergologen einen Test machen. Der trägt eine Reihe bekannter Allergene auf die Innenseite des Unterarms oder auf den Rücken auf. In seltenen Fällen, zum Beispiel bei Insektenallergien, spritzt er auch kleine Allergenmengen in die Haut. Diese reagiert je nach Testart nach 20 Minuten oder auch erst nach mehreren Stunden bis Tagen. Manchmal sprüht der Arzt das Allergen auch direkt in die Nase oder in die Augen. Eine Blutprobe kann ebenfalls Aufschluss über eventuell vorhandene Allergien geben.

Regelmäßig zur Früherkennung

Die Angst vor Krebs lässt immer noch 84 Prozent der Männer und 60 Prozent der Frauen den Kopf in den Sand stecken – und um dem Thema nicht zu begegnen, gehen sie auch nicht zur Früherkennung. Nun, es werden immer mehr, die denken: »Mein Körper ist mein Lebenskapital. Und um ihn muss ich mich in erster Linie selbst kümmern.« Morgens trifft man sie in Turnschuhen im Wald. Die Warnung auf der Zigarettenschachtel haben sie schon vor Jahren ernst genommen – wenn nicht, dann gehen sie wenigstens regelmäßig zum Lungen-Check zum Facharzt. Sie bringen nicht nur ihr Auto zum TÜV, sondern kümmern sich auch um ihren Körper. Die Darmspiegelung ab 45 (Seite 308), die jährliche Brustkontrolle und der Pap-Test beim Gynäkologen (Seite 365), der jährliche Prostatatest (Seite 366), der regelmäßige Haut-Check (Seite 73) gehören wie der Butterfly im Fitnesszentrum zum Lifestyle.

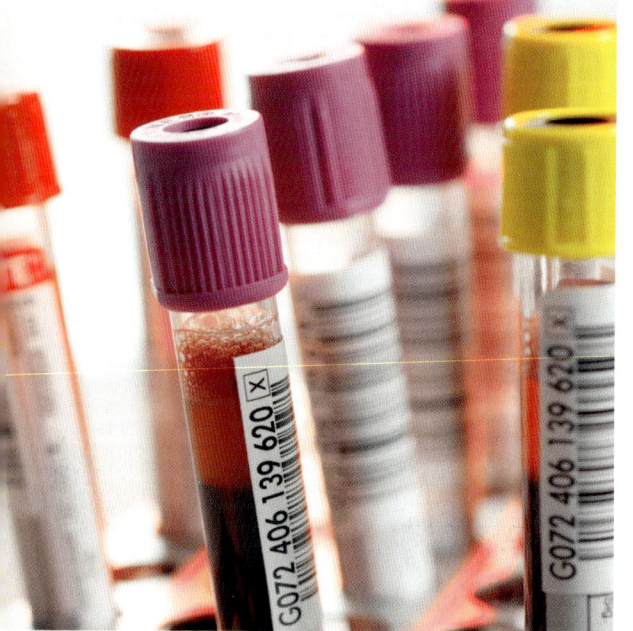

IM BLUT kann man lesen, wie es um Ihre Immunhelfer bestellt ist. Sind genug weiße Blutkörperchen und Antikörper vorhanden? Wie steht es um Entzündungsparameter und Antioxidanzienstatus?

TEST: Wie steht's um Ihre Abwehrkräfte?

Sind Sie gesund, fühlen Sie sich rundum pudelwohl? Sind Sie fit für die kalte Jahreszeit, fit für den Frühling? Wie es um Ihre Abwehrkräfte steht, die Sie munter, fröhlich und gesund erhalten, sagt Ihnen der folgende Test.

☐ Sind Sie mehr als dreimal im Jahr erkältet?

☐ Hatten Sie in der letzten Zeit eine Pilzinfektion oder Herpesbläschen?

☐ Leiden Sie unter Verdauungsstörungen wie Verstopfung oder Durchfall?

☐ Haben Sie eine Allergie?

☐ Stehen Sie häufig unter Stress, oder machen Sie sich Sorgen?

☐ Sind Sie schnell müde und erschöpft?

☐ Rauchen Sie?

☐ Trinken Sie regelmäßig Alkohol?

☐ Nehmen Sie regelmäßig Medikamente?

☐ Sind Sie übergewichtig?

☐ Essen Sie täglich weniger als fünf Portionen frisches Obst und Gemüse?

☐ Stehen rotes Fleisch, Weizenkeimöl, Maiskeim-öl oder Sonnenblumenöl häufiger auf Ihrem Speiseplan als Fisch, Olivenöl, Rapsöl, Leinöl?

☐ Nehmen Sie auch in Stress- und Krankheits-zeiten keine Nahrungsergänzung?

☐ Bewegen Sie sich täglich weniger als 30 Minuten?

☐ Kennen Sie Ihren hs-CRP-Wert, liegt er über 1 mg/l?

Die Auswertung:

Wenn Sie mehr als drei Fragen angekreuzt haben, braucht Ihr Immunsystem eine Aufbauspritze. Nein, keine, die man in die Armbeuge pikst. Eher eine gedankliche: dass Sie öfter mal entspannen – mit Yoga oder einem guten Buch im Ohrensessel. Oder eine Spritze, die man essen kann, indem Sie mehr auf Ihre Ernährung achten. Oder eine Sauerstoffspritze, weil Sie ab jetzt öfter Sport treiben oder die Zigarette danach weglassen. Und viele andere Spritzen, die Sie in diesem Buch finden.

Vielleicht machen Sie ja auch mal einen Immun-Check-up, um schwache Immunwerte gezielt aufzubauen. Denn mit einer starken Abwehr in petto macht das Leben doppelt Freude.

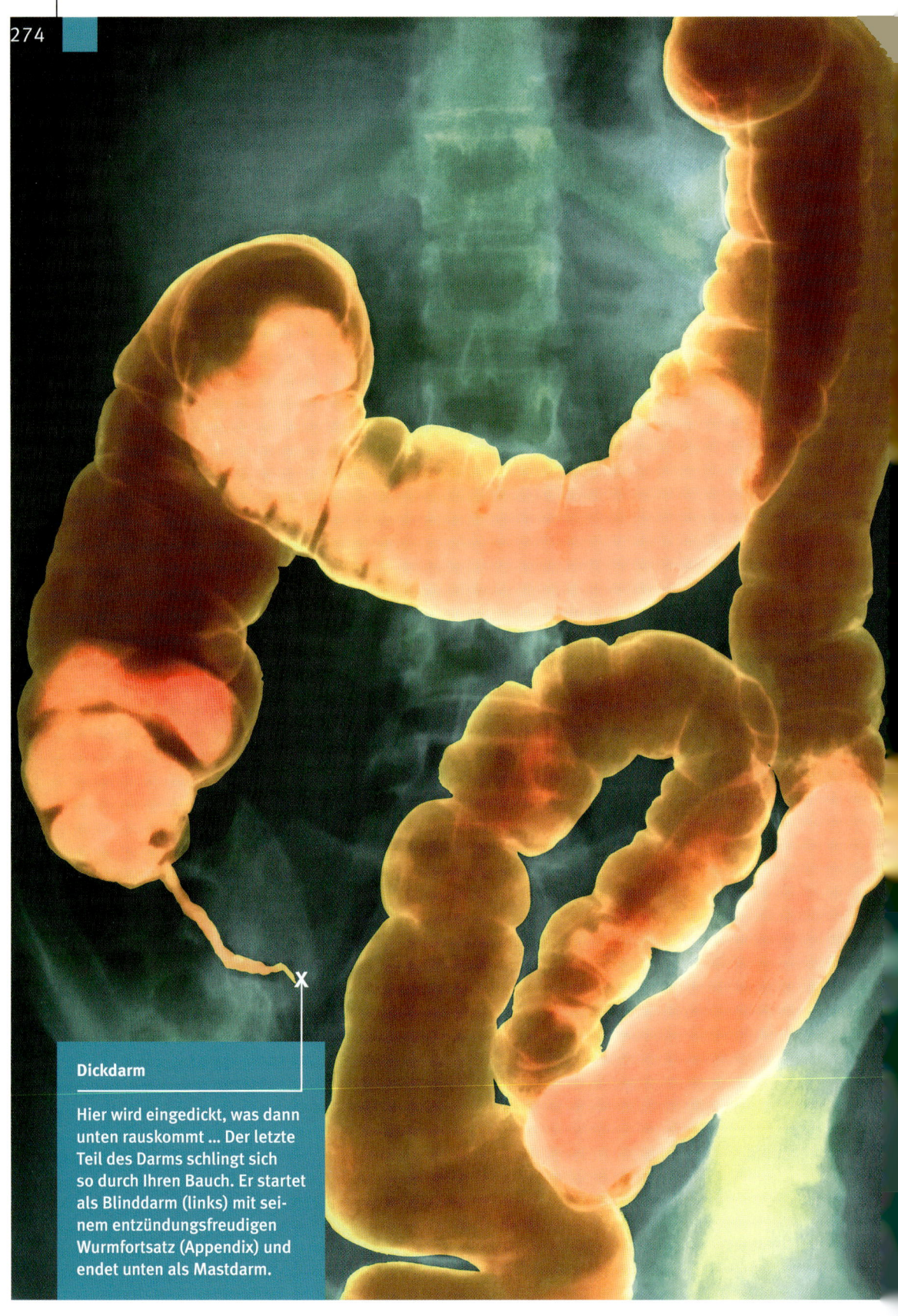

Dickdarm

X

Hier wird eingedickt, was dann unten rauskommt ... Der letzte Teil des Darms schlingt sich so durch Ihren Bauch. Er startet als Blinddarm (links) mit seinem entzündungsfreudigen Wurmfortsatz (Appendix) und endet unten als Mastdarm.

Magen und Darm

Mozartkugels Reise durch den Körper

Kann man im Kopfstand schlucken? Warum knurrt der Bauch? Brennen Fürze wirklich? Von Lippe bis Po bleibt keine Frage offen. Sie lernen Ihre Darmbakterien kennen, erfahren, warum Sie Ihr Fettgewebe lieben sollten, wie der Stoffwechsel funktioniert. Und bald wissen Sie, warum besser Ihr Bauchhirn entscheiden sollte.

Man kann essen, wenn man auf dem Kopf steht, habe ich gerade gelesen. Die Speiseröhre hat ringförmige Muskeln, und die ziehen sich zusammen und drücken die Mozartkugel runter in den Magen. So was muss ich natürlich gleich ausprobieren. Weil man a) nicht immer alles glauben soll, was man liest, und b) sooft es geht staunen möchte über dieses Wunderwerk Körper.

… Nach dem Selbstversuch: Der Evolution sei Dank muss ich nicht die ganzen 30 Tonnen Lebensmittel, die im Laufe meines Lebens den Stoffwechsel passieren, auf dem Kopf stehend schlucken. Und auch nicht die 50 000 Liter Flüssigkeit. Das wäre eine ziemlich wirkungsvolle Diät. Man würde sich nämlich vor jeder Mozartkugel überlegen, ob man nun wirklich einen Kopfstand machen will …

Aber es stimmt: Die Kugel rutscht gegen die Gravitationskraft nach oben. Leider hat man dabei das Gefühl, dass etwas in die Nase laufen könnte und einen ungewöhnlichen, unangenehmen Umweg in den Magen (und letztlich auf die Hüfte) nehmen würde … Da ist mir die Reise der Mozartkugel auf direktem Weg wirklich lieber.

Verdauung – von vorn bis hintern ...

Auch wenn Sie es nicht gerne hören: Ihre Lippen hängen am Popo. Kurz nach der Zeugung bildet sich in der befruchteten Keimzelle unter anderem das Entoderm, das innere Keimblatt. Aus diesem winzigen Zellverband formt sich nach und nach ein Rohr, das den ganzen Körper durchzieht. Die Wand unseres Verdauungssystems setzt sich daher vom Mund bis zum After aus denselben Gewebeschichten zusammen, auch wenn jeder Abschnitt des Rohrs andere Aufgaben übernimmt. Die innere Schicht ist eine Schleimhaut, die Mukosa. Daran schließt sich als schmale Bindegewebsschicht die Submukosa an. Darunter liegt die Muskelschicht namens Muskularis, sie sorgt dafür, dass Bewegung in die Mozartkugel kommt. Außen herum liegt die Serosa, ein dünnes Gewebe mit einem flüssigen Film, der verhindert, dass sich der Verdauungstrakt an anderen Organen reibt. Und in diesem Rohr passiert eines: Das, was wir essen, wird für das Körperinnere passend zurechtgeschnitzt.

Was das Verdauungssystem für uns tut

Das kann man ganz kurz zusammenfassen: Der Mensch ist, was er isst. Gesund, glücklich, biologisch jung, fröhlich, mutig, straff, selbstbewusst, agil, dynamisch ...

> Unser Verdauungssystem versorgt uns mit Brennstoffen für den Energiehaushalt, mit Baustoffen für jede Zelle und mit den kleinen Mikronährstoffen namens Vitamine, Mineralien & Co. für einen regen Stoffwechsel.

> Es entsorgt unverdaulichen Abfall durch die Hintertür.

> Der Darm ist ein wichtiger Teil des Immunsystems.

> Und das Bauchhirn hilft uns, wichtige Entscheidungen zu treffen.

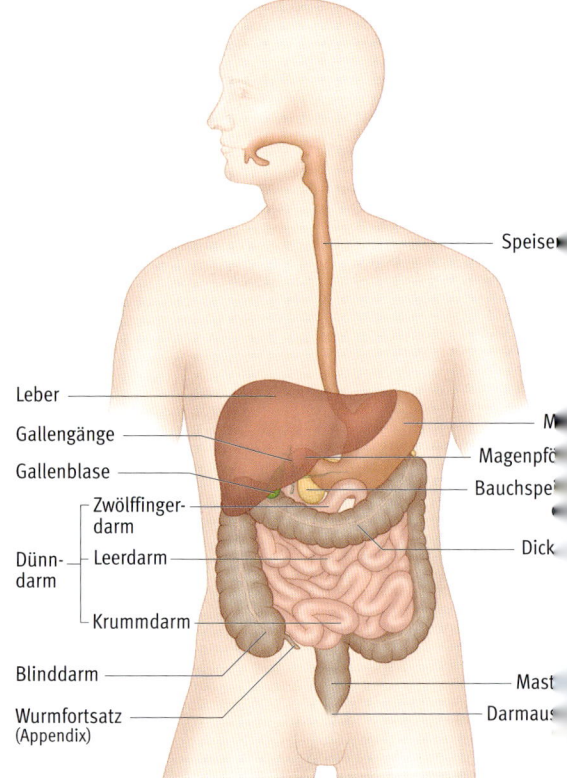

Leber
Gallengänge
Gallenblase
Zwölffingerdarm
Dünndarm
Leerdarm
Krummdarm
Blinddarm
Wurmfortsatz (Appendix)

Speise⟨röhre⟩
M⟨agen⟩
Magenpfö⟨rtner⟩
Bauchspe⟨icheldrüse⟩
Dick⟨darm⟩
Mast⟨darm⟩
Darmaus⟨gang⟩

KURZTRIP DURCHS VERDAUUNGSSYSTEM: Die Mozartkugel rutscht über die Speiseröhre in den Magen. Der Pför⟨t⟩ner entlässt sie in den Dünndarm. Die Säfte von Gallenblase und Bauchspeicheldrüse machen sie klein. So dring⟨t⟩ sie ins Blut. Der Dickdarm entzieht den Resten Flüssigkeit und befördert sie zur Endstation, zum Mastdarm und Anus⟨.⟩

Verdauen heißt zerkleinern

Stellen Sie sich vor, Sie essen ausnahmsweise keine Mozartkugel, sondern Salat und dann Pasta mit Olivenöl und Garnelen. Da drin stecken alle Nährstoffe, die Ihr Körper braucht: die Mikronährstoffe namens Vitamine, Mineralien, Biostoffe der Pflanze ... Und die Makronährstoffe

Eiweiß, Fett und komplexe Kohlenhydrate. Allerdings noch nicht in der Form, in der sie Ihr Körper auch verwerten kann. Dazu müssen die komplexen Nährstoffketten vom Teller in ihre Bausteine zerlegt werden. Sprich Zuckerketten in einzelne Zuckermoleküle, Triglyceride in Fettsäuren und Eiweiß in Aminosäuren.

DER MUND – EIN GENIESSER

Passiert die Pasta mit Garnelen die Lippen, mahlen die Zähne erst einmal alles klein. Die muskulöse Zunge entdeckt mit Tausenden Papillen die Geschmacksmoleküle und transportiert den Brei zum Schlund. Drei Paar Speicheldrüsen schicken ihren Saft dazu, täglich 1,5 Liter, damit alles leichter rutscht. Hier im Mund arbeiten auch die ersten Verdauungsenzyme mit: Die Amylase spaltet Kohlenhydrate, die Stärke aus der Nudel, in kleinere, leichter verdauliche Stücke.
Gleich mal testen: Holen Sie sich ein Stück Brot. Das kauen Sie so lange, bis es süß schmeckt. Hier war die Amylase aktiv und hat die langen Stärkeketten des Mehls in kleinere Zweifachzucker (Maltose) gespalten. Und die schmecken süß – wie Ihre Zungenspitze identifiziert.
Ein bitterer Nachgeschmack liegt übrigens hinten auf der Zunge, die Mitte ist auf Salz spezialisiert. Aber zurück zum Pasta-Garnelen-Brei: Während Sie schlucken und der in den Schlund rutscht, bedeckt der Kehldeckel die Luftröhre. Die 25 Zentimeter lange Speiseröhre drückt den Brei mit ihrer muskulären Wandschicht in den Magen.

DER MAGEN – EIN MUSKELPROTZ

Am Ende der Speiseröhre hängt ein faustgroßer Muskelsack. Gerade mal 20 Zentimeter lang. Je nachdem, was da von oben runterkommt, kann er sich um das 20-fache dehnen – für den letzten Guinness-Rekord von 53 Hotdogs in 12 Minuten

sogar noch mehr. Normalerweise fasst der Magen etwa zwei Liter. Sonst fühlt man sich arg voll. Manchmal wünschte ich mir, wir hätten – wie das Rind oder das Schaf – noch drei Mägen, in denen man Pasta & Co. zwischenlagern könnte. Gefuttert wird blitzschnell – und dann stundenlang wiedergekäut und genossen, wenn man Zeit hat. Aber solche Vormägen haben wir nicht, deswegen müssen, sollen, dürfen wir uns Zeit beim Essen lassen.

Magensäure zersetzt, Enzyme zerkleinern

Hauptaufgabe des Magens ist die Zersetzung der Nahrung. Dabei helfen fünf Millionen Drüsen in der Magenwand. Lauter kleine Chemiefabriken. Und die stellen täglich bis zu drei Liter Magensäure her. Die hat einen pH-Wert von 1 bis 1,5, zersetzt Fett und Eiweiß. Diese Säure würde auch die Magenwand verdauen, gäbe es nicht eine weitere Drüsenart, die eine dünne Schleimschicht produziert, welche den Magen wie eine säurefeste Tapete auskleidet.

MEHR WISSEN

Warum knurrt der Bauch?

Also, meiner knurrt so laut, dass ich vorsichtshalber meinen Hund Timmi beruhige ... Täglich landen etwa 1,5 Liter Speichel und etwas Schleim im Magen. Dazu kommt noch eine ordentliche Portion Luft, die sich bei jedem Schlucken einschmuggelt. Ist der Magen gerade arbeitslos, weil die letzte Mahlzeit schon längst ein Haus weitergewandert ist, kommt es zum Shaking-Effekt. Der leere Magen zieht sich stärker und aktiver zusammen als ein gefüllter. Luft, Speichel und Schleim werden wild durcheinandergedrückt, und das erzeugt wie ein Dudelsack Töne, die an das Knurren eines Raubtiers erinnern.

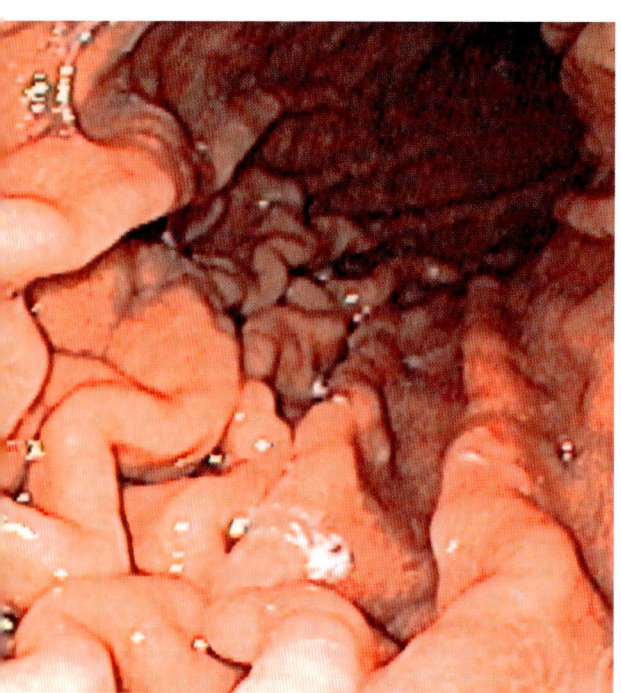

HIER GUCKEN SIE mit dem Endoskop des Internisten ins Innere eines gesunden Magens. Zieht sich das muskulöse Hohlorgan zusammen, bildet die Magenschleimhaut Längsfalten, die Plicae gastricae.

Auch im Magen arbeitet ein Enzym, das Pepsin, es knabbert die Eiweißmoleküle der Garnele klein. Der gesamte Chemikalienmix wird durch die Bewegung der Magenmuskeln in den Nahrungsbrei eingeknetet.

Nach dieser Behandlung bleiben nur noch winzige Pasta-Garnelen-Bröckchen übrig – im Schnitt 0,25 Millimeter groß. Die werden von den Muskeln durch den Magenausgang Richtung Dünndarm geschubst.

Je nachdem, was Sie essen, dauert es eine Stunde oder acht, bis die Reise in die Katakomben des Bauches weitergeht. Denn der Pförtner namens Pylorus, der Ringmuskel am Magenausgang, lässt nur perfekt zersetzte Nahrung in den Dünndarm durch. Portiönchen für Portiönchen.

Wie lange bleiben Braten, Kaugummi & Co. im Magen?

Bis 30 Minuten: Honig, Traubenzucker, Alkohol, Tee, Mineralwasser, ungezuckerter Kaffee. $1/2$ bis 2 Stunden: Buttermilch, Kaffee mit Milch und Zucker, Joghurt, Weißbrot, weiche Eier, Kartoffelpüree, Fisch, Reis. 2 bis 3 Stunden: Milch, Pudding, Pellkartoffeln, Rührei, Spinat, Bananen, gekochte Möhren. 3 bis 4 Stunden: Mageres gekochtes Fleisch, Huhn, Schwarzbrot, Käse, rohes Obst, grüner Salat, Bratkartoffeln, Schinken, gedünstetes Gemüse. 4 bis 5 Stunden: Gebratenes Steak, magerer Braten, Hering, Erbsen, Linsen, Bohnen. Über 6 Stunden: Thunfisch in Öl, Speck, Schweinebraten, Räucherlachs, Pommes, Krapfen. Rund 8 Stunden: Schweinshaxe, Gänsebraten, Ölsardinen.

Nein, Kaugummi bleibt nicht jahrelang im Magen. Auch die Darmbakterien kauen ihn nicht, er kommt einfach wieder raus.

DER DARM – DIE SCHLEUSE ZUM GLÜCK

Ihr Darm ist so lang wie eine Anakonda: etwa 8 Meter. Das würde ich gerne mal selbst messen, weil ich noch nie so viele unterschiedliche Angaben dazu gelesen habe.

Diese etwa 8 Meter warten mit einer Oberfläche von 500 Quadratmetern auf. Die Fläche entsteht durch die Darmfalten des Pi mal Daumen 6,5 Meter langen Dünndarms.

Die Kerckring-Falten verdreifachen schon mal die Darmoberfläche. Diese Darmfalten kräuseln sich. Daraus entstehen Zotten. Die wiegen sich im Darm wie Ähren im Wind. Und auf ihrer Oberfläche haben sie auch noch Bürsten. Diese weiteren Darmzotten-Fältchen nennt man Mikrovilli. Zotten und Mikrovilli vergrößern die Schleimhaut des Darms um den Faktor 250. Viel Platz für viel Getümmel.

Der Dünndarm spielt die Hauptrolle

Direkt an den Magenpförtner schließt der Dünndarm an, genauer der Zwölffingerdarm (Duodenum). Das erste Teilstück des Dünndarms. Er sieht aus wie ein nach links offenes Hufeisen und ist beim Menschen etwa 12 Fingerbreiten lang. Hierhin schicken Bauchspeicheldrüse (Seite 287) und Gallenblase ihre Säfte.

> Das Bauchspeicheldrüsensekret enthält Bikarbonat (kennen Sie als Treibmittel im Backpulver), das die Magensäure neutralisiert. Denn sonst könnten die Enzyme nicht arbeiten, die jetzt aktiviert werden.

> Enzyme erledigen die Hauptarbeit: Amylasen spalten Kohlenhydrate (Pasta, Brot, Kartoffeln) klein, die Proteasen Trypsin und Chymotrypsin zernagen Eiweiß (Garnelen, Fisch, Joghurt, Gänsebraten) in Aminosäuren, und Lipasen knabbern am Fett. Ohne diese Enzyme würde es ein halbes Jahr dauern, bis sich die Pasta mit Garnelen zersetzt.

> Die Galle emulgiert das Fett, umhüllt das Olivenöl also derart, dass winzig kleine Fetttröpfchen mit einer Wasserhülle weiterziehen. Diese Kügelchen heißen Mizellen und enthalten zum Beispiel auch noch Cholesterin, Gallensalze, Phospholipide.

Der Dünndarm zieht sich zusammen und drückt den Brei weiter vom Zwölffingerdarm in den Leerdarm und den Krummdarm. Ständig wird der Galle-Bauchspeichel-Pasta-Brei gemixt und gegen die Darmwand gedrückt. Am Bürstensaum der Zotten hängen noch eine Menge Enzyme, die spalten und spalten …

Die zerkleinerten Moleküle wie Zucker, Aminosäuren, Teile der Fettkügelchen, Vitamine und Mineralien werden in die Zotten hineintransportiert, vom Blutkreislauf aufgenommen und zur Leber geschafft, die die Nährstoffe dann im Körper verteilt. Nach acht Stunden Verdauungsarbeit hat auch der letzte Krümel der Pastamahlzeit den Blutstrom erreicht.

Der Darm erkennt übrigens auch Fremdstoffe, Eiweiße, die im Körper nichts zu suchen haben – die lässt er gleich vor Ort vom Immunsystem vernichten oder gar nicht erst passieren.

 MEHR WISSEN

Aus Groß mach Klein: Enzyme ackern als Stoffwechselarbeiter

Auf dem Weg der Nahrung vom Mund bis zum Darm arbeiten Enzyme. Sie spalten die Hauptnährstoffe Eiweiß, Fett und Kohlenhydrate in kleine Bausteine auf, sodass sie ins Blut dringen und wir sie nutzen können: Wir gewinnen daraus Energie, reparieren kaputte Zellen oder bauen neue Körpersubstanz auf.

Lipasen zerstückeln das Fett aus dem Schweinebraten in Glycerin und freie Fettsäuren. Fett heißt: Triglyceride, also drei Fettsäuren, die an einem Glycerinmolekül kleben. Kann man sich vorstellen wie eine Mistgabel ohne Stiel.

Amylase zersetzt Stärke, also sehr lange Zuckerketten (Polysaccharide), in mehrere kürzere Ketten (Oligosaccharide), dann in Zweifachzucker (Saccharose, Maltose, Laktose). Disaccharidasen aus der Darmwand spalten diese in kleine Einfachzuckermoleküle (Glukose, Galaktose, Fruktose). Und so kommen sie ins Blut.

Proteasen zerlegen Eiweiß. Erst in größere Bruchstücke (Poly- und Oligopeptide), dann in kürzere Ketten und einzelne Aminosäuren. An der Bürstensaummembran der Darmwand vollenden Amino- und Dipeptidasen das Stückwerk. Sie teilen die verbliebenen Eiweißketten in die für den Körper verwertbaren Eiweißbausteine. Die wandern mit Hilfe von Transportproteinen durch die Darmwand ins Blut.

Multikulti-Land Dickdarm

Was im Dünndarm keine Verwertung gefunden hat, landet im Dickdarm. Der krümmt sich im Bauch wie ein nach unten geöffnetes Hufeisen. Seine Aufgabe: fest machen und ausscheiden. Fest machen heißt: Wasser zurück, marsch, marsch! Seine Darmschleimhaut ist gespickt voll mit Zellen, die Wasser aus dem Darm in den Körper zurückholen.

Seine Bewohner und Mitarbeiter: Bakterien. Die sogar Vitamin K und B-Vitamine produzieren. Die Bakterien fühlen sich im warmen, feuchten Dickdarmklima so wohl, dass 400 verschiedene Volksstämme in einer Schicht von zwei Zentimetern friedlich zusammenleben. Die Multikultis essen alle aus einem Topf, ernähren sich von Ballaststoffen, von Pflanzenfasern (aus Vollkorngetreide, Obst, Gemüse).

Sie freuen sich über 30 Gramm täglich. Kriegen sie die nicht, tobt ein Kampf am Töpfchen. Gute Bakterien sterben. Das Klima verändert sich. Der pH-Wert steigt, böse Bakterien können sich vermehren. Man kriegt Probleme mit der Verdauung. Genauso schlecht auf das Bakterienklima wirken sich Stress, Fast Food und Antibiotika aus. Sterben die guten Keime ab, dann breiten sich Krankmacher wie Hefepilze, Campylobacter oder gefährliche Escherichia-coli-Bakterien aus.

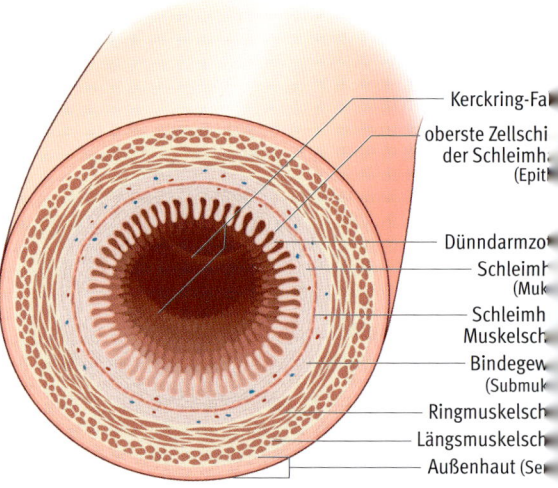

Kerckring-Fa
oberste Zellschi
der Schleimh.
(Epit

Dünndarmzo
Schleimh
(Muk
Schleimh
Muskelsch
Bindegew
(Submuk
Ringmuskelsch
Längsmuskelsch
Außenhaut (Se

DER DARM ist kein starres Rohr. Mehrere Muskelschichten schicken den Darminhalt mit rhythmischen Bewegungen weiter. Im Inneren ist er in Zotten und Falten gelegt, für eine 500-m²-Oberfläche, damit viele Vitalstoffe ins Blut gelangen.

Dickdarmstationen: vom Blinddarm ...

Der Dickdarm startet mit dem etwa sieben Zentimeter langen Blinddarm (Caecum) und seinem entzündungsfreudigen Anhängsel, dem Wurmfortsatz (Appendix). Der Blinddarm hatte in den Zeiten, als wir noch Vegetarier waren, mehr zu tun als heute. Und in der Wand des Wurmfortsatzes nisten viele Lymphfollikel, die für die Immunabwehr von Kindern eine wichtige Rolle spielen. Leider entzündet sich der Appendix genauso gern wie die Mandeln, wenn sich da viele Bakterien tummeln. Lange hielt man ihn für ein überflüssi-

ges Anhängsel des Blinddarms, heute weiß man: Das Risiko für Morbus Crohn (chronische Darmentzündung) erhöht sich, wenn man ihn früh entfernt. Allerdings wäre es lebensgefährlich, ihn nicht rauszuholen, wenn er stark entzündet ist. Bricht er durch, entleert sich der Darm in den Bauch. Es kommt zur Infektion des Bauchraums.

... über den Grimmdarm ...

Auf den Blinddarm folgt der Grimmdarm (Colon). Seinetwegen nennen wir es »Bauchgrimmen«, wenn wir an heftigen Blähungen oder Verstopfung leiden.

Hat der Stuhl den Grimmdarm erst von rechts unten nach oben, dann quer über den Bauch und schließlich nach links unten durchwandert – und dabei 80 bis 90 Prozent seines Wassergehalts durch die Darmwand ins Blut abgegeben –, landet er im zwanzig Zentimeter langen Mast- oder Enddarm (Rektum).

... zum Mastdarm

Der ist die Mülldeponie. Dort lagert alles, was unser Körper nicht verwerten kann, bis die Kapazitätsgrenze erreicht ist. Eine Meldung geht dann ans Gehirn, das uns nun geschwind aufs stille Örtchen schickt.

Am Ende des Mastdarms sitzen ein innerer und ein äußerer Schließmuskel. Während der innere Schließmuskel nicht unserem Willen unterliegt, können wir den äußeren Schließmuskel bewusst an- und entspannen. Zum Glück, denn so können wir selbst entscheiden, wann wir uns von unserer Sammlung trennen.

Leisestinker

»Salomon, der Weise, spricht: Laute Fürze stinken nicht! Aber diese butterweichen, die sich durch die Hose schleichen … Freund, vor denen hüte dich, denn sie stinken fürchterlich!« Damit hat Salomon völlig recht. Leise Fürze stinken tatsächlich mehr als laute.

Der Grund: Bildet sich eine große Gasmenge im Darm, entweicht sie auch schneller und lauter. Das Gasgemisch verlässt den Darm so rasch, dass die Darmbakterien keine Zeit mehr haben, den enthaltenen Wasserstoff in stinkenden Schwefelwasserstoff umzuwandeln. Kleinere Gasmengen verweilen länger und können sich mit dem Geruchsverursacher anreichern.

Eine fröhliche Bakterienkultur

Wie kann man den Darm nun auf Vordermann bringen? Man schickt einfach mehr gute Bakterien zur Multikulti-Gesellschaft. Beispielsweise lebende Bifidobakterien oder Laktobazillen (Milchsäurebakterien), wie sie vielen probiotischen Joghurts zugesetzt werden (probiotisch = für das Leben).

Schon 1908 erhielt der russische Bakteriologe Ilja Metschnikow den Nobelpreis für seine Erkenntnis, dass die im Joghurt enthaltenen Milch-

säurebakterien Krankheitserreger im Darm bekämpfen und die Abwehr stärken.

Verschiedene Studien zeigten bis heute: Laktobazillen senken das Risiko für Durchfallerkrankungen (zum Beispiel durch Enteroviren oder Antibiotikaeinnahme), verbessern die Milchzuckerverdauung, senken das Allergierisiko, stärken die Abwehrkräfte und sollen sogar vor Darmkrebs schützen. Bifidobakterien arbeiten auch als sanfte Helfer gegen die Verstopfung.

Müssen es unbedingt probiotische Joghurts sein? Nein, es gibt Studien, die zeigen: Auch gewöhnliche, fermentierte, nicht hitzebehandelte Milch-

MEHR WISSEN

Brennen Fürze wirklich?

Die Winde, die den Körper mal leise und mal lauter verlassen, enthalten neben Stickstoff und Kohlendioxid die brennbaren Gase Methan und Wasserstoff. Die entstehen, wenn Bakterien Fasern verdauen. Die prozentuale Zusammensetzung variiert von Mensch zu Mensch und von Mahlzeit zu Mahlzeit. Ballaststoffreiches Essen mit Vollkorn, Obst und Gemüse erzeugt zehnmal mehr Gase als Weißmehl, Fleisch und Zucker.

Zu viele Gase, zum Beispiel nach Kohlgenuss, die schlecht rauskommen, machen Blähungen. Und die können mitunter ganz schön wehtun. Sie drücken auch auf Magen, Herz und Lunge.

Das hilft: Die Samen von Fenchel, Anis, Kardamom, Kümmel – als Gewürz oder Tee – machen Blähendes bekömmlicher. Und Bewegung entkrampft den Darm – und entlüftet ihn.

Je mehr Gase ein Abwind enthält, desto besser brennt er, wobei ein hoher Methangehalt die Flamme bläulich einfärbt. Nein, das probieren Sie jetzt bitte nicht aus. Glauben Sie einfach, was Sie lesen.

produkte haben die gleiche Wirkung auf die Gesundheit. Also Naturjoghurt, von Otto-Normal-Milchsäurebakterien hergestellt.

Wer mehr freundliche Darmbewohner haben will, braucht nur täglich mindestens einen (nicht pasteurisierten) Joghurt zu löffeln. Auch in Molke oder Kefir (nicht in Dickmilch!), in Brottrunk (aus der Bäckerei) und in rohem Sauerkraut stecken die nützlichen Keime.

Topinambur, Artischocken, Chicorée, Spargel, Zwiebeln oder Lauch liefern übrigens die Ballaststoffe Inulin und Oligofruktose, die Hauptnahrung nützlicher Darmbakterien, die sich damit munter vermehren können. Diese Ballaststoffe werden heute auch Joghurts als sogenannte Präbiotika zugesetzt.

WAS DEN DARM IRRITIERT

Verstopfung – die Lösung

20 bis 30 Prozent der Deutschen leiden unter Verstopfung, Frauen doppelt so oft wie Männer. Meist sind die Ursachen harmlos: Man trinkt zu wenig, isst nicht genug Ballaststoffe, hat zu wenig Kalium oder liegt auf der Couch, statt im Wald zu joggen. Aber auch ein Ortswechsel (zum Beispiel im Urlaub), Stress, ein unregelmäßiger Tagesrhythmus oder bestimmte Medikamente können die Auslöser sein.

Dauert die Verstopfung länger an, kann auch eine ernstzunehmende Krankheit wie Darmkrebs oder Schilddrüsenunterfunktion dahinterstecken. Ein Arztbesuch schafft Klarheit.

Das können Sie tun, um eine Verstopfung mit simpler Ursache ebenso einfach loszuwerden:

› Häufig hilft es schon, am Ernährungsrad zu drehen, mit Wasser und Ballaststoffen den harten Stuhlbrocken zu erweichen.

› Zweimal täglich ein Esslöffel Leinsamen mit viel Flüssigkeit vergrößert das Stuhlvolumen und beseitigt den Stau.

› Auch Bewegung, Bauchmassagen, Entspannungsübungen, Kalium und Magnesium fördern die Darmperistaltik und lösen die Verstopfung.

› In akuten Fällen darf man auch mal zum Abführmittel aus der Apotheke greifen: Ich würde es als Erstes mit 2 bis 3 Gramm Vitamin C probieren (Ascorbinsäurepulver), da hat der Körper dann auch noch was davon. Und wenn Sie keinen Durchfall kriegen, wissen Sie gleich: Der Körper hat's verbraucht – sprich gebraucht. Vielen hilft auch Milchzucker.

Allerdings: Jedes Abführmittel raubt dem Darm Eigeninitiative und bewirkt, häufiger genommen, genau das Gegenteil. Er mutiert zum starren Rohr.

› In hartnäckigen Fällen würde ich den Einlauf oder ein Miniklistier jedem Abführmittel vorziehen. Profitipp für unterwegs: Mein Vater hat mal schier verzweifelt in einem Hotel in Lappland den Duschkopf abgeschraubt … Allerdings sollte man da schon ein gewisses Können mitbringen.

Darmpilz aus Erfahrung

Kürzlich schrieb mir eine Leserin: »Eine lange Geschichte, kurz gefasst: Ich bin 24 Jahre alt und habe aus völlig unerfindlichen Gründen innerhalb von drei Jahren über 40 Kilo zugenommen. Es wurde viel an mir rumkuriert, aber nichts brachte den Durchbruch. Ich brauchte oft Kohlenhydrate, etwas Süßes zwischendurch. Nie riesige Mengen, aber alle zwei bis drei Stunden etwas. Heißhunger, Augenflirren, das Gefühl der Unterzuckerung. Mit GLYX-Ernährung versuchte ich, meine Probleme in den Griff zu kriegen, meinte, ich sei zuckersüchtig. Nun, wie sich vor vier Monaten rausstellte, war ich das auch. Genauer gesagt: Mein Darmpilz war es.

Mein Heilpraktiker stellte ihn fest, wir behandelten ihn mit Antimykotika und einer Anti-Pilz-Diät, nun bin ich ihn los und nehme langsam, stetig, mit wenig Anstrengung und GLYX-licher Ernährung ab (etwa 10 kg bisher).

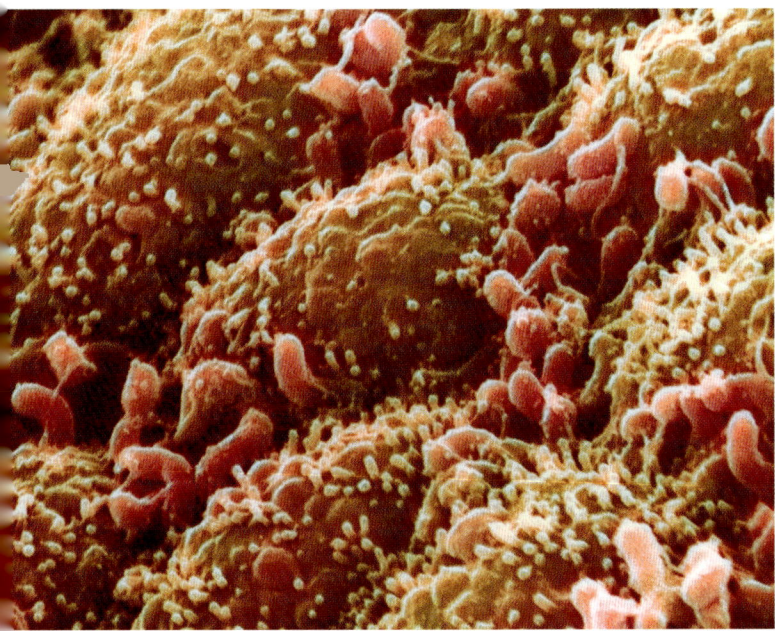

DARMBAKTERIEN: Während der Dickdarm viele Bakterien beherbergt, leben nur ganz wenige im Dünndarm. Siedeln sich dort doch welche an – wie hier im Bild (rosa) –, zum Beispiel durch verdorbenes Essen, spricht man von bakterieller Fehlbesiedelung. Und diese hat Folgen: Durchfall, Blähungen, Gewichtsverlust, Schwäche. Der Arzt ersetzt dann verlorene Flüssigkeit und Mineralien, oft behandelt er auch mit Antibiotika.

Ich bin überzeugt, dass ein Pilz-Test bei einigen Ihrer Leser, die bisher mit ähnlichen Problemen kämpfen mussten, einen Durchbruch bringen kann. Leider sind sehr viele Schulmediziner immer noch der Meinung, dass Pilze ›nix ausmachen‹, und banalisieren diese Erkrankung. Jeder hat Pilze im Darm. Manche haben zu viele.«

Mr. Smithii – oder: Dick durch Darmbakterien

Im Mittelpunkt des Interesses neuer Forschungen steht ein Darmbakterium, das Methanobrevibacter smithii heißt. Nennen wir es Mr. Smithii. Der arbeitet als Müllschlucker im Darm. Und putzt den Darm frei für Bakterienstämme, die Kohlenhydrate abbauen. Ist Mr. Smithii da, vermehren sich diese Bakterien um das Hundertfache. Und sie liefern dann etwa 15 Prozent mehr Energie aus dem Keks, den Sie essen. Der Mensch, bei dem Mr. Smithii nicht im Darm wohnt, ist also ein schlechterer Futterverwerter.

Das zeigt wieder mal: Es ist unsinnig, Kalorien auf Verpackungen zu drucken. Weil zum Beispiel jeder Mensch eine andere Darmflora hat, mit

mehr oder weniger Mr. Smithii. So wandern dann auch mehr oder weniger Kohlenhydrate ins Blut und dann in die Fettzellen.

Irgendwann wird man versuchen, Mr. Smithii mit anderen Bakterien aus dem Darm zu vertreiben. Vielleicht mit einem Anti-Mr.-Smithii-Joghurt. Aber es ist um 85 Prozent wirkungsvoller, weniger Kekse, weniger Kohlenhydrate zu essen.

WAS AUF DEN MAGEN SCHLÄGT

Arme Schleimhaut: Gastritis

Stress, starkes Rauchen, Alkohol und Acetylsalicylsäure (aus Schmerzmitteln) können zu einer akuten Magenschleimentzündung (Gastritis) führen. Die Schleimschicht wird zerstört, sodass die Magensäure die Magenwand angreift. Die Folgen: im harmlosen Fall Bauchschmerzen, im Ernstfall lebensgefährliche Magenblutungen. In harmlosen Fällen helfen Säureblocker (Antazida). Natürlich muss man auch was gegen den Stress tun, den Alkohol, die Medikamente ... Sonst kann die Gastritis chronisch werden.

Der Helicobacter und das Magengeschwür

Der australische Forscher Barry Marshall ortete bereits 1982 ein Bakterium im Magen von Patienten, dem die Salzsäure nichts anhaben konnte. Und das verdächtigte er, Entzündungen und Magengeschwüre zu verursachen. Nachdem die Fachwelt ihn verspottete, trank er 1984 ein Reagenzglas voller dieser Keime, entwickelte prompt Magengeschwüre – und heilte diese dann mit Antibiotika. Aber erst 2005 erhielt er für seine Entdeckung von Helicobacter pylori – so heißt der säurefeste Keim – den Medizinnobelpreis.

Der Helicobacter ist ein schlaues Bakterium. Es siedelt sich in der Schleimschicht des Magens an und lebt dort in einer kleinen Ammoniakwolke. Die schützt es vor der aggressiven Magensäure. Umgebende Schleimhautzellen sterben ab, die Schleimhaut entzündet sich. Magengeschwüre entstehen und manchmal sogar Krebs.

Will man sich des Helicobacters entledigen, muss man Antibiotika nehmen. Und die müsste eigentlich die Hälfte aller Menschen auf der Erde schlucken. Allein in Deutschland hat Helicobacter pylori etwa 33 Millionen Menschen befallen. Die kann man mit einem einfachen Atemtest aufspüren (Seite 308). Doch nur bei etwa 10 bis 20 Prozent der Helicobacter-Infizierten kommt es tatsächlich zu Beschwerden. Warum das so ist? Diese Nuss hat die Wissenschaft noch zu knacken.

Sodbrennen – Natron räumt den Magen auf

Wie heißt der letzte Gang beim Fast-Food-Menü? »Rudi räumt den Magen auf« – oder so ähnlich. Jedenfalls handelt es sich um eine säurehemmende Magentablette. Rund 40 Prozent der Deutschen leiden unter Sodbrennen. Jeder Zehnte von ihnen so sehr, dass überschüssige Magensäure zurück in die empfindliche Speiseröhre schwappt und ihre Schleimhäute verätzt. Dieser »Reflux« erhöht auf Dauer das Risiko für Speiseröhrenkrebs.

Ursachen: zu fettes Essen, zu viel Kaffee, Alkohol und Stress erhöhen die Magensäureproduktion. Rauchen schädigt den muskulösen Dichtungsring zwischen der Speiseröhre und dem Magen. Häufige Säureattacken zerstören den Zahnschmelz. Und da die Magensäure im Schlaf sogar eingeatmet wird, reizt sie die Lunge. Wer morgens oft hustet oder heiser ist, sollte deshalb auch Magen und Speiseröhre untersuchen lassen.

Was hilft? In leichten Fällen helfen zum Beispiel Natron (im Backregal des Supermarktes), Kartoffel- oder Weißkohlsaft vor dem Essen. Stellt man den Kopfteil des Bettes hoch, verhindert das den nächtlichen Rückfluss der Säure. Das gilt auch für den Mittagsschlaf. In schweren Fällen verschreibt der Arzt sogenannte Protonenpumpenhemmer, die die Säureproduktion drosseln und den Magen förmlich trockenlegen.

Japanische Wissenschaftler fanden heraus, dass das Sodbrennenrisiko um das Siebenfache steigt, wenn zwischen Essen und Schlafen weniger als drei Stunden vergehen.

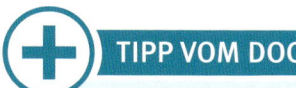

TIPP VOM DOC

Kamillen-Rollkur

Haben Sie auch als Kind mit Daddy mitgerollt? Gegen seine Magenschleimhautentzündung?

So geht's: Bereiten Sie aus 3 TL getrockneter Kamille und 1 Tasse siedendem Wasser einen Tee zu. Trinken Sie den Tee morgens im Bett auf nüchternen Magen. Legen Sie sich 5 bis 10 Minuten auf den Rücken, drehen Sie sich dann um 90 Grad auf die linke Seite, dann auf den Bauch und zuletzt auf die rechte Seite. In jeder Position verweilen Sie 5 bis 10 Minuten. So hat die Kamille genügend Zeit, mit ihren entzündungshemmenden Stoffen an der Magenschleimhaut zu wirken.

Hormone heizen dem Energiehaushalt ein

Fett und Zucker, die der Darm über das Blut in die Zellen schickt, sollen dort bei Bedarf in Energie umgewandelt werden. Zwei Drüsen sind dafür zuständig, die Energiegewinnung anzufachen: die Bauchspeicheldrüse und die Schilddrüse.

DIE SCHILDDRÜSE UND DAS JOD

Knapp unterhalb Ihres Kehlkopfs sitzt ein Schmetterling. Und der sorgt für die Leichtigkeit des Seins. Genauer gesagt: Hier sitzt die Schilddrüse, die mit ihren zwei Flügellappen und einem Verbindungssteg wie ein Falter aussieht. Im gesunden Zustand ist sie kaum größer als ein Kohlweißling. Leider kränkelt der arme Schmetterling bei jedem dritten Deutschen und wird dann größer. Weil wir in einem Jodmangelland leben und der Schmetterling zu wenig Jod nippt. Es sei denn, man wohnt an der Nordsee und schlemmt zweimal in der Woche Matjes.

Unsere Energiehormone

Die Schilddrüse, einer unserer wichtigsten Hormonproduzenten, stellt die Energiehormone Trijodthyronin (T_3) und Thyroxin (T_4) her. Wie der Name erahnen lässt, enthalten sie drei beziehungsweise vier Jodmoleküle.
Die Schilddrüse ist in lauter kleine Läppchen unterteilt und von einer Bindegewebskapsel umgeben. Ihr Gewebe besteht aus winzigen Bläschen, den Follikeln. Dort stellt sie ihre Hormone her, bunkert sie und gibt sie bei Bedarf ins Blut ab. Und Bedarf haben wir eigentlich ständig, weil diese beiden Hormone Leben bedeuten. Sie regen den Energiestoffwechsel in fast allen Körperzellen an. Ohne Energie kein Leben, keine Leistung. Weder in den Beinen noch in der Leber noch im Kopf. Die Schilddrüsenhormone machen uns

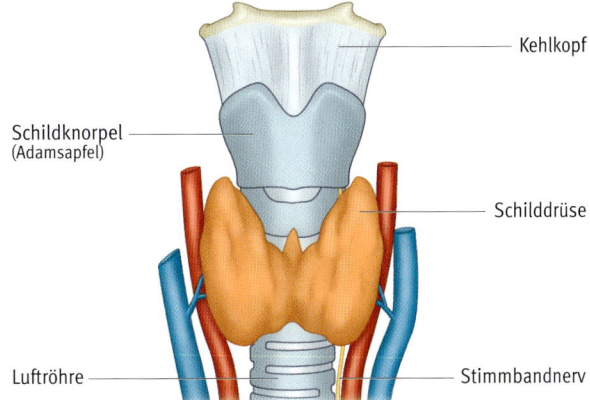

DIE SCHILDDRÜSE gehört zu den endokrinen Drüsen und liegt unter dem Adamsapfel vor der Luftröhre. Sie sieht aus wie ein Schmetterling. Ihre beiden Flügel produzieren Hormone, die den Energieumsatz regulieren. Dazu brauchen sie das Jod aus der Nahrung.

also wach. Sie lassen auch das Herz schneller schlagen, machen die Gefäße weit, sodass genug Blut zu den Organen strömt. Ohne Schilddrüsenhormone könnte in unserem Körper nichts wachsen, weder der Muskel noch die Knochen noch das Immunsystem.
Die Schilddrüse ist die zentrale Energiebehörde in Ihrem Körper. Eine vernachlässigte Schilddrüse, die nicht mehr richtig arbeitet, bringt einen völlig aus dem Takt – körperlich wie psychisch.

Hormonfutter: Jod und Selen

Damit es uns gutgeht, damit wir Energie haben, brauchen wir Jod, das vom Teller über den Darm ins Blut und so schließlich bis zur Schilddrüse kommt. Sie filtert das Jod raus. Bastelt ihre Hormone. Wenn vom Hypothalamus die Hormonbotschaft kommt: »Arbeit steht an, der Körper muss mehr leisten!« oder »Es ist ganz schön kalt!«, dann schüttet die Schilddrüse T_3 und T_4 aus. Jede Zelle produziert daraufhin mehr Energie, damit wir die Arbeit verrichten können oder damit es uns warm wird. Fehlt Jod in der Nahrung, kann die Schilddrüse nicht genug T_4 bilden. Fehlt zusätzlich noch Selen, kann sie T_4 nicht zu T_3 umbauen. Das T_3 ist aber das hundertmal aktivere Hormon. Es dockt im Inneren der Zelle am Zellkern an und greift in lauter wichtige Stoffwechselprozesse ein: Es sorgt für Wärmeproduktion und dafür, dass Zucker in der Zelle verbrannt wird. Es mobilisiert die Fettmoleküle von der Hüfte, baut Proteine auf (Muskeln, Immunsystem ...).

Schilddrüsenhormone sorgen also für unsere Dynamik, unseren Fettabbau, unsere Lust, unsere Gedanken. Und all das hängt an Jod und Selen.

Unnütz wie ein Kropf

Fehlt Jod, bildet die Schilddrüse in ihrer Not mehr Drüsengewebe aus, das mehr Hormone herstellen

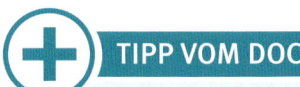

TIPP VOM DOC

Jod in der Schwangerschaft

Schwangere und stillende Frauen sollten besonders auf ihre Jodversorgung achten. Sie brauchen gut 50 Prozent mehr Jod als normal. Das schaffen leider nur die wenigsten. Zwei Drittel entwickeln bis zum Ende der Schwangerschaft eine krankhaft vergrößerte Schilddrüse. Und gefährden sogar das Kind. Jodmangel kann eine Fehlgeburt auslösen. Und zu wenig Schilddrüsenhormone beim Kind können zu Intelligenzdefiziten (Kretinismus), mangelhaftem Knochenaufbau mit Minderwuchs und Entwicklungsstörungen der Lunge führen. Sprechen Sie mit Ihrem Arzt auch über Nahrungsergänzung mit Jodtabletten.

soll. Sie wächst. Wenn sie nach außen wächst, ziert ein dicker Kropf den Hals. Bis zu 30 Prozent der Deutschen sind davon betroffen. Dem können Sie mit Meeresfisch, Algen und Meersalz vorbeugen – und mit einem Arztgespräch über Jodtabletten. Die sind oft sinnvoller als jodiertes Speisesalz.

Mit der Schilddrüse durch dick & dünn

› **Schilddrüsenunterfunktion** heißt: An der Zelle kommen zu wenig Schilddrüsenhormone an – weil die Schilddrüse selbst zu wenig produziert oder weil sie kein Hormonkommando vom Gehirn bekommt. Der Stoffwechsel brennt dann auf Sparflamme. Alles im Körper läuft langsamer, träger ab. Dem Organismus fehlt Energie, man fühlt sich schlapp, kann sich nicht konzentrieren, friert leicht. Und man nimmt trotz geringem Appetit stark zu. So eine Unterfunktion der Schilddrüse liegt bei manchem schon in der Wiege. Man kann sie aber auch im Laufe des Lebens bekommen, meist durch eine jodarme Ernährung.

› **Schilddrüsenüberfunktion:** Bildet die Schilddrüse zu viel von den beiden Energiehormonen T_3 und T_4, laufen alle Stoffwechselprozesse schneller ab. Das Herz klopft heftig, man fühlt sich unruhig, reizbar, schläft schlecht, schwitzt und zittert leicht und nimmt trotz gesteigertem Appetit ab. Das kann an einer Autoimmunerkrankung liegen: Das Immunsystem produziert Antikörper, die zur überschießenden Hormonproduktion führen. Dann spricht man von Morbus Basedow, viele Betroffene kriegen auch noch vorstehende Augen. Eine Überfunktion kann sich aber auch über Jodmangel und Kropf entwickeln – bis zur Bildung von heißen Knoten, die unkontrolliert Hormone produzieren.

In Deutschland geht jede zweite Schilddrüsenüberfunktion auf heiße Knoten zurück. Wer bei sich Symptome einer Schilddrüsenüberfunktion feststellt, sollte zum Arzt gehen. Denn unbehandelt kann der Herzmuskel Schaden nehmen.

Steckt ein heißer Knoten dahinter, muss man mit der Jodzufuhr vorsichtig sein. Denn heiße Knoten reagieren überaus empfindlich auf Jod. Sie produzieren dann noch mehr Hormone.

Kennen Sie Ihre Schilddrüsenwerte? Man kann sie im Blut bestimmen (Seite 212).

DIE BAUCHSPEICHELDRÜSE UND DAS INSULIN

Das Pankreas, also die Bauchspeicheldrüse, sieht aus wie eine Zunge, nur etwas größer: Sie streckt sich etwa 15 Zentimeter lang, 5 Zentimeter breit, von der Milz zum Zwölffingerdarm. Gerade mal 100 Gramm schwer ist die wichtigste Verdauungsdrüse. Sie versorgt uns mit Enzymen und Hormonen, die den Energieverbrauch und die Energiespeicherung regulieren.

Sie kocht den Verdauungssaft

Täglich produziert der Großteil ihrer Zellen 1,5 bis 3 Liter Bauchspeichel. Und der enthält, wie der Speichel im Mund, Verdauungsenzyme. Nur viel mehr: zwanzig verschiedene. Die zerlegen im Dünndarm die Nährstoffe aus Müsli, Fisch und Olivenöl, machen sie für den Körper verfügbar. Natürlich hat die Natur dafür gesorgt, dass diese Enzyme erst im Darm aktiv werden, sonst würde sich unsere wichtige Drüse ja selbst verdauen. Ohne diese Enzyme würde das Essen unverdaut weiter den Darm entlangrutschen. Wir litten unter Durchfall, Blähungen, Bauchkrämpfen – und würden an totalem Nährstoffmangel sterben, da das Essen mit seinen Vitaminen nicht im Stoffwechsel ankäme.

Ihre Inseln produzieren Hormone

Über die ganze Drüse verteilen sich auch 1,5 Millionen kleine Zellgrüppchen namens Langerhans-Inseln. Hier produziert die Bauchspeicheldrüse wichtige Hormone für den Energiestoffwechsel:

> Insulin reguliert den Blutzucker und damit unseren Energiehaushalt. Insulin sorgt dafür, dass Glukose (Blutzucker) in Fettgewebe, Muskel und Leber gespeichert oder verbrannt wird. Gibt es zu wenig oder gar kein Insulin mehr (Diabetes, Seite 298), kann die Glukose nicht vom Blut in die Körperzellen gelangen. Dadurch steigt der Blutzucker an, das ist lebensgefährlich. Denn zu viel Zucker ist ein Zellgift. Steigt der Blutzucker über eine gewisse Schwelle an, kann man das im Urin messen, da die Niere dann Zucker ausscheidet.

> Glukagon ist einer der Gegenspieler des Insulins. Sinkt der Blutzucker unter einen gewissen Wert, schickt die Bauchspeicheldrüse Glukagon aus, das Glukose aus den Energievorräten, vor allem der Leber, mobilisiert – damit der Blutzucker wieder steigt und wir wieder Energie haben.

> Somatostatin hemmt die Sekretion von Magensaft und Bauchspeichel dann, wenn beide Verdauungssäfte nicht mehr gebraucht werden.

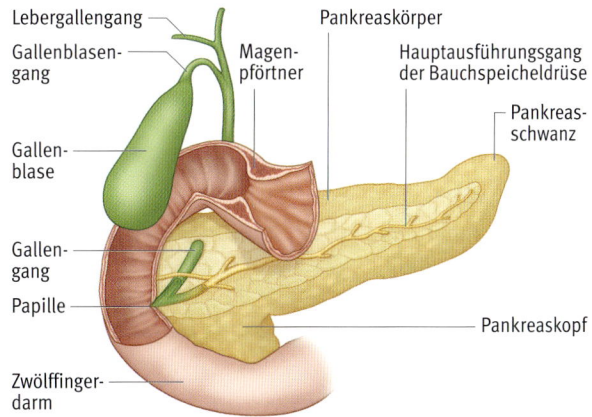

DIE BAUCHSPEICHELDRÜSE (Pankreas) sieht aus wie eine Zunge und wird in Kopf, Körper und Schwanz eingeteilt. Die Drüse schickt ihre Verdauungsenzyme in den Zwölffingerdarm, wo die Nahrung aus dem Magen ankommt. Dort mündet auch der Gallengang. Die Hormone, die sie produziert, gibt sie ins Blut ab.

Chronische Pankreatitis

Unerträgliche Schmerzen im Oberbauch, Fett im Stuhl, Durchfälle zeigen: Mit der Bauchspeicheldrüse stimmt was nicht. Weitere Symptome, die ebenfalls darauf hindeuten: Gewichtsverlust, Depressionen, Migräne, chronische Müdigkeit, Menstruationsstörungen, Abwehrschwäche. Alkoholgenuss und Völlerei sind die häufigste Ursache für eine chronische Entzündung der Bauchspeicheldrüse. Manche Drüse reagiert schon sehr empfindlich auf ganz wenig Alkohol. Aber auch Gallensteine, Virusinfektionen oder genetische Veranlagung können schuld an einer Entzündung sein. Sie tritt in Schüben auf, zerstört die Zellen in der Drüse. Es bilden sich Narben. Und die Bauchspeicheldrüse produziert nicht mehr genug Verdauungsenzyme. Auch vor den Inselzellen macht die Zerstörung nicht halt. Sie kommen ihrer Aufgabe, Insulin zu produzieren, nicht mehr nach. Man erkrankt an Diabetes, muss Insulin spritzen. Eine Entzündung behandelt man mit Alkoholstopp und Diät. Enzyme aus der Apotheke verschaffen der Bauchspeicheldrüse eine Erholungsphase, nehmen ihr Arbeit ab.

Kleine Ode an das wunderbare Fettgewebe

Eigentlich wollte uns die Natur wie immer einen Gefallen tun. Sie gab uns einen Energierucksack mit, den wir in guten Zeiten füllen, damit wir in schlechten Zeiten etwas haben. Dank der Möglichkeit, Energie im Fettgewebe zu speichern, die wir jederzeit anzapfen können, haben wir im Laufe der Evolution überlebt.

EIN SCHIER UNENDLICHER ENERGIERUCKSACK

Statt dem Lebensretter täglich Danke zu sagen, zwicken wir ihn dauernd. Wünschen uns, dass er aus unserem Leben verschwindet. Doch mancher Mensch wünscht sich manchmal im Leben, er hätte was, wovon er zehren könnte. Mein Patenkind Amelie kostete ihre Mama viele Kilos, dafür weniger Nerven. Sie hatte genug Zehrstoff in der Schwangerschaft angelegt. Auch so manche Krankheit bringt einen zu dünnen Menschen um. Und statt sich nach Kleidergröße 36 zu verzehren, sollte man lieber fröhlich seine kleinen Rundungen lieben.

Wir haben etwa 30 Milliarden Fettzellen (Adipozyten), die meisten in der Kindheit angelegt. Aber auch der Erwachsene kann aus Vorläuferzellen noch ein paar neue Adipozyten bilden. Jede der bis zu 0,1 Millimeter großen Fettzellen speichert einen einzigen Fetttropfen, der beim Menschen sehr viel Ölsäure enthält. Der Fetttropfen – und mit ihm die Zelle – kann sein Volumen auf das 1000-fache ausweiten. Nimmt man ab, schrumpfen die Fettzellen, verschwinden aber nicht. Der schwerste Mensch der Welt, Jon Brower Minoch (1941–1983), wog übrigens 635 Kilogramm. Sein Körper bestand aus rund 560 Kilogramm Fett – oder anders gesagt: Er hatte einen Körperfettanteil von etwa 88 Prozent. Zum Vergleich: Normal ist ein Körperfettanteil bei Männern zwischen 15 und 20 Prozent, bei Frauen zwischen 20 und 25 Prozent. Wir Frauen haben mehr, weil wir ja auch noch ein Baby mitversorgen müssen. Minoch hat übrigens von März 1978 bis Juli 1979 419 Kilo abgespeckt. Zeigt: Wer zunimmt, kann auch abnehmen. Und je mehr Übergewicht man hat, desto schneller geht es.

Nein, Problemzonen wird man nicht los

Die Fettschicht unter der Haut (subkutanes Fett, Seite 47) nennt man Isolierfett, weil sie bei Kälte

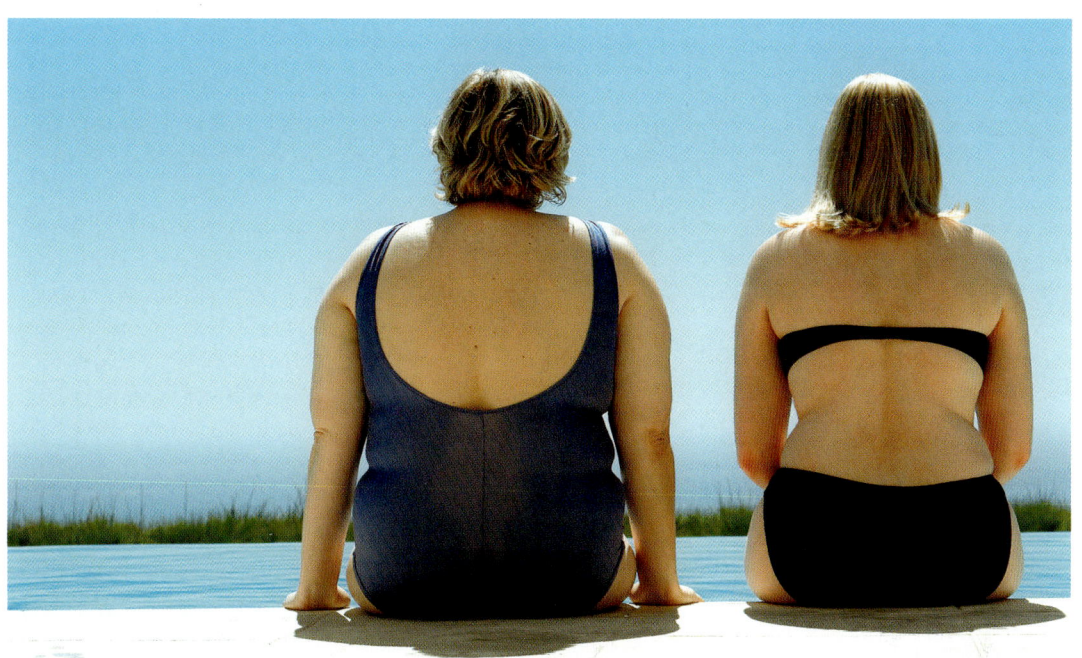

KLEINE RUNDUNGEN sollte Frau lieber dankbar streicheln, statt ständig Kleidergröße 36 nachzuhungern. Die Natur hat sie üppig bedacht, damit sie zwei ernähren kann, nicht friert, Hormone bildet ... Nur viel zu viel ist ungesund.

vor schnellen Wärmeverlusten schützt. Vor allem an Bauch, Oberschenkeln, Gesäß und Bauchfell sitzt unser Speicherfett in der Unterhaut. Unser Energierucksack fürs Leben. Gut verteilt.

Wer glaubt, Fett vor allem an seinen Problemzonen loswerden zu können, dem kann ich die Enttäuschung gleich mal ersparen. Wenn, dann nimmt man insgesamt ab, überall. Auch dort, wo man es nicht will. Aber nicht besonders dort, wo man es will. An der Kraftmaschine kann man das Bild höchstens straffen.

Polster für Kieselsteine

Das Fett unter der Fußsohle oder auf der Handfläche nennt man Baufett. Durch straffes Bindegewebe fixiert, dient es als druckelastisches Polster, das Stöße abfedert. Damit wir über Kieselsteine laufen können. Es wird nur in ganz extremen Hungersituationen angetastet. Und an diesen Stel-

len nehmen wir normalerweise auch kaum zu. Andere Erfahrung machte ein Soldat, bei dem Chirurgen im Zweiten Weltkrieg eine Verletzung an der Hand mit einem Stück Haut aus der Bauchdecke reparierten. Mit dem Wirtschaftswunder wuchsen die Bauchumfänge der Menschen. Und weil der Soldat einen Teil seines Bauches auf seiner Handfläche trug, wuchs ihm auch dort ein Bauchansatz. Das transplantierte Gewebe hatte seine Funktion als Speicherfett nicht vergessen.

DAS HORMONAKTIVE GEWEBE

Das Fettgewebe hängt nicht einfach nur unliebsam an uns dran, es arbeitet auch. Fettdepots rund um die Organe des Immunsystems (Lymphknoten, Milz ...) liefern wertvolle Bausubstanz für unsere Immunzellen.

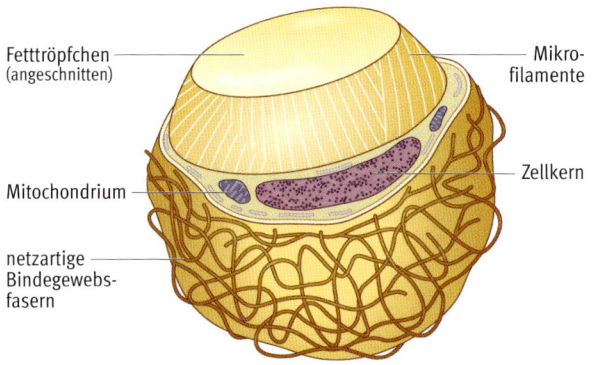

Fetttröpfchen (angeschnitten)

Mikro-filamente

Zellkern

Mitochondrium

netzartige Bindegewebs-fasern

FETTZELLE: Netzartiges, elastisches Bindegewebe sorgt dafür, dass sie sich schier unendlich dehnen kann. Ein Fetttropfen füllt sie aus, drückt den Zellkern an den Rand. Weißes Fettgewebe hat nur ganz wenige Mitochondrien (Kraftwerke). Mikrofilamente, fadenför-mige Eiweißstrukturen, halten alles in Bewegung.

Das Fettgewebe produziert auch Hormone, zum Beispiel Leptin, das uns sagt, dass wir satt sind. Oder auch etwas vom weiblichen Geschlechtshor-mon Östrogen. Mit ein Grund, warum bei magersüchtigen oder sehr dünnen Frauen ein Kinder-wunsch oft unerfüllt bleibt. Weil Östrogen fehlt. Nicht nur zu wenig, auch zu viel Fettgewebe be-einflusst den Östrogenhaushalt ungünstig. Denn Übergewicht gilt heute als bedeutender Risikofak-tor für Brustkrebs. Stellen die Eierstöcke nach den Wechseljahren die Östrogenproduktion ein, ver-siegt auch das Gestagen, das die Wirkung des Ös-trogens im Zyklus unterbricht. Wirkt das Östro-gen beständig, weil das Fettgewebe rund um die Uhr, rund um den Monat, Östrogen produziert, kann sich ein Tumor entwickeln.

Das Enzym Aromatase wandelt Androgene (männliche Hormone) in Östrogen um. Viel von dem Enzym sitzt im Bauchfett des Mannes und wird vom Stresshormon Kortisol auch noch akti-viert. Es wartet nur darauf, dass ein männliches Hormon vorbeikommt. Dem Testosteron beißt es

den Schwanz ab. Daraus entsteht dann ein weib-liches Hormon. Und das sorgt dafür, dass zum Bauch auch noch ein Busen wächst.

Fettnäpfchen Stress

Leidet der Körper unter Dauerstress, schütten die Nebennieren permanent das Stresshormon Kortisol aus. Dagegen kann man was tun. Sich be-wegen. Tut man das nicht, kriegt man sein Fett ab. Studien deuten darauf hin, dass ein ständiger Kortisolüberschuss die Fettspeicherung und damit die Entstehung von Übergewicht fördert.

Schlankmacher: braunes Fettgewebe

Wir haben neben dem weißen Fettgewebe auch noch ein bisschen braunes Fettgewebe. Säuglinge haben davon noch viel und auch Tiere, die den Winter über schlummern. Dieses Fettgewebe ist nämlich für Wärmeproduktion zuständig. Es kann, anders als das weiße Fettgewebe, auch Fett abbauen. Es verfügt nämlich über die kleinen Energiekraftwerke namens Mitochondrien. Brau-nes Fett produziert Wärme, wenn wir etwas ge-gessen haben (Thermogenese). Einige Forscher vermuten, dass es uns unter anderem zu guten und schlechten Futterverwertern macht. Ernäh-rungsmediziner Prof. Heinrich Kasper in seinem Buch »Ernährungsmedizin und Diätetik«: »Es wird derzeit nicht mehr daran gezweifelt, dass der Energieabgabe über braunes Fettgewebe bei der Regulation des Körpergewichts eine zentrale Be-deutung zukommt.« Schlanke Menschen haben ein aktives braunes Fettgewebe, das, wenn man zu viel isst, einfach mehr Kalorien verbrennt, mehr Fettsäuren in Wärme umsetzt. Na ja, manchmal ist die Natur halt doch ungerecht.

Geizige Fettspeichergene

Wo, glauben Sie, leben die meisten Übergewichti-gen auf der Welt? In Amerika? Weit gefehlt. In der Südsee hängen die meisten Rettungsringe an den

Hüften. Auf der Insel Nauru zum Beispiel sind 75 Prozent aller Erwachsenen übergewichtig. Längst haben nämlich Hamburger und Cola den Fisch und die Früchte aus dem Speiseplan verdrängt. Pech für die Insulaner: Bei ihnen finden sich besonders häufig sogenannte »thrifty genes«. Das ist eine Art genetisches Geizprogramm, das Fett auf die Hüften packt. Das einen zum perfekten Futterverwerter macht. Und auch noch träge. Damit man Hungersnöte überlebt.

»Thrifty genes« gibt es auch bei Europäern. Nur gehören Hungersnöte hier der Vergangenheit an. Das genetische Programm läuft trotzdem weiter. Und macht dicker und dicker, treibt den Blutdruck hoch, führt zu Diabetes mellitus. Wissenschaftler versuchen nun, den Genen ein Schnippchen zu schlagen. Indem sie Übergewichtigen Oxyntomodulin spritzen. Das Hormon hemmt den Appetit und steigert den Bewegungsdrang. Normalerweise produziert es der Dünndarm nach dem Essen. Im Gehirn wirkt es dann als Sättigungssignal. Im Experiment verringerte sich mit den Oxyntomodulin-Spritzen die Kalorienaufnahme um 17 Prozent, während der Kalorienverbrauch um 26 Prozent stieg.

Eigentlich toll. Nur weiß man nicht, was so eine Hormonkur langfristig auslöst. Magersucht? Krebs? Herzinfarkt? Bisher haben all die Schlankpillen den Betroffenen kaum etwas gebracht. Und was passiert, wenn man nicht mehr spritzt? Wachsen die Pfunde dann wieder? Besser, man kurbelt den Energieverbrauch auf natürlichem Wege rauf. Mit Bewegung, mit Sport. Also, liebe Insulaner, besser wieder mit dem Einbaum zum Fischen paddeln, statt mit dem Auto zum Supermarkt …

Das Fett und das Glück

Dicke Männer leiden seltener unter Depressionen, stellten schwedische Wissenschaftler fest: Sie sind anscheinend also nicht nur gemütlicher, sondern auch glücklicher. Woran liegt's? An einem biologischen Schutzeffekt. Schon lange weiß man: Ein hoher Blutfettgehalt beeinflusst die Produktion von Hormonen im Gehirn, zum Beispiel vom körpereigenen Antidepressivum Serotonin. Senkt man beispielsweise mit Pillen den Cholesterinspiegel, steigt das Suizidrisiko an. Aus dem gleichen Grund machen auch strenge Fettspardiäten unglücklich.

Für Frauen gilt das übrigens nicht. Da erhöht Übergewicht das statistische Suizidrisiko. Wahrscheinlich weil der gesellschaftliche Druck, schlank zu sein, größer ist als bei Männern, und das kann der biologische Schutzeffekt nicht kompensieren.

Darum: Wirklich nur abnehmen, wenn es unbedingt sein muss! Langsam. Und zunehmen, wenn man zu wenig Fröhlichkeit auf den Rippen hat. Und dem Glück zuliebe niemals auf pflanzliche Öle und Fisch verzichten.

 MEHR WISSEN

Von dicken Äpfeln und Birnen

Fettgewebe, das sich am Bauch festsetzt (Apfeltyp), schadet der Gesundheit mehr als die Pölsterchen an Po und Hüften (Birnentyp). Der Apfeltyp birgt ein erhöhtes Risiko für Diabetes Typ II, Alzheimer, Herzinfarkt und Krebs, denn das Bauchfett ist viel stoffwechselaktiver als die restlichen Fettdepots im Körper. »Bauchfett ist ein dauerhaft entzündetes Gewebe, da wachsen Tumore besonders schnell, an den Innenwänden der Gefäße bilden sich verstärkt Ablagerungen, Blutzucker- und Insulinhaushalt geraten aus der Balance«, so der Präventivmediziner Dr. Michael Despeghel.

Apfel oder Birne? Diese Frage beantwortet Ihnen ein Blick in den Spiegel – oder Maßband und Waist-to-Hip-Ratio (Seite 209).

Rad des Lebens: der Stoffwechsel

Eigentlich sagt es der Name schon: Es geht um Stoffe, die wechseln. Sie wechseln vom Cholesterin aus dem Ei zum Libidohormon Testosteron. Von der Aminosäure aus der Sprosse zur Wimper oder zur Lipase, dem Enzym, das Fett abbaut. Vom Kalzium aus der Milch zum Knochen. Vom Jod aus dem Fisch zum Schilddrüsenhormon. Vom Fruchtzucker aus der Erdbeere zum Klimmzug, sprich zu Energie. Von der Omega-3-Fettsäure aus dem Hering zum Baustein in der Gehirnzelle. Vom Vitamin A aus dem Gouda zum Sehpurpur des Auges. Von der Ölsäure aus dem Braten zum Frust – über die wachsenden Hüften. All das, was Sie in Ihren Körper reinlassen, verwertet er. Er bastelt damit Körpersubstanz wie Knochen, Muskeln, Blutkörperchen, Immunzellen … Er füllt damit seine Energietanks namens Glykogen und Fettzelle. Und was er nicht braucht, wie Schwermetalle, schickt der Körper wieder raus, das entgiften Leber und Niere. Soweit es sich nicht einlagert im Gehirn, in den Nerven, im Fettgewebe …

DAS PROGRAMM IST VIER MILLIONEN JAHRE ALT

Der Stoffwechsel ist also die Grundlage für das Leben, Ihr Leben. Er sorgt für gute Laune, für Energie, für die gesunde Funktion aller Organe. Dieser Stoffwechsel wurde Ihnen vor vier Millionen Jahren in die Gene programmiert. Das Programm hat sich bis heute nicht geändert. Fehlt nur ein Stoff, läuft der Stoffwechsel nicht mehr rund. Es werden weniger Hormone, Nervenbotenstoffe oder Enyzme gebildet, Zellen der entsprechenden Organe schlechter repariert. Erst wird man müder, nervöser, energieloser, dicker oder dünner – dann krank.

Auch wenn Stoffe ankommen, für die wir kein Programm haben, läuft etwas aus dem Ruder. Weil wir erst seit 10 000 Jahren Kuhmilch trinken, leiden 90 Prozent der Weltbevölkerung nach dem Abstillen unter der Milchallergie (Laktoseintoleranz). In Asien fast alle. In Europa bis zu 20 Prozent. Warum? Die Evolution hat nicht mit dem Kuheuter gerechnet. Die Natur hat es so eingerichtet, dass nach dem Abstillen auch kein Enzym mehr nötig ist, das Milchzucker abbaut. Darum bilden auch so viele Menschen zu wenig oder keine Laktase mehr. Wird der Milchzucker nicht gespalten, dient er in unteren Darmabschnitten den Bakterien als Futter. Es entstehen große Mengen an Gasen und organischen Säuren. Wasser strömt in den Darm, man leidet unter Blähungen und Durchfall.

Weil wir erst seit 10 000 Jahren Getreide anbauen, vertragen rund 400 000 Deutsche Gluten nicht. Man leidet unter Zöliakie. Weizen, Gerste, Dinkel, Roggen und deren Produkte müssen komplett vom Speiseplan gestrichen werden. Was den Hafer betrifft, streiten sich die Experten.

E-Nummern & tierisch viel Fett

Sicher, wir haben auch häufig Allergien gegen Dinge, die auf den Bäumen wachsen, wie Nüsse. Tütensuppen & Co. wachsen nicht auf Bäumen. Aber auf die vielen E-Nummern in Fertigprodukten reagiert das Immunsystem erst recht mit Allergie. Auch mit der Zuckerflut aus Softdrinks, Joghurts, Süßwaren hat unser genetisches Programm nicht gerechnet. Sie irritiert die Bauchspeicheldrüse und zerstört Nerven und die Blutgefäße. Erst wird man dick, dann Diabetiker. Auch fette Wurst kannten unsere Vorfahren nicht. Die aßen Fleisch von Tieren, die herumliefen: mager, mit der richtigen Dosis an Omega-3-Fettsäuren, die jede Zelle geschmeidig und jung hält. Und mit viel weniger Ölsäure, die sich aus Braten und Wurst in den Fettzellen einnistet. Heute hat der Braten keine Omega-3-Fettsäuren mehr. Und der Fisch, der aus Fischfarmen kommt, auch nicht. Weil sich die Tiere nicht natürlich ernähren. Der Mensch ist, was er isst.

DER EIWEISSSTOFFWECHSEL

Protein bedeutet, aus dem Griechischen übersetzt, »das Erste«, »das Wichtigste«. Ohne Proteine ist kein Leben möglich, da nur sie Zellen aufbauen und Gewebe reparieren können. In Form von Muskeln ermöglichen sie uns Bewegung, in Form von Enzymen und Hormonen regeln sie den gesamten Stoffwechsel, in Form von Abwehrkörpern des Immunsystems halten sie uns gesund.
Sie sehen: Der Mensch besteht aus Eiweiß. Zu 20 Prozent. Jede Zelle. Genauso wie beim Elefanten. Dieses riesige Tier holt sich sein Eiweiß aus Rohkost. Das können wir auch. Wir brauchen nicht unbedingt ein kleines Steak.
Wichtig ist nur: Unsere Körpereiweiße bestehen aus 20 Eiweißbausteinen, den Aminosäuren. Und 9 davon kann der Körper selbst nicht herstellen. Die müssen regelmäßig zugeführt werden.
Sie heißen Histidin, Isoleucin, Leucin, Lysin, Methionin, Phenylalanin, Threonin, Tryptophan und Valin. Die sind wichtig wie Vitamine. Auch für unsere Laune. Die gute Laune besteht nämlich aus den gehirnaktiven Aminosäuren Phenylalanin, Isoleucin und Tryptophan. Die stecken übrigens alle in Fisch drin.
Wie kommt man an »das Wichtigste«? Das ist im Grunde ganz einfach.
Die Eiweißformel: Verstehen Sie unter Eiweiß nicht länger nur Braten und Wurst. Greifen Sie bei all den Eiweißlieferanten zu, die die Natur bietet: Fisch, Geflügel, Eier, Hülsenfrüchte, Sprossen, Algen, Milch- und Sojaprodukte, Samen, Nüsse.

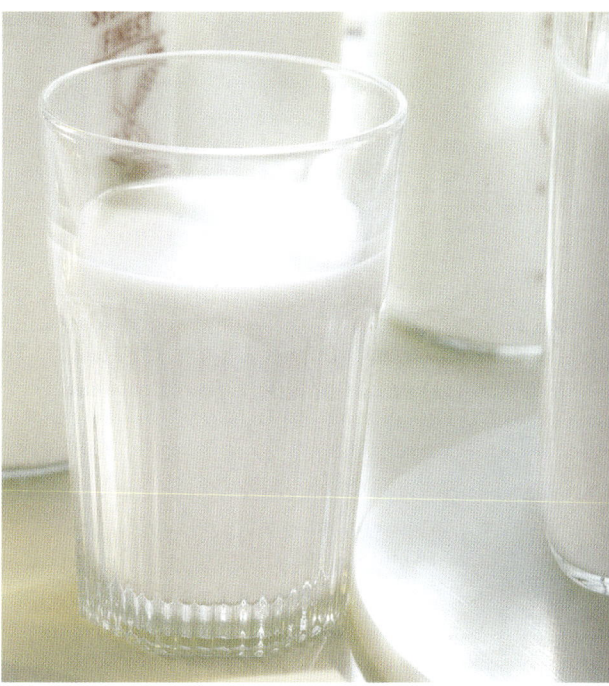

VERTRAGEN SIE KEINE MILCH? Der Arzt kann messen, ob eine Laktoseintoleranz vorliegt. Er gibt Ihnen 50 mg Milchzucker. Fehlt Ihnen Laktase, dann steigt der Zuckerspiegel nicht an, und Sie atmen mehr H^+-Ionen aus, die die Bakterien herstellen, wenn sie den Milchzucker futtern. Fehlt Laktase, muss man Milch meiden. Und ausprobieren, ob man Sauermilchprodukte und Käse verträgt. Denn die decken unseren Kalziumbedarf (Knochen!) und sind gut für die Darmflora.

Bei jeder Mahlzeit sollte einer dabei sein. Achten Sie auf Abwechslung – und kombinieren Sie klug.

Biomesslatte Ei

Zurück zum Elefanten, zur Rohkost: Wir können tierisches Eiweiß leichter in Körperzellen verwandeln als pflanzliches. In Abwehrzellen, in Haut, Haare … Deswegen hat tierisches Eiweiß eine höhere »biologische Wertigkeit«. Das Ei hat eine biologische Wertigkeit von 100. Der Körper kann sich das ganze Ei einverleiben. Viel besser übrigens als ein Steak: 83. Wenn Sie nun das Ei mit einer Kartoffel essen, haben Sie eine biologische Wertigkeit von 137! Sie bilden aus dem Paar also effektiver neue Zellen, gute Laune, als mit jedem einzelnen. Auch durch clevere Kombination pflanzlicher Eiweiße kann man die biologische Wertigkeit erhöhen: mit einer Kombination aus Bohnen (73) und Mais (72) zum Beispiel auf 101. Sie können also die wertvollen Aminosäuren auch vegetarisch so zuführen, dass der Körper damit seine Organe und Systeme gut aufbauen kann.

Der Aminosäurepool

Sie essen Eier, Fisch, Hülsenfrüchte, Sprossen – und damit stellen Sie Ihrem Aminosäurepool lauter kleine Eiweißbausteine zur Verfügung. Die braucht der Körper, weil er Tag für Tag rund 300 Gramm Eiweiß auf-, ab- und umbaut. Und damit die Leber neu macht, die Haut neu macht, das Blut neu macht … Im Pool schwimmen etwa 150 Gramm freie Aminosäuren (aus 100 Gramm Eiweiß, das Sie essen, plus Wiederverwertung aus dem Darm: Eiweiß aus Verdauungssäften und abgeschilferten Zellen).

 MEHR WISSEN

Die Stickstoffbilanz

Wie viel Eiweiß der Mensch braucht, messen die Mediziner mit der sogenannten Stickstoffbilanz. In einer Aminosäure steckt immer auch das Element Stickstoff (N). Nun baut Ihr Körper ja ständig Eiweiß ab. Da fällt dann Stickstoff an, der über Haut, Harn und Stuhl ausgeschieden wird. Entspricht der Stickstoffgehalt im Essen der Menge an Stickstoff, die Sie ausscheiden, dann ist die Bilanz ausgeglichen. Man hat genug Eiweiß. Minimalbedarf: 0,36 g pro Kilo Körpergewicht. Mit Sicherheitszuschlag: 0,8 bis 1,5 g (bei Krankheit, Stress, Übergewicht).

Aus dem Pool bedient sich der ganze Körper: der Muskel, wenn er Myosin und Aktin-Filamente aufbaut und wächst; das Gehirn, wenn es Phenylalanin braucht für seine Glückschemie namens Dopamin oder Endorphine; das Blut, wenn es Histidin benötigt, um seine roten Blutkörperchen aufzubauen; das Immunsystem, wenn es Killerzellen ins Blut schicken muss.

Das Problem: Fehlt nur eine einzige Aminosäure in unserem Aminosäurepool, dann bremst das den Eiweißaufbau im Körper. Genauso wie Sie kein Ikeareagal aufbauen können, wenn eine Seitenwand fehlt.

Das Wachstumshormon zum Beispiel, das uns jung hält, besteht aus 191 Aminosäuren. Übergewichtige haben häufig einen niedrigen Wachstumshormonspiegel. Kein Wunder: Sie nehmen oft nicht genug Eiweiß auf, um den ganzen Körper zu versorgen. Außerdem fehlen ihnen häufig die Vitamine B_6 und C sowie Zink und Mangan, die ebenfalls für die Produktion des Wachstumshormons nötig sind.

Eiweißmangel ist Selbstzerstörung

Was noch schlimmer ist: Wenn Sie zu wenig Eiweiß essen, frisst sich der Körper selbst auf. Er nagt seine Muskeln klein. Baut das Eiweiß ab, damit einzelne Aminosäuren wieder in den Pool kommen und für andere Dinge im Körper zur Verfügung stehen. Zum Beispiel, um so unsinnige Dinge zu tun, wie aus wertvollen Aminosäuren (ehemals herrliche Muskeln) Zucker fürs Gehirn zu basteln. Weil der Besitzer gerade mal auf Diät ist – und sich nicht bewegt, um den Muskelabbau zu stoppen.

Wer abnehmen will, Muskeln aufbauen will, sollte unbedingt auf sein tägliches Eiweiß achten. Am besten drei- bis viermal am Tag eine Portion Eiweiß essen – klug kombiniert, pflanzlich und tierisch. Dazu genügend Wasser trinken, um die Nieren zu unterstützen.

DER FETTSTOFFWECHSEL

Sie essen Butter, Wurst oder Braten, dann nehmen Sie Triglyceride auf. Die Form von Fett, die im Essen steckt: Glycerin plus drei Fettsäuren – die stiellose Mistgabel mit drei Zacken.

Weil Fett sich nicht in Wasser löst, muss der Körper das Ganze vom Magen bis zum Darm um das Hundertfache verkleinern und so umhüllen, dass es transportfähig ist. Die Kügelchen nennt man dann Mizellen. Die wasserunfreundlichen Fettsäuren hängen wie Kaulquappenschwänze in die Kugel hinein, und außen bildet sich eine Hülle aus wasserfreundlichen Köpfchen wie Glycerin und Gallensäuren.

Die Darmzelle schluckt die Mizelle. Und dort kriegt das Fett dann eine Eiweißhülle verpasst (= Lipoprotein). Das Lipoprotein, Chylomikron genannt, schlüpft wie ein U-Boot mit Passagieren in die Lymphbahn, von dort ins Blut.

Unterwegs zu den verschiedenen Körperzellen steigen aus den Chylomikronen Triglyceride aus, die die Muskelzelle zur Energiegewinnung braucht oder die die Fettzelle speichert. Da arbeitet natürlich ein Enzym dran: die Lipoproteinlipase. Die spaltet auch gleich die freien Fettsäuren aus der Mistgabel, denn nur die verbrennt der Muskel. Die abgespeckten Chylomikronen wandern zur Leber. Dort steigen die übrigen Passagiere (Glycerin, nicht gebrauchte Fettsäure, Cholesterin, Eiweiß) aus und steigen bei Bedarf in andere U-Boote zu den Körperzellen ein.

Schlankheitskur der Fettzelle

Unsere Fettzellen, die Adipozyten, nehmen also freie Fettsäuren aus dem Blut auf und basteln sich die Fette (Lipide), die sie dann speichern. Das nennt man Lipogenese. Dazu brauchen die Fettzellen Glycerin, das sie selbst herstellen.

Hat der Muskel Hunger, weil Sie gerade im Wald laufen, spalten Enzyme die Lipide der Fettzelle

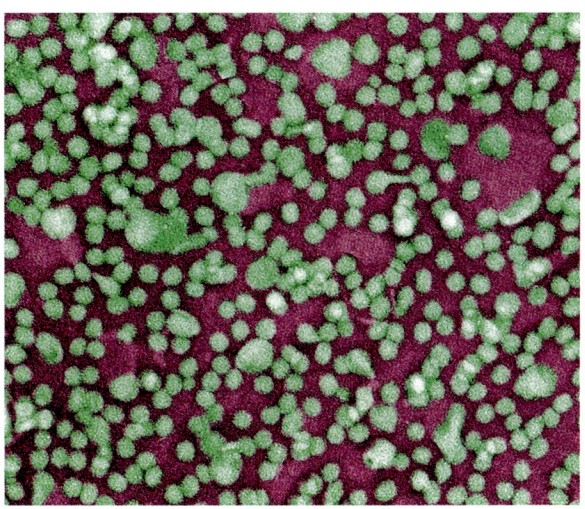

LIPOPROTEINE sind Moleküle aus Fett und Eiweiß, die Fette im Blut transportieren. Hier sehen Sie LDLs (Low-Density-Lipoproteine) unter dem Elektronenmikroskop. Die Transportschiffchen bringen Cholesterin von der Leber zu den Körperzellen.

wieder in ihre Bausteine, in Glycerin und freie Fettsäuren. Das nennt der Chemiker Lipolyse. Die Fettsäuren dringen über das Blut zum Muskel, der sie verbrennt, sprich Energie gewinnt. Das Glycerin wandert via Blut zur Leber, die daraus Zucker bastelt. Ob Sie nun Fett auf- oder abbauen, das steuern Hormone, zum Beispiel Insulin und Adrenalin.

Lauter Fett-U-Boote: VLDL, LDL, HDL

Auch die Leber schickt U-Boote namens Lipoproteine in das Blut. Sie heißen VLDL und transportieren Triglceride und Cholesterin von der Leber zu den verschiedenen Körperzellen. Auch hier steigen unterwegs an Muskel und Hüfte die Fettsäuren aus. Das abgespeckte U-Boot heißt dann LDL. Das kennen Sie unter »das böse Cholesterin«.

Das LDL-U-Boot schwimmt durchs Blut und versorgt die Zellen mit Cholesterin. Die Hautzellen

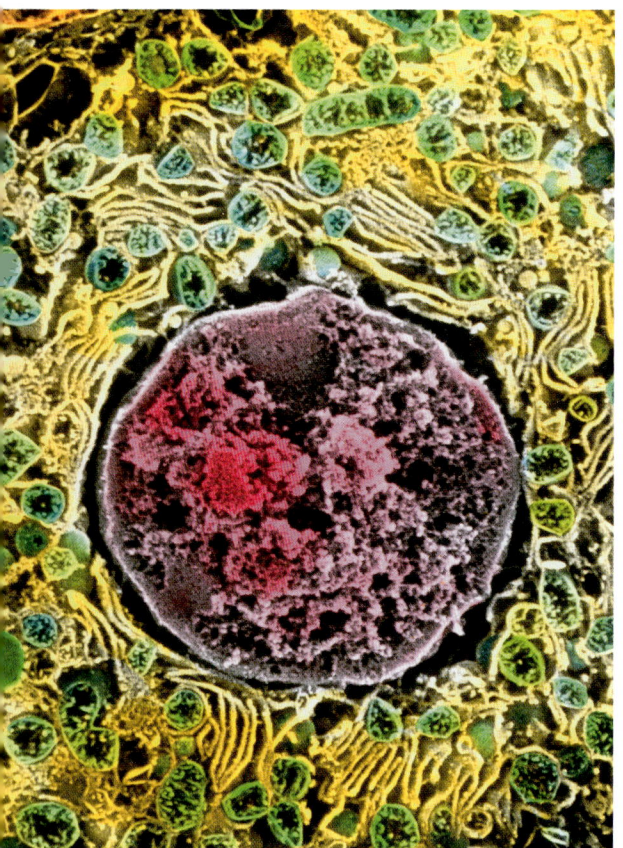

EINE AKTIVE LEBERZELLE unter dem Elektronenmikroskop – und eingefärbt. Im Mittelpunkt des kleinen Universums liegt der Zellkern (rot). Die grünen Planeten sind die Mitochondrien (Kraftwerke), die gelben, gefalteten Membranen das endoplasmatische Retikulum. Dort stellt die Leberzelle Körpereiweiß her.

stellen daraus Vitamin D her, die Nieren- oder Hodenzellen Hormone, die Nerven schützen sich damit, jede Körperzelle braucht Cholesterin für eine stabile Wand.

Nur: Schmeißt das U-Boot unterwegs mehr LDL-Passagiere raus, als die Zellen brauchen, dann haftet sich dieses überschüssige Cholesterin an die Wand der Blutgefäße. Das führt zur Arteriosklerose. Kommt allerdings ein HDL entgegen – das U-Boot, das überschüssiges Cholesterin im Blut aufsammelt –, schützt das die Wände der Blutgefäße. HDL transportiert das Cholesterin zur Leber. Und die bastelt daraus ihre Gallensäuren für die nächste Fettmahlzeit.

Diese Hormone mixen im Fettstoffwechsel mit

Insulin sorgt dafür, dass sich Leber und Fettzellen ihr Speicherfett bauen. Solange Insulin im Blut die Regie übernimmt, wird Fett aufgebaut. Und die Bauchspeicheldrüse produziert immer Insulin, wenn Sie Kohlenhydrate (Zucker, Stärke) essen. Oft pausenlos, den ganzen Tag.

Ist das Insulin weg, tauchen andere Hormone aus ihren Schlupfwinkeln namens Bauchspeicheldrüse, Nieren und Hypophyse auf: Glukagon, Adrenalin, Noradrenalin und Wachstumshormon. Die aktivieren die hormonsensitive Lipase, das Enzym, das Fett direkt in der Fettzelle abbaut. Die Lipase spaltet unser Speicherfett in freie Fettsäuren. Aus denen können die Mitochondrien in unseren Körperzellen Energie gewinnen – und zwar alle bis auf das Gehirn und die roten Blutkörperchen. Die brauchen Zucker.

Glücklich schlank

Wer sich euphorisch fühlt und dynamisch, hat viel Noradrenalin im Blut. Das Hormon ordert freie Fettsäuren aus der Fettzelle. Es kurbelt den Stoffwechsel an, Fett zu verbrennen.

Woraus bildet der Körper Noradrenalin? Aus Eiweiß, aus den psychoaktiven Aminosäuren Phenylalanin und Tyrosin. Sie stecken in Fisch, Geflügel, Käse und Sojaprodukten.

Und für die Produktion von Noradrenalin braucht der Körper Vitamin B_6 und Vitamin C. Beide Vitalstoffe fehlen übergewichtigen, trägen Menschen häufig.

Sport übrigens lockt Adrenalin. Auch dieses Hormon sorgt dafür, dass Fett aus den Fettzellen freigesetzt wird.

DER KOHLENHYDRATSTOFFWECHSEL

Der Mensch braucht Zucker. Genauer Traubenzucker: Glukose. Gehirn und Nerven können ihre Energie nur aus Glukose gewinnen. Und der Muskel braucht diesen Zucker, um schnell Leistung zu bringen. Deswegen schwimmt immer Glukose im Blut: ein einfaches Zuckermolekül, das bei Bedarf sofort in die Zellen dringt und dort verbrannt wird.

Aus dem Darm gelangt das Glukosemolekül direkt ins Blut zur Leber. Dort werden auch die anderen beiden Einfachzucker Fruktose (Obst) und Galaktose (Milch) in Glukose umgewandelt. Ein Teil wandert gleich weiter zur Bauchspeicheldrüse und signalisiert ihr: Zucker ist da, bitte Insulin ausschütten. Dieses Signal stellt den gesamten Stoffwechsel um. Der ganze Körper beschäftigt sich mit dem Zucker. Muskeln, Leber und Fett nehmen die Glukose auf – und bauen sie so um, dass der Körper sie speichern kann. In Form von Glykogen in Muskeln (500 Gramm) oder Leber (100 Gramm), in Form von Triglyceriden (560 Kilo) im Fettgewebe.

 MEHR WISSEN

Auch Zucker macht Fett

Ein bis zwei Stunden nach dem Essen schwimmen viele Triglyceride im Blut. Und davon sollten eigentlich nicht mehr als 150 mg/dl drin sein (Seite 295). Weil Sie sonst leichter einen Herzinfarkt kriegen.

Auch wenn Sie Zucker essen, steigen die Triglyceride an. Im Körper bauen die Leber und das Fettgewebe aus Zucker und freien Fettsäuren Triglyceride auf. Das ist übrigens auch die Form, in der wir Fett speichern. Lauter kleine Mistgabeln piksen auf der Hüfte an unseren Nerven.

Reguliert wird das durch den Blutzuckerspiegel. Der schwankt beim gesunden Menschen zwischen 70 (nüchtern) und 120 (satt) mg/dl.

Wenn Sie Kohlenhydrate essen, werden diese durch Verdauungsenzyme in Glukosemoleküle klein gemacht, und die tauchen im Blut auf und erhöhen den Blutzuckerspiegel.

Der normale Blutzucker

Wenn Sie nun Vollkornnudeln mit Garnelen essen, steigt der Blutzuckerspiegel auf bis zu 120 mg/dl. Die Bauchspeicheldrüse schickt nach und nach Insulin, das die Zellen aufsperrt, damit sie Zucker aufnehmen. Der Blutzucker sinkt langsam wieder. Nach etwa zwei Stunden haben Sie einen Blutzucker von 70. Normalerweise. Dann ändert sich wieder die gesamte Stoffwechsellage des Körpers. Er schaltet um auf: Abbauen.

Das Hormon Glukagon sorgt dafür, dass die Leber ihren Zuckerspeicher Glykogen abbaut. Damit der Blutzucker ja nicht unter 70 fällt. Der Muskel baut ebenfalls sein Glykogen ab, damit der Zucker im Blut nicht angegriffen wird. Das Glukagon sorgt außerdem dafür, dass die Fettzellen Fettsäuren ins Blut schicken, damit der Körper daraus Energie gewinnt.

Der Heißhunger-Blutzucker

Meist ist es aber so, dass nach dem Essen der Blutzuckerspiegel schnell und hoch ansteigt, weil das Falsche auf dem Teller liegt: Lebensmittel mit einem hohen glykämischen Index (GLYX). Das heißt, die Glukosemoleküle aus Zucker und Stärke dringen schnell über den Darm ins Blut. Der Blutzucker steigt auf 160 mg/dl. Die Bauchspeicheldrüse schickt eine ganze Armee an Insulinmolekülen raus, die den Zucker schnell wegschaffen. Das Glukagon wird nicht schnell genug aktiviert, das heißt: Der Blutzucker sinkt unter die Grenze von 70 mg/dl. Man fällt in den Unterzucker. Der macht müde, nervös und heißhungrig. Man muss schnell etwas Süßes essen, weil es einem sonst ganz schlecht geht. Darum macht Süßes süchtig – und mit der Zeit Diabetes.

Braucht der Mensch Kohlenhydrate?

Was passiert eigentlich, wenn man Kohlenhydrate weglässt? Dann schlägt der Körper einen anderen Stoffwechselweg ein. Nach zwei kohlenhydratfreien Tagen verbrennt er mehr freie Fettsäuren, er stellt aus Eiweiß Zucker her, und das Gehirn ernährt sich zum Teil aus Ketonkörpern. Das Eiweiß für den Zuckeraufbau gewinnt der Körper aus dem, was auf dem Teller liegt – oder er nagt seine Muskeln an. Das bedeutet: Ohne Kohlenhydrate

 MEHR WISSEN

Die Sache mit dem GLYX

Alle Lebensmittel, die den Blutzucker gemütlich ansteigen lassen, haben einen niedrigen glykämischen Index (GLYX), das heißt: unter 55. Sie locken wenig Insulin. Und sie halten lange satt. Zum Beispiel Gemüse, saures Obst, Vollkornprodukte, Fisch, Fleisch, Geflügel und Milchprodukte.

Weißbrot, ein Softdrink oder eine Bratkartoffel erhöhen den Blutzucker schnell und stark, die Bauchspeicheldrüse produziert viel Insulin. Das schickt einen dann in den Unterzucker. Man hat gleich wieder Hunger. Alle Nahrungsmittel, die den Blutzucker schnell und stark erhöhen, haben einen hohen GLYX, über 55. Zum Beispiel Cornflakes, Softdrinks, Kartoffeln, Weißmehlprodukte, Süßes.

Viele Studien zeigen: Wer hauptsächlich Lebensmittel mit niedrigem GLYX isst, beugt nicht nur Übergewicht, Diabetes und Herzinfarkt vor, sondern auch Krebs.

Mehr darüber steht in meinen GLYX-Büchern (Büchertipps Seite 382).

könnten wir überleben. Was wäre allerdings ein Leben ohne Nudeln? Traurig.

Erst dick, dann Diabetiker

Isst (oder trinkt) man viel Zucker und Stärke, lockt man also ständig Insulin, dann reagieren die Zellen irgendwann nicht mehr auf den Insulinbefehl: »Zucker aufnehmen!« Dann schickt die Bauchspeicheldrüse noch mehr Insulin zu Hilfe. Die Zellen stumpfen durch die Insulinflut ab. Vergleichbar mit dem Hund, den Sie irgendwann nicht mehr bellen hören, nachdem Sie hundertmal geguckt haben, ob nicht vielleicht doch ein Einbrecher da ist.

Der Arzt spricht von Insulinresistenz, die zu noch mehr Übergewicht führt und unweigerlich in Diabetes mündet. Die Bauchspeicheldrüse stellt erschöpft ihre Produktion ein. Die Insulinspritze übernimmt von außen ihre Aufgabe.

Insulinresistenz muss man messen

Jeder vierte Deutsche leidet unter Insulinresistenz. Das kann man messen. Die Bauchspeicheldrüse stellt erst Proinsulin her, das wird aufgespalten in Insulin und das unwirksame C-Peptid. Bei Insulinresistenz kommt der Körper nicht mehr mit dem Spalten nach. Proinsulin nimmt immer weiter zu. Ein neuer Test kann Proinsulin und seine Spaltprodukte messen. Liegt der Wert für »Intaktes Proinsulin« unter 11 pmol/l, hat man noch keine Insulinresistenz.

Weitere Messmethoden: oraler Glukosetoleranztest (Seite 308), Nüchtern-Insulinspiegel oder Adiponektin-Messung. Leidet man unter Insulinresistenz, produziert das Fettgewebe weniger von dem Hormon Adiponektin.

Fettabbau anregen

Wie kann man nun den Körper dazu bringen, lange Fett abzubauen, lange freie Fettsäuren herzustellen, die unsere Körperzellen in Energie umwandeln? Ganz einfach, indem man fastet. Nein, nicht nur drei Wochen im Jahr. Man sollte dem Körper jeden Tag eine insulinfreie Zeit lassen, um sein Fett abzubauen. Und das macht man, indem man nicht häufiger als dreimal am Tag isst und dann hauptsächlich Lebensmittel mit niedrigem GLYX. Am effektivsten lässt man abends ab und zu die Kohlenhydrate (Brot, Nudeln, Kartoffeln) weg, dann kann die Lipase die ganze Nacht aktiv sein, Fettsäuren freisetzen, die morgens beim Nüchternlauf verbrannt werden.

Eine Prise Zimt auf den Kaffee

Studien zeigen, wie wichtig Würzen ist: Schon 1 Gramm Zimt täglich kann den Blutzucker um bis zu 29 Prozent senken. Die Forscher vermuten: Polyphenole wie die Catechine im Zimt aktivieren den Insulinrezeptor der Zellen neu – sie reparieren also das Schloss, sodass Insulin wieder die Zellen für den Zucker aufschließen kann. Auch Kaffee scheint ein munterer Helfer der Bauchspeicheldrüse zu sein und vor Diabetes zu schützen: Kaffeetrinker haben ein viel geringeres Risiko, an Altersdiabetes zu erkranken.

DER BURGER-STOFFWECHSEL

Wir können 560 Kilo Fett und nur 600 bis 1200 Gramm (Spitzensportler) Kohlenhydrate speichern. Darum lässt uns unser genetisches Programm niemals gleichzeitig Fett und Kohlenhydrate abbauen. Wäre im Grunde auch unsinnig, weil die Natur selten viel Fett und viel Kohlenhydrate zusammenpackt. Sie hat die süße Frucht gemacht – für ein bisschen Kohlenhydrate am Morgen. Und den Wildbraten – für ein bisschen Fett am Abend. Der Steinzeitmensch aß keinen fetten Hormonmastbraten mit Knödel.
Heute noch verarbeitet der Körper immer erst den Zucker und die Stärke aus dem Schokoriegel, dem Brot, der Kartoffel und der Nudel. Derweil

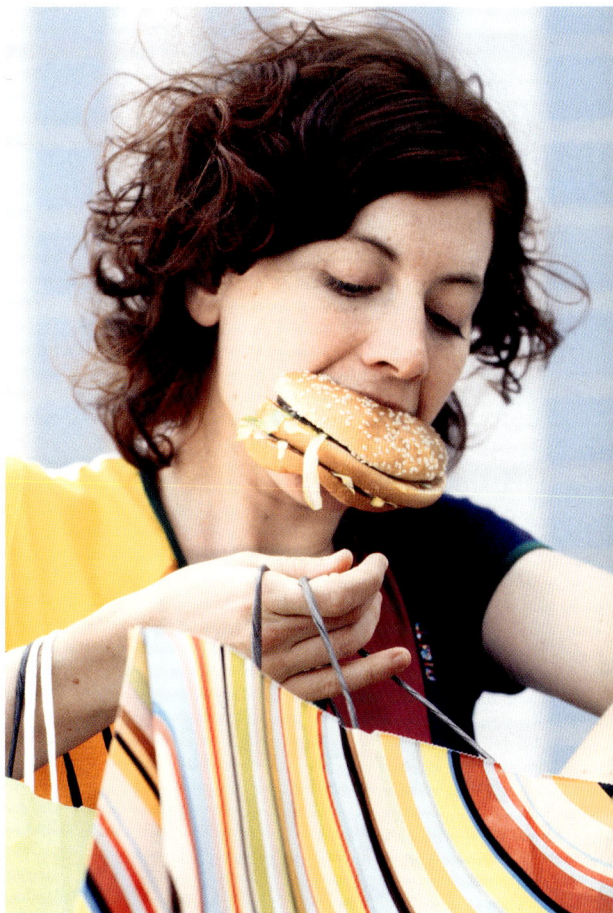

SCHNELL IM BISS – und gleich auf der Hüfte. Die Kombination »schnelle Kohlenhydrate und Fett« macht dick. Denn solange Glukosemoleküle im Blut schwimmen, ist Insulin aktiv – und sperrt das Fett in der Fettzelle ein.

warten der Schweinebraten, die Butter, die Sauce, die Wurst in der Fettzelle auf der Hüfte darauf, dass keine Kohlenhydrate mehr da sind. Meistens vergebens. Weil wir den ganzen Tag Dinge mit Zucker oder Stärke essen.
Deswegen ist einer der schlimmsten Dickmacher in unserer Kultur das Wurstbrot – oder neudeutsch: der Burger. Man kann auch Fast Food

dazu sagen. Die Kombination von tierischem Fett mit schnellen Kohlenhydraten (GLYX-hoch) mästet den Menschen. Es lockt Insulin, und das sperrt das Fett ein.

DER ENERGIESTOFFWECHSEL

Der Neandertaler hat täglich 4 000 kcal (Kilokalorien) gebraucht. Aus dem einfachen Grund: Er ist seinem Braten nachgerannt – und der war eiweißreich und fettarm. Und die 4 000 kcal waren auch noch voll gespickt mit Vitalstoffen.

Der Büromensch heute braucht etwa 2 200 kcal. Isst er mehr, schlägt sich das auf der Hüfte nieder. Sagt man. Wahr ist: Es kommt ganz darauf an, aus was die 2 200 kcal stammen. Aus Fertigprodukten oder aus Fisch mit Gemüse.

Der Körper unterliegt anderen Gesetzen als die Kalorientabelle. Die Kalorie, die viele Nährstoffe mit sich bringt, hält schlank und gesund.

Was ist überhaupt eine Kalorie?

Die Kalorie ist eine Maßeinheit für Energie – und ist nicht mal mehr zulässig. Weil Joule (1 kcal = 4,184 Kilojoule) sie ersetzen sollte. Nur mochte sich der normale Mensch nicht von der Kalorie trennen, die eigentlich eine Kilokalorie ist.

Eine Kilokalorie ist die Energie, die man 1 Liter Wasser zuführen muss, um es von 14,5 auf 15,5 Grad Celsius zu erhöhen. Sprich: Der Brennwert einer Praline mit 54 kcal reicht aus, um 54 Liter Wasser um 1 Grad zu erhitzen.

Der Mensch braucht Kalorien

Logisch. Der Körper braucht Brennstoff, um Leistung zu bringen. Und dieser Brennstoff liegt in Form von Kohlenhydraten, Eiweiß und Fett auf dem Teller. Und steht in Form von Kalorien in der beliebten Kalorientabelle. Jedes Gramm Eiweiß liefert 4,1 kcal Energie, Kohlenhydrate genauso viel und Fette 9,1 kcal pro Gramm.

Allerdings hilft Ihnen die Kalorie, die auf der Lebensmittelpackung steht, nicht weiter. Denn der Körper ist kein Brennofen, der die Torte so verbrennt, wie es der Lebensmittelchemiker im Labor macht, wenn er ihren Kaloriengehalt messen will. Der Körper ist wunderbar individuell.

Der eine setzt einfach mehr in Wärme um (Thermogenese), der andere verbraucht pro Tag durch Bewegung 350 kcal mehr. Nicht, weil er Sport treibt, sondern weil er sich dynamischer durch den Alltag schwingt. Beim Zähneputzen wippt, beim Staubwischen tanzt.

Wenn Sie wirklich wissen wollen, wie viel Kalorien Sie verbrauchen, dann müssten Sie sich in ein Kalorimeter begeben. Dort kann man messen, ob Sie ein guter oder schlechter Futterverwerter sind. Das ist sehr aufwändig und wird nur zu wissenschaftlichen Zwecken gemacht.

Ihren Kalorienbedarf können Sie also nur Pi mal Daumen bestimmen. Wie so vieles Geheimnisvolle, das die Natur in den Körper gepackt hat.

Der Grundumsatz

Darunter versteht man den Energieverbrauch unter Ruhebedingungen. Den Kalorienbedarf Ihrer Organe, des Stoffwechsels, der Atmung … Er variiert. Frauen haben einen geringeren Grundumsatz, weil sie mehr Fettgewebe und weniger Muskeln haben. Wenn die Muskelmasse zunimmt, steigt der Grundumsatz. Auch wenn man friert, steigt er. Ständige Diäten lassen ihn rapide absinken, regelmäßiges Wassertrinken wiederum ansteigen. Aber in etwa kann man ihn ermitteln.

> 18 bis 30 Jahre: GU = 14,7 · Gewicht + 496
> 31 bis 60 Jahre: GU = 8,7 · Gewicht + 829

Also, ich hätte einen Grundumsatz von 8,7 · 53 + 829 = 1 290 kcal.

Ihren Grundumsatz können Sie erhöhen: einfach dadurch, dass Sie Wasser trinken. Wer stündlich ein Glas Wasser trinkt, verbrennt 200 kcal mehr pro Tag (Seite 334).

Und: Wer auf gesunde Fettsäuren, eiweißreiches Essen und GLYX-niedrig (= ballaststoffreich) achtet, verbrennt um 12 Prozent mehr an Energie als jemand, der sich schlecht ernährt.

Der Energieverbrauch durch Mehrleistung

Jetzt müssen Sie noch berechnen, wie viel Leistung Sie bringen – für Ihre Arbeit, für Sport. Ihr Energieverbrauch (EV) während eines Tages ist: Grundumsatz (GU) plus Leistungsumsatz (LU). Den Leistungsumsatz berechnet man, indem man einen bestimmten Faktor mit dem Grundumsatz multipliziert. Für faule Bürohocker liegt der Faktor bei 0,4 und für körperlich Arbeitende, die auch Sport treiben, bei 1,1. Für alle anderen irgendwo dazwischen.

> Wer viel sitzt und keinen Sport treibt, rechnet:
  LU = 0,4 · GU
> Wer körperlich arbeitet und Sport treibt, rechnet:
  LU = 1,1 · GU
> Bei mir wäre das ein Wert dazwischen, weil ich viel am Schreibtisch und auf dem Pferd sitze, im Wald jogge. Also etwa 0,8.
  LU = GU · 0,8 = 1290 · 0,8 = 1032 kcal.
> Mein Energieverbrauch pro Tag wäre folglich:
  EV = GU + LU = 1290 + 1032 = 2322 kcal.

Der interne Kalorienzähler

Im Grunde ist Kalorienausrechnen auch nicht wichtig, weil der Körper sagt, was er braucht. Er hat einen Kalorienmessfühler eingebaut. Und ich bringe den nicht durch Süßstoffe und Kunstfette durcheinander! Mein Körper verfügt noch über seine somatische Intelligenz. Er schickt mir Hunger, Appetit auf das, was er braucht – und zeigt genau, wenn es zu viel ist.

Ich brauche keine ungenauen Kalorientabellen, die nur theoretisch etwas aussagen und praktisch rein gar nichts. Weil nämlich vier Pralinenkalorien auf die Hüfte wandern und vier Naturjoghurtkalorien sogar Fett verbrennen. Und die

Kalorientabelle brauchen Sie auch nicht. Wer vier Wochen lang natürlich isst, ohne Süßstoffe, ohne E-Nummern, und sich bewegt, weckt wieder seine Körperintelligenz. Den internen Kalorienzähler, der einen stoppt, wenn es genug ist.

Die Thermogenese und die schlechte Futterverwertung

Immer wenn wir etwas essen, produziert der Körper Wärme. Verschwendet Kalorien. Er verbraucht für Verdauung, Resorption, Transport und Umbau der Nährstoffe Energie. Dabei wird Wärme frei – und das nennt man Thermogenese. Wenn wir Eiweiß essen, verpuffen ganze 25 Prozent der Kalorien als Wärme. Auch wenn wir essenzielle Fettsäuren essen (aus Pflanzen und Fisch), verpuffen Kalorien über die Haut. Ebenso machen Oliven-, Raps-, Hanföl, Nussöle, Leinöl

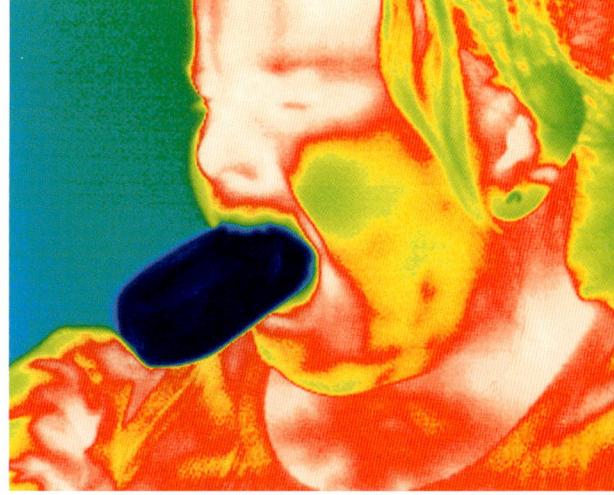

EIN THERMOGRAMM zeigt die für das Auge unsichtbare Wärmestrahlung des Körpers. In dieser Aufnahme isst ein Kind ein großes Eis am Stiel. Man sieht deutlich, wie viel Energie über die Haut verpufft. Die Skala verläuft von weiß (wärmste Zonen) über rot, gelb, grün und blau bis zu violett (kälteste Zone).

und Fischfett nicht dick. Sie erhöhen die Thermogenese und liefern zudem Strukturfette, also Baustoffe, die wir dringend für unsere Zellen brauchen – zum Beispiel fürs Gehirn, das zu 60 Prozent aus Fett besteht. Darum wäre es ziemlich
dumm, an diesen Fetten zu sparen.

Kaum Thermogenese haben Sie, wenn Sie tierische Fette essen: Die lassen sich gemütlich in der
Fettzelle nieder. Nach Kartoffeln oder einer Buttercremetorte hält die Thermogenese nur halb so
lange an wie nach einer eiweißreichen Mahlzeit,
etwa einem Putenschnitzel mit Gemüse.

Ebenso thermogenesefeindlich sind schnelle Kohlenhydrate, GLYX-hoch. Wenn Sie aber GLYX-
niedrig essen, das heißt Kohlenhydrate kombiniert mit Ballaststoffen (Vollkorn, Gemüse, das
meiste Obst), dann verschwindet wieder viel
Wärme über die Haut.

LUST AUF EIN DENKER-MÜSLI? Dann mischen Sie
Haferflocken, Nüsse, Leinsamen, schnippeln eine
halbe Banane, einen Apfel darunter. Geben Sie eine
Handvoll Beeren dazu und einen Becher Joghurt,
mit je einem Teelöffel Leinöl, Honig und Hefeflocken.

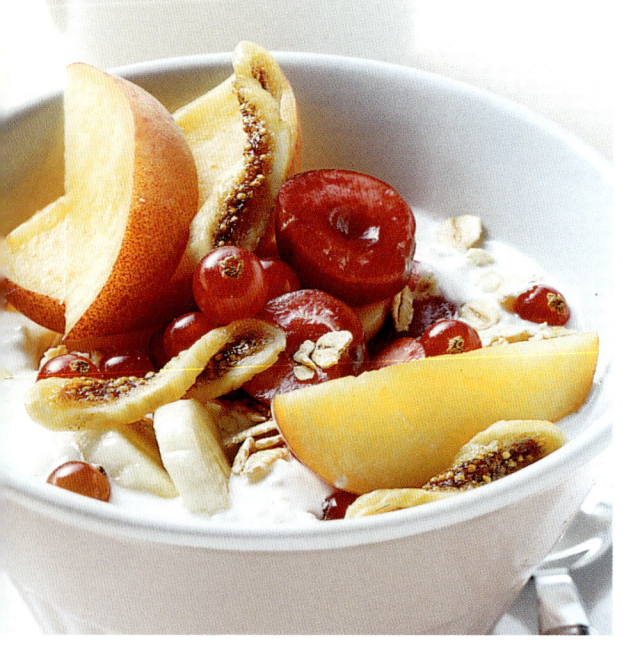

GLÜCK UND KLUGHEIT GEHEN DURCH DEN MAGEN

Mood-Food. Brain-Food. Nutritional-Neuroscience-Food. Hinter alldem steckt nichts anderes
als der Apfel, das Ei, die Haferflocke, der Leinsamen … Auf dem Teller der Natur findet man den
Grundstoff für Intelligenz und Glück – Basisstoffe
für Hormone und Neurotransmitter. Die Chemie
im Körper, die klug und glücklich macht.

Weil man alles beweisen muss, schuf man gleich
einen eigenen Zweig dafür: Nutritional Neuroscience heißt die Wissenschaft, die erforscht, wie
das Essen die Funktion unseres Gehirns beeinflusst. Wie man sich besser konzentrieren kann,
die Motivation steigert, das Gedächtnis verbessert
und die Nervenzellen im Kopf am Altern hindert.

Leinsamen, Wasser, Eier, Äpfel …

In einer Studie der Universität Oxford beispielsweise untersuchte man Schulkinder mit Lernstörungen. Und stellte fest: Mit Omega-3-Fettsäuren
(Seefisch, Leinsamen) lässt sich deren Lesefähigkeit verbessern, sie schreiben schöner und haben
sogar Spaß am Lernen. Inzwischen weiß man,
dass die Omega-3-Fettsäuren ebenso wie das Vitamin E Alzheimer vorbeugen können.

Studenten bringen mehr Leistung, wenn sie schon
morgens 1,5 Liter Wasser trinken. Auch ein Gläschen Wein hebt, laut Studien, den IQ.

Und: Ohne Eiweiß keine Botenstoffe. Quark, Käse
und Fisch liefern die gehirnaktiven Aminosäuren,
die Motivation, Konzentration und Fröhlichkeit
steigern.

Kinder, die als Pausenbrot einen Apfel und Nüsse
mitbekommen, bringen nach einem Monat um
30 Prozent bessere Leistung. Der Stoff, der das bewirkt, heißt Bor. Bormangel führt sozusagen zum
Pisa-Syndrom.

Lezithin aus Eiern und Milch liefert Cholin für
Acetylcholin, den Nervenbotenstoff, der geistige

Fitness ausmacht. Zu wenig Folsäure (Gemüse) macht vergesslich und traurig, genauso wie ein Mangel an Vitamin B_1 und Niacin aus Nüssen, Hefe, Vollkorn, Weizenkleie. Die B-Vitamine brauchen wir für die Energiegewinnung im Gehirn. Und auch ein Mangel an Vitamin C macht müde, erschöpft und reizbar. Es hilft bei der Bildung von Neurotransmittern wie Noradrenalin und Dopamin.

Dafür, dass dem Gehirn der Zucker nicht ausgeht, dass es optimale Leistung bringt, sorgt Chrom – es fehlt übrigens vielen Übergewichtigen. Chrom steckt in Brokkoli, Haferflocken, Kakao.

Zu viel Zucker, tierische Fette und Transfettsäuren (gehärtete Fette) dagegen schubsen einen ins Stimmungstief. Sie stimmen launisch, machen aggressiv und rauben die Konzentration. Wegen übermäßigen Riegelgenusses.

WO DER HUNGER HERKOMMT

Der Blutzucker ist im Keller, die Hände zittern. Der Magen fühlt sich an wie ein großes schwarzes Loch. Er knurrt nach einem Berg Nudeln. Das Leeregefühl im Bauch, der niedrige Blutzucker sind nichts anderes als physiologische Nachrichten fürs Gehirn. Denn dort oben entsteht der Hunger.

Die Hungerzentrale im Kopf

Das Sättigungssystem im Körper ist äußerst kompliziert. Für die Wissenschaft liegt vieles noch im Dunkeln. So viel weiß man aber: Der Hypothalamus im Gehirn hat eine Sättigungs- und eine Appetitzone. Und diese beiden sammeln laufend Informationen aus dem Blut, vom Magen, vom Darm, von den Augen, der Nase und sogar von den Ohren.

Der Anblick eines bunten Salates setzt die Verdauungsdrüsen in Gang. Speichel und Magensäfte fließen. Trifft nach dem Salat noch Pasta im

Magen ein, melden Dehnungsrezeptoren dem Hypothalamus: »Der Magen ist gut gefüllt.« Dann analysieren nacheinander Magen, Darm und Leber die Pasta, messen Fett, Eiweiß und Kohlenhydrate und melden über Hormone die Ergebnisse nach oben.

Der Hypothalamus analysiert den Hormoncocktail im Blut: Serotonin, Insulin, Leptin, Grehlin und Cholecystokinin melden, ob wir noch ein Dessert essen sollten, ob auch genug Fett im Essen war … Der Hypothalamus schaltet erst auf »satt«, wenn der Körper all die wichtigen Nährstoffe hat, die er braucht. Jedes Mineral, jedes Vitamin, jede Aminosäure. Fehlt nur ein Stoff, hält Sie die kluge Drüse mit Appetit und Hunger dazu an, weiterzuessen. Schickt Sie zum Kühlschrank, bis das fehlende Vitamin C oder E endlich ankommt.

Schlankpillen und die Impfung gegen Hunger

Mitte der 90er Jahre entdeckte man den Sattmacher Leptin. Ein Hormon, das in den Zellen des weißen Fettgewebes entsteht. Es hemmt den Appetit und kurbelt den Energieverbrauch an. Spritzte man es dickleibigen Labormäusen, die das Hormon aufgrund eines Gendefekts nicht produzieren konnten, nahmen sie drastisch ab. Schon hofften die Wissenschaftler auf eine neue Schlankpille gegen Übergewicht. Doch die Hoffnung entpuppte sich als Seifenblase, als man bei dicken Menschen zum Teil sogar erhöhte Leptinwerte im Blut feststellte. Das Leptin kommt nicht im Gehirn an, kann dort nicht wirken. Dicke Menschen sind resistent gegen Leptin.

Nun steht eine Impfung zur Diskussion: Sie haben nämlich ein Hormon, das von Zellen der Magenschleimhaut gebildet wird, Grehlin. Es signalisiert dem Hirn: »Hunger!« Forscher basteln daran, wie man das Hungerhormon Grehlin ausschalten kann. Der Impfstoff soll den Körper dazu bringen, Antikörper zu produzieren, die Grehlin im Blut neutralisieren. Natürlich sehen das andere Experten sehr, sehr skeptisch. Das sei ein massiver Eingriff in den Hormonhaushalt. Und wohl nicht besonders wirkungsvoll, weil dicke Menschen nicht mehr Grehlin haben als dünne.

Außerdem macht das Ausschalten eines einzigen Hormons sicher nicht schlank: Man schätzt, dass zwischen 20 und 200 Hormone das Sättigungsgefühl regulieren.

Und fürs Gewicht spielen nicht zuletzt noch die lieben Gewohnheiten eine entscheidende Rolle: die Tüte Chips beim Fernsehen, das Bier zum Schweinebraten, die Tafel Schokolade als Seelenpflaster. Und wenn man nicht aufpasst, wird die Gewohnheit zur Sucht. Von der man mit rationalen Essregeln bestimmt nicht loskommt.

Die richtige Entscheidung fällt das Bauchhirn

Der Anblick eines Menschen lässt Schmetterlinge im Bauch tanzen. Der Anblick vieler Menschen, vom Rednerpult aus, saugt die Luft aus dem Bauch, er krampft sich zusammen. Man liest eine Anzeige in der Zeitung, und der Bauch flattert: Die Wohnung ist es …

Er hat halt auch etwas zu sagen – und meist ist das ziemlich klug. Im Bauch sitzt nämlich ein Großteil Gefühl und Intuition. Noch bevor der Verstand begriffen hat, was los ist, fängt der Bauch an zu kribbeln oder zu zwicken. Sagt Ja oder Nein. Entscheidungen fällt man am besten »aus dem Bauch heraus«. Hört man nur auf den Verstand, ärgert man sich hinterher. Und das schlägt dann wieder auf den Magen.

Der Volksmund weiß das schon ewig. Die Wissenschaftler brauchten für diese Erkenntnisse etwas länger. Für die saß das Gefühl lange Zeit nur im limbischen System (Seite 35) im Gehirn, nicht im Bauch. Hätten die mal etwas mehr auf ihren Bauch gehört. Denn Gehirn und Bauch sind eng miteinander verknüpft – und der Bauch reagiert, bevor der Verstand die oft klügeren Emotionen unterdrückt.

DER DARM, DAS ZWEITE GEHIRN

Vergleicht man den Darm und das Gehirn, fällt einem schon rein äußerlich auf, dass beide aus einer Vielzahl von Windungen bestehen. Bei genauerem Hinsehen, mit einem Mikroskop, fällt noch etwas auf: Wie das Gehirn ist das Verdauungssystem mit einem dichten Netz aus Nervenzellen durchzogen. Über 100 Millionen spannen

Aus dem gleichen Grund lindern Migränemittel Durchfall und könnte das Verdauungshormon Sekretin autistischen Kindern helfen.

Das enterische Nervensystem

Im Bauch sitzt also eine Art zweites Gehirn. Wissenschaftler sagen dazu enterisches Nervensystem (ENS, griechisch »enteron«: der Darm). Für die Wissenschaft war das eine große Entdeckung. Hatte man doch bislang gedacht, das Verdauungssystem sei nicht viel mehr als eine vom Kopfhirn gesteuerte Röhre mit ein paar eingebauten Reflexen. Inzwischen weiß man, dass das Bauchhirn alles kann, was das Kopfhirn auch kann: Informationen aufnehmen, verarbeiten und darauf reagieren. Das ist überlebenswichtig. Der Darm erkennt sofort, wenn Feinde eindringen: stellt gleich mal auf Durchfall – raus mit den Bakterien. Er warnt den Kopf. Und lässt uns auch gleich noch erbrechen.

Der Bauch denkt mit

Wozu braucht der Körper ein so komplexes Datenverarbeitungssystem im Bauch? Damit wir beim Verdauen nicht nachdenken müssen, den Kopf frei haben für andere Dinge.

Verdauen ist Leben. Deswegen überwacht das Bauchhirn laufend den Verdauungsprozess, während das morgendliche Quarkbrötchen langsam von oben nach unten rutscht. Das Bauchhirn analysiert die Nährstoffzusammensetzung, Salzgehalt und Wasseranteil des Quarkbrötchens, aktiviert im richtigen Moment die richtigen Muskeln, regelt die Durchblutung der Schleimhäute, erteilt Befehle an Drüsen und Immunzellen.

Das Bauchhirn erzählt dem Gehirn viel, was da unten passiert. Befehle von oben nimmt es aber kaum entgegen. 90 Prozent der Nervenbahnen zwischen Bauchhirn und Kopfhirn laufen von unten nach oben und aktivieren im Gehirn den Anterioren Cingulären Gyrus (ACG). Allerdings

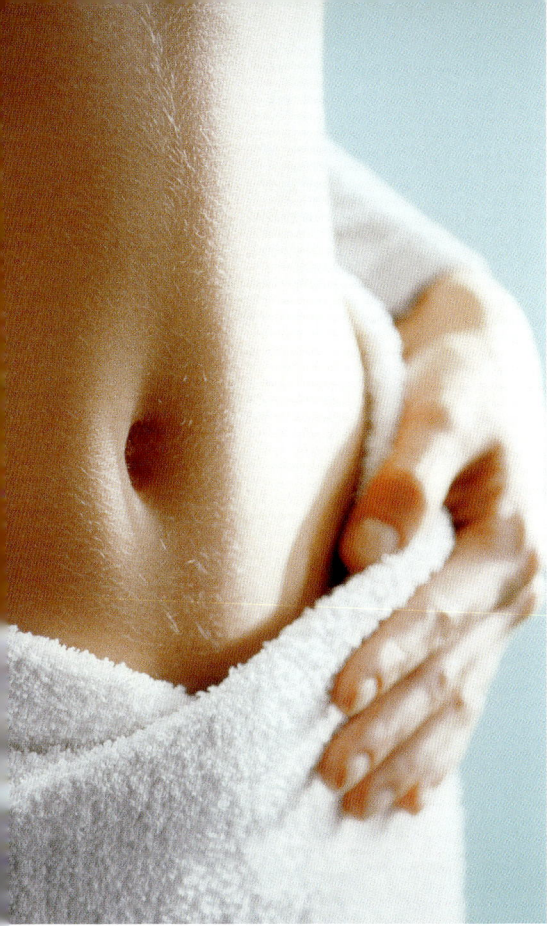

DER BAUCH DENKT MIT. Mitunter sind seine Entscheidungen die besseren. Deswegen lohnt es sich, immer mal wieder den Bauch zu fragen.

sich von der Speiseröhre bis zum Enddarm. Und diese Bauchnerven kommunizieren unter anderem mit denselben Botenstoffen, die auch im Gehirn vorkommen: zum Beispiel die Glücksbringer Serotonin, Dopamin und verschiedene körpereigene Opiate.

Deshalb wirken Psychopharmaka nicht nur auf den Kopf, sondern oft auch auf den Darm. Sie docken nämlich gleichermaßen an den Rezeptoren im Bauch und Gehirn an. So kommt es zum Beispiel, dass viele Antidepressiva das seelische Wohlbefinden verbessern – und zu Verstopfung oder Durchfall führen, weil die Peristaltik (Seite 306) auf denselben Botenstoff reagiert wie die Laune.

werden uns diese Infos nicht bewusst. Denn im ACG unterdrücken hemmende Nervenfasern die ständige Informationsflut, sonst würden wir uns ja über jeden Pups Gedanken machen.

Wenn jedes Gluckern wehtut

Anders bei Reizdarmpatienten. Bei ihnen hat man festgestellt, dass alles, was sich da unten tut, nicht nur den ACG, sondern auch den benachbarten präfrontalen Kortex aktiviert – die Gehirnregion, die uns Schmerzen fühlen lässt. Während die Nerven des gesunden Menschen dem Gehirn nicht jedes Gluckern im Bauch melden, erreicht bei Reizdarmpatienten jede Darmbewegung ungefiltert das Bewusstsein. Das äußert sich als starkes Unwohlsein und Schmerz.

Der Darm lernt – und vergisst auch nicht. Hat man im Kindesalter Stress, brennt sich der nicht nur im großen Hirn ein, sondern auch im kleinen Hirn im Bauch. Später reagiert der Bauch leichter mit Durchfall auf Stress oder mit Reizdarmsyndrom. Menschen, die als Säuglinge starke Koliken hatten, leiden übrigens als Erwachsene oft unter Reizdarm. Den man unter anderem mit Antidepressiva behandelt.

MEHR WISSEN

Der peristaltische Reflex

Kommt Nahrung, ziehen sich die Darmmuskeln wellenförmig zusammen. So schieben sie den Darminhalt immer weiter in Richtung Ausgang. Das klappt sogar dann noch, wenn man ein Stück Darm herausschneidet und in eine Nährlösung legt. Trotz unterbrochener Verbindung zum Körper kommt es zum peristaltischen Reflex. Daran erkennt man, dass dieser Reflex von einem eigenen, darminternen Nervensystem ausgelöst wird und nicht wie die meisten Reflexe über das Rückenmark läuft.

Der Bauch und das Gefühl

Was im Kopf vor sich geht, kann man dem Bauch nicht verheimlichen. Ein Teil der Nervenstränge verläuft nämlich zwischen dem limbischen System, dem Gefühlszentrum im Gehirn, und dem Bauch. Andere Nervenstränge verbinden Bauch und Großhirnrinde, wo das Denken sitzt. So erreichen Freude, Angst, Ärger und Sorgen das Verdauungssystem.

Anhand der Magenbewegungen lässt sich sogar feststellen, ob jemand lügt oder nicht. Eine Forschergruppe aus Texas entdeckte, dass beim Lügen zwar die Herzfrequenz steigt, gleichzeitig aber die Aktivität der Magenmuskulatur nachlässt. Die üblichen Magenbewegungen verlangsamen sich deutlich. Wenn Ihr Partner also beim Frühstück keinen Bissen runterkriegt, sollten Sie misstrauisch werden. Und wenn Sie selbst Magenschmerzen vermeiden wollen: Besser bei der Wahrheit bleiben …

Das Bauchhirn vergisst nicht

Man weiß heute, dass das Bauchhirn lernt. Es speichert Erfahrungen ab, die es gemacht hat. Und zwar die emotionale Körperreaktion, die eine bestimmte Situation ausgelöst hat: den nervös zusammengekrampften Magen, wenn man betrogen wurde; die Fröhlichkeit im Bauch auf einem Sommerfest; das gute Gefühl beim Unterschreiben eines Vertrags.

Kommen wir in eine ähnliche Situation, reagiert der Bauch sofort, bevor wir darüber nachdenken. Das nennt man Intuition. Sie entsteht aus der Kommunikation zwischen den beiden Gehirnen. Wir haben ein gutes oder ungutes Gefühl im Bauch. Er zeigt uns, ob uns diese Art von Mensch sympathisch ist oder gar gefährlich. Ob wir vor dem knurrenden Hund fliehen sollten oder nicht. Ob das Geschäft ein Risiko ist oder Erfolg verspricht. Und ob man das, was man gerade gelesen hat, glaubt – oder auch nicht.

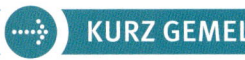

KURZ GEMELDET   Leicht Verdauliches

Menschliches Sparschwein: Die Ärzte einer französischen Klinik staunten nicht schlecht, als sie das Röntgenbild eines 62-Jährigen betrachteten. Es zeigte einen Magen, der bis ins Becken hing – prall gefüllt mit fünfeinhalb Kilo Münzen. Zwölf Tage später erlag er den Folgen seiner Geldgier.

So geht's auch: Wenn sich ein Frosch übergibt, befördert er seinen ganzen Magen mit heraus. Hat er sich von allen Lasten befreit, muss er seinen Magen wieder herunterschlucken. Der Magen eines Menschen fasst etwa 2 Liter. Gut, dass wir den nicht ausspucken müssen.

Die Entdeckung der Langsamkeit: Sollte eine Schildkröte vergessen, was sie vor drei Wochen gefressen hat, erinnert sie ihre Hinterlassenschaft daran. Denn von der Futteraufnahme bis zur Ausscheidung des dazugehörigen Kots vergehen bei ihr 15 bis 40 Tage. Beim Menschen dauert ein kompletter Darmdurchgang nicht mehr als 5 Tage.

Bergluft macht schlank: Wer Pfunde verlieren will, ohne Diät zu machen, geht bergsteigen. Die Technische Universität München stellte fest: Ein 80 Kilo schwerer Bergsteiger wiegt in 3 000 Metern Höhe 40 Gramm weniger. Wegen der Schwerkraft, die am Gipfel ein halbes Promille weniger wirkt als im Tal. Wie hoch muss man dann wohl steigen, um ein ganzes Kilo zu verlieren? Nicht viel höher. Denn durch das Kraxeln hat man das Kilo sicher runter, wenn man wieder im Tal ankommt.

Korinthenkacker: Gemeint sind damit kleinliche, rechthaberische Pedanten. Leute, die nicht mal ihr Verdauungsendprodukt großzügig hergeben. In der Schweiz nennt man sie übrigens auch Tüpflischisser und im Schwäbischen Furzklemmer.

53 auf einen Streich: Der Japaner Takeru Kobayashi, genannt »Der Magen der Welt«, schlingt, ohne zu kauen. 53,75 Hotdogs vertilgte er und gewann damit 2006 zum sechsten Mal in Folge die Weltmeisterschaft im Hotdog-Essen in New York. Kobayashi reißt die Hotdogs in zwei Hälften, drückt sie platt, tunkt sie in Wasser und schluckt sie ungekaut, mit dem Körper wackelnd, hinunter. Bitte nicht nachahmen.

Das anrüchige Gewerbe: Kunstfurzer. Manche Menschen können melodisch furzen. Das Tonspektrum variiert mit der Spannung des Schließmuskels, der Gasmenge und der Geschwindigkeit, mit der die Winde ausgestoßen werden. Der bekannteste Vertreter dieses Fachs war der Franzose Joseph Pujol. Unter dem Künstlernamen Le Pétomane (von französisch »le pet« = der Furz) trat er Ende des 19. Jahrhunderts im Moulin Rouge in Paris auf. Er konnte durch gezieltes Schlucken von Luft geruchfreie Darmtöne erzeugen, wie es ihm beliebte. Pujols Hintern furzte populäre Liedmelodien, imitierte Musikinstrumente, ahmte Erdbeben und Tierstimmen nach.

Liebe geht durch den Magen: Ausgerechnet am Fest der Liebe kommt es bei sechs von zehn Briten regelmäßig zum Familienkrach, so eine Erhebung unter 2 000 Briten. Bei uns dürfte das nicht viel anders sein. Den Grund dafür ortete der Pharmakologe Paul Clayton von der Royal Society of Medicine: Zu viel Fett im Weihnachtsessen macht die Menschen ungenießbar, zu viel Süßigkeiten treiben den Blutzuckerspiegel in die Höhe – und damit die Reizbarkeit. Sein Tipp: Fettarm und mineralstoffreich zum Fest essen, statt Bratkartoffeln zum Beispiel Artischockenpüree oder Rosenkohl servieren.

Für Leib & Seele: der Magen-Darm-Check-up

KÜMMERN SIE SICH TÄGLICH UM DAS GESCHÄFT ...

Nein, das, von dem Sie sich da jeden Morgen trennen, ist nicht ekelig. Es ist von Ihnen, und Sie sollten es täglich prüfen, weil es viel über die Gesundheit aussagt. Hundebesitzer tun das ganz selbstverständlich.

› **Farbe:** Durchfall zeigt sich hellbraun, Wasser verdünnt die Gallenfarbstoffe. Viel Fleisch färbt ihn braun-schwarz ein. Rotbraun bis Dunkelrot weist auf Blut aus dem Dickdarm hin – ab zum Arzt. Hellrotes Blut stammt gewöhnlich von Hämorrhoiden.

› **Konsistenz:** Essen Sie genug Ballaststoffe (Gemüse und Getreide), dann ist der Stuhl weich. Viel Fleisch macht ihn hart. Glänzt er fettig, produziert die Bauchspeicheldrüse nicht genug fettspaltende Enzyme. Ist die Konsistenz eher schleimig, spricht das für eine chronische Darmentzündung.

› **Menge:** Normal ist mehrmals täglich bis viermal die Woche. Der Mitteleuropäer macht eher einen kleinen Haufen von 150 bis 200 Gramm. Ein Afrikaner vom Land schafft 500 Gramm, weil er viele Ballaststoffe isst. Sie müssen häufig aufs Örtchen und produzieren geizig kleine Mengen? Dann stimmt etwas mit dem Dickdarm nicht. Bleistiftdünner Stuhl zeigt eine Verengung des Darmtrakts durch Verwachsung oder Tumor.

› **Geruch:** Stechend saurer Geruch und dünnflüssiger, schaumiger Stuhl zeigen, dass die Bakterien nicht richtig arbeiten.

... hören Sie auf Ihren Bauch ...

Wenn er über Lebensmittel grummelt, verträgt er die nicht. Wenn er über Menschen grummelt, mag er die nicht. Wenn er über eine Entscheidung grummelt, ist es wahrscheinlich die falsche.

... und strecken Sie sich die Zunge raus

Ein leichter Belag zeigt, dass Ihre Verdauung auch mit Giften kämpft. Und die können Sie morgens abschaben (Seite 228). Stimmt etwas im Körper nicht, ändert der Zungenbelag die Farbe und die Konsistenz, daran diagnostiziert der TCM-Mediziner übrigens Stoffwechselstörungen (siehe Interview auf der nächsten Seite).

VORSORGLICH ZUM DOKTOR

› **Atemtest:** Probleme mit dem Magen? Über den ^{13}C-Harnstoff-Atemtest findet der Arzt heraus, ob Sie mit Helicobacter pylori infiziert sind – mit dem Magenbakterium, das Gastritis und Geschwüre auslöst. Man muss eine Harnstofflösung trinken, und anschließend können Spaltprodukte, die das Bakterium produziert, in der Atemluft nachgewiesen werden.

› **Magenspiegelung:** Häufig Sodbrennen, Schluckstörungen, länger anhaltende Übelkeit, Blutarmut? Der Arzt macht eine Magenspiegelung. Sie schlucken einen Schlauch mit Kamera und Werkzeugen. Der Arzt bläst den Magen mit Luft auf, entnimmt Schleimhaut-Gewebeproben. Notfalls auch aus Speiseröhre oder Zwölffingerdarm.

› **Krebsvorsorge:** Alle sollten ab 45 einmal jährlich zum Haemoccult-Test – der Arzt untersucht, ob Blut im Stuhl ist. Und alle fünf Jahre zur Darmspiegelung; tritt in der Familie Darmkrebs auf, sollte man früher und jährlich zur Koloskopie.

› **Blutzucker-Check:** Sie sind übergewichtig? Dann lassen Sie sich bitte nicht mit dem Nüchtern-Blutzuckerwert vom Arzt abspeisen, sondern machen Sie einen oralen Glukosetoleranztest oder lassen Sie das Blut auf Proinsulin untersuchen (Seite 298). Jeder vierte Deutsche ist bereits insulinresistent – und kaum einer weiß es.

TCM – die menschliche Medizin

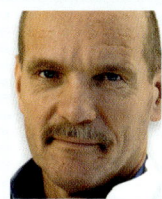

Dr. Carl-Hermann Hempen hatte vor 30 Jahren genug von der Schulmedizin. Er lernte von den Chinesen und leitet seit über 20 Jahren eine Praxis für Traditionelle Chinesische Medizin (TCM) in München.

Warum vertrauen heute so viele Menschen auf fernöstliche Heilmethoden?

Weil sie enttäuscht und frustriert sind. Die Mehrheit, also über die Hälfte der Patienten geht mit funktionellen Krankheiten zum Arzt – wie Schlafstörungen, Schmerzen, Wetterfühligkeit, Erschöpfung, Burn-out. Mit der westlichen Diagnostik lässt sich kein Befund erheben. Sie gehen genauso wieder fort, wie sie hingegangen sind.

Nein, frustrierter. Darum sind sie oft auch bereit, Wege einzuschlagen, die die Kasse nicht bezahlt.

Genau. Wenn ein Patient sich sagt: »In der Röhre war ich, Labor haben sie fünfmal gemacht, mir geht's immer noch schlecht«, dann wendet er sich von der Schulmedizin ab, hin zu anderen Heilmethoden. Der zweite Grund, warum man sich abwendet, heißt: chronische Krankheiten. Asthma, Rheuma, Kolitis, Migräne ... Die Patienten sind chronisch krank, weil sie nicht geheilt werden.

Und dann wendet man sich der chinesischen Medizin zu?

Man will Erfolge sehen, und die chinesische Medizin kann viel aufweisen. Die chinesische Medizin ist die Medizin, die auf unserer Erde die allermeisten Menschen versorgt. Sie ist eine breite und damit bewährte Medizin ohne Ideologie – eine Medizin, die seit 2500 Jahren hilft. Sie ist so alt, so verwurzelt wie keine andere Medizin. Und sie sieht den Menschen als lebende Einheit.

Wie sieht unsere Medizin den Menschen?

Materiell, zusammengesetzt aus Organen. Man hat ein Herz, hat zwei Nieren, Blut und so weiter. Das geht zurück auf Galilei. Die Kirche sagte der Wissenschaft: Ihr befasst euch mit allem, was messbar ist, das Nichtmessbare ist das Geistige, das gehört uns. So hat man die Wissenschaft sehr lange auf das Messbare, das Materielle ausgerichtet. Die kausalanalytische Methode war der anerkannte Weg. Deswegen ist unsere Medizin weitestgehend eine Naturwissenschaft.

Die andere Seite ist alles Lebendige. Die Menschen mit ihren Gedanken zu sehen, ihren Träumen, ihren Wahrnehmungen, ihren Wünschen, ihren seelischen Bedürfnissen. Das darf man nicht ignorieren, aber es ist nicht messbar. Die Schlaflosigkeit, das Unwohlsein, die Dysregulation, all das ist nicht materiell, aber es sind Lebensäußerungen. Was wäre unser Leben ohne Wünsche, Träume, Fantasien, Empfindungen oder Emotionen. Und darum geht es in der chinesischen Medizin: auch diese nichtmateriellen Phänomene in die ärztliche Betrachtung eines Menschen mit einzubinden.

Wie sieht das in der Praxis aus?

Der TCM-Arzt fragt nach Dingen, die sich dem Messbaren entziehen. Er fragt nach Schlafverhalten, Geruchsempfindungen, nach Geschmackswahrnehmungen, nach Vorlieben, süß, sauer, salzig – ob Verlangen oder Widerwillen besteht.

Was erzählt Ihnen ein Widerwillen gegen Süßes?

Wenn ich Süßholz nicht riechen mag, Süßes nicht schmecken mag, dann ist das ein Indiz, dass der »Mittenbereich« Probleme hat. Dort, wo Energie aufgenommen und umgesetzt wird. Süßes ist wichtig, um uns zu nähren, zu stützen, zu erhalten, um Kräfte zu spenden.

INTERVIEW

Und warum haben schwangere Frauen so häufig ein Verlangen nach Saurem?

Das Saure ist die Kraft, die zusammen hält. Saures stabilisiert, hält die Säfte zusammen, das Blut ... Erhalten und Halten, süß und sauer – eine ideale Kombination. Deswegen gibt es im Chinesischen so gerne Süßsaures zum Essen. Das Scharfe öffnet nach außen. Eine sehr scharfe Suppe wärmt, öffnet die Poren und kühlt wieder.

Wie erstellen Sie eine Diagnose?

Wir tasten den Puls, schauen uns die Zunge an, befragen, betrachten, betasten, beurteilen nach Geruch und Gehör. Wie sehen die Haut aus, die Haare, der Teint, die Körpergröße? Das notieren und ordnen wir. Das erste Kriterium ist immer: die Lebensenergie. Spiegelt beispielsweise das, was ich vom Patienten erfasst habe, eine erhöhte Lebensdynamik wider? Eine erhöhte Dynamik kennt auch der Schulmediziner unter Begriffen wie Hyperthyreose (Überfunktion der Schilddrüse), Bluthochdruck, ADHS (Hyperaktivität). Hierfür gibt es einen Begriff aus der Physik: Alles, was sich überdreht, ist ein Synonym für »Hitze«. Typische Hitzezeichen beim Patienten: roter Zungenkörper, beschleunigter Puls, vermehrter Durst, Verlangen nach kalten Getränken, aber auch ständiges Reden, Logorrhoe nennen wir das.

Und das Gegenteil ist Kälte.

Ja. Alles ist heruntergefahren. Alles geht schleppend, man leidet unter Schilddrüsenunterfunktion, niedrigem Blutdruck. »Kälte« ist nichts anderes als das Einfrieren der Dynamik. Wenn die Lebensprozesse ganz einfrieren, bleibt man im ewigen Eis stecken. Diese Menschen sind blass, frieren ständig, verlangen nach Wärme, warmen Getränken.

Und was tun Sie dann?

Nach Hitze- und Kältesymptomen ordnen wir, weil wir unsere Arzneimittel, die Pflanzen, die Nah-

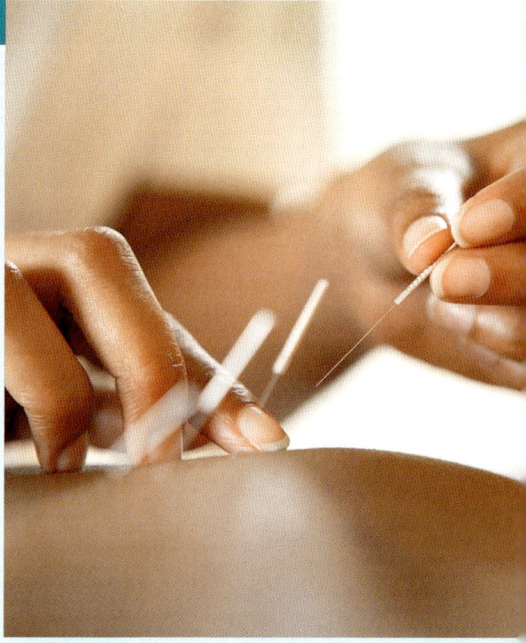

DIE »THERAPIE MIT NADELN« wandte man schon vor 6000 Jahren an. Man akupunktierte mit Fischgräten und Bambussplittern. Ende des 20. Jahrhunderts wurde die Traditionelle Chinesische Medizin (TCM) und ihre Akupunktur auch im Westen eingeführt. Eine Sitzung dauert 20 bis 30 Minuten, man sticht mit maximal 16 Nadeln. Eine Therapie dauert etwa 10 bis 15 Sitzungen.

rungsmittel, genauso sortieren. Wir fragen: Dient das Mittel der körperlichen Dynamisierung – wie beispielsweise Zimt, Ingwer, Eisenhut, Kardamom, Koriander? Oder verlangsamt es die energetischen Prozesse – wie Wässriges, Wassermelonen, Kaltschale mit Gurke? Muss man den Prozess anschieben oder bremsen? Und das tun wir dann mit Akupunktur, Moxibustion oder Arzneien.

Woran erkennen Sie die Dynamik?

Beispiel: Je dynamischer, desto durstiger. Häufig leidet ein dynamischer Patient mit einer Hitzesymptomatik unter Verstopfung, weil die Körpersäfte vermindert sind. Er ist überdreht und redet ständig, sein Ruhepuls liegt über 80, und die Zunge ist gerötet.

Ein adynamischer Patient mit einer Kältesymptomatik hat eine blasse, feuchte Zunge. Er braucht viele warme Getränke, weil er viel friert. Er leidet eher unter Durchfall. Sein Puls liegt in Ruhe unter 60, er bringt den Mund nicht auf.

In der TCM spricht man nicht von Organen, sondern von Funktionskreisen. Der wichtigste heißt »Mitte«?

Die »Mitte« ist der Generator unserer Lebenskraft, der Energie, die wir brauchen, um unsere Alltagsleistungen zu bringen. All das, was wir zu uns nehmen, müssen wir bewältigen. Darunter fällt nicht nur das Materielle wie Ernährung, sondern auch die Sonnenstrahlen, die Luft, die wir atmen, die Bücher, die wir lesen, was wir hören, sehen … all das, was die Umwelt an Reizen an uns heranträgt. Mit all diesen äußeren Reizen müssen wir wörtlich fertig werden.

Und was macht die »Mitte« damit?

Sie muss das Klare vom Trüben scheiden. Sie muss eine Trennung vornehmen. Das Klare, das tut uns gut. Das Klare der Nahrung extrahieren wir. Das Klare, die Erkenntnis aus Aussagen und Inhalten, extrahieren wir, heben es für uns auf. Das Trübe, das nicht Geklärte müssen wir ausscheiden. Das ist eine irrsinnige Leistung, den ganzen Tag zu filtern: Was ist gut für mich, was ist Belastung? Nichts ist so lebensentscheidend wie diese kraftvolle »Mitte«. Nur wenn wir diese Scheidung durchführen können, können wir Klarheit schaffen, Probleme lösen, Entscheidungen treffen. Eine schwache »Mitte« führt dazu, dass man den Alltag nicht mehr bewältigen kann.

Die »Mitte« ist also Stoffwechsel?

Ja. Was ist Leben im biologischen Sinne? Der Stoffwechsel ist es – die Fähigkeit, trennen zu können.

Wir müssen in der Lage sein, uns Dinge von außen nutzbar zu machen. Wenn wir aus der Nahrung keine Energie mehr gewinnen können, sind wir nicht mehr lebensfähig. Wer nicht mehr die Atemluft aufnehmen kann, wird sterben. Wenn wir Geistiges, Emotionales über Jahre hinweg nicht mehr aufnehmen können, sind wir auch tot. Geistig tot. Das ist die biologische Definition des Lebens. Die »Mitte« muss gut funktionieren, dann geht es dem Menschen gut. Die »Mitte« ist das Leben schlechthin.

Und woran erkennt man, dass ein Mensch eine schwache »Mitte« hat?

Das hat in der Tat viel mit dem Thema Verdauungssystem zu tun. Die »Mitte« projiziert sich am deutlichsten auf die Zunge, eine normale, schön durchblutete, mäßig gerötete, straffe Zunge, ohne wesentlichen Belag, ist ein Zeichen für eine gut ausbalancierte »Mitte«. Jeder starke Belag zeigt, dass die »Mitte« nicht ausreichend funktioniert. Jeder Belag heißt Rückstand, Unaufgelöstes, nicht Geklärtes.

Dieser »Mitten-Funktionsbereich« dominiert die Form des Fleisches. Geht die Form des Fleisches verloren, ist das ein Zeichen für Schwäche. Das Gewebe wird schlaff, die Menschen werden fett, aufgedunsen, verlieren ihre Form.

Und so eine schwache »Mitte« behandeln Sie doch nicht nur mit Akupunktur?

Als ich vor über 20 Jahren erstmals nach China kam, habe ich die Chefs der Unikliniken immer das Gleiche gefragt: Was machen Sie therapeutisch – und wovon machen Sie wie viel? Immer kam die gleiche Antwort: Zu über 80 Prozent Arzneitherapie, zum Beispiel mit Heilkräutern, und zu 10 Prozent Akupunktur, der Rest setzt sich zusammen aus Qi Gong, Tuinamassage und anderen Verfahren. Genau so behandeln wir auch.

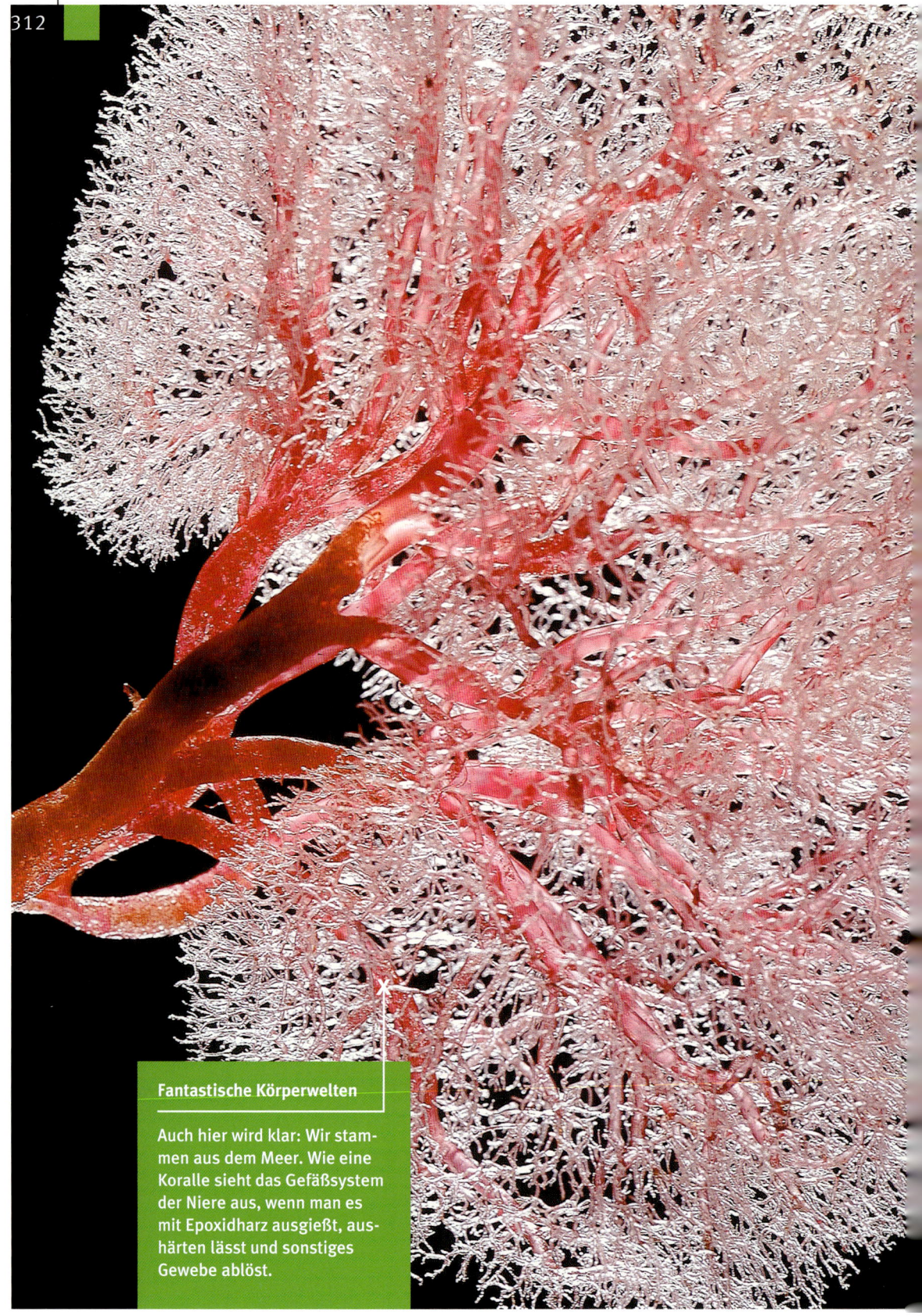

Fantastische Körperwelten

Auch hier wird klar: Wir stammen aus dem Meer. Wie eine Koralle sieht das Gefäßsystem der Niere aus, wenn man es mit Epoxidharz ausgießt, aushärten lässt und sonstiges Gewebe ablöst.

Leber und Nieren

Gesundheit im Akkord: entgiften, entsorgen, versorgen

Die Leber entsorgt nicht nur Schnaps – unzählige chemische Aktivitäten finden täglich in ihr statt, um den Körper mit allem Notwendigen zu versorgen. Auch mit Glücksgefühlen.
Die Nieren ackern als hocheffiziente Kläranlage, sorgen für starke Knochen und dafür, dass wir Höchstleistung bringen können.

Kennen Sie den Spontispruch »Wo früher seine Leber war, ist heute eine Minibar«? Bevor der Mensch den Schnaps erfunden hat, konnte nicht mal Zeus der Leber etwas anhaben. Denn die Leber ist unglaublich gutmütig. Sie wächst, wenn sie Schaden nimmt, ganz einfach nach – wie der Axolotl. Sie erledigt auch mit halber Kraft die ganze Arbeit im Stoffwechsel perfekt und gleicht viele unserer Lifestyle-Sünden klaglos aus – zumindest bis das Schnapsfass überläuft.
Und die Nieren? Sensationelle Organe. Sie filtern täglich die ganzen Giftstoffe aus dem Blut, schicken einen Großteil dessen, was der Körper nicht mehr braucht, in die Kanalisation. Sie regulieren neben dem Wasserhaushalt auch den Säure-Basen-Haushalt, sorgen dafür, dass die Elektrolyte in Balance sind. Und dann arbeiten sie noch als Hormonproduzenten.
Die häufigsten Fragen zur Niere lauten übrigens: 1. Warum muss man pinkeln, wenn das Wasser läuft? 2. Muss man pinkeln, während man schläft, wenn einem jemand die Hand ins warme Wasser hält? 3. Warum haben wir eigentlich zwei Nieren? Ab Seite 327 finden Sie die Antworten.

Die Leber – Fabrik des Lebens

Assyrer und Babylonier, die in der Leber den Sitz der Seele vermuteten, lasen vor 5000 Jahren die Zukunft aus der Leber von Schlachttieren. In unserer Leber liest heutzutage der Pathologe eher die feuchtfröhliche Vergangenheit.

DAS SAGENHAFTE ORGAN

Auch in der griechischen Sage spielte die Leber eine große Rolle: Göttervater Zeus nahm den Menschen das Feuer – als Strafe, weil Prometheus versucht hatte, ihn zu betrügen. Da brachte Prometheus den Menschen einfach heimlich das Feuer wieder zurück. Zeus war darüber so erbost, dass er Prometheus an einen Felsen im Kaukasus binden ließ und einen Adler damit beauftragte, ihm jeden Morgen die Leber zu zerhacken. Über Nacht wuchs das Organ wieder nach – bis zum nächsten Besuch des Adlers … Erst viele Jahre später erlöste Herakles den Gequälten, indem er den Adler tötete.

Die unglaubliche Regenerationskraft der Leber kennt man also schon lange. Noch heute verblüfft sie die Wissenschaft. Aus Rattenversuchen weiß man, dass die Leber, auch wenn man mehrfach große Teile rausschneidet, immer wieder nachwächst. Und sie hört dann auf, wenn sie ihre ursprüngliche Größe erreicht hat. Dieses Phänomen macht man sich bei Transplantationen zunutze. Es reicht, nach Leberversagen nur eine halbe Spenderleber einzusetzen. Der Rest wächst einfach nach. Sie wird übrigens viel seltener abgestoßen als andere transplantierte Organe.

Ein Meister der Anpassung: Chirurgen der Universität Tübingen pflanzten die Leber eines verunglückten Siebenjährigen einem 30 Tage alten Baby ein. Ein Jahr danach krabbelt der Kleine kerngesund und fröhlich krähend durch die Wohnung.

Was die Leber für Sie tut

Ohne Leber hätten Sie keine klugen Gedanken, keine festen Knochen, keine kräftigen Muskeln, keine schönen Haare. Denn sie produziert Eiweißstoffe, verwertet das, was Sie essen – und ist die größte Drüse des Körpers. Rund um die Uhr sorgt das etwa 1,5 Kilogramm schwere Organ dafür, dass Baustoffe für Reparaturarbeiten und Treibstoff für die Zellen oder Abwehrkräfte überall dort zum Einsatz kommen, wo sie gebraucht werden. In der Leber finden jeden Tag 320 Billiarden biochemische Reaktionen statt, um den Körper mit allem Lebensnotwendigen zu versorgen. Die Leber ist unser zentrales Stoffwechselorgan – und Stoffwechsel heißt Leben.

> Die Leber versorgt den Körper mit Nährstoffen.
> Sie baut Stoffwechselprodukte ab und scheidet die unbrauchbaren aus – die wasserlöslichen Stoffe über die Niere, die fettlöslichen Stoffe via Galle in den Darm.
> Sie filtert alte Hormone und Blutkörperchen, Bakterien und defekte Zellen aus dem Blut.
> Sie stellt als körpereigene Apotheke Blutgerinnungsfaktoren für Wunden her.
> Sie baut Giftstoffe wie Ammoniak zu harmlosem Harnstoff um.
> Sie arbeitet als Hormonfabrik: bildet Wachstumshormone (Somatomedine, auch IGF genannt), kurbelt die Freisetzung des hormonähnlichen Vitamins D und den Umbau von Schilddrüsenhormonen an.
> Sie speichert Enzyme, Vitamine, Mineralien und Spurenelemente – außerdem Zucker für die schnelle Energie.
> Sie produziert täglich einen Liter Galle, die die Fette aus der Nahrung emulgiert.
> Die Leber agiert als Teil des Immunsystems.

DER AUFBAU DER LEBER

Die wabbelige Drüse hängt, an Bändern befestigt, zum größten Teil im rechten Oberbauch und besteht aus zwei Lappen – dem größeren rechten und dem kleineren linken. Die glatte Oberfläche sieht aus wie frisch gebohnert.

Ihre rubinrotbraune Farbe zeigt: Pro Stunde fließen 90 Liter Blut durch das Organ. Und zwar hat sie zwei Blutzuflüsse. Die Pfortader bringt die ganzen zerkleinerten Nährstoffe (Fette, Zucker, Aminosäuren, Mineralien, Vitamine) aus dem Darm. Und die Leberarterie liefert Sauerstoff für die Energiegewinnung in den Leberzellen. Die beiden Blutgefäße verzweigen sich in viele kleine Ästchen und bilden mit den Gallengängen ein perfektes Trio, die Lebertrias.

Lauter winzig kleine Subunternehmer

Nun legen wir das Ganze mal unter ein gedankliches Mikroskop. Sie könnten natürlich ein Stück Schweineleber kaufen …

Mit dem bloßen Auge schon sehen Sie 100 000 etwa ein bis zwei Millimeter große Leberläppchen. Das sind Arbeitsgemeinschaften aus etwa 300 Milliarden Leberzellen, den Hepatozyten. Würde man die Oberfläche all dieser Zellen addieren, ergäbe das 33 000 Quadratkilometer.

Für die einzelnen Hepatozyten müssen Sie Ihr Mikroskop jetzt schon schärfer stellen. Sie messen gerade mal 20 bis 40 Mikrometer und sind die vielseitigsten Zellen Ihres Körpers. Unglaublich aktive Minifabriken, die entgiften, Körpersubstanz auf- und abbauen, Energie speichern, Vitaminpost verschicken … Sie verändern sogar ihren Durchmesser nach der Tageszeit, im Takt der inneren Uhr. Diese Leberzellen sind in einer Art körpereigenem Venedig angesiedelt: Sie liegen an einem verzweigten Kanalsystem aus Blutgefäßen und Verdauungskanälchen, die als Transportwege für Galle, Enzyme, Nährstoffe, Hormone und

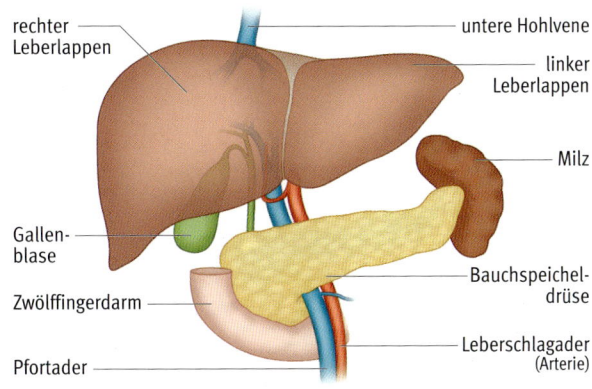

LEBER: Die beiden großen Leberlappen liegen über der Bauchspeicheldrüse – und vor der Gallenblase, dem Speicher für die von der Leber produzierte, giftgrüne Galle. Die Leberarterie bringt Sauerstoff, die Pfortader Nährstoffe. Die untere Hohlvene führt das von der Leber gereinigte Pfortaderblut zum Herzen zurück.

auch Giftmüll dienen. Zwischen den einzelnen Hepatozyten schlängeln sich die Sinusoide durch die Leberläppchen. Das sind einzigartige Gefäße, die das sauerstoffreiche Blut der Leberarterie zusammen mit dem Blut der Pfortader ins Zentrum des Leberläppchens transportieren. Dort nimmt es eine Zentralvene auf, die über größer werdende Äste (Lebervenen) in die untere Hohlvene münden. Durch sie fließt das gefilterte, nährstoffreiche Blut schließlich wieder in Richtung Herz.

… mit Schadstoffangler

In den Wänden der Sinusoide hocken Kupffer-Sternzellen. Das sind Fresszellen, Makrophagen. Die angeln aus dem Pfortaderblut vom Darm all die Schadstoffe heraus, die im Körper nichts zu suchen haben, und fressen sie: Bakterien, Stoffwechselprodukte, alte Blutkörperchen.

Bitte noch mal schärfer hingucken: Zwischen den Leberzellen und den Sinusoidenkanälchen ist ein Spalt. Der ist ganz wichtig und heißt Disse-Raum.

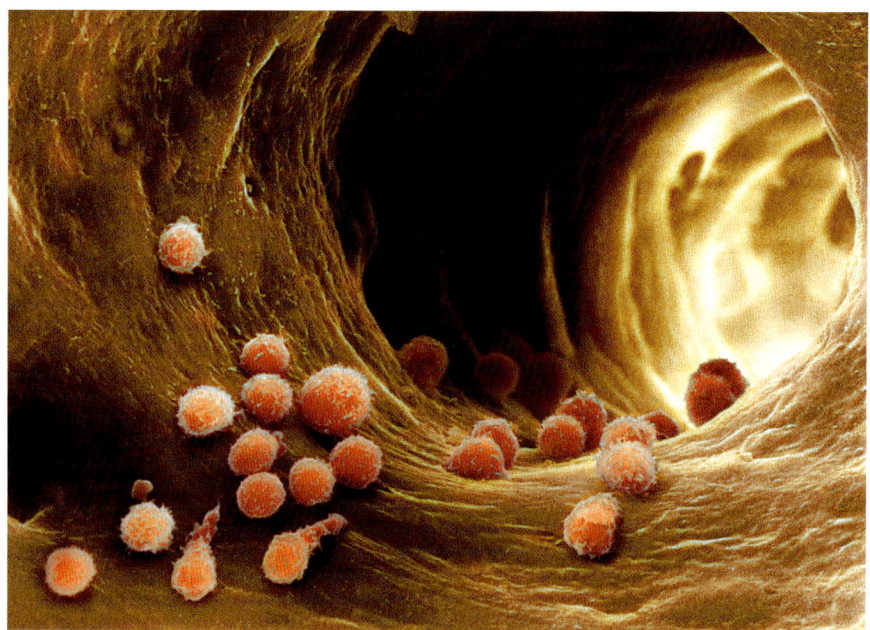

HÖHLENFORSCHER werfen einen Blick in eine Leberarterie. Die rot eingefärbten Kugeln, die dort wie die Gremlins aus dem Film rumkullern, sind weiße Blutkörperchen. Davon hat die Leber viele, weil sie beschützt werden muss. Denn ständig fluten über die Pfortader nicht nur Nährstoffe, sondern auch Gifte aus dem Darm in die Leber.

Dort hinein dringt durch die löchrige Gefäßwand der Sinusoide all das aus dem Blut, was in die Leberzelle soll: Nährstoffe wie Aminosäuren, Zucker, Fette, Mineralien und Vitamine, aber auch Schadstoffe wie Ammoniak, das im Darm entsteht und das Gehirn zerstören würde, Pestizide, Weichmacher, Farbstoffe und auch Medikamente. Die Leberzellen strecken regelrecht kleine Fingerchen in den Disse-Raum und fischen sich heraus, was sie für den Körper brauchen oder intern entsorgen müssen.

Insgesamt fließen in jeder Minute etwa 1,4 Liter Blut durch die Versorgungskanäle der Leber – rund 2 000 Liter pro Tag, die entgiftet, gefiltert, auf brauchbare Substanzen abgecheckt werden müssen. Und dann müssen diese 2 000 Liter von der Leber mit Nährstoffen aufgefüllt und in den Körper weitergeleitet werden.

Entgiften und Ausscheiden

In den Leberzellen bauen die Stoffwechselarbeiter namens Enzyme ankommende Gifte ab, zerkleinern sie in ungefährliche Bestandteile.

Die Leberzellen trennen den Müll auch in wasser- und fettlöslich. Die wasserlöslichen Abbauprodukte, beispielsweise Harnstoff, bestimmte Medikamente und Mineralien, dringen über den Disse-Raum in die Sinusoide. Von dort gelangen sie über den Blutkreislauf in die Niere und werden über den Urin ausgeschieden. Die fettlöslichen Abbauprodukte schickt die Leberzelle zu den feinen Gallengängen, die auf der anderen Seite der Leberzelle vorbeiziehen. Und die Gallenblase entsorgt diesen Abfall über den Darm.

Horten, Verteilen, Herstellen

Die Leber ist der Robin Hood des Körpers. Pilgert eine königliche Mahlzeit vorbei, plündert er sie in den Sinusoidenwäldern aus und speichert, was geht, in seinen Vorratskammern. Und verteilt es dann bei Bedarf an die Armen – die hungernde Gehirnzelle, die darbende Immunzelle, die müde Herzzelle …

Die Leber angelt sich also die überzähligen Nährstoffe aus dem Blut und speichert sie, bis im Körper Bedarf herrscht. Den Zucker hortet sie in

Form von Glykogen (Seite 297). Und schickt die Glukose ins Blut, wenn der Blutzucker sinkt. Die Leber speichert auch Fett, fettlösliche Vitamine (A und D), aber auch das Vitamin B_{12} für die Blutbildung und Mineralien wie Eisen, Mangan und Kupfer oder Zink – alles Top-Assistenten des Immunsystems. Außerdem bildet die Leber zum Beispiel das C-reaktive Protein, das bei Entzündungen und Gewebeschädigung sofort die Elitetruppen der Körperabwehr organisiert.

Die kleinen Leberzellen können auch Zucker in Fett umbauen oder Eiweiß in Zucker. All das tun Enzyme. Die selbstverständlich ständig in den Leberläppchen leben. Dort ist ja viel zu tun.

Sie basteln aus dem Frühstücksei und aus dem Käsebrötchen auch wertvolle Bluteiweiße. Zum Beispiel das Albumin (ein Eiweiß aus 600 Bausteinen), das die Wasserverteilung zwischen Blut und Gewebe regelt. Fehlt es, bilden sich Ödeme. Außerdem dient Albumin als Transportschiffchen im Blut, zum Beispiel für Kalzium, für Fettsäuren, für Bilirubin (siehe Kasten rechts).

Die Leberenzyme basteln auch Blutgerinnungsfaktoren und Akute-Phase-Proteine, die alle Wunden im Körper schließen.

Die Cholesterinproduktionsstätte ...

Im Leberläppchen kommt das Cholesterin aus dem Cheeseburger an – aber nur ein Zehntel des wichtigen Stoffs gewinnt der Körper aus der Nahrung. Den Rest macht er sich selbst. Zum Großteil in der Leber.

Sie baut einen Teil des Cholesterins dann auch gleich in Hormone um – in Sexualhormone wie Aldosteron, Testosteron und Östradiol, in das Stresshormon Kortisol und in Vitamin D.

Als Ausgangssubstanz für Gallensäuren dient Cholesterin ebenfalls. Man fand es schon im 18. Jahrhundert in den Gallensteinen. Die nehmen die meisten Menschen übrigens unbemerkt mit ins Grab.

... und Werk für grüne Galle

Täglich produzieren die fleißigen Leberzellen einen Liter grüne, bittere Gallenflüssigkeit mit Gallensalzen, Enzymen und Abbauprodukten wie Bilirubin. Die schicken sie durch die winzigen Gallengänge in den Speicher namens Gallenblase, einen muskulösen, avocadoähnlichen Sack. Sie liegt an der Unterseite der Leber. Kommt ein fetter Schweinebraten, eine Torte im Darm an, zieht sich die Gallenblase zusammen und entleert sich über den Gallengang in den Zwölffingerdarm. Ohne die emulgierende Kraft der Gallenflüssigkeit könnte der Körper Fett nicht verdauen und ins Blut aufnehmen. Man kann aber ohne Gallenblase leben, denn die Leber produziert trotzdem Galle.

 MEHR WISSEN

Was färbt die Augen gelb?

Ein rotes Blutkörperchen fristet ein kurzes Leben. Nach etwa vier Monaten wird es ausgemustert und abgebaut. Der rote Blutfarbstoff Hämoglobin verwandelt sich im Laufe des Abbauprozesses in gelbes Bilirubin. Das kann man an einem blauen Fleck live beobachten. Bilirubin ist ein Abbauprodukt, dient zu nichts – und muss nur entsorgt werden.

Das Bilirubin wandert via Blut zur Leber, die es bearbeitet und weiter zur Galle schickt. Und von dort geht's weiter zum Darm. Darmbakterien verändern das gelbe Molekül so, dass bräunliche Farbstoffe entstehen, die dem Stuhl seine Farbe geben. Steigt die Konzentration des Bilirubins stark im Blut an – weil die Leber krank ist (Hepatitis, Leberzirrhose), weil ein Gallenstein den Gallefluss blockiert oder weil die Leber bestimmte Medikamente abbaut –, dann lagert sich der gelbe Farbstoff in der Haut und im Weiß der Augen ein. Sie kennen das unter dem Begriff Gelbsucht (Ikterus).

KURZ GEMELDET Der Leber nicht Wurst

Ein Leberbaby: Wie duldsam unsere Leber ist, beweist ein erstaunliches Erlebnis südafrikanischer Ärzte in Kapstadts Groote-Schuur-Hospital: Eine zwanzigjährige Frau kam in der 39. Schwangerschaftswoche wegen erhöhter Leberwerte in diese Klinik. Die Ärzte fanden das Baby per Ultraschall nicht und machten einen Kaiserschnitt. Sie entdeckten die Plazenta und den Embryo mitten in der Leber ... Die Mutter, ihre Leber und die Tochter überstanden die Operation gut. Kein anderes Organ im Körper hätte eine solche unvorhergesehene Einquartierung überstanden.

Grün vor Neid: Die antiken Ärzte Hippokrates und Galenos vertraten die »Viersäftelehre«: Körpersäfte steuern demnach das physische und psychische Leben. Schwarze Galle ist ein Zeichen für Melancholie, gelbe Galle für Bösartigkeit. Zu viel gelbe Galle erzeugt nach der Säftelehre Neid, Missgunst und den Ärger des Cholerikers (griechisch »cholos« = Galle). Bei der folgenden Meldung kommt mir allerdings die Galle hoch ...

Das Leiden der Bären: In China pfercht man Mondbären in winzigen Käfigen ein, steckt ihnen einen Zapfhahn in den Bauch, lässt ständig Gallensaft herauslaufen. Ein Kilo getrocknete Bärengalle bringt 1000 Dollar. Dafür vegetiert der Bär halb tot vor sich hin – für eine Zutat traditionell chinesischer Medizin. Mondbären-Gallensaft enthält eine hohe Dosis an Ursodeoxycholsäure (UDCS). Eine Substanz, die nachweislich bei Lebererkrankungen hilft, die Blutfettwerte senkt und angeblich noch gegen Husten, Hämorrhoiden und Sehschwäche wirkt. Anfang der 1990er Jahre gab es deshalb rund 500 Bärenfarmen mit über 10 000 Tieren; heute sind es nach massiven internationalen Protesten noch etwa 247 Farmen mit 7 000 Tieren.

Warum nur tut man das den Bären an? Seit den 1950er Jahren lässt sich die Säure künstlich herstellen. Zudem gibt es in der chinesischen Medizin genügend Kräuter, die das Mittel ersetzen können.

Die Brauerei im Darm: Ein gesunder Darm mit einer gesunden Darmflora ist der beste Freund der Leber. Denn er sorgt dafür, dass wichtige Nährstoffe schon ordentlich vorverarbeitet zur chemischen Leberfabrik gelangen. Ist aber die Darmflora nach einer Antibiotikaeinnahme gestört, können sich dort Fäulnisbakterien oder Hefepilze breitmachen. Hefepilze stören den Abbau von Kohlenhydraten so stark, dass im Darm ständig etwas Alkohol entsteht, der in der Leber entgiftet werden muss. Es gibt einige Menschen, die durch diese »körpereigene Brauerei« ständig bis zu 0,6 Promille Alkohol im Blut haben.

Glückshormon heilt Leberschäden: Serotonin macht gute Laune im Gehirn. Aber auch Blutplättchen (Thrombozyten) haben immer einen Sack voll dabei. Serotonin hilft beim Kitten einer Wunde. Wissenschaftler haben festgestellt: Auch die Leber profitiert von Serotonin. Eine Therapie mit Serotonin könnte bei Lebertransplantation hilfreich sein und das Fortschreiten einer Leberzirrhose von Alkoholkranken verhindern.

Lakritze gegen Leberkrebs? Der Süßholzstrauch, aus dem Lakritze gewonnen wird, könnte künftig bei der Bekämpfung von Leberkrebs helfen. Chinesische Forscher von der Universität Nakei entdeckten, dass zwei Wirkstoffe aus der Pflanze geeignet sind, Antikrebsmedikamente zielgerichtet ins Zentrum von Lebertumoren zu schleusen. Bislang war bekannt, dass Lakritze bei Magenbeschwerden und Gastritis hilfreich wirkt.

Man lebert nur zweimal! Gifte & Co.

Wie schon die Prometheus-Sage zeigte, ist die Leber (fast) nicht zu zerstören. Unser zentrales Stoffwechselorgan ist einfach unglaublich gutmütig: Klaglos duldet es Fast-Food-Orgien, schluckt Rausch um Rausch, entschärft Medikamente, Schwermetalle aus Tabakrauch und Umweltgifte. Alle 180 Tage bilden sich neue Leberzellen – und machen sich munter ans Werk, die Nährstoffe zu verteilen und die Schadstoffe zu harmlosen Substanzen umzubauen. Das klappt aber nur, wenn man der Fabrik des Lebens immer wieder Ruhezeiten gönnt, in denen sie sich erholen kann.

DIE LEBER SCHLUCKT NICHT EWIG ALLES

Strapaziert man sie über lange Zeit hinweg mit zu viel Alkohol, Zucker und Fett, verfetten und verhärten die Leberzellen – und es fällt ihnen immer schwerer, ihren vielen Stoffwechselaufgaben nachzukommen. Bis man da freilich was merkt, dauert es oft viele Jahre. Denn die Leber ist auch noch fleißig mit nur 30 Prozent ihrer Leistungskraft. Die Leber verarbeitet lieber den Wein als die Wurst. Immer ist erst der Alkohol dran, das Fett wird zwischengelagert. Kommt laufend Alkohol nach, bleibt das Fett liegen. Die Fettleber, die man sich so züchtet, ist bis zu einem gewissen Grad heilbar. Mit Vernunft und Abstinenz. Ansonsten verfettet die Leber immer stärker – und wächst. Das tut dann irgendwann weh.

Der Schmerz der Leber

Die Leber selbst enthält zwar keine Nerven, kann bei Überforderung also keine direkten Schmerzsignale ans Gehirn funken. Aber sie macht das indirekt über den Katerkopfschmerz. Giftige Abbauprodukte des Alkohols rauben dem Gehirn Sauerstoff und aktivieren Entzündungsbotenstoffe, die Schmerzen auslösen.

Außerdem ist sie zum Schutz der kleinen Subunternehmer namens Hepatozyten in eine Kapsel aus Bindegewebe verpackt – und diese verfügt sehr wohl über schmerzleitende Nerven. Wenn die Leber immer mehr einer Gänsestopfleber ähnelt, schlagen die Alarm: mit Druckschmerz unter dem rechten Rippenbogen, Übelkeit oder rechtsseitigen Oberbauchkrämpfen, Kopfschmerzen oder extremer Mattigkeit. Deshalb sagen die Mediziner auch: »Müdigkeit ist der Schmerz der Leber.«

Narbiges Ende: Leberzirrhose

Irgendwann endet selbst die Gutmütigkeit der Leber. Zu viel Alkohol, zu viel Fett … Die Leberläppchen gehen unter. Die Leber schrumpft. Der Arzt spricht von Leberzirrhose: Anstelle der Leberläppchen entstehen knotige, narbige Gebilde, die ihre Aufgaben nicht mehr erfüllen können. Die zahlreichen Ver- und Entsorgungskanälchen wuchern zu, es kommt zum Blutstau bis hin zu den Venen von Magen und Speiseröhre. Wasser sammelt sich im Bauch an. Auch das Gehirn lei-

TIPP VOM DOC

Bester Leberschutz: Mineralien

Ein ausgeglichener Mineralstoffhaushalt, das wissen die Forscher heute, verhindert eine übermäßige Einlagerung von Schadstoffen. Dagegen begünstigen niedrige Kalzium-, Zink- und Selenwerte die Aufnahme der Giftstoffe in die Zellen. Deshalb leiden manche Menschen auch stärker unter Amalgam- oder sonstigen Schwermetallbelastungen als andere.

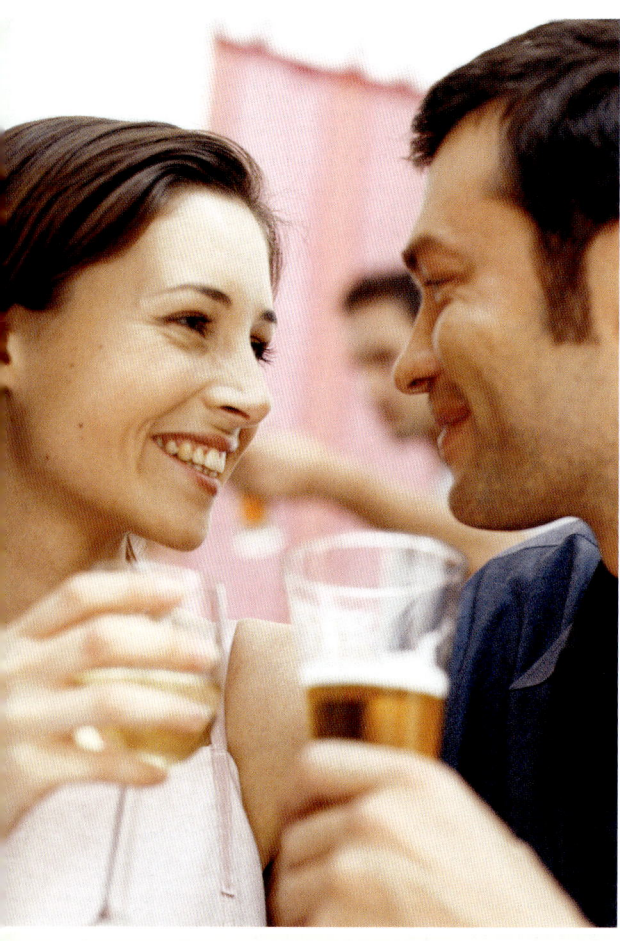

PROST GESUNDHEIT: Mehr als ein viertel Liter Wein mag die weibliche Leber nicht. Die männliche Leber hat mit einem Liter Bier oder zwei Vierteln Wein genug.

det, weil Giftstoffe zum Teil ungefiltert in den Kopf gelangen und dort Nervenzellen zerstören.

Von Knollenblätter- und Schimmelpilzen ...

Todfeinde der Leber, die die gesamte Fabrik schlagartig zerstören können, sind giftige Knollenblätterpilze – und Überdosen an Schmerzmitteln. Dann droht ein vollständiges Leberversagen. Aflatoxin, ein Gift aus Schimmelpilzen (in Nüssen oder in angeschimmeltem Getreide), setzt die

Leberzellen schleichend schachmatt – und kann Leberkrebs auslösen.

... über Pestizide und Weichmacher ...

Umweltgifte wie Pestizide oder Weichmacher (Phthalate) aus Kunststoffen reichern sich nicht nur im Boden und in der Nahrung an, sondern auch in unseren Organen. Je fettlöslicher ein Gift, desto höher die Konzentrationen in der Leber, in der Gallenflüssigkeit, im Fettgewebe.
Darum geht es einem mitunter gar nicht gut, wenn man abnimmt, weil all diese Gifte durch den Fettabbau plötzlich freigesetzt werden – und die Leber viel Arbeit hat und dann oft auch schwer überfordert ist. Deswegen trinkt man beim Fasten auch keinen Alkohol.
Pentachlorphenol (PCP) aus älteren oder importierten Holzschutzmitteln oder Klebern, Vinylchlorid in PVC oder Medikamenten oder Phosphorsäureester wie das Gift E 605 aus Insektiziden blockieren in der Leber wichtige Entgiftungsenzyme, zum Beispiel die Cholinesterase.

... bis zu Schwermetallen

Schwermetalle setzen der Leber zu. Sogar nützliche. Die Leber speichert Kupfer. Das brauchen wir dringend für die Blutbildung, für Entgiftungsenzyme und das Immunsystem. Nimmt man zu viel Kupfer auf, weil man in einem Neubau wohnt und zu viel Wasser aus den neuen Kupferleitungen trinkt, ist vor allem die kindliche Leber mit der Ausscheidung des Kupferüberschusses überfordert. Zu viel Kupfer lagert sich ab und verdrängt andere Mineralien wie Eisen oder Zink. Es kann sich eine Leberzirrhose entwickeln (Wilson-Krankheit).
Tipp für Neubaubewohner: Das Wasser sollte nicht mehr als 1 bis 2 mg Kupfer pro Liter enthalten. Das misst jedes Umweltamt. Mit der Zeit bildet sich auf den Leitungen eine Schutzschicht. Das kann allerdings ein paar Jahre dauern.

Auch giftige Schwermetalle wie Kadmium aus Zigarettenrauch, Quecksilber aus Amalgam-Zahnfüllungen oder Seefisch sowie Blei aus alten Wasserleitungen blockieren Entgiftungsenzyme und reichern sich zum Teil in der Leber an, aber auch in den Nieren und im Nervensystem.

Fragen Sie Ihren Apotheker

Mit vielen Medikamenten kommt die Leber auf Dauer nicht gut klar. Darum sollten Sie, wenn Sie ein Medikament – oder gar mehrere – nehmen, den Zettel mit den Nebenwirkungen immer schon in der Apotheke lesen. Und den Apotheker mit Ihren Fragen löchern.

Überdosierte und unklug kombinierte Medikamente überfordern die Leberenzyme bei ihrer Entgiftungsarbeit. Darunter kann die Leber leiden. Die Folgen: Gallestau, Enzymhemmung, Entzündung der Leberzellen (Hepatitis) bis hin zu Leberversagen.

Entgiftung: das Geheimnis des Cytochroms P450

Wenn Sie gelegentlich Medikamente gegen Kopfschmerzen, Migräne, Infektionen, Depressionen, Bluthochdruck oder Herzrhythmusstörungen einnehmen, sollten Sie das Cytochrom P450 2D6 (CYP 2D6) kennen. Ein wichtiges Enzym für den Abbau von Fremdsubstanzen im Körper – von Giftstoffen und Medikamenten.

Dieser Spezialist regelt maßgeblich, wie lange Arzneisubstanzen im Blut bleiben und wirksam sind. Dieses Enzym arbeitet unterschiedlich aktiv, deswegen können manche Menschen Medikamente gut abbauen, andere schlecht. Sie kreisen dann länger im Blut, eine viel niedrigere Dosis wäre nötig. Und manche Menschen bauen Medikamente so schnell ab, dass diese gar nicht erst wirken. Die Therapie schlägt fehl.

Das kann man übrigens mit einem Gentest feststellen. In der Berliner Charité und auch in der Uniklinik Göttingen wird er bereits eingesetzt, unter anderem vor Chemotherapien. Allerdings tragen die Kassen die Kosten – 500 Euro – nicht.

DIE LEBER UND DER JÄGERMEISTER

Als gerade noch verträglich für die Leber gelten für gesunde Männer 40 bis 60 Gramm Alkohol pro Tag. Das entspricht etwa einem Liter Bier oder einem halben Liter Wein. Frauen vertragen die Hälfte.

Aber wer seine Wunderfabrik im Körper gesund erhalten will, sollte Alkohol lieber nicht immer und nur in kleinen Mengen genießen – und auch mal längere Pausen einlegen (Fasten, Seite 323).

 MEHR WISSEN

Wie schnell baut man Alkohol ab?

Ein halber Liter Bier enthält ungefähr 20 Gramm Alkohol, ein achtel Liter Wein etwa 12 Gramm. Wie viel Alkohol Sie dann im Blut haben, können Sie annähernd berechnen: Multiplizieren Sie Ihr Körpergewicht mit 0,6 (Frau) beziehungsweise 0,7 (Mann). Die aufgenommene Menge Alkohol teilen Sie dann durch den errechneten Wert.

Für eine 60 kg schwere Frau sieht das nach zwei kleinen Gläsern Wein so aus:
$2 \cdot 12 : (60 \cdot 0,6) = 0,67$ Promille (Mann mit 80 kg: 0,43 Promille).

Wie lange Sie brauchen, bis Sie wieder nüchtern sind? Der Promillepegel sinkt pro Stunde um Pi mal Daumen 0,15. Wer um 2 Uhr nachts 1,3 Promille hat, ist morgens auf dem Weg zur Arbeit längst noch nicht fahrtüchtig. Um 9.30 Uhr hat man immer noch einen Alkoholspiegel von 0,5 Promille. Im Vergleich zu einem nüchternen Fahrer ist die Unfallgefahr immer noch doppelt so hoch.

Die fleißige Alkoholdehydrogenase

Pro Stunde kann die Leber etwa 1 Gramm Alkohol je 10 Kilo Körpergewicht abbauen. Also schafft sie etwa ein Stamperl Schnaps (hat 6,4 Gramm) – im Durchschnitt betrachtet. Denn Frauen und Asiaten vertragen deutlich weniger. Da schlagen Rausch und Kater schneller zu. Warum?

Frauen haben im Verhältnis zum Körpergewicht mehr Fettanteil und weniger Körperwasser, also auch eine geringere Blutmenge als Männer. Darum hat eine Frau nach einem Glas Wein deutlich mehr Alkohol im Blut. Frauen haben auch weniger alkoholabbauende ADH (Alkoholdehydrogenase). Dieses Leberenzym baut Alkohol zunächst zu zellgiftigem Acetaldehyd um. Erst im zweiten Schritt wird der Katerstoff durch ein weiteres Leberenzym (ALDH – Aldehyddehydrogenase) zu Essigsäure abgebaut.

Warum Asiaten den Drink schlechter vertragen

Viele Asiaten haben genetisch bedingt sogar eine leistungsstärkere Alkoholdehydrogenase als der Rest der Welt. Alkohol wird schneller in die giftige Zwischenstufe Acetaldehyd verwandelt. Doch ausgerechnet hier fehlt den Asiaten das Entgiftungsenzym ALDH. Die giftigen Stoffe sammeln sich also im Blut an. Die Adern weiten sich, der Kopf wird rot, der Körper wehrt sich mit Übelkeit und Kopfschmerzen. Das nennt man das Flush-Syndrom. Und das ist so unangenehm, dass es in Asien kaum Alkoholismus gibt.

Einige Medikamente gegen die Sucht machen sich dieses Prinzip übrigens zunutze. Das Acetaldehyd wird schlechter abgebaut, das vermiest einem jeden Drink.

Und was vom Trinken übrig bleibt …

Im Übrigen hat die Leber aller Völker eines gemeinsam: Wirklich jede Leber, ob sie nun zu einem Chinesen oder einem neuseeländischen Maori gehört, wandelt jede Art von Alkohol immer in einem chemischen Prozess zu Fett um. Einen Bierbauch gibt's also nicht nur als Quittung für zu viele Weißbiere, sondern auch nach Wein, Martinis, Likörchen und anderen alkoholischen Getränken.

Die Antikater-Strategie

Ein dicker Kater hat sich mit ins Bett gelegt? Was tun? Der Alkohol dehydriert den Körper, und mit dem Wasser schwimmen sämtliche Elektrolyte raus. Die Folge: Kopfschmerzen, Übelkeit und das Gefühl, den Tag vielleicht doch nicht mehr miterleben zu dürfen. An feste Nahrung, etwa einen Rollmops, ist nicht zu denken, weil er postwendend wieder nach oben schwimmen würde.

Das hilft: Am besten trinkt man dann Gemüsebrühe in kleinen Schlückchen – sie gibt dem Körper verloren gegangene Mineralstoffe und Spurenelemente zurück. Klug wäre auch, bevor man sich mit seinem Karussell ins Bett legt, eine Flasche Mineralwasser zu trinken, mit 1 Gramm Vitamin C und 250 Milligramm Magnesium.

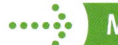

MEHR WISSEN

Rotwein oder Weißwein?

Trinken Sie, was Ihnen besser schmeckt, aber in Maßen. Auch im Weißwein stecken Herzschützer drin. Nur: Rotwein macht häufig müde. Italienische Forscher haben nun den Grund rausgefiltert: In den Schalen beliebter Rotweintrauben steckt das Schlafhormon Melatonin. Sie wissen schon, der körpereigene Jungbrunnen, den die Zirbeldrüse jede Nacht ausschüttet, sobald es dunkel wird. Der uns gut schlafen lässt und auch noch vor Krebs schützt, weil er freie Radikale fängt. Also: Ich werde weiter mein Glas Weißwein trinken. Und dann, wenn ich Entspannung brauche, rote Trauben essen. Hmmm! Die mag ich gern.

GESUND BLEIBEN

Kleine Leberkur aus Küche und Garten

»Drei Zehntel heilt die Medizin. Sieben Zehntel heilt die richtige Ernährung«, sagt ein Sprichwort aus der Traditionellen Chinesischen Medizin. Lebergesundheit kann man essen und trinken:

Fasten für die Hepatozyten

Die Leber liebt Pausen. Legen Sie ab und zu einen Gemüsesuppentag ein – oder noch besser: Fasten Sie einmal im Jahr. Keine Nulldiät. Einfach drei Wochen ohne die Lebergifte Alkohol, Fett und Zucker – das dankt Ihnen Ihr gutmütiges Organ mit absoluter Regeneration (Seite 325). Denn nur diese Zeit, nur diese drei Wochen braucht die Leber, um sich zu entfetten, zu regenerieren. Danach haben Sie wieder ein jungfräuliches Organ.
Übrigens: Wenn Sie ein Stück Leber spenden, regeneriert sich Ihre auch binnen drei Wochen.

Eiweiß zum Entgiften

Methionin umd Cystein sind Aminosäuren, die der Körper braucht, um Glutathion zu bilden. Das brauchen wir zum Entgiften. Der Eiweißstoff Methionin bremst übermäßige Fetteinlagerungen in der Leber, kann Schwermetalle wie Blei oder Ammoniak entgiften und deren Abbau beschleunigen. Cystein kann die Wirkungen von Medikamenten und Chemikalien entschärfen. Die Methionin-/Cystein-Stars in der Nahrung: Lachs, Garnelen, Hähnchenbrust.

Bitter macht die Leber froh

Chicoée, Löwenzahn, Rosenkohl, Radicchio, Artischocken oder Endiviensalat freuen die Leber. Bitterstoffe kurbeln die Galleproduktion an, machen das Fett aus dem Essen besser bekömmlich. Sie wirken im Organismus basisch, das heißt, sie entschärfen die durch den Braten gebildeten Säuren (Seite 331). Sie regen die Fettverdauung an und senken zu hohe Blutfette – somit entlasten sie auch die Leber.

Die Leber steht auf Rosmarin

Schon die alten Griechen verwendeten das mediterrane Gewürz als Heilkraut bei Problemen der Leber und der Verdauung. Rosmarin enthält Polyphenole, ätherische Öle und jede Menge Mineralstoffe. Er regt den Gallenfluss an, fördert die Durchblutung, wirkt antibakteriell und regt die Entgiftung in der Leber an.

Salbei baut die Leber auf

Paracelsus und Hildegard von Bingen schwärmten von seiner heilenden Wirkung. Salbei wirkt entzündungshemmend, krampflösend und fördert die Regeneration der Leber. Tipp: Vor einer schweren Mahlzeit 1 Tasse Salbeitee trinken. 1 bis 2 TL frische oder getrocknete Salbeiblätter mit $1/4$ Liter kochendem Wasser übergießen, 5 Minuten lang ziehen lassen, abseihen. Natürlich passt Salbeitee hervorragend in die Fastenwochen.

Omas Tipp: Leberwickel

Bei Völlegefühl und Problemen mit der Fettverdauung rieten schon unsere Großmütter zum guten, alten Leberwickel. Und so geht's: Ein kleines Handtuch in heißem Salzwasser tränken, auswringen und während des Mittagsschläfchens oder abends auf die Leber legen. Darüber eine Wärmflasche. Nach etwa einer halben Stunde entfernen. Das unterstützt die Leber-Gallen-Funktion. Wenn möglich täglich, sonst alle zwei Tage anwenden. Übrigens: Bei Gallenkoliken helfen warme Auflagen mit zerquetschten Pellkartoffeln oder mit Leinsamenbrei.

DIE LAUS, DIE LEBER & DIE SEELE

Mir ist heute eine Laus über die Leber gelaufen. Sie heißt Herr J. Ein sturmklingelnder Nörgelweltmeister, bei dem es selbst vor Läusen auf der Leber nur so wimmeln muss. Und die muss er dringend unter die Menschheit streuen. Eigentlich ein armer Tropf. Aber was hat die Laus mit der Leber zu tun? Ganz einfach, schon vor Jahrtausenden wusste man: Die Leber hängt direkt mit unserer emotionalen Großwetterlage zusammen. Höfliche Babylonier sagten, wenn sie ihrem Gegenüber wieder mehr seelisches Gleichgewicht wünschten: »Möge sich deine Leber glätten.« Und wenn Franzosen mies gelaunt sind, schnell wütend werden oder Kopfschmerzen haben, nennen sie es eine »crise de foie« – eine Leberkrise.
Die Traditionelle Chinesische Medizin lehrt bis heute, dass die Leber der Sitz der Seele sei – und der Sitz der Wut. Da kann uns schon so was winzig Kleines wie eine Laus, die drüberläuft, aus der Fassung bringen. Bei gereizten, nervösen und verspannten Patienten akupunktiert der TCMler die entsprechenden Lebermeridiane.

Die Leber und die Stimmung

Die moderne Medizin hat bislang die Zusammenhänge zwischen der Leber und den Gefühlen kaum erforscht. Dabei ist es doch völlig einleuchtend: Unser zentrales Stoffwechselorgan produziert ja viele Stoffe, die für gute Laune zuständig sind, Botenstoffe und Hormone. Stimmt was mit der Leber nicht, läuft uns schon, wenn der Wasserhahn tropft, eine Laus drüber. Einige Beispiele:

> Baut die überforderte Leber Östrogen schlecht ab, bringt das andere Hormone aus dem Gleichgewicht. Das führt nicht nur zu Zyklusstörungen, sondern auch zu Stimmungsschwankungen vergleichbar mit dem Prämenstruellen Syndrom.

> Wird Cholesterin nicht mehr in der Leber hergestellt oder bearbeitet, weil das Organ überfordert ist, gerät die Produktion der Sexualhormone ins Stocken. Die Folgen: fehlende Dynamik, Libidostörungen bis hin zu Impotenz.

> Die Leber baut Eiweißtaxis für den Hormontransport im Blut. Stagniert die Produktion, kommen die Hormone auch nicht mehr dort an, wo sie gute Laune machen.

> Ein Enzym in der Leber verwandelt die Vorstufe Thyroxin in das Schilddrüsenhormon Trijodthyronin T_3, das für Energie und gute Laune sorgt. Drosselt die Leber ihre Aktivitäten, dann schippert weniger von diesem Hormon durchs Blut – und man ist schlapp, schlecht drauf, hat stumpfes Haar und Depressionen.

> Eine fitte Leber macht fröhlich. Ein überstrapaziertes Organ beschert uns eine Leberkrise. Und umgekehrt: Wenn wir fröhlich sind, wenn im Gehirn Serotonin sprudelt, weil wir Licht tanken und uns bewegen, dann hat auch die Leber was davon: Serotonin – es steuert übrigens auch die Verdauung – trägt entscheidend zur Regeneration von verletzten Leberzellen bei.

»CRISE DE FOIE« nennt ein Franzose es, wenn er schlechte Laune und Kopfschmerzen hat: Leberkrise.

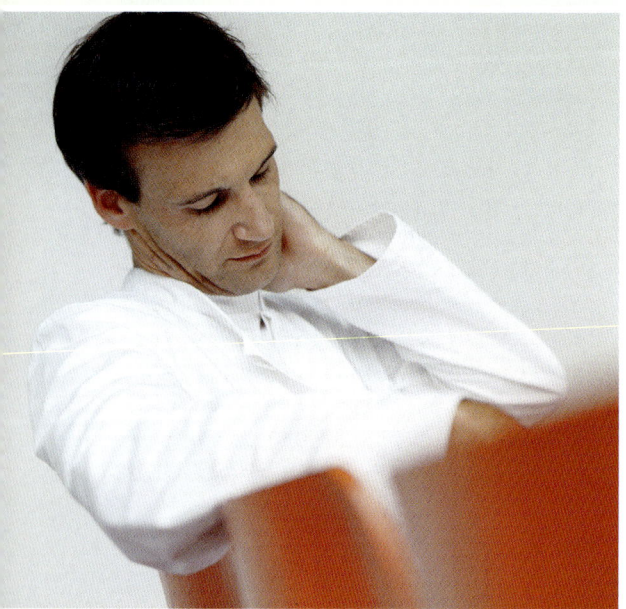

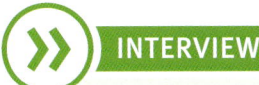

INTERVIEW

Fasten macht Sinn

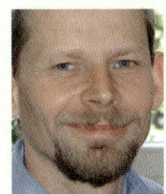

Dr. Christian Kieberl-Wigoschnig ist Mayr-Arzt im F.-X.-Mayr-Gesundheitszentrum Golfhotel am Wörthersee in Österreich. Dort tanken viele Prominente in vier Wochen neue Lebensenergie.

Der bekannteste F.-X.-Mayr-Fan heißt Helmut Kohl. Er hat jedes Jahr gefastet – wurde immer dicker.

Ja. Er konnte seine Körperfülle nur tragen, weil er sich immer wieder gereinigt hat.

Reicht es denn, einmal im Jahr zu fasten?

Einmal im Jahr eine Zeit der Reinigung wird nicht nur von Dr. Franz Xaver Mayr und seinen Schülern empfohlen. Diese Empfehlung wird in allen Kulturen der Welt gegeben. Ganz einfach um das Diesseits lebenswert zu gestalten: dass man produktiv, liebesfähig, fantasievoll, schaffenskräftig, unternehmungslustig bleibt. Es ist ein Irrtum, dass man nach einer solchen Therapie schwach ist. Ganz im Gegenteil, ein gereinigter Organismus ist sensibel, leistungsfähig – körperlich wie geistig.

Womit wir beim eigentlichen Sinn einer Fastenkur wären: reinigen, entgiften ...

Antriebslosigkeit, Schlafstörungen, Rückenschmerzen, Bedrückungszustände, Wetterfühligkeit, Herzunruhe, Überlastungsgefühle, Sodbrennen ... Eine Vielzahl von Befindlichkeitsstörungen und Symptomen sind auf ein gestörtes Verdauungssystem zurückzuführen. Die Wurzel der Pflanze Mensch ist der Darm. Der Darm ist verantwortlich für die Haltung des Menschen, für die Qualität des Blutes. Genauso wie die Entgiftungssysteme Leber und Niere. Wenn das Blut hochwertig ist, versorgt es auch den Organismus ausreichend. Und da hilft eben eine intensivdiätetische Therapie.

Auch wenn die Schulter schmerzt?

Auch dann. Auf eine geschwollene Leber reagiert der Mensch mit einem Schulterhochstand rechts. Der führt zu einer Mehrbelastung der Muskulatur im Bereich des Schultergelenks. Wirkt Stress auf die Schulter ein, kommt es zur Entzündung. Der Orthopäde behandelt das mit Salben, Spritzen ... Er behandelt nicht die Ursache. Wir machen die Beobachtung, dass sich die Schulter bessert, wenn man die Leber wieder in Ordnung bringt.

Warum muss man Milch und Semmeln essen?

Nach Mayr ist Ernährung nicht die Zufuhr von Nahrungsmitteln. Wir leben nicht vom Teller, sondern von dem, was der Darm den Organen zur Verfügung stellen kann. Und um auf den Gipfel der Gesundheit zu kommen, um das Verdauungssystem zu sanieren, gibt es viele Wege. Den königlichen Heilweg: das Teefasten. Den steilen Wanderweg: die leichte, schonende Kost. Eine Kartoffel mit einem Aufstrich, Dinkelfladen mit Joghurt, Semmel und Milch – die ursprüngliche Therapie nach Mayr. Dann gibt es den flachen Serpentinenweg: die Regenerationskost, ein leicht bekömmliches Mahl. Zum Beispiel Fisch mit gedämpftem Gemüse.

Also: Nichts bis wenig essen.

Störstoffe werden besonders ausgeschieden, wenn sich der Mensch vorübergehend unter seinem Bedarf ernährt. Man bezieht die Schmutzdepots des Organismus wie Binde- und Fettgewebe in den Stoffwechsel mit ein und bindet frei werdende Störstoffe im Rahmen der Therapie. Oft handelt es sich um Säurebildner, Harnsäure, Milchsäure ...

Wie sieht das in der Praxis aus?

Wir fördern zum Beispiel die Ausscheidung der Störstoffe mit Magnesiumsulfat. Das reinigt die Leber. Die Leber ist ein Filter, der alle Störstoffe

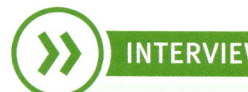

aus den Bauchorganen abfängt und unschädlich macht. Und nachdem wir heute stark belastet sind, ist es sehr wichtig, diesen Filter regelmäßig zu reinigen. Sonst kommt es zu rheumatischen Erkrankungen, Arteriosklerose, hormonellen Störungen, geringerer Leistungsfähigkeit, Antriebslosigkeit.

Was bewirkt denn das Magnesiumsulfat?

Einen vermehrten Gallefluss. Die Galle ist das Abflussrohr der Fabrik Leber. Über die Galle werden Störstoffe wie Schwermetalle ausgeschieden. Das entlastet den Organismus.

Der Mensch lebt nicht vom Brot allein.

Genau. Darum arbeiten wir mit einem ganzheitlichen Konzept. Mayr sagt sehr klar dazu: »Nicht *was* wir essen, ist von entscheidender Bedeutung. Das ist die cura posterior, die nachgeordnete Sorge. *Wie* wir essen, das ist die cura prima, die erste Sorge.« Wie viel, wie schnell, wie oft, in welcher emotionalen, geistigen und körperlichen Verfassung. Wir beziehen die persönliche Situation, den Beruf, die Partnerschaft mit ein in die Therapie. Es geht darum, die Heilprinzipien individuell, richtig dosiert zur Anwendung zu bringen, die des Reinigens, der Schonung und der Schulung.

Ein Beispiel bitte!

Die Kauschulung nehmen wir sehr wichtig. Man setzt sich zum Essen hin, ausgeruht, isst und kaut genussvoll, still und konzentriert ein Nahrungsmittel bis zur Verflüssigung. Das schont den Verdauungsapparat, er kann gesunden. Das schult den Menschen, denn er soll ja nach der Therapie nicht wieder in die alten Verhaltensweisen zurückfallen.

Wie entgiften Sie noch?

Mit Trinktherapie reinigen wir die Niere. Die Entgiftung über die Haut unterstützen wir durch Bürsten, Frottieren, Basenbäder, Salz- oder Meeresalgentherapie. Inhalationen fördern die Entgiftung über die Lunge. Auch Lymphdrainagen und Massagen

setzen Störstoffe frei. Hat ein Mensch starke Leber- oder Darmprobleme, wird die Ausscheidung über die Haut gefördert. Und umgekehrt.

Anfangs wird doch auch der Darm gereinigt?

Zu Beginn einer Therapie fallen vermehrt Störstoffe an. Sie werden über alle Oberflächen, insbesondere über den Darm, ausgeschieden. Um zu verhindern, dass sie wieder in den Organismus zurückdringen, bietet sich ein Einlauf oder eine Colon-Hydro-Therapie an. Dr. Mayr hat dazu gesagt: »Das Ziel einer Therapie ist es, die Selbstreinigungskraft des Darmes wieder in Ordnung zu bringen, und nicht, ihn von außen regelmäßig zu reinigen.«

Und wie sieht so ein Mayr-Tag aus?

Ein Entlastungstag könnte so aussehen: Morgens ein Glas Bitterwasser auf nüchternen Magen trinken – bitte nur nach ärztlicher Verordnung. Man macht eine halbe Stunde lang eine leichte Morgengymnastik, einen Spaziergang. Dann gibt es ein Immunfrühstück mit einem Joghurt, einer Sorte Obst und einem Kautrainer, etwa einen Dinkelfladen. Der Vormittag gehört der Muße und Regeneration. Nach frühestens sechs Stunden nimmt man eine leichte Mittagsmahlzeit ein: Fisch mit gedünstetem Gemüse. Danach: leichte Bewegung. Am Abend gibt es nur eine Tasse Kräutertee, einen basischen Tee aus Fenchel, Melisse, Brennnessel.

Und die Nacht?

Man muss die innere Organuhr respektieren. Der Mensch, der regelmäßig zwischen zwei und drei Uhr schwitzend aufwacht, nicht mehr einschlafen kann, ist lebermüde. Der braucht eine Leberreinigung. Der Mensch, der unter nervlichen Reizzuständen leidet, für den ist es ganz wichtig, dass er zwei Stunden vor Mitternacht schläft, damit sich sein Nervensystem regenerieren kann. Auch das gehört zur Diät. Wer ständig vor Mitternacht nicht schläft, der ruiniert sich gesundheitlich.

Die Nieren – unsere Kläranlage

Wahrscheinlich haben Sie schon einmal Nierchen gegessen. Ich mag die im Körper lieber als die auf dem Teller. Weil diese Kläranlagen mitunter ja auch viel Gift in ihren Tanks beziehungsweise Tubuli bunkern.

Jedenfalls sehen unsere zwei faustgroßen, rund 120 Gramm schweren Nieren genauso bohnenartig aus wie die auf dem Teller. Unsere linke Niere liegt unter der Milz, die rechte unter der klobigen Leber – deshalb fällt sie aus Platzgründen auch kleiner aus. Zwar sind die Nieren als Team unschlagbar, aber auch als Einzelkämpfer bewähren sie sich perfekt: Fällt eine Niere aus, übernimmt die andere ihre Aufgaben. Und manche Menschen haben sogar drei Nieren – der Haifisch übrigens auch.

Die Nieren sind unser wichtigstes Klärwerk, unsere lebensrettenden Filter, die Entgiftungsaußenstelle der Leber.

Warum muss man, wenn das Wasser rauscht?

Natürlich möchten Sie zuerst einmal Antwort auf die Fragen von Seite 313 haben. Zu 1: Dazu, warum einen fließendes Wasser aufs Örtchen schickt, gibt es keine Studien. Also keine wissenschaftlich untermauerte Antwort. Meine Meinung? Ich nehme an, dass man als Kleinkind darauf konditioniert wurde. Wenn ich auf dem Topf saß und bockte, hat meine Oma den Wasserhahn angemacht. Weil ich nicht ewig auf dem Topf sitzen wollte, hab ich Pipi gemacht. Und dann wurde ich belohnt. Das passierte so lange, bis ich von den Windeln weg war. Da gräbt sich im Gehirn natürlich eine Spur. Wasserrauschen – Pipimachen – Belohnung.

Zu 2: Auch hierzu konnte ich in der einschlägigen Literatur nichts finden. Also entschloss ich mich zu einem Versuch, mit dem, der am nächsten liegt.

Meinem Mann Wolf. Ich wartete, bis er schlief. Holte eine Schüssel mit warmem Wasser. Und ... leider ist er aufgewacht, weil ich vor lauter Prusten keine Luft mehr gekriegt habe. Da ich meine Ehe nicht riskieren will, bleibt diese Frage vorerst unbeantwortet. Ich hoffe, die einzige … Frage Nr. 3 wird auf Seite 331 ausführlich beantwortet.

Was die Nieren für Sie tun

> Sie kontrollieren, ob wir genug Flüssigkeit im Körper haben.
> Sie verhindern – gemeinsam mit dem Blut und der Lunge –, dass der Säure-Basen-Haushalt des Körpers aus dem Ruder gerät.
> Sie gucken, dass wir auch ohne isotonische Getränke überleben, indem sie die körpereigenen Elektrolyte überwachen.
> Als Klärwerk filtern sie Giftstoffe, Medikamentenreste und Abbauprodukte des Stoffwechsels aus dem Körper wie Kreatin, Harnstoff, Harnsäure.
> Sie regulieren den Blutdruck.
> Sie greifen hormonbildend in den Knochenstoffwechsel ein.
> Und sie machen uns leistungsfähig, weil ihr Hormon EPO das Knochenmark ankurbelt, rote Blutkörperchen zu bilden.

WUNDERBARER WASCHSALON

Natürlich hängt jede Niere am Blutkreislauf, an einer Nierenvene und an einer Nierenarterie. Das ist lebenswichtig: Etwa 1500 Liter Blut werden täglich durch unsere Nieren geschleust – das sind 1,2 Liter pro Minute. Alle fünf Minuten fließt die gesamte Blutmenge des Körpers einmal durch die körpereigene Waschanlage und wird gereinigt. Eine solche Effizienz würde sich jeder Klärwerkbetreiber wünschen.

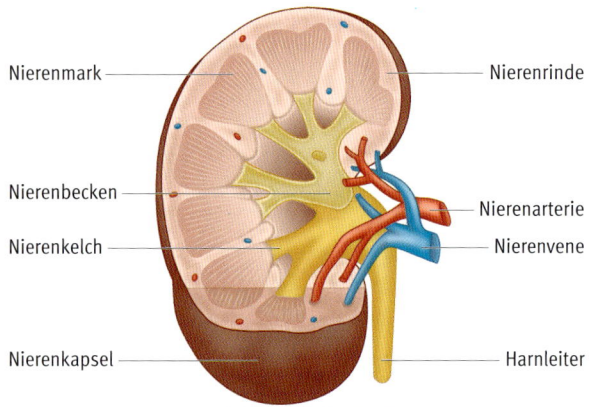

Nierenmark — Nierenrinde
Nierenbecken — Nierenarterie
Nierenkelch — Nierenvene
Nierenkapsel — Harnleiter

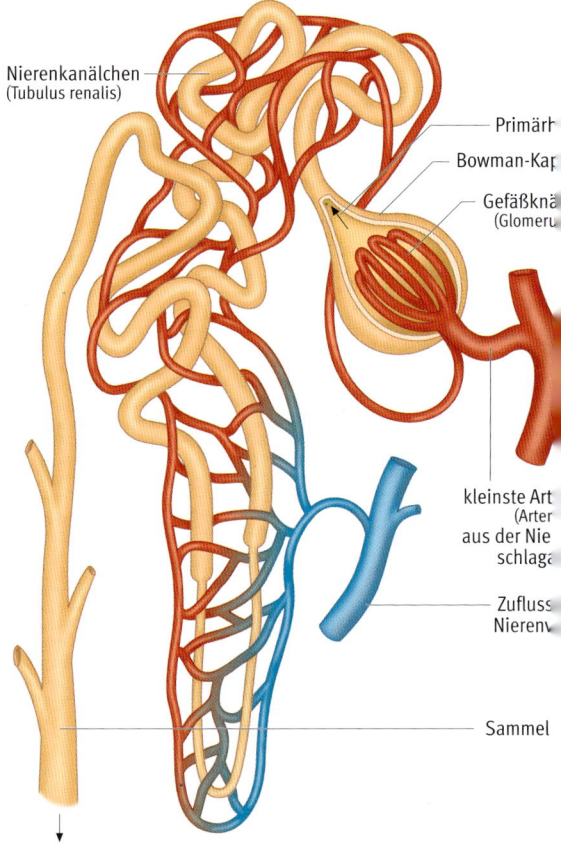

Nierenkanälchen (Tubulus renalis) — Primärh
Bowman-Kap
Gefäßknä (Glomeru
kleinste Art (Arter aus der Nie schlaga
Zufluss Nierenv
Sammel

zum Nierenbecken

JEDE NIERE (oben) hat eine dicke Rinde, die das Nierenmark mit seinen Nierenkanälchen und das Nierenbecken innen umschließt. Die Nierenrinde besteht aus einer Million Nierenkörperchen, den Nephronen. EIN NEPHRON (Abbildung rechts) beginnt mit einem Glomerulus, einem Knäuel feiner Blutgefäße – den weitverzweigten Enden der Nierenarterie. Der Glomerulus ist umschlossen von der Bowman-Kapsel. Jedes Nephron reicht mit einem Nierenkanälchen ins Nierenmark. Dort münden die Kanälchen alle in Sammelrohren, die über die Nierenkelche, Nierenbecken und Harnleiter zur Blase führen.

Die meisten Stoffe, die der Körper nicht oder nicht mehr braucht, wandern dann über den Harnleiter in die Blase und schließlich in die Kanalisation.

Eine Reise durch den Zweifachfilter

Tauchen Sie mit in die Niere ab. Als Transportschiffchen nehmen Sie diesmal ein Wasserboot: ein H_2O-Molekül. Vom Darm aus strömen Sie im Blut durch die Leber und anschließend durch die große Nierenschlagader (Arterie) über kleinere Arterien bis zu einem der winzigen Gefäßknäuel (Glomeruli) in einem Nierenkörperchen. Die Nierenrinde besteht aus einer Million Nierenkörperchen, den Nephronen – das sind Filter und Angler. Dort sehen Sie winzige Löcher, wasser-

durchlässige Poren, und da schlupfen Sie durch. Mitsamt dem Blutplasma und einigen Stoffwechselschlacken. Größere Eiweißmoleküle, Vitamine und Blutkörperchen passen nicht durch den Filter, sie driften wieder in den Blutkreislauf. Und jetzt schwimmen Sie im Filtrat, dem sogenannten Primärharn, einer Flüssigkeit voller Gifte, Stoffwechselschlacken, Harnstoff, aber auch Zucker und Salzen. 180 Liter pro Tag filtern die Nierenkörperchen im ersten Waschgang aus dem Blut. Da käme der Mensch von der Toilette nicht mehr runter. Deswegen hat die Natur die Tubuli erfunden. Die gewundenen, langen Nierenkanälchen (Tubuli renales), in die Sie jetzt gerade gespült werden. Hier wird all das, was im Primärharn steckt und für den Körper noch wichtig ist, zurückgeangelt. Wasser, sprich Ihr Boot, ist für den Körper wichtig.

Zweiter Waschgang in den Tubuli

Diese Nierenkanälchen leiten also den zweiten Waschgang ein: Sie konzentrieren den Harn. Das heißt: 99 Prozent der Flüssigkeit mitsamt wichtigen Bestandteilen schickt die Niere an den Absender zurück, zum Blutkreislauf. Dazu gehören zum Beispiel Zucker und kleine Eiweiße. Was die Mineralstoffe betrifft, die gerade um Sie herumschwimmen, denkt die Niere mit: Natrium, Kalium, Magnesium und Kalzium werden nur rausgespült, wenn im Körper genug vorhanden ist. Möglich machen diese Passkontrolle empfindliche Messfühler, die in größeren Körperarterien installiert sind und den Nieren regelmäßig melden, ob zum Beispiel zu wenig oder zu viel Natrium im Blut vorhanden ist.

Also: Nach und nach verschwindet durch die Röhrchen, was der Körper noch brauchen kann. Sie können nun in Ihrem Wasserboot wieder in den Blutkreislauf zurück – oder den Körper verlassen. Was nach diesem Waschgang übrig bleibt, sind Pi mal Daumen 1,5 Liter Urin pro Tag. Der wird über das Nierenbecken, die Harnleiter und die Blase in die Kanalisation gespült – und mit dabei: Sie in Ihrem Wasserboot, Gifte, Stoffwechselschlacken und überschüssige Mineralien.

Die Harnblase dient übrigens als Zwischenlager. 0,9 bis 1,5 Liter fasst das muskulöse Hohlorgan. Etwa ein halber Liter, bei manchem auch weniger, schickt einen aufs Örtchen. Der Schließmuskel am Blasenboden entspannt sich, alles fließt …

Wasser zurück, marsch, marsch!

Manchmal trinken wir viel, an anderen Tagen nur einen Liter. Ein Problem? Kurzfristig: nein. Nicht für gesunde Nieren in einem gesunden, schlanken Körper: Sie sorgen dafür, dass der Wasserpegel im Körper immer auf gleichem Niveau bleibt. Erst bei weniger als einem halben Liter oder bei mehr als 15 Litern Trinkmenge pro Tag ist das Steuersystem überfordert.

Dank der Messstationen im Körper erfährt die Niere auch, ob das Wasser im Körper knapp und das Blut zu dick wird. Ist das der Fall, gibt es eine Alarmmeldung ans Gehirn: Die Hirnanhangsdrüse (Hypophyse) produziert dann das antidiuretische Hormon (ADH), das der Niere mitteilt: »Trockenzeit im Körper – Wasser zurück, marsch, marsch!« Schon startet die Niere die Wasserrückholaktion aus den Nierenkanälchen. Sie scheidet weniger Urin aus, und der ist stärker konzentriert.

 MEHR WISSEN

Die Nebennieren und ihre Hormone

Völlig eigenständig – und ganz anders – arbeiten die Nebennieren: Die kleinen Drüsen produzieren Hormone. Ihren Namen verdanken sie nur ihrer Lage, als nördliche Polkappen der Nieren. Sie sind etwa 5 Gramm schwer, 3 Zentimeter lang und 1,5 Zentimeter breit.

Eine zarte Bindegewebskapsel umhüllt das Mark und die Rinde der Nebennieren. Das Nebennierenmark entwickelte sich aus dem Nervensystem, besteht also hauptsächlich aus Nervenzellen. Es bastelt Botenstoffe und schickt sie in Alarmsituationen als Stresshormone in die Blutbahn. Adrenalin und Noradrenalin bereiten Sie auf Kampf oder Flucht vor.

Die Nebennierenrinde produziert auch das Stresshormon Kortisol und das Blutdruckhormon Aldosteron, das den Natrium- und Kaliumhaushalt regelt, und kleine Mengen Sexualhormone, die für die Ausbildung der männlichen und weiblichen Geschlechtsmerkmale verantwortlich sind.

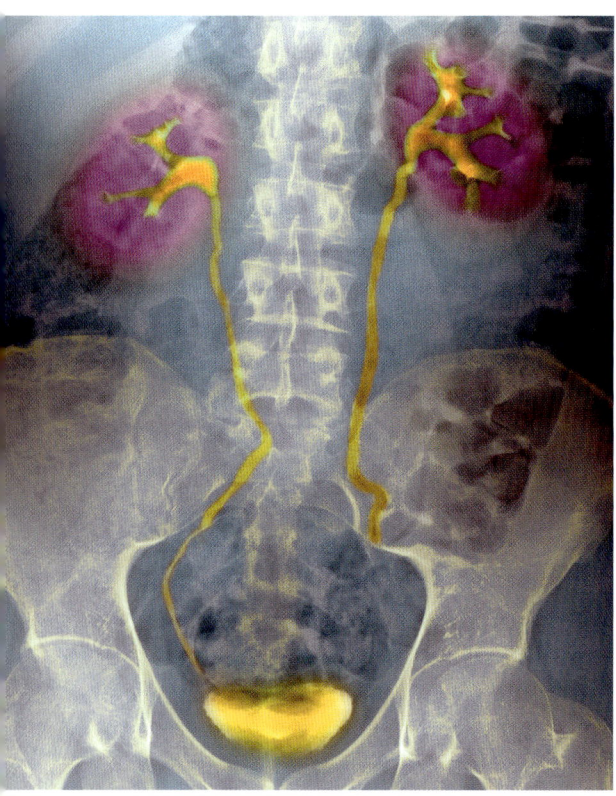

UROGRAMM DER HARNWEGE: Man spritzt ein Kontrastmittel und sieht so, ob alles richtig abläuft, von den Nieren (violett) über die Harnleiter zur Blase (gelb).

Harnschau: gucken, riechen, nippen

Schon 500 Jahre vor Christus guckten, rochen und nippten griechische Ärzte am Urin. Schmeckte er süß, litt sein Besitzer unter Diabetes. Im Mittelalter gab's Pisspropheten und Brunzdoktoren, die den Harn untersuchten und daraus auf Krankheiten schlossen. Was Sie sehen können:

> Menge & Häufigkeit: Als normal gelten 4- bis 6-mal pro Tag je 200 bis 400 Milliliter, das entspricht je 1 bis 2 großen Gläsern.

> Farbe: Hell- bis goldgelb und klar heißt gesund. Ist er hellgelb bis fast glasklar, zeigt das: Sie haben sehr viel getrunken, die Niere hat den gelben Harnstoff stark verdünnt. Wenn Sie Rhabarber essen oder Rote Bete, färbt sich der Urin in Richtung rot. Weiße Wolken oder Blutschlieren sollten Sie zum Arzt treiben.

> Geruch: Gesunder Urin ist fast geruchlos, abgestandener in der Toilette riecht durch bakterielle Zersetzung stechend nach Ammoniak. Nach einem opulenten Spargelmahl riecht das Pipi oft stechend. Keine Angst, das ist harmlos: Das Spezialaroma entsteht durch die Stoffwechselsubstanz Methylmercaptan. Scheidet man aber, bedingt durch eine Diabeteserkrankung, Zucker aus, riecht der Urin süßlich nach Obst oder bei Überzuckerung nach Aceton (Nagellackentferner).

HORMONFABRIK NIERE

Wenn die Nieren versagen, steigt der Blutdruck, die Leistung fällt ab – und die Knochen werden porös. Denn die Nieren bilden drei lebenswichtige Hormone:

> Renin, das den Blutdruck reguliert. Renin arbeitet im Hormonverbund namens Renin-Angiotensin-Aldosteron-System (RAA-System). Gemeinsam halten sie den Blutdruck und das Flüssigkeitsvolumen im Kreislauf auf konstantem Niveau. Und sie sorgen für einen ausgeglichenen Natrium- und Kaliumhaushalt. Fällt zum Beispiel der Blutdruck ab, sorgt das Hormon dafür, dass die Niere mehr Salz und Wasser ins Blut zurückfiltert.

> Erythropoetin: Mit diesem Hormon sorgen die Nieren dafür, dass jede unserer 70 Billionen Körperzellen genügend Sauerstoff bekommt. Dass wir Leistung bringen können. Sinkt der Sauerstoffgehalt im Blut, wird Erythropoetin produziert und mit einer Botschaft ans Knochenmark in die Blutbahn geschickt: »Wir brauchen mehr Sauerstofftaxis, mehr rote Blutkörperchen!« Das Hormon kennen Sie vielleicht unter dem Namen EPO – ein beliebtes Dopingmittel.

> Calcitriol: Auch für starke Knochen ist eine gesunde Niere wichtig. Schwimmt zu wenig Kalzium im

Blut, funkt die Nebenschilddrüse über ihr Parathormon die Niere an und ordert mehr Calcitriol, das Vitamin D_3. Calcitriol befiehlt dem Darm, mehr Kalzium aus der Nahrung ins Blut zu holen. Gleichzeitig drosselt die Niere die Kalziumausscheidung. Nachteil: Essen wir zu wenig Kalzium, veranlasst Calcitriol den Ausbau des Mineralstoffs aus den Knochen. Und das lässt sie auf Dauer so porös werden wie Zwieback …

WARUM ES DIE NIEREN IM DOPPELPACK GIBT

Brauchen wir überhaupt zwei Nieren, wenn auch eine allein die Entgiftungsaufgaben schafft? Jein. Jeder gesunde Mensch kann eine Niere spenden und gesund mit nur einem Organ alt werden – die Natur hat uns mit der zweiten Niere einfach ein Reservepolster geschenkt. Aus dem einfachen Grund: Wir kriegen unsere eine Million kleinen Subunternehmen namens Nephrone in die Wiege gelegt. Geht ein Nephron kaputt, durch Entzündung oder Gifte, wächst es nicht mehr nach. Das ist nicht schlimm, weil wir ja eine zweite Niere haben. Die schenkt uns genug Nephronenvorrat für 120 Jahre. Normalerweise.

Die Natur hat natürlich nicht mit der Zuckerflut gerechnet, die wir unseren Nieren zumuten. Mit Diabetes Typ 2. Durch das Überangebot an Zucker geht Nephron um Nephron kaputt, da nicht nur die großen Nierenarterien verkalken, sondern auch die feinen Filterzellen der Nephrone verhärten (Glomerulosklerose) und ihre Sortieraufgaben nicht mehr ordentlich durchführen können. Mit zunehmender Schädigung werden sie »undicht«, lassen immer mehr wichtige Substanzen wie Eiweiße in den Urin gelangen. Und sie filtern die Gifte nicht mehr raus. Dann muss das irgendwann eine Maschine übernehmen: der Dialysator. Oder ein lieber Mensch, der seine zweite Niere spendet. Weil er gesund lebt und sie nicht braucht.

DER SÄURE-BASEN-HAUSHALT

Können Sie sich an H^+ und OH^- aus dem Chemieunterricht erinnern? Wasserstoffionen und Hydroxidionen. Viel H^+, viel Wasserstoff, heißt: sauer. Und viel OH^- heißt basisch. Schweißt man beide zusammen, heißt das Ganze H_2O, also Wasser, und das ist neutral.

Im Blut will man, dass der pH-Wert (der Säuregrad) bei 7,4 liegt. Nicht sinkt, sonst wird das Blut sauer, und alle chemischen Reaktionen, also alle Stoffwechselreaktionen, laufen ganz anders ab. Da würde es zischen und brodeln im Körper.

Dafür, dass das nicht passiert, sind unter anderem die Nieren zuständig. Sie können H^+ oder Mineralstoffe zurückhalten oder ausscheiden und damit den pH-Wert des Blutes konstant halten. Das ist lebenswichtig.

MEHR WISSEN

Im Trend: ionisiertes Wasser

Schon seit 40 Jahren lassen die Japaner ihr Leitungswasser durch einen Ionisator laufen. Auch in den USA ist das ein Trend. Es handelt sich um ein Gerät, das per Karbonfilter und mit Hilfe einer Elektrolysekammer arbeitet. Es trennt Saures wie Chlor, Nitrit und andere Schadstoffe aus dem Wasser. Übrig bleibt basisches Wasser mit all den für den Körper wertvollen Mineralien wie Magnesium, Kalzium, Eisen, Zink, Mangan … Das hat einen pH-Wert von 8, 9 oder sogar 10. Viele Heilquellenwasser sind übrigens von Natur aus neutral bis leicht basisch.

Noch ein Vorteil: Basisches Wasser hat ein hohes Redoxpotenzial, sprich viel Bioenergie (Seite 204). Es kann im Körper freie Radikale neutralisieren, die ihn unter oxidativen Stress setzen, krank machen würden.

Sinkt der pH-Wert nur ein bisschen, dann angeln die Nieren einfach mehr Wasserstoffatome aus dem Blut und scheiden sie über den Urin aus. Andersrum funktioniert das natürlich auch: Steigt der pH-Wert und wird das Blut zu alkalisch (enthält also zu wenig Säuren), holt sich die Niere fehlende H^+ aus den Nierenkanälchen zurück – und schickt sie wieder ins Blut. So bleibt im Körper alles in Balance.

Wird das Blut oft zu sauer – weil Sie rauchen oder viel Fleisch, Zucker oder Weißmehl essen oder weil Ihnen bestimmte Mineralien fehlen und im Körper dadurch viel Säure entsteht –, dann scheiden die Nieren viele H^+ aus. Das können Sie mit einem Teststäbchen im Urin messen. Als normal gilt im Urin ein pH-Wert zwischen 5,5 (nüchtern) und 7,5. Liegen die Werte regelmäßig darunter oder darüber, sollten Sie Ihr gesamtes Entgiftungssystem einschließlich Niere mal mit einer Säure-Basen-Diät entlasten.

KAFFEE, weißes Brötchen mit Marmelade – der Frühstücksklassiker macht ganz schön sauer ...

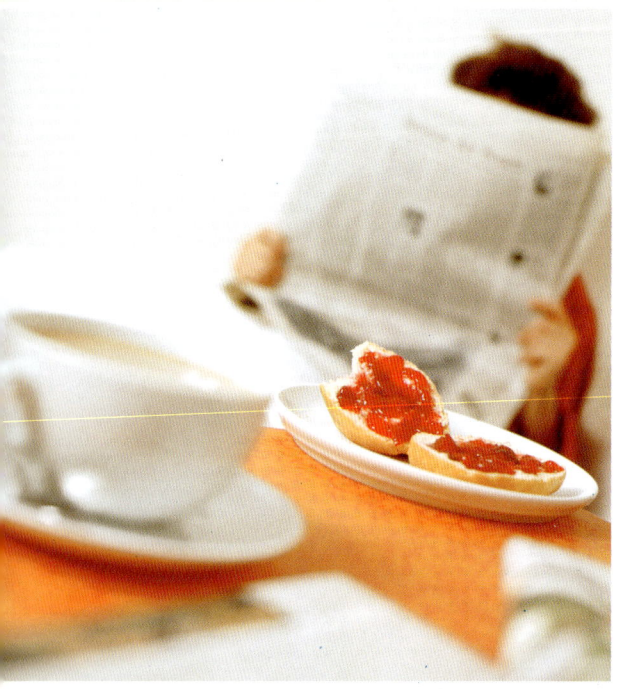

Schlacken sind Schmarrn?

An der Säure-Basen-Diskussion erhitzen sich die Gemüter. Viele Schulmediziner sagen: Zu viel Säure im Körper gibt es nicht. Das richten gesunde Puffersysteme. Meine Meinung? Da sich Säure-Basen-Diäten seit Generationen als heilsam erweisen, verdient dieser Ansatz wenigstens Beachtung. Und immer mehr Ärzte sehen das auch so.

› Was sind Säuren? Chemische Verbindungen, die ätzend wirken. Im Körper haben wir die Magensäure, die Nahrung zerkleinert; die Milchsäure aus dem Muskel, die müde und krank macht; die Harnsäure, die in jeder Zelle entsteht, die als Stein auskristallisiert werden kann; die Kohlensäure, die vermehrt entsteht, wenn wir unsere Muskeln anstrengen, Zucker und Fett verbrennen ...

› Was sind Schlacken? Salze, die der Körper aus Mineralstoffen und Säuren bildet, um nicht von den Säuren verätzt und vergiftet zu werden. Unter Schlacken versteht man also neutralisierte Säuren. Und mit was neutralisiert der Körper die Säuren? Erstens mit Sauerstoff. Das raubt dem Körper also wertvollen Sauerstoff. Zweitens mit Mineralien: Magnesium, Kalium, Kalzium ... Das kennen Sie auch als »Schüßler-Salze«.

Schlacken entstehen übrigens auch in jeder Zelle. In »Anatomie«, einem Standardwerk für Ärzte, geschrieben von den Professoren Schiebler, Schmidt und Ziller, steht: »Jede Zelle nimmt O_2, niedermolekulare Bausteine und Nährstoffe auf, verarbeitet sie und gibt als Endprodukte CO_2, H_2O und Stoffwechselschlacken ab.« Schlacken gibt es also nicht nur im Volksmund.

Was den Körper sauer macht ...

Stress. Schlechte Ernährung. Viele Fertigprodukte. Zu wenig Bewegung. Nikotin. Alkohol ... Das alles überfordert die Niere, macht den Körper sauer, der Säure-Basen-Haushalt gerät aus dem Gleichgewicht, und das kann zu Krankheiten führen wie Allergien, Rheuma, Gicht, Arthrose,

Arthritis, Muskelbeschwerden, Magen- und Darmstörungen. Die Folgen machen sich auch auf der Haut bemerkbar. Etwa durch fahlen Teint, schuppige Haut, vorzeitige Faltenbildung. Dazu gesellen sich Haarausfall, brüchige Fingernägel, Cellulite, Impotenz, Alzheimer …

Dagegen lässt sich leicht etwas tun: mit der richtigen Ernährung. Mit mehr Basenbildnern. Und das ist keine Zauberei. Man muss nur auf bestimmte Mineralstoffe achten. Basisch wirken: Kalium, Kalzium, Magnesium, Eisen, Zink, Mangan.

> **Basische Lebensmittel:** Die meisten Gemüse- und Obstsorten (sogar Zitrusfürchte!), Kürbis-, Sonnenblumenkerne, Buttermilch, Frischmilch, Molke, Sojadrink, Tofu, Buchweizen, naturbelassene Öle, stilles Wasser, schwarzer Tee (der min-

destens 4 Minuten zieht), Kräutertee, aber auch Kartoffeln. Sie enthalten viele basisch wirkende Mineralstoffe.

> **Sauer** machen den Körper vor allem Zucker, Fleisch, Wurst, Fisch, Weißmehlprodukte, Softdrinks, Mineralwasser mit Kohlensäure, Kaffee, schwarzer Tee (kurz gezogen) und Alkohol, H-Milch, Käse.

> Als **neutral** gelten Honig, Rohrzucker, Birnendicksaft, Ahornsirup, Joghurt, Quark, Ei, Süßrahmbutter, Vollkornbrot.

> **Stilles Wasser:** Wer viel Eiweiß isst, sollte dazu auch viel stilles Wasser trinken. Alternativ helfen 2 EL Kartoffelpresssaft vor den Mahlzeiten – der Saft neutralisiert überschüssige Säuren – oder 1 EL Basenpulver (beides aus dem Reformhaus).

Trinken macht schlank, fit und schlau

Also, mein Körper besteht zur Hälfte aus Wasser. Darum steht immer ein Glas Wasser neben mir: um zu verhindern, dass mein Körper in einem Jahr zehn Kilo Fett anlegt, dass ich fünf Jahre älter aussehe, als ich bin, dass ich meinen Job verlier, weil die Kreativität nachlässt, dass ich Rückenschmerzen habe …

WASSER IST LEBEN

Auch Ihr Körper besteht großenteils aus Wasser: Wenn Sie ein Mann sind, zu 60 Prozent, wenn Sie eine Frau sind, zu 50 Prozent – Frauen sind von der Natur mit einem üppigeren Fettpolster ausgestattet. Zwei Drittel Wasser stecken in den Zellen. Das weitere Drittel fließt im Blut durch Ihre Adern und macht 5 Prozent Ihres Körpergewichts aus.

Ihre Niere besteht zu 79 Prozent aus Wasser, Ihr Hirn zu 75 Prozent, Ihre Leber zu 71 Prozent,

Ihre Muskeln zu 70 Prozent. Die Haut zu 58 Prozent, das Skelett zu 28 Prozent – und Ihr Fett zu 23 Prozent. Wenn Sie also abnehmen, dann wirkt sich verlorene Muskelmasse viel effektiver auf der Waage aus als verlorene Fettmasse. Und wenn Sie Durst haben, leiden als Allererstes Niere, Gehirn, Leber und Muskeln.

Der Wasserhaushalt ist untrennbar mit allen elementaren Lebensfunktionen verbunden, da Wasser für die meisten Stoffwechselvorgänge in unserem Körper unerlässlich ist. Wasser transportiert in Ihrem Körper feste und gelöste Stoffe – wie ein Fluss Holzstämme, Fische und Abfälle der Industrie. Und es reguliert die Wärme. Wird's zu warm, weil Sie die Muskeln anstrengen oder Fieber haben, dann schwitzen Sie. Und die Mineralien schwitzen Sie gleich mit aus. Denn Sie können kein destilliertes Wasser ausschwitzen. Das wäre sogar gefährlich, denn dann würde die Konzentration an Mineralien im Blut zu groß.

In jedem Liter Schweiß stecken zum Beispiel 29 mg Kalzium, 3,2 mg Magnesium, 1,15 mg Zink, 0,41 mg Eisen, 0,24 mg Phosphor … Aber auch 1,4 g Aminosäuren, 1,2 g Harnstoff, 0,6 g Milchsäure und 0,07 g Zucker.

DAS PHÄNOMEN DURST

Ich bin sitt. Neben mir steht ja immer ein Glas Wasser. Sitt ist ein Kunstwort, von der Duden-redaktion im Rahmen eines Wettbewerbs ausge-wählt für das Gegenteil von durstig – analog zu satt. So ein Wort bräuchten wir vielleicht, weil wir ja nie wirklich durstig sind. Wir können ja über-all trinken. Und dafür sollten wir dankbar sein. Echter Durst ist mehr als schrecklich.

So entsteht Durst

Sensoren im Körper messen die Flüssigkeitsmen-ge und die Salzkonzentration im Blut und leiten die Information an das Gehirn weiter. Sinkt der Wasserpegel im Körper nur um 0,5 bis 1 Prozent des Körpergewichts, entsteht im Gehirn das Ge-fühl: Durst. Die Hormone ADH und Aldosteron werden vermehrt ausgeschüttet und signalisieren der Niere: »Bitte weniger Wasser und Salz aus-scheiden.« Gleichzeitig wächst in unserem Kopf das Bild von einem großen, kühlen Glas Wasser. In meinem zumindest. Und in Ihrem? Limo? Bier? Wasser ist und bleibt der ideale Durstlöscher.

Sitt heißt schlank

Das Wort sitt wurde zwar nie in den Duden auf-genommen. Trotzdem sollten Sie darauf achten, immer sitt zu sein. Dann bleiben Sie näm-lich auch schlank.

Wer zu wenig trinkt, wer immer wartet, bis der Durst da ist, drosselt seinen Energiestoffwech-sel um 3 Prozent. Forscher der Berliner Charité haben das mal in Kalorien gemessen: Wer ein 0,2-Liter-Glas Wasser trinkt, verbrennt 20 kcal. Die braucht der Körper, um das kalorienfreie Wasser in seinen Stoffwechsel einzuschleusen. Das macht am Tag, wenn man 2 Liter trinkt, minus 200 kcal. Im Jahr minus 73 000 kcal. 1 Kilo Fett bunkert 7 000 kcal. Das sind im Jahr theoretisch minus 10 Kilo pures Fett. Das verbrennt, wenn Sie täglich 2 Liter Wasser trinken. Wasser.

Sobald da Zucker drin ist, sieht die Rechnung für Ihre Fettzelle ganz anders aus: Sie erntet 100 kcal plus pro Glas Fruchtnektar, Limo oder andere Softdrinks, bei täglich 2 Litern 1000 kcal pro Tag, 365 000 pro Jahr, 52 Kilo Fett. Theoretisch. Aber auch praktisch bleibt da mehr hängen, als Sie glauben. Softdrinks sind die schlimmsten Dick-macher der Nation.

STÄNDIG MUSS MAN WASSER LASSEN

Sie können wochenlang ohne Nahrung überleben, aber nur zwei bis vier Tage ohne Flüssigkeit. Sie verlieren Wasser beim kleinen und großen Ge-schäft, über die Haut und die Lunge. Das, was rausgeht, holt sich der Körper über Getränke und

MEHR WISSEN

Trocknen Cola und Co. den Körper aus?

Wenn Sie Cola trinken oder Fruchtsäfte oder Energydrinks oder Bier, schwimmen mehr gelöste Teilchen im Darm als in Ihrem Blut (= hyperton). Darum wandert zunächst Flüs-sigkeit aus den Zellen der Darmwand in die Cola, um den osmotischen Druck (Seite 337) auszugleichen. Um den vielen Zucker zu ver-dünnen. Dem Körper wird also erst Wasser entzogen, damit er die Flüssigkeit aus dem Darm aufnehmen kann.

Das sind keine Durstlöscher! Taugen schon gar nicht für den Sport.

Nahrung wieder. Auch im Stoffwechsel selbst fällt Wasser an: Wenn Sie Nährstoffe wie Fett und Zucker verbrennen, entsteht Oxidationswasser. Wenn Sie normal essen, entstehen so 0,3 Liter Wasser. Die dienen dem Körper als Flüssigkeitsreserve für die Niere, um Stoffwechselabfall mit dem Urin ausscheiden zu können – wenn wir zu wenig trinken.

Um für Ihr schnelles Zucker-Energiekonto in der Leber und in den Muskeln 1 Gramm Glykogen herzustellen, braucht Ihr Körper 2,7 Gramm Wasser. Wenn Sie den Glykogenvorrat, der morgens in der Regel fast leer ist, im Laufe des Tages auf 500 Gramm auffüllen müssen, dann brauchen Sie allein dafür 1,5 Liter. Jetzt wissen Sie, warum Sie abends mehr wiegen als morgens. Und wenn Sie nun fasten, dann fallen die ersten 2 Kilo ganz schnell runter. Sie ahnen, was das ist? Glykogen plus Wasser.

... auch über den Muskel

Wenn Ihr Muskel arbeitet, dann produziert er Energie, die in Wärme und in mechanische Arbeit umgesetzt wird – in das Sprinten oder das Gewichteheben. Wenn Ihre Muskeln 580 kcal Energie produzieren, schwitzen Sie zugleich 1 Liter »Kühlwasser« raus. Schwitzen hält die Körpertemperatur konstant auf 36 bis 37 Grad. Untrainierte können nur 0,8 Liter schwitzen. Je aktiver Sie sind, desto mehr und aktivere Schweißdrüsen produziert sich Ihr Körper. Wie immer nach dem Motto: »Zeig mir, was du brauchst. Ich gebe es dir« – Muskeln, Botenstoffe der Fröhlichkeit, ja sogar Schweißdrüsen. Und wie so oft heißt das Signal: Bewegung.

So kann ein Sportler, der sich sehr anstrengt, 3 Liter Schweiß pro Stunde abgeben. Muss er. Er muss ja die Wärme loswerden, die seine Muskeln produzieren, sonst würde der Körper verglühen. Er verbrennt nämlich sage und schreibe 1740 kcal in einer Stunde.

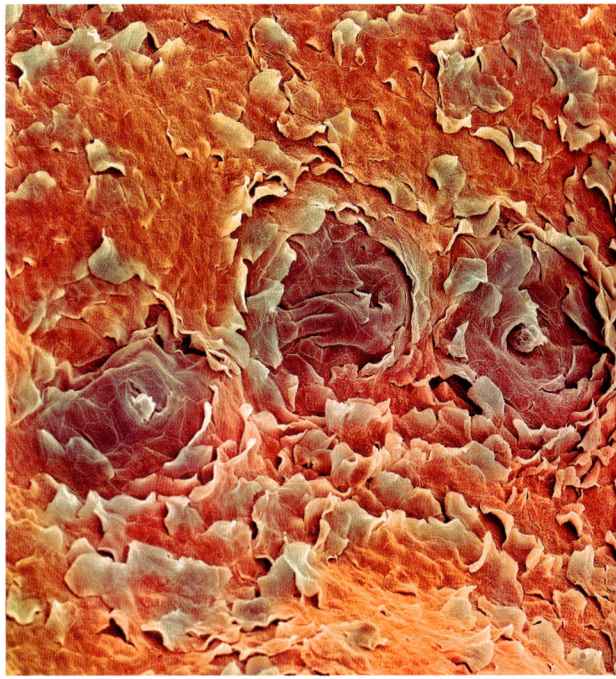

KÜHLWASSERANLAGE unter dem Elektronenmikroskop: Hier sehen Sie die Ausgänge von drei Schweißdrüsen auf der Haut. Über die Poren schwitzen Sie Wasser aus und werden durch die Verdunstungskälte überschüssige Hitze los.

Wir leiden alle unter Wassermangel

Wenn Sie nur 1 bis 2 Prozent des Körpergewichtes an Wasser verlieren, also in meinem Fall 0,5 bis 1 Liter, dann sinkt die Leistungsfähigkeit. Als Allererstes im Kopf. Dann im Muskel. Sie werden schwächer, müder, gereizter. Die Gedanken stagnieren. Die Muskeln verspannen sich, der Rücken schmerzt, der Kopf auch. Ein Wasserdefizit ab 20 Prozent des Körpergewichts führt zum tödlichen Nierenversagen.

Nun laufen wir den ganzen Tag durchs Leben mit bis zu zwei und mehr Prozent Wasserverlust. Weil wir ja fast alle zu wenig trinken. Eine Emnid-Umfrage ergab zum Beispiel, das jeder zweite Deutsche weniger als zwei Liter am Tag trinkt. Und damit schenken wir der Niere auch nicht

TIPP VOM DOC

Messen und nachtanken

Wasser ist der Jungbrunnen, für Körper und Geist. Nicht das, was da in der Flasche vor Ihnen steht, sondern das, was Ihr Körper speichert. Speichert er denn auch genug? Sodass der Stoffwechsel reibungslos funktioniert, die Ideen sprudeln, die Haut straff und gut durchblutet ist? Reicht es, wenn Sie zwei Liter am Tag trinken – oder brauchen Sie drei Liter? Heute mehr, morgen weniger? Den Wassergehalt des Körpers kann man messen. Und wenn Sie wissen, dass Sie zu wenig Wasser trinken, dass es nicht reicht, um Ihren Körper jung und gesund zu erhalten, dann trinken Sie auch mehr. Es gibt Körperanalysewaagen, die mit der Bioimpedanzmethode (Leichtstrom) Fettgehalt und Körperwasser messen. So eine steht bei mir. Wer den Wasserhaushalt kontrolliert, trinkt auch mehr.

Hier ein paar Trinkregeln:

> Stellen Sie Wasser oder Tee auf Ihren Schreibtisch, auf den Nachttisch, zum Fernseher, ins Bad ... Wer erst aufstehen muss, um sich ein Getränk zu holen, trinkt auch weniger.

> Wasser allein ist Ihnen zu fad? Stellen Sie im Sommer Kräuter- oder Früchtetee in den Kühlschrank und genießen Sie ihn als Eistee. Auch der Saft einer halben Zitrone oder ein Teelöffel Sanddornmark peppen das Lebenselixier mit Geschmack und mit Vitamin C auf. Ist köstlich und erfrischt.

> Wer nicht jede Stunde an sein Glas Wasser denkt, lässt sich anfangs vom Handy oder Computer erinnern. Irgendwann wird der Griff zum Glas zur Routine, und Sie können gar nicht mehr ohne.

genug Flüssigkeit, um all die Unbill, die wir unserem Körper zumuten – in Form von Wurststullen, E-Nummern, Zucker ... –, auszuspülen. Das heißt: Wir könnten eigentlich mehr leisten, mit dem Kopf und mit den Beinen, wenn wir genug trinken würden. Dann wären wir fitter, wacher, fröhlicher, weniger gereizt.

Wasser lässt uns jung aussehen

Ein Großteil des Wassers im Körper liegt unter der Haut. Polstert sie. Macht sie straff und jung. Wer ein Jahr lang täglich zwei Liter Wasser trinkt, sieht danach fünf Jahre jünger aus.

Staut sich aber zu viel Wasser im Gewebe, dann trinkt man nicht genug. Man sieht aufgedunsen aus, weil im Körper zu viele Stoffwechselabfallprodukte stecken, die Wasser im Gewebe festhalten. Die Lymphe transportiert den Müll nicht ab. Die Haut fühlt sich mitunter an, als wäre sie zu eng. Das Wasser dehnt das Bindegewebe, es lagert sich Fett ein, es bildet sich Cellulite (Seite 64).

Kann Durst wehtun?

Erreichen unser Gehirn zwei Signale, die beide potenzielle Gefahr bedeuten, muss es in Sekundenschnelle entscheiden, welcher Reiz der gefährlichere ist. Und der wird dann so verstärkt, dass man sich auf alle Fälle zuerst darum kümmert. Ein Schmerzsignal stuft unser biologisches Programm als lebensbedrohlicher ein als Durst. Interessanterweise verstärkt Durst den Schmerz. Michael Farrell von der University of Melbourne untersuchte dieses Phänomen genauer. Er machte seine Probanden mit einer injizierten Salzlösung durstig. Gleichzeitig löste er mit starkem Druck auf den Daumen Schmerzen aus, um dem Gehirn das Signal einer weiteren Bedrohung zu liefern. Das Ergebnis: Die Durstigen hatten deutlich stärkere Schmerzen. Bevor Sie also zur Schmerztablette greifen, probieren Sie es erst mal mit Wasser – das hat keine Nebenwirkungen.

Kann man sich mit Wasser vergiften?

Wissen Sie, warum Zwetschgen im Regen platzen? Wegen des osmotischen Drucks. Treffen zwei Lösungen mit unterschiedlich vielen Teilen aufeinander, entsteht ein Druck. Um diesen auszugleichen, fließt Wasser von der niedrig konzentrierten zur höher konzentrierten Flüssigkeit. Der Regen dringt in die süße Zwetschge. Und genau das Gleiche passiert in Ihrem Magen-Darm-Trakt.

Wenn ein Verdurstender in der Wüste viel Wasser trinkt, kommt's zur Wasservergiftung. Wasser hat weniger gelöste Teilchen als das Blut (= hypoton). Es dringt sofort ins Blut (Zwetschge) und verdünnt es jetzt zu stark. Das zwingt die Niere, schnell wieder mehr Wasser auszuscheiden. Reines Wasser kann sie nicht ausscheiden, sie nimmt Mineralien (Natrium, Kalium) aus dem Körper mit. Der Verdurstende fällt ins Delirium, kriegt Krämpfe, ihm vergehen Hören und Sehen.

Helfen isotonische Sportlerdrinks?

Sportler trinken deshalb isotonische Getränke. Die haben genau dieselbe (= iso) Menge aktive Teilchen wie das Blut. Also die gleiche Menge Natrium, Kalium, Magnesium, Kalzium oder Chlorid. Zu den isotonischen Getränken zählen Elektrolytgetränke und Fruchtsaftschorlen mit mineralienreichem Wasser (1 : 3). Die geben dem Blut genau das wieder, was durchs Schwitzen verlorengegangen ist. Aber braucht es wirklich die isotonischen Sportlerdrinks mit viel Zucker für viel Geld? Der Deutsche Sportbund empfiehlt als optimales isotonisches Getränk die gute alte Apfelsaftschorle: die Mischung von einem Drittel Saft und zwei Dritteln natriumreichem Mineralwasser. Natur pur. Die kann es eigentlich immer besser.

WAS AN DIE NIEREN GEHT

Wie aus Harnsäure Gicht entsteht

In jeder Ihrer Zellen stecken Purine. Sie sind Bausteine der Erbsubstanz (DNA und RNA). Ohne Purine könnten Sie gar nicht leben, hätten keine Haare, keine Finger, keine Niere, keine Leber … Da im Körper ständig Zellen auf- und abgebaut werden, fallen auch Purine an, die der Körper nicht mehr braucht. In vielen Schritten bauen die Stoffwechselarbeiter namens Enzyme die Purine in der Leber zu Harnsäure ab. Die wird über die Nieren ausgeschieden.

Manchmal können die Nieren das nicht richtig, weil sie nicht gesund sind – weil man beispielsweise an einer angeborenen Stoffwechselstörung oder an einer Nierenfunktionsstörung leidet. Oder weil zu viel Purine da sind, da man gerne viel Fleisch und Wurst isst – denn auch das Tier hat in seinen Zellen, im Zellkern solche Purine. Schaffen die Nieren es also nicht, die Harnsäure schnell aus dem Blut zu fischen und zu entsorgen, dann sammelt sich zu viel Harnsäure im Blut an. Und dann kristallisiert die Harnsäure aus. Das tut sie besonders gerne in den Gelenken. Und man leidet unter Gicht. Harnsäurekristalle reiben in den Gelenken, lösen eine Entzündung aus. Und die tut ganz schön weh. Vorbeugen ist einfach: Viel Wasser, wenig Wurst.

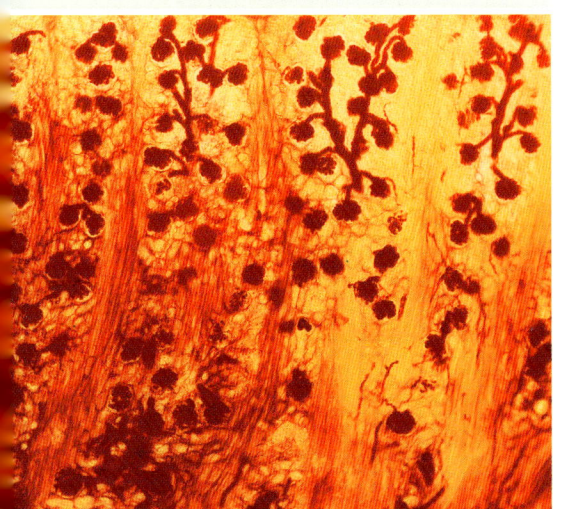

UNSERE KLÄRANLAGE: In den Glomeruli, den roten Knäueln aus Blutgefäßen, wird das Wasser gefiltert.

Au weh zwick: Nierensteine

Harnsäure kann sich auch zu Steinen zusammenballen, zu Nierensteinen. Genauso wie andere Stoffe, zum Beispiel Kalziumsalze. Sind sie hochkonzentriert vorhanden und treffen auf zu sauren oder zu basischen Urin, kristallisieren sie aus. Und diese erst winzigen Kristalle wachsen und wachsen. Meist geht Harngrieß ab, oder ein mehrere Zentimeter großer Stein bleibt im Nierenbecken liegen. Gelangt ein bis zu einem halben Zentimeter großer Stein in den Harnleiter, kann er ihn verletzen, er entzündet sich. Man muss sehr, sehr leidensfähig sein. Ein Nierenstein steckt oft hinter einer Nierenkolik.

Es kann Stunden oder Tage dauern, bis der Stein abgeht. Tut er das nicht von selbst, löst ihn ein Medikament auf, oder Stoßwellen (eine Art konzentrierte Ultraschallwellen) helfen, oder der Arzt holt ihn über ein Rohr per Zange oder Schlinge raus. Prominentester OP-Patient: »Kaiser« Franz Beckenbauer, der seit 1971 an Nierensteinen leidet. »Erblich bedingt«, wie er sagt, »vielleicht trinke ich aber auch einfach zu wenig Rotwein.« Wann ist Steinbildungsstoff im Urin hochkonzentriert vorhanden? Wenn Sie schwitzen oder zu wenig trinken. Wenn Sie Entwässerungsmittel nehmen. Wenn Sie sich nicht genug bewegen, zu wenig Gemüse und Obst essen. Die enthalten Zauberstoffe, die die Steinbildung hemmen. Wenn Sie zu viel Fleisch essen oder Alkohol trinken. Und Übergewicht verdoppelt das Risiko, an Nierensteinen zu leiden.

Diabetes & Bluthochdruck

Eine schlecht eingestellte Zuckerkrankheit sowie Bluthochdruck gehören zu den häufigsten Risikofaktoren für gefährliche und oft irreparable Schäden an unserem wertvollen Filterorgan: Zu hoher Blutzucker schädigt die kleinen Blutgefäße der Nieren, zu hoher Blutdruck zerstört die Nieren-

KURZ GEMELDET Harn-Stoff

Per Bizeps gegen Inkontinenz. Man hustet, lacht oder niest – und schon tropft Harn in die Hose. Jeder zehnte Deutsche hält hohem Druck im Bauchraum nicht stand und leidet unter Belastungs-Inkontinenz. Frauen häufiger als Männer. Eine neue Therapiemethode der Universitätsklinik Innsbruck hilft. Aus einem winzigen Stück Oberarmmuskel extrahieren die Mediziner Muskelstammzellen. Die vermehren sie im Reagenzglas und spritzen sie dann zur Kräftigung in den Blasenschließmuskel. Mit Erfolg: Bei 81 Prozent aller Behandelten verschwand das lästige Leiden komplett.

Blau machen – blau sein: Zum Blaufärben nutzte man früher die Blätter des deutschen Indigos, des Färberwaids. Man bedeckte sie mit Urin und ließ die Brühe einige Tage in der Sonne gären. Urin löst den Farbstoff aus den Blättern. Dann erst kann man Kleider damit färben. Gibt man Alkohol dazu, färbt der Waid noch besser. Um ihn direkt in die Brühe zu kippen, war der Alkohol den Färbern aber zu schade. Sie tranken ihn lieber und urinierten dann auf die Waidblätter. Sah man die Färber betrunken in der Sonne liegen, wusste jeder: Die machen blau. Darum heißt es auch, dass man blau ist, wenn man zu viel getrunken hat.

Überlebensdrink: Sie durchqueren die Wüste, oder es plagt Sie Montezumas Rache, dann haben Sie am besten den ORS-Mix dabei (Oral Rehydration Salts): 3,5 g Kochsalz, 2,5 g Natriumbikarbonat, 1,5 g Kaliumchlorid, 20 g Traubenzucker, in 1 l abgekochtem Wasser aufgelöst. Gibt's alles in jeder Apotheke auf der Welt.

körperchen. Beides führt zu einer schleichenden Vergiftung des Körpers – Mediziner sprechen von Niereninsuffizienz:

Der Nierenfilter wird undicht, lässt wichtige Körperbausteine wie Eiweiß und Zucker durch, statt sie zurückzuhalten. Zugleich verliert der Filter seine Sortierfähigkeit: Er fischt nicht mehr die überschüssigen Säuren, Mineralsalze und Ausscheidungsstoffe des Eiweiß- und Muskelstoffwechsels (zum Beispiel Harnstoff, Kreatinin) aus dem Blut. Die Folgen: Das Blut übersäuert, Salze lagern sich im Körper ab, Wasser im Gewebe, der Blutdruck steigt, der Eiweißstoffwechsel entgleist. Am Ende muss man an die Blutwaschanlage, zur Dialyse. (Siehe Check-up Seite 342.)

Schadet Eiweiß den Nieren?

Nein. Zu viel Zucker schadet den Nieren, zu viel fetter Braten und Wurst schaden ihnen durch Purine. Es gibt aber keinen einzigen wissenschaftlichen Beweis für die Behauptung, zu viel Eiweiß schade einer gesunden Niere. Es macht sie auch nicht kaputt. Nur Menschen mit eingeschränkter Nierenfunktion müssen ihre Eiweißzufuhr beschränken – um wie viel, misst der Arzt. Gesunde Menschen brauchen mindestens 1 bis 1,5 Gramm Eiweiß pro Kilogramm Körpergewicht. Und sie unterstützen die Nieren mit viel Flüssigkeit.

Übergewicht & Rauchen gehen an die Nieren

Übergewicht schadet den Nieren und macht den Filter zu durchlässig, stellten Forscher der Universitäten Würzburg und Heidelberg fest. Warnzeichen ist das Auftauchen kleinster Mengen des Transporteiweißes Albumin im Urin.

Kommen zum Übergewicht Bluthochdruck und Diabetes hinzu, erhöht sich das Risiko für Nierenschäden bis aufs 12-Fache. Auch im Urin von Rauchern ist häufiger Eiweiß (Protein) nachzuweisen als bei Nichtrauchern, ergab eine Studie mit 8000 Probanden der holländischen Uni Groningen.

TIPP VOM DOC

Heublumen für die Nieren

Heilkräuter nützen den Nieren auch äußerlich – als Heuwickel wirken sie schmerzlindernd bei Entzündungen im Nierenbereich. **So geht's:** Baumwollsäckchen voll getrockneter Heublumen (aus der Apotheke) nach Gebrauchsanleitung über Wasserdampf erhitzen und auf die Nierenregion legen. Den ganzen Körper in eine warme Decke wickeln und mindestens 20 Minuten ruhen.

Mit Preiselbeersaft gegen Blasenentzündung

Meine Oma sagt immer: »Kind, zieh warme Unterhosen an.« Und wenn ich Pech habe, dann krieg ich auch heute noch so ein Teil von ihr. Aber: Omas haben immer recht. Erst recht, wenn sie über 95 sind. Kälte schadet den Nieren. Und erst mal der Blase.

Blasenentzündung ist eine Plage der Frauen – Männer erkranken zehnmal seltener daran. Der Grund liegt in den Stoffsparmaßnahmen – der Natur: Die weibliche Harnröhre ist mit 3,5 Zentimetern wesentlich kürzer als die männliche mit ihren bis zu 30 Zentimetern. Da krabbeln Bakterien wie der Escherichia-coli-Erreger (Darmkeim) viel schneller rauf zur Blase. Die Gefahr: Wird die Infektion nicht behandelt und ist das Immunsystem schwach, weil man friert und keine warmen Unterhosen trägt, breiten sich die Keime weiter aus, es droht eine Nierenbeckenentzündung.

Vorbeugung: Auch das wissen Omas – und Schulmediziner: Cranberry- oder Preiselbeersaft beugt Blasenentzündung vor – und beschleunigt die Heilung. Und noch ein Rezept aus der Klostermedizin: Eine kurmäßige Anwendung von Brennnessel- oder Birkenblättertee spült Niere und Harnwege gründlich durch.

GESUND BLEIBEN

Kleiner Entgiftungsfahrplan

Es macht nichts, wenn man mal den Espresso in der klassischen Alukanne kocht – nur zu viel Aluminium schadet dem Gehirn. Oder wenn man den Käse in die Frischhaltefolie wickelt – mit ein bisschen Weichmacher wird die Leber schon fertig. Der Körper hat ein wunderbar funktionierendes Entgiftungssystem. Wenn aber noch die Zigarette dazukommt, Quecksilber aus der Plombe, zu viel Zucker aus Getränken und Süßem … Irgendwann sind auch unsere Hochleistungsbetriebe Leber und Niere überfordert. Gifte sind überall. Giften können Sie im Grunde nicht entkommen. Aber Sie können sie minimieren und Ihren Körper dagegen feien. Fangen Sie bei dem an, was Sie essen und trinken – macht 30 000 Tonnen Nahrung und 50 000 Liter Flüssigkeit im Leben.

Belastung reduzieren: Schlucken Sie nicht alles

> Gesunde, abwechslungsreiche Ernährung ist natürlich wie immer das A und O (Seite 29).

> Finger weg von Fertigprodukten. Dann ersparen Sie sich Gifte wie Acrylamid und Transfettsäuren. Auch für künstliche Lebensmittelzusatzstoffe wie Geschmacksverstärker, Konservierungs-, Farb- und Süßstoffe hat unser Körper kein genetisches Programm. Sie überlasten unser eh schon gefordertes Entgiftungssystem.

> Vermeiden Sie zuckerhaltige Lebensmittel. Verwenden Sie Zucker nur als Gewürz: als Löffelchen im Kaffee.

> Salzen Sie mit Meer-, Kristall- oder Steinsalz. Sie liefern die Mineralstoffe, die der Körper zum Entgiften braucht (Seite 197).

> Das Extraplus für mehr Gesundheit finden Sie im Gewürzschrank: Wacholderbeeren und Fenchelsamen regen die Nieren an und entwässern. Rosmarin bringt die Leber auf Trab.

> Her mit der Biokiste. Denn Insektenschutz- und Düngemittel im konventionellen Obst- und Gemüseanbau enthalten oft Schwermetalle wie Kadmium, Arsen, Quecksilber oder Blei. Die kann unser Körper nicht oder nur schwer ausscheiden, er reichert sie an und wird so schleichend vergiftet.

> Die wichtigsten Spurenelemente für Ihre Entgiftungsenzyme heißen: Zink, Kupfer, Mangan und Selen (Tabelle ab Seite 368).

> Ballaststoffe aus Obst, Gemüse und dem vollen Korn unterstützen den Darm, der kräftig beim Entgiften hilft, unliebsame Gäste hinauszubefördern.

> Ein Gläschen Wein am Tag ist in Ordnung. Mehr sollte es nicht sein (Seite 322).

Ganz schön giftig …

> Bewahren Sie Lebensmittel besser nicht in Plastikfolie eingewickelt auf. Papier, Keramik, Glas oder Edelstahl geben keine gesundheitsschädlichen Stoffe ans Essen ab und sind geschmacksneutral.

> Deoroller enthalten Diethylphthalat. Ein Stoff, der möglicherweise Leber, Nieren und Fortpflanzungsorgane schädigt und wie ein Hormon wirkt. Eine Alternative finden Sie auf Seite 48.

> Falls Sie Ihre quecksilberverseuchten Amalgamplomben austauschen lassen, weil sie nicht so gut sitzen, dann besprechen Sie mit Ihrem Zahnarzt oder Heilpraktiker, wie Sie dem Körper dabei helfen, das Quecksilber auszuleiten.

> In Kalifornien zählt Zigarettenrauch seit Januar 2006 zu den »giftigen Luftschadstoffen«. Wer raucht, inhaliert pro Jahr eine Tasse Teer in seine Lungen. Der Rauch jeder Zigarette enthält 4 000 Chemikalien, darunter Hammergifte wie DDT, Arsen, Formaldehyd, Kohlenmonoxid und das radioaktive Polonium-210.

> Vermeiden Sie Wohngifte, wo immer es möglich ist (Seite 230). Greifen Sie bei Farben und Lacken zu

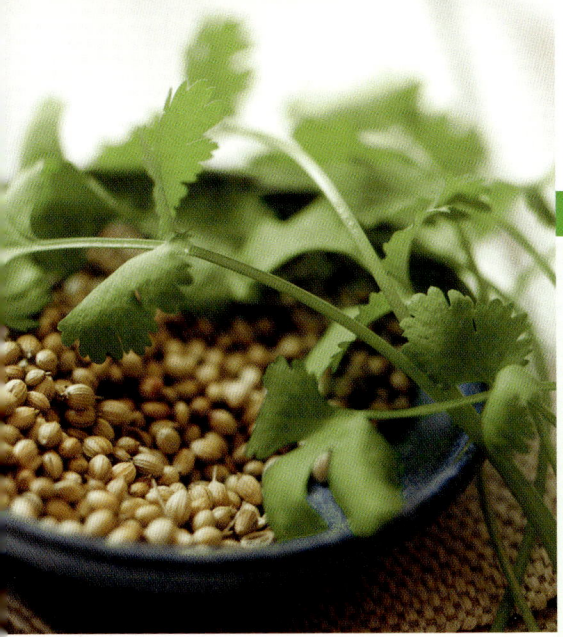

KORIANDERSAMEN verwendet man ganz und gemahlen für Pikantes und Süßes. Zum Entgiften nimmt man vor allem das Kraut in Tinkturen oder als Pesto.

Produkten aus Naturharz. Und begrünen Sie Ihren Wohnraum: Efeu, Farn und Philodendron sind wahre Luftfilter.

Effektiv ausleiten

Die wasserlöslichen Gifte wie Säuren, Laugen, Schwefeloxide, Nitrate kriegen Sie einfach los: mit Wasser.

› Viel trinken schwemmt sie aus dem Körper. Unterstützen Sie Ihre Nieren bei der Arbeit und trinken Sie täglich zwei bis drei Liter Wasser.

› Auch Antioxidanzien (Vitamin C, E, Beta-Carotin und Selen) machen diesen Giften den Garaus.

Die meisten Gifte sind jedoch fettlöslich, zum Beispiel die Schwermetalle. Und die reichern sich in unseren Fettgeweben an. In den Zellwänden, im Nervensystem, im Gehirn, auf der Hüfte.

› Bewegung regt den Stoffwechsel an und baut Fett ab. Jedes Pfund weniger auf den Hüften bedeutet weniger Gift im Körper. Wichtig: Wenn Sie abnehmen, dann unterstützen Sie Ihr Entgiftungssystem bitte besonders!

› Das Wetter lädt überhaupt nicht zum Rausgehen ein? Dann springen Sie 10 Minuten auf dem Mini-Trampolin. Die entstehenden Gravitationskräfte regen den Lymphfluss an – und damit den zusätzlichen Abtransport von Schadstoffen. Das entlastet die Nieren.

› Achten Sie auf genug Schlaf. Nachts arbeiten unsere Entgiftungsorgane auf Hochleistungsstufe. Wäre doch schade, diesen Effekt nicht zu nutzen.

› Gegen Gifte im Körper ist ein Kraut gewachsen: Koriander zeigt schädlichen Stoffen, wo es langgeht, nämlich raus aus dem Körper. Und: Viele Naturheilärzte arbeiten auch mit der Chlorella-Alge.

Extratipps des Ayurveda

Die ayurvedische Medizin reinigt den Körper mit Hilfe der Panchakarma-Therapie und zieht die fettlöslichen Gifte aus dem Körper: mit innerlichen und äußerlichen Fett- und Ölanwendungen. Einiges davon können Sie auch zu Hause machen.

› Die Mundschleimhaut ist ein guter Ausleitungsort für Gifte. Schaben Sie jeden Morgen den Belag auf der Zunge ab – dann verschwinden auch gleich Bakterien (Seite 228).

› Machen Sie jeden Morgen die Ölziehkur: Nehmen Sie etwas gereiftes Sesamöl (siehe unten) in den Mund, ziehen Sie es so lange durch die Zähne, bis es weißlich wird, und dann spucken Sie es aus.

› Machen Sie eine Sesamöl-Ganzkörpermassage – vor dem Duschen.

› Gereiftes Sesamöl können Sie ganz leicht selbst auf Vorrat herstellen:
Gießen Sie das Sesamöl in einen Topf und geben Sie gleich ein paar Tropfen Wasser dazu. Dann erhitzen Sie das Öl, bis die Wassertropfen platzen. Bitte das Wasser immer vor dem Erhitzen zugeben, sonst explodieren die Tropfen. Abkühlen lassen und wieder zurück in die Flasche füllen.

Gesundheit! Check-up auf Leber und Nieren

MACHEN SIE DEN LEBER-IQ-TEST

Wie steht es um Ihre Leber? Schnell den Text durchgucken – und zählen, wie viel F drin sind.

FINISHED FILES ARE THE RESULT
OF YEARS OF SCIENTIFIC
STUDY COMBINED WITH THE
EXPERIENCE OF YEARS

Also, wie viel F haben Sie gezählt? Drei? Wer zu viel Alkohol trinkt, erkennt nur drei.
Es sind aber sechs. Das Gehirn kann bedingt durch Alkohol das Wort »of« nicht verarbeiten. Jedenfalls heißt es das. Fest steht: Wenn Sie alle sechs gezählt haben, dann sind Sie ein Genie und müssen sich auch um Ihre Leber nicht so viel Sorgen machen. Höchstens vorsorgen – und die Leberwerte beim Doc checken.

... und prüfen Sie die Nieren mit Streifen

Mit verschiedenen Urinteststreifen (aus der Apotheke) können Sie auch selbst testen, ob Ihr Körperfilter noch korrekt arbeitet oder ob die Nieren Hilfe brauchen. Folgende Substanzen sollten nicht im Urin auftauchen. Tun sie es doch, verfärben sie die Felder an den Teststreifen:

› Albumin: Das große Transporteiweiß für Nährstoffe, Hormone und Vitamine gelangt in messbaren Größen nur bei Nierenschäden durch den Körperfilter und in den Urin.
› Eiweiß: Ist bei Nierenerkrankungen und auch bei Fieber im Urin messbar. Die Höhe des Eiweißgehalts zeigt die Schwere der Nierenerkrankung an.
› Glukose: Zucker im Urin deutet stets auf zu hohen Blutzuckerspiegel, erhöhte Zuckerausscheidung und Diabetes hin.
› Nitrit: Bauen Bakterien das Nitrat zu Nitrit um,

ist das ein Hinweis auf bakterielle Infektion der ableitenden Harnwege.
› Rote Blutkörperchen (Erythrozyten): Sind im Urin bei mechanischen Verletzungen der Nieren und Harnwege (zum Beispiel durch Steine), bei Entzündungen oder Tumoren nachweisbar.
› Weiße Blutkörperchen (Leukozyten): Sie weisen auf eine Entzündung von Nieren, Blase oder Harnwegen hin.
› Säure-TÜV: Teststreifen zeigen durch Verfärbung an, ob der pH-Wert des Urins zu hoch (basisch) oder zu niedrig (sauer) ist. Ideal ist ein Wert von 7 und höher, ein Wert unter 6,4 bedeutet: Dem Körper fehlen Mineralien, die basisch wirken (Seite 333). Tipp: 7-mal am Tag messen, vor und nach den drei Hauptmahlzeiten und nachts vor dem Schlafengehen. Den pH-Werte addieren, durch 7 teilen. Der Wert sollte dauerhaft nicht unter 6,8 liegen. Und ruhig auch mal den Speichel messen. Dann, wenn sich Kariesbakterien nicht über einen Keks hermachen – also morgens nüchtern. Ein saurer Speichel zeigt: Die Lymphe kommt mit ihrer Entgiftung nicht nach.

NICHT NUR SAUBER, SONDERN REIN: WAS DER ARZT IM BLUT LIEST

Nierenwerte

Sie müssen nicht selbst mit Streifen testen, das kann der Arzt natürlich auch. Außerdem kann er im Blut feststellen, ob die Nieren gesund sind. Dabei wird er folgende Werte prüfen:

› Kreatinin: Endprodukt des Muskelstoffwechsels. Wird bei einem intakten Filter vollständig über die Nieren ausgeschieden. Der Wert dient dazu, die Filterfunktion zu überprüfen.
› Gesamteiweiß: Die Gesamtzahl aller Proteine im Körper ist vor allem bei Nierenfunktionsstörun-

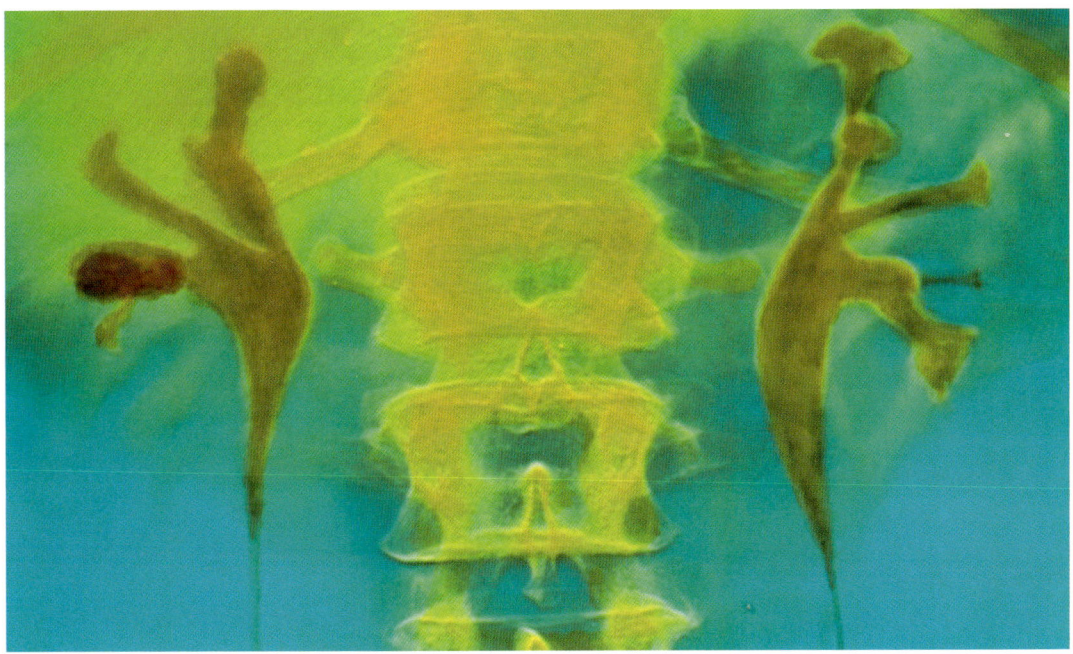

NIERENSTEINE deckt der Arzt per Ultraschall und Urogramm auf. Für letzteres spritzt er ein Kontrastmittel in die Vene. Das nimmt die Niere auf, scheidet es aus. So kann man sie mit Röntgenstrahlen sichtbar machen. Hier sitzt ein Stein in der rechten Niere. Er kann zu Koliken führen, zu Blut im Urin – oder auch keine Beschwerden machen.

gen erniedrigt. Sinkt der Eiweißwert auf unter 4 g/100 ml, kommt es zur Einlagerung von Flüssigkeit in Gewebe (Ödeme).

> **Harnsäure** entsteht durch Ab- und Umbau von Körperzellen oder durch zu purinreiche Ernährung (zu viel Fleisch). Sie wird über die Nieren ausgeschieden. Im Blut ist sie unter anderem bei Nierenfunktionsstörungen, Gicht, Fasten erhöht.

Leberwerte

Runzelt der Arzt über dem Laborzettel die Stirn, stimmt meist was mit den Leberwerten nicht. Dazu zählen Gamma-GT, GOT und GPT, drei Kürzel für spezielle Leberenzyme. Sterben Leberzellen ab, ist die Leber überfordert, dann dringen folgende Enzyme ins Blut:

> **Gamma-GT** steht für Gamma-Glutamyltransferase, ein Enzym in der Leberzellhülle. Es zeigt, ob die Fettverarbeitung in der Leber klappt. Gamma-GT registriert früh Leberstress – Stress in Form von Alkohol, zu fetter Ernährung, Medikamenten, beginnenden Tumoren oder einer chronischen Belagerung des Organs mit Hepatitisviren, den Erregern der Gelbsucht.

> **GOT** steht für das Enzym Glutamat-Oxalacetat-Transaminase. Es ist in der Leberzelle, aber auch im Zellplasma und in den Energiefabriken der Zellen (Mitochondrien) aktiv und wird etwa bei akuter Hepatitisinfektion, Leberzirrhose, Gallengangsverschluss und Schädigung durch Gifte (Alkohol, Lösungsmittel) verstärkt ins Blut entsandt.

> **GPT** steht für Glutamat-Pyruvat-Transaminase. Das Enzym aus dem Lebergewebe ist am Eiweißstoffwechsel beteiligt. Ein hoher Wert im Blut zeigt zum Beispiel Leberzirrhose, Hepatitis, Giftschäden oder Leberkrebs deutlich an.

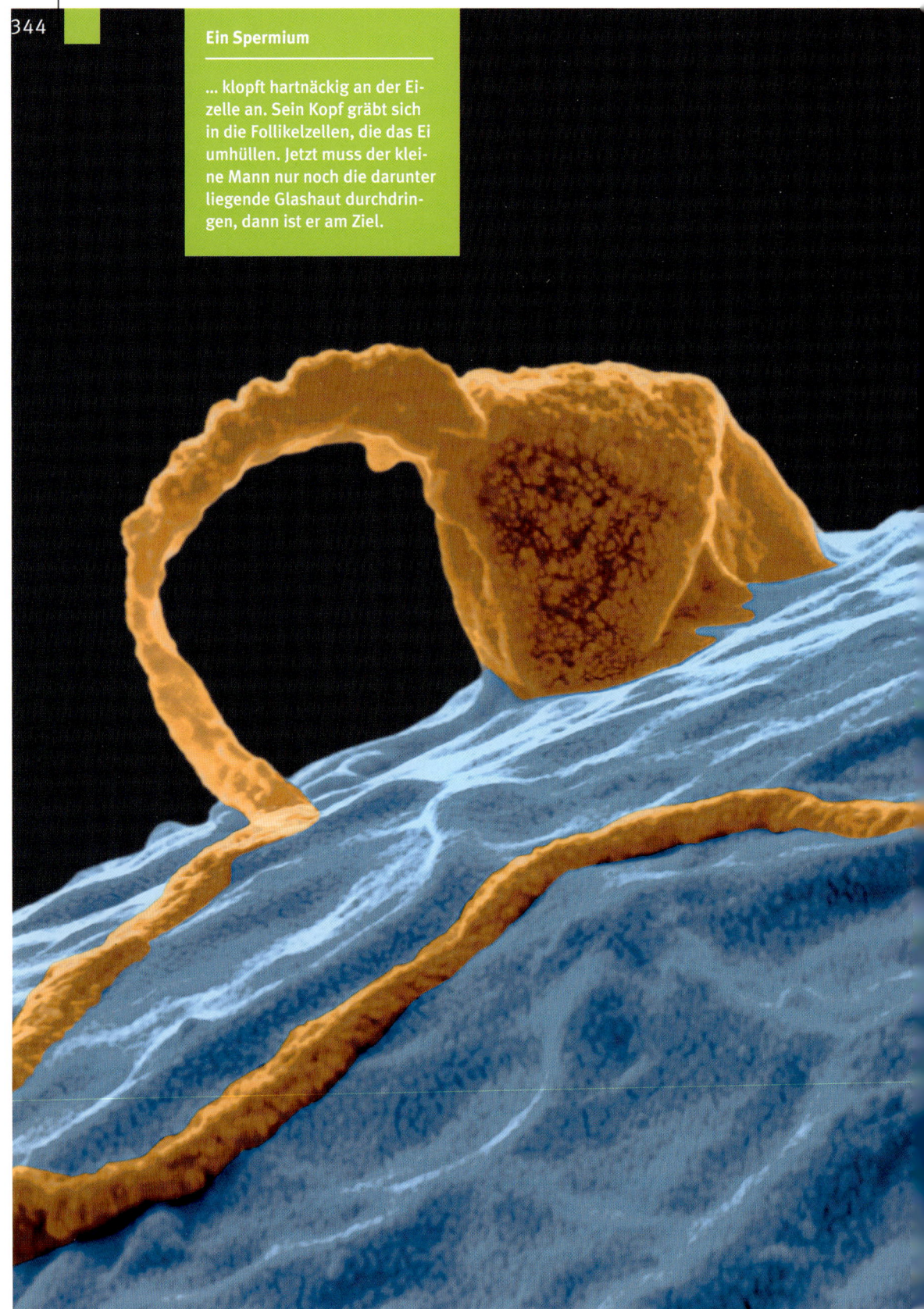

Geschlechtsorgane

Eins plus eins gleich drei ...

Was Sie schon immer über Sex wissen wollten: Wie heißt das Geheimnis der Liebe? NGF 227. Was versteckt sich hinterm Feigenblatt? 295 Gramm? Wie testet man mit Briefmarken die Potenz? Wie groß ist der G-Punkt? Welchen Weg nimmt das Spermium zum Ei? Wie sehen die Wechseljahre eines Mannes aus? Blond, jung ...

Al Bundy hat in der Serie »Eine schrecklich nette Familie« zu seiner Frau gesagt: »Lass dir unsere Kinder als Lehre dienen, Peg! Es kann nichts Gutes beim Sex rauskommen!« Na ja. Manchmal hat er ja recht. Aber was wäre die Welt ohne den Dalai Lama oder Karl Valentin oder Barbra Streisand oder Jürgen Klinsmann?
Fest steht: Wir müssen, dürfen, sollen uns fortpflanzen. Und damit wir das nicht vergessen, hat die Natur Sex mit Spaß gekoppelt. Übrigens war die Erste, die den weiblichen Orgasmus beschrieb, die Nonne Hildegard von Bingen.

Was die Sexualorgane alles für Sie tun

Sie schenken Spaß, Hormone und Babys. Und das alles arbeitet am Baby:
> In Eierstock und Hoden produzieren wir neben Hormonen den Ursprung allen Lebens: Keimzellen. Ei und Spermium.
> Die Geschlechtsorgane (Genitalien) Penis und Scheide helfen dabei, dass das Spermium zur Eizelle kommt.
> Die Gebärmutter (Uterus) ernährt den Embryo. Danach übernimmt das die Brust, die mit ihrem Drüsengewebe Muttermilch spendet.

Der Mann und sein bestes Stück

Kürzlich hab ich in der »Ärztezeitung« gelesen, dass die Wissenschaftler das Geheimnis der Liebe ergründet haben. Nix Prosaisches. Pure Chemie. Ein Nervenwachstumsfaktor (NGF) sorgt dafür, dass wir uns verliebt fühlen. Verliebte haben einfach einen hohen NGF-Spiegel. Das haben sie leider höchstens ein Jahr lang, dann sinken die Spitzenwerte (227 Einheiten) unweigerlich auf ganz normale Werte (123 Einheiten).

Ich hab dann zu meinem Mann am Frühstückstisch gesagt: »Wolf, heute ist mein NGF ganz hoch, so etwa 187.« Wolf hat zustimmend genickt und weiter die Zeitung gelesen.

Na ja, hätte Adam nicht eine Rippe geopfert, gäbe es Eva nicht. Seien wir also großzügig, beginnen wir mit dem besten Stück des Mannes.

NICHT MAL EIN PFUND MÄNNLICHKEIT

»Enlarge your penis« – bis zu fünf Zentimeter extra versprechen tagtäglich diese unsäglichen Spam-Mails. Pillen, Pumpen und Expander mit Gewichten dran strecken und recken das beste Teil. Dazu gibt's Hypnoseanleitungen, denn daran glauben sollte Mann tunlichst auch noch. Tja, Nachfrage scheint es laut Umfragen zu geben: Jeder dritte Mann glaubt demnach, der eigene sei zu klein.

Penissimo!

Was ist eigentlich groß? Pro Familia ließ vor ein paar Jahren 140 deutsche Penisse vermessen. Heraus kam: Das durchschnittliche Gehänge hat erigiert einen Durchmesser von 3,95 cm und misst 14,48 cm vom oberen Ansatz bis zur Eichelspitze – manche 13, manche 17 cm. Ist Er schlaff, zeigt das Maßband 7 bis 10 cm.

Der Penis, der im erschlafften Zustand groß ist und den die Lust nur wenig wachsen lässt (um den Faktor 1,6), nennt man Fleischpenis. Der kleine schlaffe, der sich zum Hengst aufbäumt, sich quasi verdoppelt, heißt Blutpenis. Dann gibt es noch den krummen, den, der nach links oder nach rechts hängt, den röhrenförmigen und den eiffelturmartigen, unten schmal, an der Spitze dick … Der Mensch ist halt herrlich individuell. Nur nicht immer klug:

Viele Männer meinen, mit der Größe des Penis stiege auch der Erfolg bei der Partnerwahl. Was wünscht sich denn die Frau? Nur zwanzig Prozent gucken auf die Länge. Allen anderen ist viel wichtiger, wer dranhängt. Genauso, wie vielen Männern die Brustgröße gleichgültig ist.

Übrigens, es gibt ein Sprichwort, das sagt: »Kurz und dick ist der Frauen Glück. Lang und schmal ist der Frauen Qual.« Physiologisch lässt sich das so erklären: Der kleine Dicke stimuliert die erogenen Zonen im ersten Drittel der Vagina besonders gut. Was, wenn die aber bei einer Frau im zweiten Drittel liegen? Tja, lang, kurz, wurscht – kompatibel sollte er halt sein.

Einwaage

Das oft fotografierte, weltgrößte bekannte Prachtstück des armen Don John maß 48,3 cm. So viel wie der eines Hengstes. Zum Vergleich: Ein Blauwal schafft es auf 3 m. Man munkelt, dass Don John jedes Mal in Ohnmacht fiel, wenn er Lust bekam, weil das ganze Blut vom Kopf in die Körpermitte schoss.

Alle reden von Länge. Aber wie schwer ist er eigentlich? Dazu konnte ich in den gesamten Anatomiewerken und im Internet keine Zahl finden. Nur für einen künstlichen Penis, der dem echten genau nachempfunden sei: 295 Gramm. Mit den

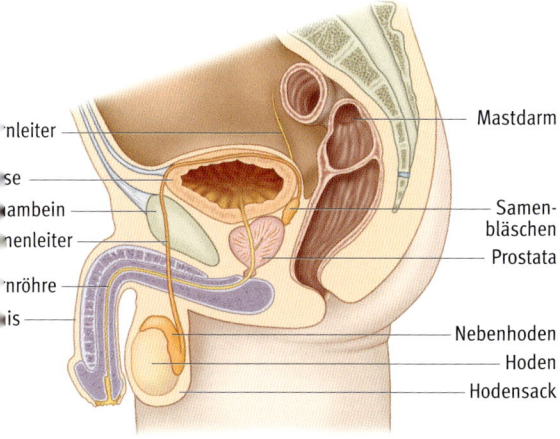

nleiter

se

ambein

nenleiter

nröhre

is

Mastdarm

Samen-
bläschen

Prostata

Nebenhoden

Hoden

Hodensack

MÄNNLICHE GESCHLECHTSORGANE. Die Harnröhre durchzieht das beste Stück des Mannes. Durch sie findet nicht nur der Urin den Weg nach draußen, sondern auch das Ejakulat. Der Hoden produziert die Spermien, im Nebenhoden warten sie auf ihren großen Einsatz, über den Samenleiter dringen sie zur Prostata vor, und die gibt ihnen Reiseproviant mit.

Hoden sind wir dann bei 400 Gramm Männlichkeit. Da wir hier aber erst einmal nix glauben und mein Kollege Tibor immer von »mindestens einem Pfund« sprach, hab ich ihm die Briefwaage in die Hand gedrückt. Er hat sich geweigert. Genauso wie mein Mann. Dann hab ich noch einen Versuch mit einer Weißwurst und einer Lyoner in der Küche gestartet – und aufgegeben.

Die Hoden einziehen

Im Altertum schnitt man den Eunuchen die Hoden ab. Was paradoxerweise ein ausschweifendes Sexleben zur Folge hatte: Römische Ehefrauen liebten die Entmannten, weil sie mit ihnen folgenlos in die Federn springen konnten. Ein Mann ist nämlich auch ohne seine 2-mal 50 Gramm schwere Spermienfabrik zur Erektion fähig. Nur der drängende Trieb verebbt. Denn in den Hoden entsteht auch das Testosteron – und das beeinflusst Spermienproduktion, Körperbau, Behaa-

rung, Dynamik, Aggressivität und das sexuelle Verlangen. Ab dem 40. Lebensjahr sinkt der Testosteronspiegel jährlich um ein bis zwei Prozent. Und auch die Spermienproduktion nimmt ab. Versiegen tut sie jedoch nie. Charlie Chaplin wurde mit über 80 noch Vater.

Ein gesunder, junger Mann erzeugt in den Hoden jede Sekunde rund 1500 Spermien, also fast 130 Millionen am Tag. Wenn er genug Zink isst – und nicht ein Fußballtrikot trägt, das mit TBT (Tributylzinn) behandelt wurde. Der bakterizide Klamottenausrüststoff macht unfruchtbar, genauso wie Masthormone im Billigsteak.

Die Art der Unterhose, ob Slip oder Boxershorts, hat allerdings keinen Einfluss auf die Fruchtbarkeit, so Studien.

Die Spermien wandern dann erst mal in den Nebenhoden, der wie eine Kappe auf dem Hoden aufliegt. Sie lagern dort in einem sechs Meter langen, eng verknäulten Röhrensystem, dem Nebenhodengang, in dem sie weiter heranreifen und auf ihren Einsatz warten.

Die Hoden hat die Natur übrigens aus gutem Grund ausgelagert. Die Spermien mögen es nämlich gerne etwas kühler. Aber auch nicht zu kühl. Zwei bis drei Grad unter der Körpertemperatur reichen. Dafür sorgt ein Thermostat zwischen den Beinen des Mannes: Muskeln, die den Hodensack im Warmen schlaff hängen lassen und ihn in der Kälte nah an den wärmenden Körper heranziehen. Diese Muskeln ziehen den Hodensack übrigens auch bei Angst an den Körper – schützen ihn vor einem gezielten Angriff.

Wer feststellt, dass bei ihm ein Hoden höher als der andere hängt, muss keine Angst haben. Der linke sitzt meist etwas höher.

Der lange Weg nach draußen

Wenn der Mann nun Sex hat – oder die Nebenhoden das zumindest glauben –, schicken sie das Sperma auf die Reise. Zwischen 40 und 180 Mil-

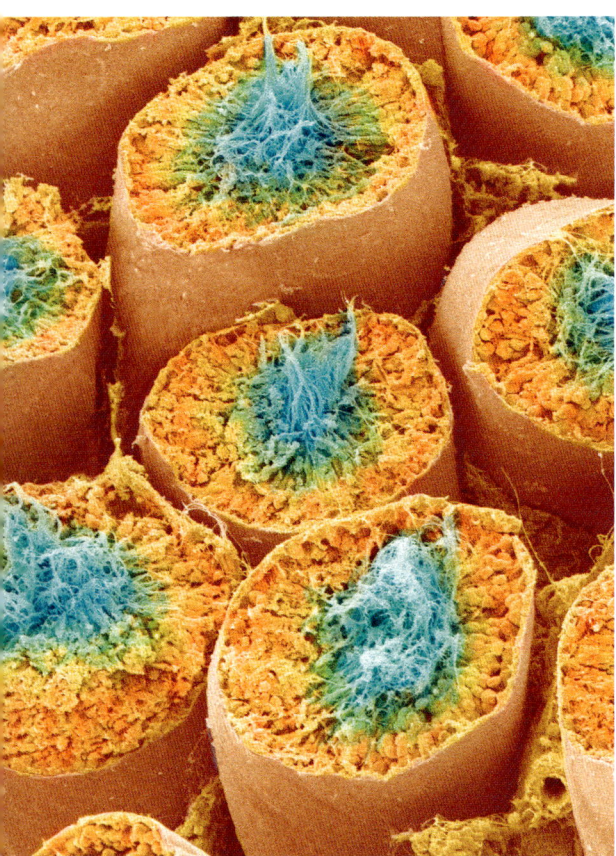

SUSHI-VORBILD: In den Hodenkanälchen wachsen Spermien heran. Sie sind mit einer Keimschicht ausgekleidet, die die reifenden Spermien (blau) ernährt.

lionen Spermien dringen durch den Samenleiter, angetrieben von den Kontraktionen des Nebenhodenganges. Von Samenbläschen und Prostata erhalten sie noch etwas Reiseproviant und die nötige Survival-Ausrüstung für das Leben nach der Ejakulation: Fruktose und Eiweiß. Die geben den Spermien die nötige Energie, um sich fortzubewegen. Ein Teelöffel voll hat etwa 5 kcal.

Das Sekret der Prostata ist zudem leicht basisch und reich an Enzymen. Es gibt dem Sperma den typischen Geruch, macht es beweglich und schützt es vor dem sauren Milieu der Vagina.

Unter der Blase fließt das Sperma durch die 15 bis 20 cm lange Harnröhre. Damit es sich nicht mit Urin vermischt, verschließt die Prostata die Harnröhre in Richtung Blase. Und das Ejakulat schießt mit 17 km/h in die Vagina.

DER PENIS RECKT SICH?

Warum sprach Sigmund Freud, der Begründer der Psychoanalyse, eigentlich vom Penisneid der Frauen? Nur weil man damit im Stehen pinkeln kann? Ansonsten sind sich Penis und Klitoris nämlich sehr ähnlich. Beide entstehen während der fötalen Entwicklung aus demselben Gewebe. Und beide können anschwellen. Sieht man natürlich beim Mann besser.

Im Penis gibt es drei Schwellkörper, die eng mit Blutgefäßen durchzogen sind. Zwei sitzen paarig an der Seite und bilden den Penisrücken. Der dritte liegt genau darunter. Eine Erektion beginnt mit dem Erschlaffen der Schwellkörpermuskulatur. Dadurch vergrößern sich die Hohlräume in den Schwellkörpern. Blut strömt ein. Der Penis wächst. Die sich ausdehnenden Schwellkörper drücken auf die Venen. Das drosselt den Abfluss des Blutes, der Penis versteift. Kontrahiert sich die Beckenbodenmuskulatur, versteift er noch mehr. Und der Blutdruck im Penis steigt auf über 400 mmHg (Seite 195).

So reckt sich der sensible Pilz, die Eichel des Mannes, in die Höhe. Die Vorhaut, die sonst die zarte Haut der Eichel schützt, zieht sich zurück – damit die Eichel mit ihren Nervenenden die Vagina abtasten kann und Mann noch mehr Lust kriegt. Unter der Vorhaut sitzen übrigens kleine Drüsen, die ein öliges Sekret produzieren. Das verhindert, dass Eichel und Vorhaut verkleben.

Wenn der kleine Mann nicht will

Scheitert der Geschlechtsverkehr an einem zu schlaffen Glied, und das mindestens sechs Monaten lang, spricht man von einer erektilen Dysfunktion. Die hat beinahe jeder fünfte über 30-Jährige. Deshalb war die kleine, rhombenförmige Pille in den letzten Jahren so erfolgreich. Weil man lieber eine Pille schluckt, statt nach den Ursachen zu suchen. In vielen Fällen findet man die in der Seele. Depressionen, Stress, partnerschaftliche Probleme, Versagensängste legen den kleinen Mann da unten flach. Oder es liegt an einer Hormonstörung, Schäden am Schwellkörpergewebe – und nicht selten an Problemen mit der Blutversorgung. Alkohol, Nikotin, Bewegungsmangel, falsches Essen rauben Ihm das Stehvermögen. Was für das Herz gilt, gilt auch für Ihn (Seite 203).

Potenz-Check für den Mann

Dr. Axel-Jürg Potempa, Facharzt für Sexualmedizin in München, empfiehlt seinen männlichen Klienten:»Kleben Sie vor dem Einschlafen zwei Ringe aus den Randstreifen eines Briefmarkenbogens um den Penis. Und am Morgen schauen Sie, ob sie auseinandergerissen sind oder nicht.« Kriegt Mann seine Morgenlatte, weiß man nämlich, dass Potenzprobleme psychisch sind. Mit der Durchblutung stimmt noch alles.

Erhebendes

Verstopfte Blutgefäße lassen Ihn hängen. Ein niedriger Testosteronspiegel raubt beiden die Lust. Was tun?

> **Abnehmen bei Übergewicht:** 5 Kilo weniger erhöhen den Testosteronspiegel um 30 Prozent. Denn in der Fettzelle sitzt ein Enzym namens Aromatase. Das wartet nur darauf, aus Testosteron Östrogen zu basteln – das dann auch noch einen Busen wachsen lässt.

> **Rauchen aufhören:** Bei rauchbedingtem Sauerstoffmangel kann sich der Schwellkörper mangels Stickoxid nicht entspannen. Ein Raucher hat ein um 60 Prozent höheres Impotenzrisiko als ein Nichtraucher.

> **Stress abbauen:** Die Stresshormone Adrenalin und Kortisol führen dazu, dass der Hypothalamus die Produktion von Sexualhormonen drosselt, von Testosteron. Und wenn Testosteron abnimmt, schmälert das auch die Lust. Also: Stress abbauen mit 30 Minuten Bewegung täglich, ein bisschen Yoga und Magnesium. Bewegung und Entspannung sorgen für mehr Testosteron. Und Magnesium weitet die Arterien – dann dringt auch wieder mehr Blut in den Schwellkörper.

> **Bewegen:** Studien zeigen, dass sogar die schon vorhandene Impotenz verschwindet, wenn man täglich läuft und den Beckenboden trainiert (Übungen Seite 364). Und zwar wirkt Sport besser als Potenzmittel.

PROSTATA – FÜR MÄNNER EIN RÄTSEL

Was ist der Unterschied zwischen der Prostata und einer Brust? Pathologen, die eine Gewebeprobe der männlichen Vorsteherdrüse unter dem Mikroskop betrachten, sehen: Das Gewebe der Prostata unterscheidet sich kaum von dem der weiblichen Brust. Darum trägt die Prostata auch in Fachkreisen die Bezeichnung »männliche Brust« … Wie aber sieht es mit dem Wissen um den kastaniengroßen Drüsenkörper bei Männern

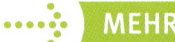

MEHR WISSEN

Viagra, Cialis, Levitra & Co.

Sie hemmen ein Enzym am Schwellkörper, das PDE-5 heißt. Dieses Enzym baut Stickoxid (NO) ab. Stickoxid stellt die Blutgefäße weit, das erhöht die Durchblutung. Das tut Bewegung übrigens auch. Ohne Nebenwirkungen. Immerhin gibt es mehr als 250 Herztodesfälle durch Viagra. Auch Ginseng erhöht Libido und Stehvermögen – durch mehr NO. Die Natur weiß schon, wie sie Arten erhält.

allgemein aus? Im Grunde katastrophal. Urologen kritisieren, dass nur wenige eine Ahnung davon haben, wo ihre Vorsteherdrüse liegt.

Der französische Chirurg Ambroise Paré gab der 20 Gramm leichten Drüse im 16. Jahrhundert den Namen »Prostata« (aus dem Griechischen = davor stehend). Die Vorsteherdrüse liegt hinter dem Schambein im kleinen Becken und umschließt unterhalb der Harnblase die Harnröhre – diese führt direkt durch die Prostata hindurch. Wand an Wand wohnt sie vor dem Mastdarm (Rektum). Deshalb lässt sich die Prostata im Rahmen der Vorsorgeuntersuchung auch vom Urologen so gut über den Darm abtasten.

Lunch-Paket fürs Spermium

Die Prostata besteht aus 40 Einzeldrüsen, die jeweils von einer Bindegewebskapsel und einem Muskel umgeben sind. Die Prostata produziert und speichert eine Nährflüssigkeit. Bei jedem Samenerguss mengt sie ihren Saft dazu. Und schickt den Cocktail in die Harnröhre.

Das Prostatasekret, etwa 30 Prozent des Spermas, enthält unter anderem Eiweiß, Enzyme, Zucker, Cholesterin, Zink und Zitronensäure. Es fördert die Beweglichkeit und Überlebensfähigkeit der Spermien und verleiht dem Ejakulat sein milchiges Aussehen.

Auch am Hormonstoffwechsel ist das Drüsenorgan beteiligt: Es wandelt mit Hilfe eines Enzyms namens 5-alpha-Reduktase das männliche Sexualhormon Testosteron in seine biologisch aktivste Form um, in das Dihydrotestosteron. Und das sorgt dafür, dass die Prostata ihre Sekrete produziert, dass dem Mann ein Bart und Brusthaare wachsen, dass er in den Stimmbruch kommt, dass er Lust hat, dass Muskeln wachsen, dass er dynamisch ist – und dass ihm die Haare am Kopf bei genetischer Veranlagung irgendwann ausfallen. Das alles klappt ohne Probleme, solange die Prostata gesund ist.

Ach du dicke Prostata!

Groß wie eine Kastanie liegt die Prostata hinter dem Schambein. Ab 45 Jahren beginnt die Prostata bei vielen schleichend zu wachsen, zum Glück ist das meist gutartig. Ab 50 hat jeder dritte Mann eine zu große Prostata, ab 60 jeder zweite. Ab dem Alter von 70 leiden zwei von drei Männern unter der benignen Prostatahyperplasie (BPH) – einer gutartigen Prostatavergrößerung, bei der die wuchernde Vorsteherdrüse zunehmend die Harnröhre einengt. Experten führen die Wucherung auf einen veränderten Hormonstoffwechsel zurück.

Zu Anfang merkt man nichts. Dann lässt der Druck beim Urinieren nach. Da die Prostata die Harnröhre abschnürt, muss man häufiger auf die Toilette – auch nachts. Es tröpfelt nur noch, man braucht oft minutenlang. Und hat das Gefühl, als ob sich die Blase nicht mehr richtig entleert. Unbehandelt, kann sich der Harn im letzten Stadium der Erkrankung bis in die Nieren zurückstauen. Was dann zu Nierenversagen führt. Kostet im schlimmsten Fall das Leben.

Die Vorsorgeuntersuchung ab 45 kostet nichts. Nur die Überwindung, hinzugehen. Bislang tun das nur 15 Prozent der Männer (Seite 366).

Was sie zum Schrumpfen bringt

Ist die Wucherung gutartig, gibt es mehrere Therapiemöglichkeiten, die Prostata medikamentös zu verkleinern oder ihre Muskulatur zu entspannen, damit der Harnweg nicht mehr so eng ist. Auch Präparate mit Pflanzenwirkstoffen aus Kürbis, Sägepalmenfrucht, Brennnesselwurzel können die Beschwerden lindern. Etwa 20 Prozent aller Patienten müssen sich irgendwann jedoch operieren lassen.

Wie Mann vorbeugen kann

› Kürbiskerne: Knabbern Sie statt ungesunder Chips mal leckere, nussige Kürbiskerne. Sie helfen, die Beschwerden einer Prostataschwellung zu lindern. Gesunde Dosis: 10 bis 20 Gramm täglich.

> Ab und zu Soja (Tofu, Joghurt, Sprossen) essen: Der Biostoff Equol senkt das Risiko, an Prostatakrebs zu erkranken. Asiaten, die viel Soja verzehren, leiden seltener an Prostatakrebs.

> Tomaten: Bei Tomatensauce, -suppe und Ratatouille kräftig zugreifen. Denn gekochte Tomaten senken das Risiko für Prostatavergrößerungen.

> Capsaicin, der Scharfmacher in Chilischoten, treibt Prostatakrebszellen in den Selbstmord. Bei Mäusen verminderte ein Extrakt aus den Schoten

das Wachstum der Krebszellen um 80 Prozent. Ein Mann, der 100 Kilogramm wiegt, müsste allerdings 3-mal wöchentlich 36 mexikanische Chilischoten essen, um seine krebshemmende Dosis von 400 Milligramm Capsaicin abzukriegen. Also: Früh und dafür klein anfangen, öfters mal Spaghetti »alio e olio« essen, mit Knoblauch, Olivenöl und viel Chili.

> Raus in die Sonne, täglich mindestens 15 Minuten: Mehrere Studien zeigen, dass Sonne auch das Risiko für Prostatakrebs senkt – diese Krebsart ist in sonnenverwöhnten Ländern deutlich seltener.

KURZ GEMELDET Der sexte Sinn

Samen von Nobelpreisträgern: In den USA werden jährlich etwa 30 000 Kinder durch Samenspenden gezeugt. In Deutschland sind es etwa 1 500. Der US-Millionär Robert Graham wollte in den 1980er Jahren eine Samenbank für Genies gründen, mit dem Sperma aller Nobelpreisträger. Er scheiterte.

Künstliche Befruchtung: Am 25. Juli 1978 kam die Engländerin Louise Brown zur Welt. Das erste Retortenbaby. Eine dem Eierstock entnommene Eizelle wurde im Reagenzglas mit Sperma befruchtet und der Frau wieder eingesetzt. Damals eine Sensation, die Medizingeschichte schrieb – und kein Einzelfall blieb: Bis heute wurden weltweit mehr als 3 Millionen Kinder im Reagenzglas gezeugt. Allein in Deutschland kommen jedes Jahr 10 000 dazu, also etwa 1,3 Prozent aller Geburten. Für Eltern mit unerfülltem Kinderwunsch ein Segen.

Hohe Messlatte: Die Argentinische Ruderente ist stolzer Besitzer eines Penis, der bis zu 42,5 cm misst. Die Ente selbst wird nur etwa 40 cm groß. Neidisch? Wer will, kann seinen Penis groß denken: mit Autosuggestion, sagt Gary Griffin, US-Guru für Penisvergrößerung.

Dank Viagra im Gelben Trikot? Viagra im Wasser hält Schnittblumen länger frisch. Und auf dem Berg den Radler. Mediziner verabreichten Versuchspersonen Viagra und ließen sie in simulierter Höhenluft 6 Kilometer auf dem Fahrradergometer strampeln. Bei manchen stellten die Forscher eine Leistungssteigerung um 45 Prozent fest. Der Grund: Viagra fördert die Durchblutung der Lunge, was das Sauerstoffdefizit in dünner Höhenluft ausgleicht. Gefundenes Fressen für Radprofis: Endlich ein Mittel, das die Radlerkrankheit Impotenz kuriert und gleichzeitig zum Etappensieg verhilft. Wäre da nicht die Dopingliste …

Jungen-Krise wegen Krisen-Mädchen: In Krisenzeiten kommen mehr Mädchen als Jungen auf die Welt. US-Forscher vermuten: Der Körper schwangerer Frauen stößt in Stresssituationen eher männliche Föten ab, weil sie anfälliger und schwächer als weibliche sind. Krieg oder Naturkatastrophen lösen ein Krisenmanagement im Körper der werdenden Mütter aus, das schwache Babys rigoroser als in gewöhnlichen Zeiten ausmustert. Übrigens: Die Jungs, die in Krisenzeiten zur Welt kommen, sind besonders robust und werden sehr alt.

Vom Wunder-vollen Schoß der Frau

Letztens las ich in einer Umfrage, die Vagina sei der Körperteil, von dem jede zweite Frau meint, am wenigsten zu wissen. Na ja, sie liegt ja auch ziemlich versteckt. Aber längst nicht so versteckt wie das Herz, die Leber. Aber über die steht vielleicht mehr in den Zeitschriften.

IM DUNKELN: DIE VAGINA

Außen liegt die Vulva, auch Scham genannt, mit großen und kleinen Schamlippen und dem behaarten Venushügel. Zwei Drüsen im unteren Drittel der großen Schamlippen halten den Scheidenvorhof feucht. Am oberen Ende der kleinen Schamlippen sitzt die Klitoris. Sie setzt sich in die Tiefe fort, ist sage und schreibe 11 Zentimeter lang, hat eine eigene Vorhaut und unendlich viele Nervenenden …

Die Vagina oder Scheide führt ins Innere der Geschlechtsorgane: vom Scheidenvorhof zwischen den kleinen Schamlippen zur Gebärmutter. Der muskulöse Kanal ist 6 bis 10 Zentimeter lang und 2 bis 3 Zentimeter breit. Und er kann bei der Geburt so weit werden, dass ein ganzes Baby durchpasst.

Gibt's den G-Punkt?

Ein weiteres Zentrum der Lust, dessen Vorhandensein merkwürdigerweise immer noch umstritten ist: der etwa 2 Zentimeter große G-Punkt. Sie finden ihn etwa 5 Zentimeter vom Scheideneingang entfernt an der Vorderwand der Vagina zur Bauchdecke hin. Oder auch woanders – oder auch gar nicht. Nicht jede Frau findet die Stimulierung des G-Punktes anregend, genauso wie es nicht jede Frau mag, wenn man ihre Brüste berührt. Der G-Punkt macht übrigens nicht nur Lust, sondern lindert auch den Schmerz bei der Geburt.

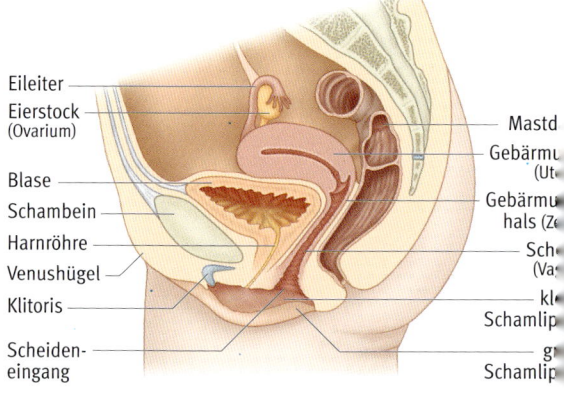

Eileiter
Eierstock (Ovarium)
Blase
Schambein
Harnröhre
Venushügel
Klitoris
Scheideneingang

Mastd
Gebärmu (Ut
Gebärmu hals (Ze
Sch (Va
kl
Schamlip
g
Schamlip

DIE WEIBLICHEN GESCHLECHTSORGANE liegen hinter Schambein und Harnröhre. Am Ende der Scheide befindet sich der Muttermund, der Eingang zum Gebärmutterhals. Das Ei springt vom Eierstock in den Eileiter, dort trifft es auf die Spermien, wird von einem befruchtet und nistet sich in der Gebärmutter ein.

Seine Stimulation führt nämlich zur Ausschüttung von Endorphinen, die wie ein Schmerzmittel wirken. Aber bis zur Geburt ist es noch lange hin. Erst einmal dient die Vagina beim Sex als »Futteral« für den Penis – und mit den Lustpunkten schenkt die Natur der Frau Freude an der Fortpflanzung.

Übrigens: Wenn Sie ein Baby wollen, dann werfen Sie den Besucher schnell raus. Denn es ist wichtig, dass die durch viel Blut geweitete Vagina so schnell wie möglich wieder enger wird. Dann taucht der Muttermund von oben in den Samenteich, der sich unterhalb der Gebärmutter hinten in der Scheide gesammelt hat.

Das große Fressen

Eine Million kleiner Kaulquappen hat sich auf den Weg durch die Scheide gemacht. Sie suchen nun den Einstieg in den Gebärmutterhals. Möglichst schnell müssen sie die saure Scheide verlassen, sonst gehen sie ein. Aber im Gebärmutterhalskanal droht die nächste Gefahr, dort startet das große Fressen: Weiße Blutkörperchen verleiben sich die Fremdlinge ein. Nur etwa 100 bis 1000 Spermien entkommen in die Gebärmutter. Dort können die Spermien ein paar Tage lang überleben.

GEBÄRMUTTER UND EIERSTÖCKE

Auch die Gebärmutter müssen die Spermien jetzt noch überwinden, bis sie am Ziel sind, in den Eierstöcken.

Die Gebärmutter, der Uterus, liegt im Becken wie eine auf dem Kopf stehende Birne – mit einem langen Hals, der ein Drittel ihrer Größe ausmacht und mit dem Muttermund in die Scheide mündet. Der Uterus ist ein hohles Organ, das aus drei Schichten besteht: Außen die glatte Serosa, in der Mitte liegt die unglaublich dehnbare Muskulatur, die mit dem Fötus wächst. Gegen Ende der Schwangerschaft ist die Gebärmutter übrigens der größte Muskel der Frau. Innen kleidet die Birne eine Schleimhaut aus, die monatlich abgestoßen wird – es sei denn, es nistet sich ein Ei ein.

Das ist von einem der Eierstöcke herbeigewandert. So ein Eierstock ist übrigens gar kein Stock. Er ist ein pflaumengroßes Ei. Wiegt etwa 7 bis 14 Gramm. Beide Eierstöcke sind an feinen, elastischen Bändern rechts und links an der Gebärmutter aufgehängt.

Die eiförmigen Stöcke haben ein fransiges Mützchen auf: Der Eileiter überstülpt sie wie ein Trichter und mündet 10 Zentimeter später spaghettidick in die Gebärmutter. Das Trio liegt tief unten im Becken. Man kann jeden Eierstock mit zwei Fingern ertasten, mit einem durch die Vagina nach rechts oder links oben fühlend, mit dem anderen über die Bauchdecke.

MEHR WISSEN

Wie weibliche Hormone wirken

Östrogene: Sie verursachen den Eisprung, veranlassen in der ersten Zyklushälfte den Aufbau der Gebärmutterschleimhaut, fördern das Brustwachstum. Sie hemmen den Knochenabbau, polstern die Haut, senken den Cholesterinspiegel, verjüngen die Schleimhäute und das Gehirn, schützen Nervenzellen vor Schäden, das Hirn vor Alzheimer.

Progesteron ist in der zweiten Zyklushälfte das dominierende Hormon. Es bereitet die Gebärmutter auf das Einnisten der befruchteten Eizelle und die Brustdrüse auf die Milchproduktion vor. Es erhöht die Körpertemperatur um etwa 0,2 bis 0,6 °C. So kann Frau Temperatur messend ihren Eisprung orten. Es bremst den Kollagenabbau und damit Cellulite, stärkt die Venenwände und gilt als Antistresshormon.

Androgene: Die »männlichen« Hormone Testosteron und Androstendion werden im Hoden, in geringen Mengen im Eierstock und in der Nebenniere gebildet. Die Frau baut den Großteil in Östrogen um. Androgene steuern die Libido, straffen das Bindegewebe, fördern die Umwandlung von Fett in Energie und den Muskelaufbau.

Die Pille: Ihre Hormonkombination täuscht eine Dauerschwangerschaft vor. Darum findet kein Eisprung statt. Und weil der Körper glaubt, dass er ein Baby austrägt, nistet sich auch keine Eizelle in der Gebärmutterschleimhaut ein. Übrigens: Die Pille steht auch in Verdacht, das sexuelle Verlangen der Frau zu mindern. Selbst dann noch, wenn sie die Pille absetzt, kann ein lustmindernder Stoff im Blut stark erhöht bleiben, das SHBG, das sexualhormonbindende Globulin.

Ei- und Hormonproduktion

Die Eierstöcke bereiten die Frau, Monat für Monat Eier produzierend, auf eine mögliche Schwangerschaft vor. Sie schicken rund um die Uhr Hormone ins Blut, die Lust und Laune steuern, die Haut polstern, das Bindegewebe straffen, Zellen jung halten und auch die Knochen stärken. Eierstöcke (Ovarien), Eileiter (Tuben) und Gebärmutter (Uterus) arbeiten fein aufeinander abgestimmt, eng verschaltet mit der Hormonsteuerzentrale im Gehirn, sodass schon kleinste Störungen das Zusammenspiel aus dem Lot bringen. Deswegen, meine Herren, schwankt unsere Stimmung auch. Nur deswegen.

Ein etwas tieferer Einblick

Das Oberflächengewebe jedes Eierstocks besteht aus dem sogenannten Mark und der Rinde. Im Mark entstehen auch männliche Geschlechtshormone (Androgene) wie das Testosteron – allerdings nur rund ein Zwölftel der Menge, die der Hoden produziert. In der Eierstockrinde (Cortex ovarii) warten unreife Eizellen in Follikeln (lateinisch für Schlauch, Sack, Bläschen).

 MEHR WISSEN

Eierstockspende

In den USA wurde 2005 weltweit erstmalig nach einer Eierstocktransplantation ein Baby geboren. Eine 25-Jährige, die seit ihrem 14. Lebensjahr keine Regelblutungen mehr hatte, konnte nicht Mutter werden. Auch künstliche Befruchtungen schlugen fehl. Ihre (eineiige) Zwillingsschwester, die bereits drei Töchter zur Welt gebracht hatte, spendete schließlich einen Eierstock. Fünf Monate später war die Amerikanerin schwanger – im Juni 2005 kam ihre sieben Pfund schwere Tochter Anna Grace kerngesund zur Welt.

Viele, viele nette Babys

Rund eine Million unreife Eizellen hat ein Mädel, wenn es auf die Welt kommt. Sie schwimmen in kleinen Hüllen, die man Primärfollikel nennt. Eine Million potenzielle Babys. Doch bis zur Pubertät gehen die meisten zugrunde, rund 40 000 bleiben übrig. Aber nur 400 bis 500 reifen zum befruchtungsfähigen Ei heran. Unsere biologische Uhr. Denn die Eizellen bestimmen, wie lange eine Frau fruchtbar ist (bis zu 40 Jahren) und wann sie in die Wechseljahre kommt. Ist der Vorrat verbraucht, ist die Menopause da.

Zumindest hieß es das, bis vor zwei Jahren Jonathan Tilly von der Harvard-Universität die These aufstellte, dass ausgewachsene Mäuseweibchen durchaus noch neue Eizellen produzieren können. Dann könne das, so die Meinung des Forschers, die Frau wohl auch. Zum Wechsel komme es nur, weil alte Eizellen schnell sterben. Mann, wurde der angegriffen!

Doch nun haben australische Forscher in Sisyphusarbeit die Eizellen von Mäusen gezählt und festgestellt: Die Eizellen nehmen gar nicht ab. Es muss eine Mäuse-Eizell-Quelle geben. Und die hat wiederum Tilly gefunden: Eizellenvorläufer im Knochenmark der Mäuse. Natürlich vermutet er, dass, was für Mäuse gilt, auch für Menschen wahr ist. Und dann findet die Forschung bestimmt auch eine Möglichkeit, wie Frauen noch im fortgeschrittenen Alter zum eigenen Baby kommen, auch ohne Transplantation.

Zurück zum Ei: Weil die heranreifenden Follikel auch Östrogene produzieren, kommt es in den Wechseljahren zu einem drastischen Abfall der weiblichen Sexualhormone im Blut. Etwa jede dritte Frau entwickelt mindestens ein, zwei Jahre lang die typischen Wechseljahrsbeschwerden wie Hitzewallungen, Schlafstörungen oder Depressionen – bis sich Gehirn und Körper auf die neue Hormonsituation eingestellt haben. Mehr dazu auf Seite 362.

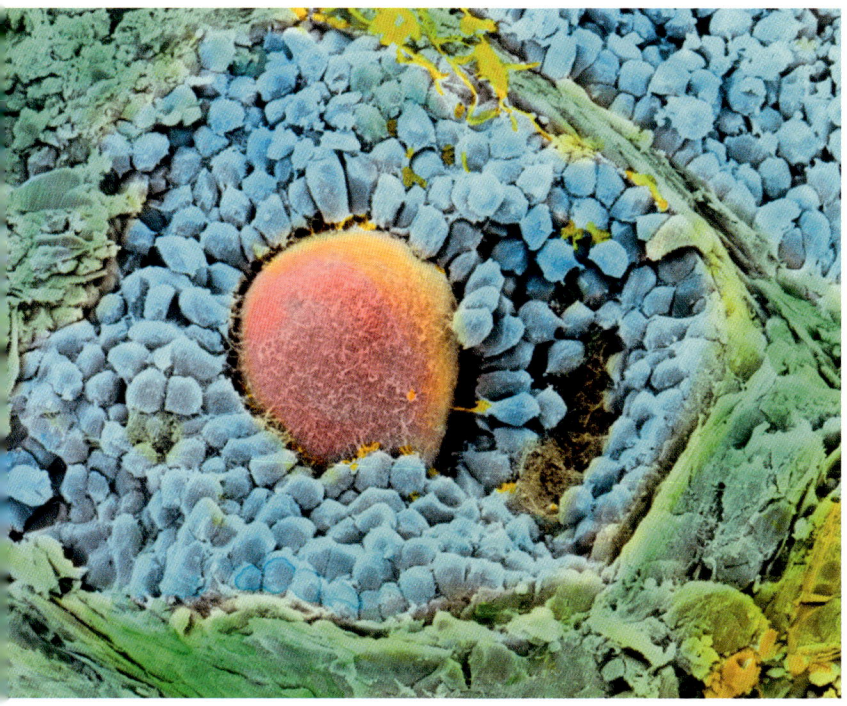

EINE EIZELLE in dem sie umgebenden Eibläschen (Follikel). In der Mitte der Rasterelektronenmikroskop-Aufnahme sehen Sie das sich entwickelnde Ei. Die Bindegewebshülle (grün) außen herum produziert Hormone. Die Granulosazellen (blau) betten das Ei ein und ernähren es. An der sich bildenden Höhle sieht man, dass sich der Follikel weiterentwickelt zum sprungreifen Eibläschen. Nach dem Eisprung bildet sich aus der verbliebenen Hülle der Gelbkörper.

DIE EIZELLE AUF REISEN

Jeden Monat reifen in beiden Eierstöcken mehrere Eier in ihren Follikeln heran, angeregt durch das FSH (follikelstimulierendes Hormon) aus der Hypophyse (Hirnanhangsdrüse). Und die Follikel entwickeln sich zu Hormondrüsen. Sie produzieren unter anderem Östradiol und Östrogen.
Aber nur eine Eizelle schafft es, zur sprungreifen Größe von 2,4 Zentimetern heranzuwachsen – sie verdrängt die Konkurrenten, sie gehen zugrunde. Welcher der beiden Eierstöcke dabei den Sieger stellt, ist reiner Zufall. Die dicke Eizelle in ihrer Hülle rückt gemütlich im Eierstock aus dem Markgewebe Richtung Rinde vor – bis der Follikel etwa am 14. Tag des Zyklus plötzlich platzt. Die Eizelle springt in die Trichteröffnung des Eileiters. Manche Frauen spüren den Eisprung sogar in der Zyklusmitte als ein kurzes oder längeres Stechen oder Ziehen, zumeist auf einer Seite. Das nennt man dann Mittelschmerz.

Die 2 Millimeter langen Mützenfransen des Eileiters fangen die Eizelle auf. 3 Minuten später macht sie sich auf die Reise durch den Eileiter zur Gebärmutter. Das dauert 4 bis 5 Tage. Nun haben die Spermien 12 bis 24 Stunden Zeit, die Eizelle aufzuspüren und im Eileiter zu befruchten.
Der Körper lässt nichts ungenutzt. Das im Eierstock verbliebene Follikelgewebe baut sich unterdessen zu einer Hormonfabrik namens Gelbkörper um, indem es einen leuchtend gelben Farbstoff einlagert. Der Gelbkörper stellt das Hormon Progesteron her, auch Gelbkörperhormon genannt. Aus der Pille kennen Sie das als Gestagen: der künstliche Nachbau des Hormons, der dem Körper Schwangerschaft vorgaukelt.

Das Progesteron und die Menstruation

Progesteron bereitet den Körper auf die Schwangerschaft vor, veranlasst die Gebärmutter, eine dickere Schleimhaut aufzubauen, und Drüsen in der Scheide, mehr Schleim abzusondern.

Kommt ein unbefruchtetes Ei in der Gebärmutter an, schrumpft der Gelbkörper und beginnt nach sieben Tagen, auszutrocknen. Die Progesteronproduktion nimmt ab, die Gebärmutter stößt ihre Spezialeinrichtung fürs Baby, die verdickte Schleimhaut, und die Eizelle ab – die Menstruation. Der Zyklus beginnt von vorn. Und vielleicht wird es im nächsten Monat ein Baby.

 BODY & MIND

Das (zweit)schönste Gefühl der Welt

Vor die Geburt hat die Natur den Orgasmus gesetzt. Gäbe es ihn nicht, wären wir wahrscheinlich längst ausgestorben.

Der Orgasmus krönt den Geschlechtsverkehr – der laut Statistik im Schnitt nur 2.50 Minuten dauern soll, uns aber länger vorkommt: Der Mann meint, er hätte 4.31 Minuten Sex gehabt und die Frau 5.30 Minuten. Vorspiel und Nachspiel kennt die Statistik nicht. Natürlich gibt es auch Schnellkommer und Langkönner. Also, wer es wirklich wissen will, sollte lieber selbst mal die Stoppuhr nehmen.

Der Orgasmus des Mannes dauert (je nach Infoquelle) 4 oder 12 Sekunden. Die Frau darf von 7 bis 107 Sekunden das wohlige Erschauern, die rhythmische Kontraktion der Muskeln, das Entladen der sexuellen Spannung genießen. Im Hirn tobt ein Feuerwerk der Nervenzellen, vor allem im limbischen System. Dopamin, Noradrenalin, Serotonin, Oxytocin, körpereigene Opiate sorgen für tiefe Entspannung und pures Glück. Männer ejakulieren meist mit dem Orgasmus – und brauchen für die nächste Runde eine Erholungspause. Orgasmus heißt so viel wie: am Glück nippen. Liegt dann das Baby auf dem Bauch, ertrinkt man darin ...

Sensibles Hormongleichgewicht

Leistungssportlerinnen kriegen ihre Regel nicht mehr, sie produzieren zu viel Testosteron. Starker Stress löst indirekt einen Progesteronmangel aus – weil der Körper aus Progesteron das Stresshormon Kortisol bastelt.

Viele Hormone spielen eine Rolle im Zyklusgeschehen. Neben Stress können Infekte, Hungern oder zu fette Nahrung die feine Balance der Hormone so stören, dass nicht nur der Zyklus aus dem Ruder läuft, sondern der gesamte Stoffwechsel. Das kann sich im Gehirn bemerkbar machen, in den Knochen, im Energiehaushalt ...

EIZELLE BEREIT ZUM EMPFANG!

Und noch mal zurück zum Ei – und zu den Spermien: Passt alles zusammen und die Frau hat Sex »in time«, dann stehen die Chancen für die Begegnung mit einem Spermium nicht schlecht.

Hat ein Spermium den langen Weg zum Eileiter geschafft und dort die Eizelle, die nur acht Stunden lang fruchtbar ist, erwischt, dann verschmelzen beide zur Zygote. Unmittelbar darauf bildet sich eine Schutzhülle um die Eizelle. Die anderen Spermien müssen draußen bleiben.

Mamas Augen, Papas Hirn

Die Zygote enthält in ihrem Kern das Erbmaterial von Mama und Papa. Codiert auf je 23 bunten Fäden namens Chromosomen mit unzähligen Genen (Seite 19), die all die guten und schlechten Anlagen tragen, wie blaue Augen, lange Nase, gute Leber, heller Kopf, starke Knochen, schwache Nerven ... Und je ein Chromosom von Mama und Papa bilden dann ein Paar. Sodass 23 Chromosomenpaare vorliegen. Eines davon definiert das Geschlecht. Die Mutter liefert immer ein X-Chromosom. Und der Vater entweder ein X- oder ein Y-Chromosom. Kommt das Y-Chromosom dazu, wird's ein Junge.

Teilen und Teilen und Einnisten

30 Stunden nach der Befruchtung teilt sich die Eizelle erstmals. Gene haben eine Kopie von sich hergestellt, und das identische Erbmaterial wird auf 2 Tochterzellen verteilt. Und die teilen sich wieder, nach 40 Stunden hat man 4 Zellen, dann 8, nach 3 Tagen 16 … Nach 4 Tagen erreicht eine runde Himbeere (Morula) die Gebärmutter. Daraus bildet sich ein 0,1 mm großer Ballon aus 100 Zellen, mit Flüssigkeit gefüllt, genannt Blastozyste. Und die wächst weiter und nistet sich in der Gebärmutterschleimhaut ein.

Der Mutterkuchen und das Teststäbchen

Für kurze Zeit ernährt die Gebärmutterschleimhaut die eingenistete Blastozyste. Ab der dritten Woche übernimmt den Job der Mutterkuchen, die Plazenta. Sie ist mit dem wachsenden Embryo über die Nabelschnur verbunden, in der zwei Arterien und eine Vene verlaufen. Die Plazenta versorgt so den Embryo mit Sauerstoff und frischem Blut, tauscht verbrauchtes Blut gegen frisches aus, führt Abfallstoffe ab und gibt Nährstoffe weiter. Und sie schützt das werdende Kind vor Krankheitserregern und Schadstoffen.

Die Plazenta bildet auch Hormone: Progesteron, Östrogen – und das HCG (Human Chorionic Gonadotropin). Das scheiden Schwangere mit dem Urin aus. Und das sieht man dann auf dem Teststäbchen.

Inzwischen knipsen im Inneren die Blastozyste Zellen unterschiedliche Gene an und aus. Aus dem Zellhaufen entwickeln sich ein Kopf, ein Schwanz, Augen, kleine Ärmchen, Ohren … nach zwei Monaten erkennt man eindeutig: ein kleines Menschenkind. Ab Ende des dritten Monats nennt man es Fetus oder Fötus.

Um sich herum hat der Fötus eine Schutzhaut namens Amnion: Sie produziert Fruchtwasser, schützt ihn vor Stößen und bewahrt die 70 Zentimeter lange Nabelschnur davor, abzuknicken.

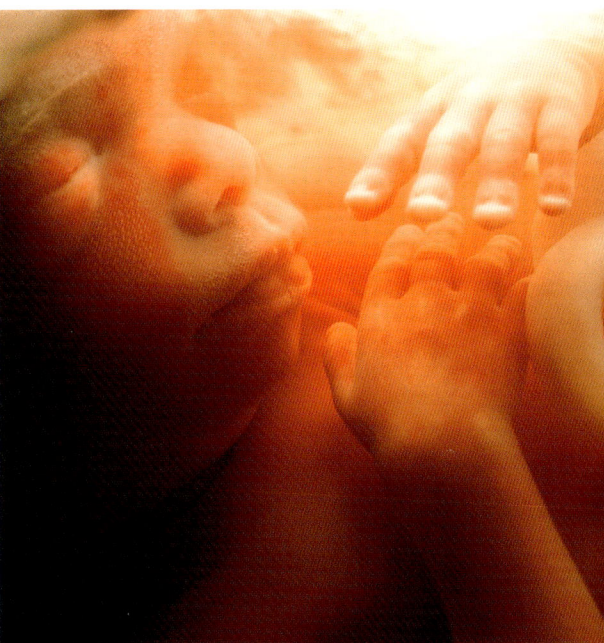

IM FÜNFTEN MONAT ist der Fötus weit entwickelt, er hat Augenbrauen, Finger, Zehen, Ohren … Der noch viel zu große Kopf wird künftig langsamer wachsen. Rechts sieht man ein Stückchen Nabelschnur, die das kleine Wesen mit Sauerstoff und Nährstoffen versorgt.

DIE WEHEN UND DAS GRÖSSTE GLÜCK

280 Tage nach der Befruchtung liegt der Kopf unten am Muttermund.

Die Hypophyse schüttet das Liebeshormon Oxytocin aus. Die Wehen beginnen. Die Fruchtblase platzt, bis zu einem Liter Fruchtwasser tritt aus. Der Muttermund öffnet sich durch ein von den Eierstöcken ausgesendetes Hormon. Erst um einen halben Zentimeter, später dann um zehn. Die Gebärmutter kontrahiert sich, erst alle 20 Minuten, dann alle 1 bis 2 Minuten. Dann dauern die Wehen auch 1 Minute lang. Und nun heißt es pressen. Und durchhalten – das Ganze kann bei einer Erstgeburt 15 bis 24 Stunden dauern.

Und dann ist es da!

Die Nabelschnur wird abgetrennt. Die Plazenta, Blut, Flüssigkeit, Gebärmuttergewebe folgen noch als sogenannte Nachgeburt.

Auf Mamas Bauch liegt das größte Wunder, das uns das Leben schenken kann: ein Menschenkind, mit winzigen Fingern, die sich bald die Welt ertasten, Augen, die über alles staunen werden, Beinen, die erst den kleinen und dann den großen Abenteuern hinterherlaufen …

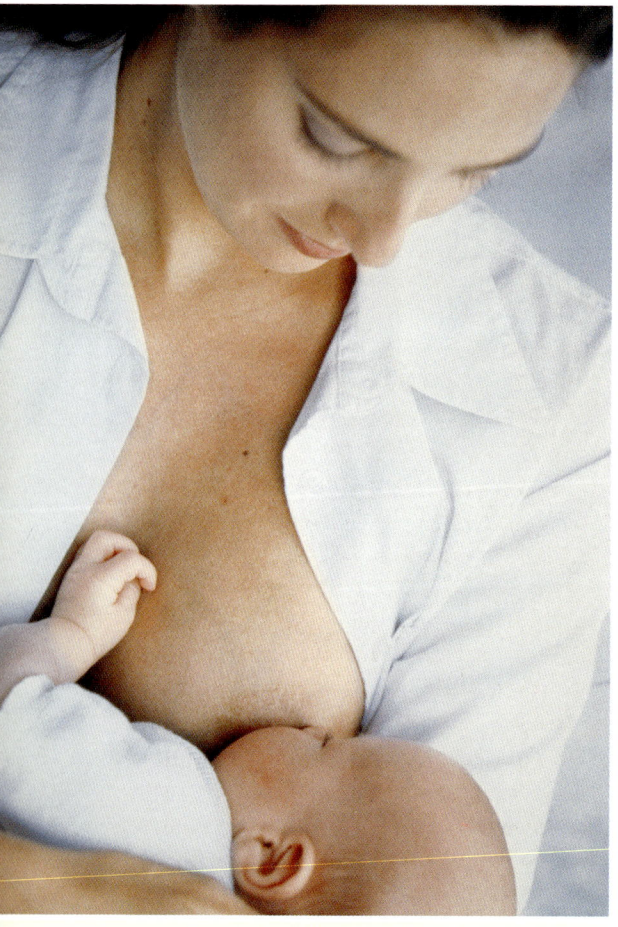

DIESE MILCHBAR passt sich der Nachfrage an. Wächst das Baby, fließt auch mehr Milch.

AM BUSEN DER NATUR

Dem Baby auf Mamas Bauch steigt ein verführerischer Duft in die Nase – und zu dessen Quelle will es jetzt erst mal hin: an Mamas Brust.

Nicht nur als Gratis-Milchbar, auch ansonsten ist die Brust ein wunderbares Geschenk der Natur an die Frau. Egal, ob groß oder klein. Eine Hochburg der Gefühle. Sensibel, weich, trostspendend.

Die Brust besteht aus straffem Bindegewebe, gepolstert mit Fett, und den Brustdrüsen, die Milch produzieren. Und hoffentlich nicht aus Silikon. Es krönt sie eine mit vielen Nerven bestückte Brustwarze mit einem malerischen Hof, der immer anders aussieht. Eine streichelnde Hand, ein suchender Babymund – und die Brustwarze richtet sich auf: »Hallo, hier bin ich!«

Der Fötus, egal ob männlich oder weiblich, hat übrigens noch zwei Milchleisten mit Milchhügeln von der Achsel bis zur Leiste. Wie die meisten Säugetiere sie haben. Die bilden sich wieder zurück, und übrig bleiben zwei Brustwarzen. Bildet sich ein Milchhügel nicht zurück, taucht eine dritte oder auch vierte Brustwarze auf. Das kennen Sie aus dem James-Bond-Film »Der Mann mit dem goldenen Colt«, in dem Roger Moore gegen den Mann mit den drei Brustwarzen kämpft. Der Mann hat übrigens deshalb Brustwarzen, weil die im Embryo schon angelegt werden, bevor es zur Differenzierung der Geschlechter kommt.

Wunderbare Milchbar

Babys Hunger stillen 20 Drüsenläppchen, die Milch produzieren. Milchgänge transportieren die Muttermilch zur Brustwarze. Kurz bevor sie dort einmünden, weiten sie sich zu den Milchsäckchen. Die dehnen sich bei der stillenden Frau von 1 bis 2 mm auf 8 mm Durchmesser aus und pumpen die Milch in den hungrigen Babymund.

Nach der Geburt schießt zunächst die Vormilch ein. Sie ist besonders reich an Immunstoffen für das Kind. Innerhalb von zwei Wochen reift die Vormilch zur Muttermilch, deren Menge bis zu einem Jahr lang stetig zunimmt. Und darin steckt alles, was das Baby braucht: 4,5 Prozent Fett, 7 bis 9 Prozent Kohlenhydrate, 0,9 Prozent Eiweiß sowie spezifische Immunstoffe, Mineralien, Vitamine, Enzyme und andere biologisch aktive Stoffe.

Natürliche Brustvergrößerung

In der Pubertät, wenn sich auf dem großen Brustmuskel in Höhe der dritten bis sechsten Rippe durch den Einfluss der Hormone Fettgewebe einlagert und die Milchdrüsen bilden, tritt eine kegelförmige Knospenbrust hervor. Im Laufe der Zeit rundet sich der Kegel ab. An der unteren Hälfte mehr als an der oberen. Bindegewebe strafft die beiden. Der größte Busen wiegt übrigens 50 Kilo, und die Dame hat einen Brustumfang von 220 Zentimetern.

Die natürliche weibliche Brust wiegt im Schnitt 250 Gramm und nimmt bis zur Geburt 500 Gramm zu. Nach dem Abstillen schrumpft die Brust wieder – die Haut bleibt leider oft ein wenig überdehnt. Wer sich noch ein Kind wünscht, sollte von der Idee absehen, sich die Brust straffen zu lassen. Dabei werden die Milchgänge zerstört. Das kann beim nächsten Milcheinschießen zu Milchstaus führen und zu verminderter Milchbildung.

Was hält die Brust straff?

Macht das Bindegewebe irgendwann schlapp, senkt sich die Brust. Dem kann man vorbeugen, indem man …

> … nicht dauernd einen BH trägt. Die ständige Entlastung des Bindegewebes und der Muskeln lässt die Brust schneller degenerieren.
> … beim Sport einen BH trägt. Ruckartige Belastungen, zum Beispiel beim Joggen, dehnen die Bindegewebssträngen namens Cooper-Ligamente, die Brust sinkt ab. Ein guter Sport-BH reduziert die Belastung um 75 Prozent.

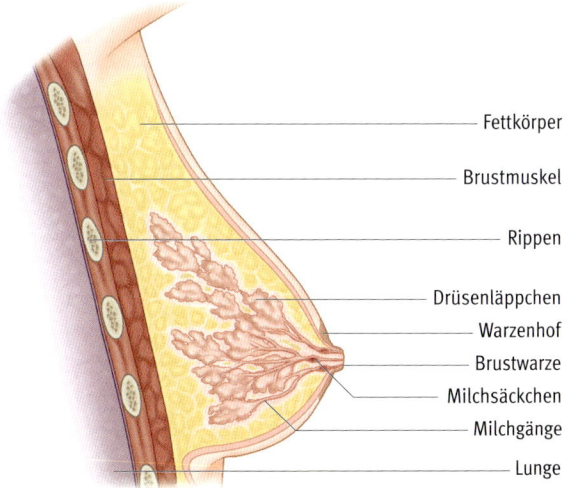

DIE WEIBLICHE BRUST besteht aus Drüsen-, Fett- und Bindegewebe. Der Fettanteil bestimmt die Größe. Stillen kann man auch mit kleiner Brust. Die Milch wird in den Drüsenläppchen produziert, die Milchgänge leiten sie weiter zur Brustwarze. Vorher sammelt sich die Milch in den Milchsäckchen. Sie dienen während der Stillzeit als Behälter und Milchpumpe.

> … regelmäßig ein Brustmuskeltraining macht.
> Oder man findet sich einfach damit ab, dass die Natur die unterschiedlichsten Formen hervorbringt – nicht nur bei den Männern, auch bei den Frauen. Es muss nicht alles perfekt sein.

DAS MAG FRAU NICHT HABEN

Eierstockzysten

Eierstockzysten sind mit Flüssigkeit gefüllte Hohlräume, die aus Eierstockgewebe entstehen und bis zu 25 cm groß werden können – und zu 95 Prozent harmlos sind. Die Symptome: Schmerzen rechts oder links im Unterbauch, Beschwerden beim Wasserlassen, manchmal unregelmäßige Blutung.

Zysten bilden sich aus Follikeln, und weil sie Hormone produzieren, können sie die Gebärmutterschleimhaut zu starkem Wachstum anregen, was zu starken Blutungen führt. Und sie können auch Akne auslösen. In den meisten Fällen verschwinden diese Zysten von selbst, in jedem Fall muss der Gynäkologe sie kontrollieren.

Gebärmuttermyome

Jede dritte Frau über 35 Jahren hat einen oder mehrere gutartige Tumore an der Gebärmutter, medizinisch als Myome bezeichnet. Myome müssen keinerlei Beschwerden machen. Oft kommt es aber zu Zwischen- und Schmierblutungen, verstärkter schmerzhafter Regelblutung, wehenartigen Krämpfen oder Druck auf Blase und Darm. Diese Wucherung des Muskelgewebes der Gebärmutter kann bis zu Grapefruitgröße heranwachsen. Östrogen fördert das Wachstum der Myome, deshalb bilden sie sich oft in den Wechseljahren von allein zurück. Auch die Gene (familiäre Häufung) scheinen eine Rolle zu spielen.

Myome können medikamentös geschrumpft, ausgetrocknet (Embolisation), ausgeschabt oder endoskopisch entfernt werden. Dabei besteht allerdings oft die Gefahr, dass auch die Gebärmutter entfernt werden muss.

Endometriose

Eine häufige Ursache für unerfüllten Kinderwunsch. Rund drei bis sechs Millionen Frauen in Deutschland leiden an dieser Erkrankung. Gutartige Wucherungen der Gebärmutterschleimhaut können als Einzelteilchen überall im Bauchraum versprengt sein. Und wie die Gebärmutterschleimhaut beginnen auch die versprengten Schleimhautteilchen, während der Periode zu bluten – auch im Bauchraum, Darm oder in der Blase. Kann das Blut nicht abfließen, entstehen oft Stauungen, Zysten oder Verwachsungen.

Die Ursachen sind noch nicht richtig erforscht. Italienische Wissenschaftler fanden heraus: Frauen, die überdurchschnittlich viel Fleisch essen,

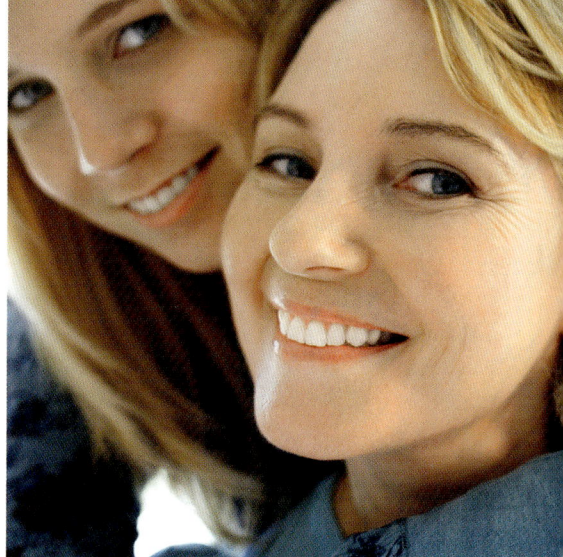

FRAUEN sollten sich als Genforscher betätigen: Haben Mutter oder Großmutter Myome oder Brustkrebs, sollten Sie unbedingt regelmäßig zur Vorsorge gehen. Früh entdeckt, ist sogar Brustkrebs zu über 90 Prozent heilbar.

haben ein doppelt so hohes Risiko für eine Endometriose. Auch viel Zucker und Weißmehl erhöhen das Risiko. Viel Obst und Gemüse senken dagegen das Risiko um rund 40 Prozent.

Meist verordnet der Arzt Medikamente mit Gestagenen. Auch eine rein gestagenhaltige Minipille kann die Beschwerden verbessern. Naturheilärzte raten dazu, die Ernährung auf vollwertige Mischkost umzustellen und auf Schweinefleisch zu verzichten.

PCO-Syndrom

Eine Insulinresistenz ist ganz häufig der Grund dafür, dass sich ein Babywunsch nicht erfüllt. Sie ist eine Ursache für das PCO-Syndrom (hoher Androgenspiegel und Zysten in den Eierstöcken), das unfruchtbar macht. Jede vierte Frau ist bereits insulinresistent. Nur wenige wissen das. Kann man messen, Seite 298.

Das Auf und Ab der Hormone

Das Leben versorgt uns mit Hormonschwankungen – die erste ereilt uns in der Pubertät. Mensch, ist da das Leben schwer, mal ganz abgesehen von den Pickeln und dem Stimmbruch.

Dann tauchen uns die Hormone in der Schwangerschaft in pures Glück – und danach oft in die Wochenbettdepression.

Drei Viertel aller Frauen stimmen die Hormone vor den Tagen nervös, wütend oder depressiv. Und dann tauchen wir noch mal in ein hormonelles Wechselspiel: die Menopause. In die Wechseljahre kommt übrigens auch der Mann. Zumindest meint das die eine Hälfte der Experten.

PMS – DAS LEIDEN VOR DEN TAGEN

PMS heißt prämenstruelles Syndrom – ein Bündel an Beschwerden, das 20 Prozent aller Frauen an sieben bis zehn Tagen vor den Tagen leiden lässt. Zum Beispiel an Angstzuständen, Müdigkeit, Reizbarkeit und Depressionen, Bauchkrämpfen, Wasseransammlung und Brustspannen, Heißhunger. Manche leiden so extrem, dass es Auswirkungen auf Beruf und Partnerschaft hat. Da sollte man wirklich zum Arzt gehen.

Die Ursachen sind unklar: Einige Mediziner vermuten einen Auslösermix aus psychischen Belastungen, hormonellen Schwankungen und ungesunder Lebensweise. Naturheilmediziner sehen PMS oft als ein Indiz für eine gestörte Entgiftung. Texanische Forscher halten eine Allergie gegen körpereigenes Östrogen und Progesteron für die Ursache.

Mit Sicherheit sind Schwankungen in den Hormonspiegeln für die psychischen Beschwerden zuständig. Die Hormone Östrogen und Progesteron wirken je nach ihrem Pegel stimulierend oder auch hemmend auf die Signalübertragung

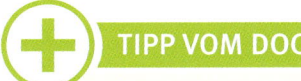

Lauter kleine Naturrezepte

Joghurttampon gegen Bakterien: Bewährtes Hausmittel bei leichter Scheideninfektion. Tampon 10 Minuten in probiotischen Joghurt tunken, etwa 1 Stunde lang in der Scheide lassen. Milchsäurebakterien gehören zur gesunden Keimflora, verdrängen Pilze und Krankmacherkeime.

Salbeitee gegen Hitzewallung: 1 TL zerkleinerte Salbeiblätter mit 150 ml kochendem Wasser übergießen, 10 Minuten ziehen lassen, abseihen. Kurmäßig über 3 bis 4 Wochen täglich 2 Tassen trinken. Salbei enthält Pflanzenöstrogen, bremst übermäßige Schweißproduktion, wirkt wie ein Bio-Antitranspirant.

Mönchspfeffer: Die Heilpflanze bringt die Hormone bei PMS ins Gleichgewicht – und hilft auch bei Wechseljahresbeschwerden.

Frauentee gegen PMS: Ein wirksames traditionelles Hausmittel. Es entkrampft und reguliert Stimmungsschwankungen. Je 20 g Kamillenblüten, Frauenmantelkraut, weiße Taubnesselblüten, Johanniskraut sowie 10 g Walnussblätter mischen, je 1 TL der Mischung mit 1 Tasse kochendem Wasser übergießen, abdecken, 10 bis 15 Minuten lang ziehen lassen. Abseihen, an den Tagen vor den Tagen bis zu 5 Tassen täglich trinken.

Wärmflasche bei Regelschmerzen: Wärme hilft immer – Forscher wissen jetzt auch, warum: Sie blockiert wie ein Schmerzmittel die durch Dehnung der Gebärmutter aktivierten Schmerzrezeptoren.

im Gehirn. Sie beeinflussen den Nervenbotenstoff GABA, was Angstgefühle und Depressionen auslösen kann.

Was hilft? Gut zu sich selbst sein. Entspannungsbäder mit Baldrian, Lavendel und Melisse – und ein entkrampfend und fröhlich stimmender Tee (Rezept Seite 361). Außerdem hilft Ausdauersport vorbeugend. Mediziner raten auch zum Verzicht auf Süßigkeiten, Zucker, Weißmehl – und sie empfehlen, reichlich ungesättigte Fettsäuren zu sich zu nehmen (siehe auch Leinöl, Seite 260). Eine US-Studie mit 3 000 Betroffenen zeigt: Kalzium und Vitamin D können die Beschwerden lindern. Auch Gamma-Linolensäure (in Johannisbeeren, Borretsch-, Nachtkerzenöl) sowie Vitamin B_6 (in Fisch, Vollkorn, Fleisch) sollen das Wohlbefinden verbessern. Gynäkologen verschreiben oft pflanzliche Präparate mit Mönchspfeffer, außerdem die Pille und auch Antidepressiva.

WENN DIE ÖSTROGENE VERSIEGEN

Das steht jeder Frau bevor: Die Zeit, in der in den Eierstöcken der Eizellenvorrat zu Ende geht oder die Eizellen zu schnell sterben – und damit die Östrogenproduktion drastisch sinkt und die Wechseljahre beginnen. Das ist oft schon ab dem 45. Lebensjahr der Fall, wenn die Eizellen knapper werden. Der Wechsel kann bis zum völligen Versiegen der Östrogenquellen im Eierstock drei bis zehn Jahre dauern. Die Symptome schleichen sich ins Leben ein: unregelmäßige Blutungen, Gewichtszunahme, Vergesslichkeit, Schlafstörungen, Hitzewallungen, Stimmungsschwankungen. Das Phänomen: Nur etwa 30 Prozent der europäischen Frauen haben in der hormonellen Umstellungsphase starke Beschwerden. Forscher beobachteten: In Kulturen, in denen ältere Frauen hoch geschätzt und verehrt werden, wie in Afrika, leiden Frauen deutlich seltener unter den Wechseljahren. Japanerinnen kennen nicht mal das

Wort für Wechseljahre. Weitere Untersuchungen zeigen: An selbstbewussten, berufstätigen Frauen geht der Wechsel häufiger spurlos vorüber.
Auch an molligen Frauen: Die Fettzellen bauen in geringem Maß auch weiterhin aus Cholesterin Östrogene – auch wenn die Eierstöcke die Östrogenproduktion längst eingestellt haben.

Wie gefährlich ist eine Hormonersatztherapie?

Jahrzehntelang schluckten Frauen künstliche Hormone gegen Wechseljahrsbeschwerden, um den sinkenden Östrogen- und Progesteronspiegel auszugleichen.
2002 wurde in den USA die Studie »Women's Health Initative« abgebrochen, um den Teilnehmerinnen mit der Hormontherapie nicht weiter zu schaden. Im Folgejahr erschienen die Ergebnisse der britischen »One Million Women Study« – mit dem gleichen Fazit: Künstliche Hormone schaden mehr, als sie nutzen. Sie erhöhen das Risiko für Brustkrebs, Thrombose, Herzinfarkt, Schlaganfall oder Lungenembolie. Sie schützen weder vor Demenz, Depressionen und Inkontinenz, noch machen sie wieder mehr Lust auf Sex. Heute raten Experten nur noch zur Hormonersatztherapie, wenn die Wechseljahrsbeschwerden sehr stark sind – und dann möglichst niedrig dosiert und nur bis zu einem Jahr.

Was hilft ohne Risiko? Naturheilkundlich orientierte Mediziner raten zur Phytotherapie mit Pflanzenhormonen: Phytoöstrogene, die den Knochenabbau bremsen, Cholesterin senken und Hitzewallungen lindern. Die Pflanzenhormone stecken zum Beispiel in Soja, Rotklee, Hopfen, Leinsamen und Salbei (Rezept Seite 361). Das Östrogendefizit beheben auch 50 bis 100 g Tofu oder 0,5 l Sojamilch pro Tag, dazu 1 bis 2 EL Leinsamen. Muskeltraining plus Ausdauersport stärken die Knochen, straffen das Bindegewebe – und hieven über ein Wechseljahrstief.

DER MANN UND SEIN WECHSEL

Auch der Mann altert. Seine Drüsen produzieren ab 40 weniger Hormone. Sie stellen die Produktion nicht, wie bei der Frau, ganz ein, aber sie beliefern den Körper jedes Jahr mit ein bis zwei Prozent weniger Testosteron. Das macht sich ab 50 irgendwann bemerkbar: Kraft, Dynamik, Konzentration, Lust auf Sex lassen nach, man leidet unter Reizbarkeit, Unruhe, Depressionen. Schlaf und Potenz sind gestört – und der Mann nimmt zu. Die Symptome schleichen sich langsam ins Leben ein. Und jeder Fünfte leidet dann am »Climacterium virile«, einer Erfindung der Pharmaindustrie. Die Produktivität lässt nach, das Selbstbewusstsein sinkt in den Keller, die Streitlust nimmt zu. Stellt der Urologe mehrfach hintereinander morgens einen niedrigen Testosteronspiegel fest, verschreibt er vielleicht ein Testosteronpflaster. Welches das Prostatakrebsrisiko ansteigen lässt.

Das Trostpflaster der Natur

Der wahre Wechsel: Nicht selten taucht zu dieser Zeit aber auch ein Scheidungsgrund auf – ein Ebenbild der Ehefrau, nur viel, viel jünger. Balsam für das angekratzte Selbstwertgefühl. Mit ihr steigt dann auch wieder der Testosteronspiegel. Der ist nämlich abhängig von äußeren Faktoren: Stress, Bewegungsmangel, schlechte Ernährung lassen ihn sinken – und schubsen den Mann ins »Climacterium virile«.

Der frisch verliebte Mann fängt zu laufen an, geht wieder ins Fitnessstudio, er isst gesünder, nimmt ab. Und schon steigen das Testosteron und die Dynamik und die Konzentration und die Lust auf Sex … Wer also seinen Alten halten will, sollte ihn selbst mit zum Laufen nehmen, ins Fitnessstudio schicken, Meditation verordnen, auf Diät setzen …, bevor es zu spät ist. Es sei denn, er will endlich mal wieder Currywurst essen – wie unser Ex-Bundeskanzler.

 MEHR WISSEN

Guten Sex kann man messen

Liebemachen verändert etwas im Hormonhaushalt – mal macht es müde, mal fit.

Prolaktin: Seien Sie Ihrem Partner nicht böse, wenn er gleich nach dem Schäferstündchen sanft entschlummert. Das heißt nur: Sie waren gut. Nach dem Orgasmus flutet Prolaktin ins Blut. Es hemmt die Wirkung von Dopamin, das mit sexueller Erregung zusammenhängt. Nach gutem Sex mit dem Partner liegt der Prolaktinanstieg um 400 Prozent höher als nach einer Selbstbefriedigung. Und das macht sehr, sehr müde. Forscher nennen den Prolaktinanstieg nüchtern »neurohormoneller Index der sexuellen Befriedigung«.

Testosteron: Bei Männern fällt nach dem Orgasmus der Testosteronspiegel. Ihre Aggressivität sinkt, die Leistung auch. Glückshormone aktivieren das parasympathische Nervensystem, schalten den Körper auf Erholung und Entspannung. Deswegen dürfen männliche Leistungssportler am Abend vor einem Wettkampf keinen Sex haben.

Weibliche Athleten dagegen sollten Sex haben. Denn bei ihnen steigt der Testosteronspiegel. Eine Studie der Universität Oxford an 2 000 Teilnehmerinnen des London-Marathons zeigte: Läuferinnen, die am Vortag sexuell aktiv waren, liefen im Schnitt fünf Minuten schneller als ihre enthaltsamen Konkurrentinnen. Fragt sich nur, was tun, wenn der Mann auch beim Marathon mitläuft?

BODY & MIND

Liebesmuskel-Workout

Zwischen Schambein und Steißbein verläuft eine unscheinbare Muskulatur. Bei ihr und ihm. Meist beachtet man sie nicht, kräftigt Bauch, Beine und Po, aber vernachlässigt die Beckenboden- muskeln. Schlimmer noch, man schwächt sie mit einer schlechten Körperhaltung, hohen Absät- zen, langem Sitzen und Übergewicht. Dabei liegt genau hier ein Schlüssel für erfüllten, lustvollen Sex. Die Beckenbodenmuskeln umschließen nämlich die Scheide beziehungsweise den Penis- ansatz und den After.

Frauen, die ihre Beckenbodenmuskeln trainieren, kommen leichter zum Orgasmus und sind sexuell empfindsamer – und intensivieren auch das Lust- gefühl des Mannes. Die Folgen kann sie zudem besser verkraften: Starke Liebesmuskeln erleich- tern die natürliche Geburt. Nach der Geburt führt ein Beckenbodentraining zu einer schnelleren Regeneration der überdehnten Muskulatur. Kräftigt der Mann seinen Beckenboden, hält er länger durch beim Sex.

Beide, Frau und Mann, beugen wirksam Alters- und Stressinkontinenz vor. Außerdem ist ein star- ker Beckenboden die Basis für einen schmerz- freien Rücken, eine gute Haltung. Und wer ihn bewusst aktiviert, steht mit spürbar mehr Power im Leben.

Wie Sie die Muskeln finden

Kneifen Sie mal die Muskeln zusammen, mit denen Sie beim Pipimachen den Harn anhal- ten. Dann legen Sie sich hin und tasten Ihren Damm zwischen Scheide (beziehungsweise Hodensack) und Schließmuskel ab. Spannen Sie den Damm an, die Gesäßmuskeln mög- lichst locker lassen. Vielleicht klappt das am Anfang noch nicht so gut. Je öfter Sie es pro-

bieren, desto leichter fällt es, die richtigen Mus- keln anzusteuern, zu trainieren.

Beckenbodenmuskel-Workout

Diese Übungen können Sie wirklich überall ausfüh- ren, zu Hause, in der U-Bahn, am Arbeitsplatz, im Restaurant, im Sitzen, Stehen und Liegen. Sie trai- nieren Ihre Liebesmuskeln – und keiner merkt etwas. Nur Sie und Ihr Partner im Bett.

Grundübung: Spannen Sie Ihre Beckenbodenmusku- latur 3 Sekunden lang an, so als ob Sie dringend Harn zurückhalten müssten. Dann entspannen Sie sie 3 Sekunden lang. 10-mal wiederholen, jeweils 3-mal am Tag. Bis es Ihnen spürbar leichter fällt. Dann …

Werden Sie schneller: Diese Übung geht genauso wie die erste. Statt 3 Sekunden lang anzuspannen, versuchen Sie nun, so schnell wie möglich anzu- spannen und wieder loszulassen. Ebenfalls 3-mal täglich mindestens 10-mal.

Tischtennis für Frauen: Stellen Sie sich vor, es läge ein Tischtennisball am Eingang Ihrer Vagina. Den greifen Sie nun, indem Sie Ihre Muskulatur an- spannen. Schieben Sie ihn langsam mit den Mus- keln zur Gebärmutter hoch. Lassen Sie sich dafür 3 bis 4 Sekunden Zeit. Ebenso langsam entspan- nen Sie die Muskeln wieder, lassen den Ball von oben nach unten gleiten. Machen Sie 3-mal täglich 10 Durchgänge.

Fahrstuhlübung für den Mann: Beckenboden durch Anspannung nach innen in den Bauchraum ziehen, wie einen Fahrstuhl, der langsam nach oben fährt und in jedem Stockwerk anhält. Genauso langsam entspannen, Stockwerk für Stockwerk. 3-mal täg- lich 10 Fahrten.

Übrigens: Ein wunderbares Beckenbodenmuskel- training liefert die Vibration. Mehr über den Vibra- tor aus dem All lesen Sie auf Seite 172.

Blick unters Feigenblatt: Check-up für sie und ihn

WAS SIE SELBST TUN KÖNNEN

Frauen: monatlich die Brust abtasten

Jede zehnte Frau kriegt irgendwann im Leben die Diagnose Brustkrebs gestellt. Über 90 Prozent der Brustkrebspatientinnen könnten geheilt werden, wenn der Tumor früh erkannt wird, also kleiner als 1 Zentimeter ist.

So geht's: Tasten Sie jeden Monat Ihre Brust ab. Knoten spüren Sie am ehesten am Ende der Periode unter der warmen Dusche auf, dann ist das Gewebe schön weich. Nehmen Sie sich Zeit. Mit abgewinkeltem Arm sorgfältig rundum bahnenweise vom Brustkorb zur Brustwarze hin abtasten. Auch den Rand des Brustmuskels in Richtung Achselhöhle abtasten und die Achselhöhle selbst. Zum Schluss die Brustwarze zusammendrücken, es sollte sich kein Sekret bilden.

Vor dem Spiegel, Arme in die Hüften gestemmt, Größe und Lage der Brüste beurteilen. Hat sich einseitig etwas verändert, an der Haut, an der Form, der Größe, der Wölbung? Wenn Sie nun die Arme nach oben heben, sollten die Brüste mit nach oben wandern, sich nicht verziehen.

Wichtig: Die Selbstuntersuchung der Brust ersetzt nicht die jährliche Kontrolle bei der Frauenärztin!

... und Männer die Hoden

Sehen kann man einen Hodenkrebs nicht, auch hat man im Anfangsstadium der Erkrankung keine Schmerzen. Man kann den Krebs aber ertasten. Jedes Jahr erkranken 3000 Männer in Deutschland. Deshalb sollte jeder Mann zwischen 20 und 40 Jahren einmal im Monat seine Hoden nach kleinen bis erbsengroßen Schwellungen absuchen. Vor allem bei Hodenhochstand. Dann ist das Risiko ums 20-Fache erhöht. Es sinkt zwar nach früher operativer Korrektur, aber liegt immer noch höher. Ab dem Alter von 40 sinkt das Risiko rapide ab. Findet man eine Schwellung, sollte man unbedingt den Arzt aufsuchen. Nur der kann mit Ultraschall feststellen, ob es sich um einen verdächtigen Befund oder nur um eine harmlose, mit Flüssigkeit gefüllte Zyste handelt.

DAS MACHT DIE FRAUENÄRZTIN

Jährlich erkranken in Deutschland 6000 Frauen an Gebärmutterhalskrebs und 46000 an Brustkrebs. Früh erkannt heißt meist geheilt.

Vorsorgeuntersuchung

Gehen Sie regelmäßig ein- bis zweimal pro Jahr zur gynäkologischen Vorsorgeuntersuchung. Das gehört dazu:

› Abtasten des Bauches: Die Ärztin (oder der Arzt) tastet mit den Händen Bauch und Leisten nach Lymphknoten ab. Über die Scheide untersucht sie mit den Händen Gebärmutter und Eierstöcke auf Größe, Beweglichkeit und Entzündungen. Tut sie (oder er) das nicht, gehen Sie nicht mehr hin.

› Vulvauntersuchung: Die außen liegenden Geschlechtsorgane werden auf Entzündungen, Warzen, Rötungen oder Bläschen untersucht.

› Untersuchung mit dem Spekulum: Um Scheideninnenwand und Muttermund begutachten zu können, wird die Scheide mit dem sogenannten Spiegel (Spekulum) etwas aufgedehnt.

› Pap-Test: Während der Spiegeluntersuchung wird mit Hilfe eines Spatels oder einer kleinen Bürste ein Abstrich vom Gebärmutterhals (Cervix uteri) genommen. Ein Labor analysiert die Probe anschließend auf Zellveränderungen, die ein Zervixkarzinom anzeigen.

› Untersuchung des Scheidensekrets: Mit einem Wattestäbchen wird eine Probe des Scheidensekrets entnommen und unter dem Mikroskop betrachtet. Das entlarvt Mikroorganismen, die für Ausfluss oder eine Infektion verantwortlich sind.

› **Abtasten der Brust:** Die Hautelastizität wird begutachtet und das Brust- und Lymphgewebe auf mögliche Knotenbildung abgetastet.

› **Mammographie:** Die Brust wird – vorsichtig zwischen zwei Platten zusammengedrückt – geröntgt. Frauen zwischen 50 und 69 Jahren können kostenlos alle zwei Jahre zum Mammographie-Screening gehen. Lassen Sie die Mammographie nur in Zentren mit modernen Geräten und sehr erfahrenen Ärzten durchführen. Bei Verdacht auf Brustkrebs empfiehlt es sich, eine zusätzliche Untersuchung mit Ultraschall oder sogar mit Kernspin (Magnetresonanztomographie) machen zu lassen.

› **Bestimmung des Hormonstatus** per Blutuntersuchung. Nur sinnvoll, wenn man unter starken Wechseljahrsbeschwerden leidet – und das Risiko einer Hormontherapie eingehen will.

› **Ultraschalluntersuchung:** Man untersucht Gebärmutter und Eierstöcke per Ultraschallsonde entweder durch die Bauchdecke oder durch die Vagina. Leiden Sie unter Schmerzen oder werden während der Tastuntersuchung unnormale Veränderungen festgestellt, zahlt die Krankenkasse. Als Krebsfrüherkennung fällt die Untersuchung unter die IGeLeistungen.

Individuelle Gesundheitsleistungen (IGeL)

› **HPV-Test:** Zellen der Gebärmutterschleimhaut werden mit einem Watteträger entnommen und auf humane Papillomaviren (HPV) untersucht, die auf Gebärmutterhalskrebs hinweisen können. Der Vorteil: Fällt der Test negativ aus, ist die Frau mit fast 100-prozentiger Sicherheit gesund. Nachteil: Weist der Test Papillomaviren nach, ist nicht sicher, dass man an Gebärmutterhalskrebs erkrankt ist. Es folgen weitere Untersuchungen.

› **Chlamydien-Abstrich:** Chlamydien lösen unter Umständen schwere Entzündungen im Unterleib aus, die zu Unfruchtbarkeit führen können. Die bakterienähnlichen Kleinstlebewesen können durch Sex übertragen werden. Ein Abstrich von Muttermund und/oder Harnröhre wird dazu im Labor untersucht. Liegen Symptome für eine Entzündung vor, zahlt die Kasse.

DAS MACHT DER MÄNNERARZT

Ab 40 sollte jeder Mann jährlich zum Urologen zur Vorsorge gehen. Neuerdings kann der Mann auch zum »Männerarzt«: einem Facharzt, zum Beispiel Urologen, mit der Zusatzausbildung Andrologie. Der Androloge befasst sich mit hormonellen Problemen des alternden Mannes, gestörter Zeugungsfähigkeit und der erektilen Dysfunktion. Übrigens gehen viel zu wenige Männer wegen Potenzproblemen zum Arzt. Obwohl der wirklich oft sehr gut helfen kann – und damit auch die Probleme von zweien löst.

Vorsorgeuntersuchung

› **Tastuntersuchung:** Die zahlt die Kasse. Der Arzt tastet mit dem Finger vom Rektum ausgehend die Oberfläche der Prostata ab. So kann er feststellen, ob sie vergrößert, verhärtet oder verformt ist. Die Tastmethode gilt als ungenau, nur jeder 70. Tumor wird dadurch erkannt, 94 Prozent der Befunde entpuppen sich als falscher Alarm.

› **Ultraschall und Urintest:** Lange haben Urologen im Rahmen der Vorsorgeuntersuchung Hoden, Nieren, Blase und Prostata mit Ultraschall untersucht und den Urin unter die Lupe genommen. Doch die Kassenärztliche Vereinigung hat das als rechtswidrig beanstandet. Das gehört nun zur Individuellen Gesundheitsleistung – es sei denn, der Patient hat Beschwerden.

› **PSA-Test:** PSA steht für prostataspezifisches Antigen, ein Eiweiß, das die Prostata während der Ejakulation der Samenflüssigkeit untermischt, um die Spermien beweglicher zu machen. Hat ein

Tumor die Prostata befallen, produziert sie mehr PSA, was man im Blut messen kann. Der totale PSA-Wert (tPSA) setzt sich aus zwei Werten zusammen, dem freien fPSA-Wert und dem gebundenen cPSA-Wert. Der cPSA-Wert sollte unter 2,5 ng/ml Serum liegen, nimmt aber ganz natürlich mit dem Alter zu. Mehr als 4,0 ng/ml tPSA werden als kontrollbedürftig angesehen und eine Wiederholungsuntersuchung alle 6 Monate empfohlen. Bei PSA-Werten über 10 wird der Urologe eine weiter gehende Diagnostik empfehlen. Vor allem, wenn der cPSA-Wert hoch ist. Der fPSA-Wert ist eher bei gutartigen Prostataerkrankungen erhöht.

Allerdings sagt ein hoher PSA-Wert noch nicht, ob der Tumor bösartig ist. Auch gutartige Wucherungen, Radfahren und Geschlechtsverkehr lassen ihn ansteigen. Das bedeutet: Ein PSA-Test findet viele Karzinome, viel mehr als die Tastuntersuchung. Die im Grunde überhaupt nicht ausreicht, um Krebs zuverlässig zu entdecken. Doch viele

dieser Karzinome, die der PSA-Test aufspürt, sind völlig harmlos. Das Ergebnis macht dem Menschen Angst. Und setzt eine Flut anderer Behandlungen in Gang: Erst macht man eine Stanzbiopsie (Gewebeprobe). Findet man dann Krebszellen, weiß man noch lange nicht, ob es ein kleiner, langsam wachsender Krebs ist. Aber es wird operiert. Das kann gutgehen, aber auch inkontinent und impotent machen.

Fest steht: Viele Männer sinken mit ihrem unentdeckten Prostatatumor friedlich und uralt in die Kiste, weil er nicht bösartig wird. Allerdings sterben 11 000 jedes Jahr, weil der bösartige Tumor nicht entdeckt wurde.

Am Test stirbt man nicht. Man muss nur wissen: Das ist ein Laborwert. Ein Hinweis, dass etwas nicht stimmen kann – und kein Beweis. Ein hoher Wert kann einfach auch nur bedeuten, dass man den Verlauf kontrolliert – bei einem guten Arzt, der einen über das Für und Wider dieses Tests aufgeklärt hat.

VORSORGE HEISST: Bevor man sich lange Sorgen macht, checkt man lieber die Gesundheit ab, geht regelmäßig zum Arzt seines Vertrauens. Und hält den inneren Arzt bei Laune: mit gutem Essen, wenig Stress, viel Bewegung.

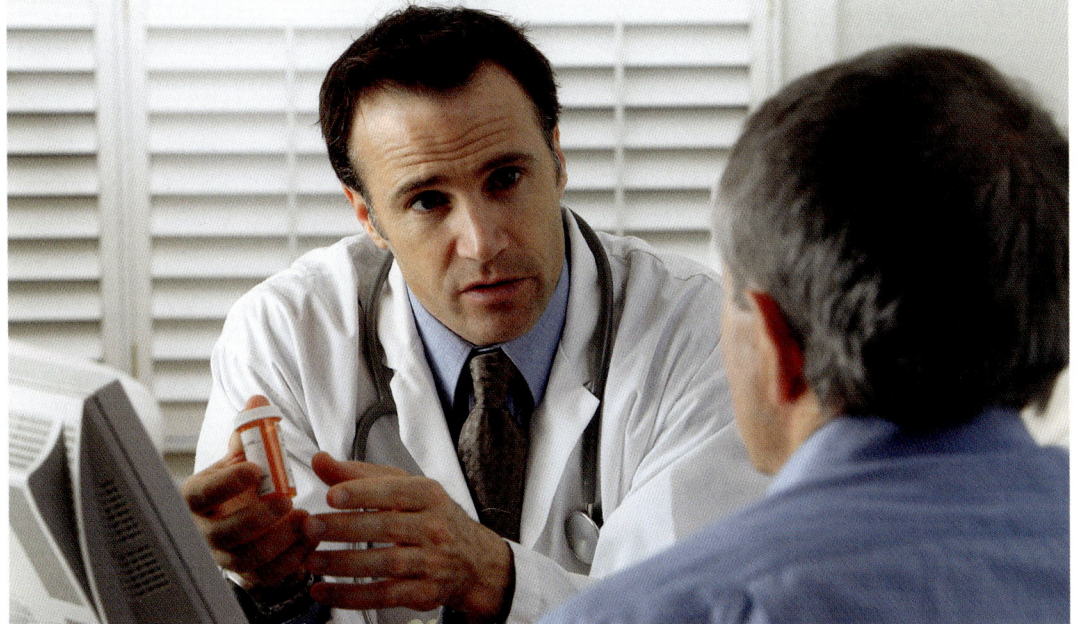

AUF EINEN BLICK: SO ESSEN SIE IHREN KÖRPER FIT

Grundsätzlich gilt: Jede Zelle in Ihrem Körper braucht alle Vitalstoffe. Dennoch sind manche Inhaltsstoffe besonders wertvoll für bestimmte Organe, weil sie helfen, Krankheiten vorzubeugen. Die Tabelle zeigt, was welchem Organ gezielt guttut – und wo es drinsteckt.

Vitalstoff	Gehirn & Nerven	Haut	Augen	Nase	Ohren	Knochen	Gelenke	Muskeln	Herz	Gefäße	Blut	Lunge	Immunsystem	Magen & Darm	Energiestoffwechsel	Leber	Nieren	Geschlechtsorgane	Lieferanten
Hauptnährstoffe																			
Ballaststoffe		●						●	●	●			●	●	●			●	Gemüse, Obst, Samen, Vollkornprodukte. Top 5: Topinambur, Apfel, Trockenfrüchte, Leinsamen, Haferkleie
Eiweiß	●					●	●	●	●			●		●				●	Gemüse, Milchprodukte, Hülsenfrüchte, Nüsse, Samen, E[..] Fisch, Meeresfrüchte, Wild, Geflügel, Fleisch. Top 5: Eier, Emmentaler, Sojabohnen, Räucherlachs, Hähnchenbrust
Einfach ungesättigte Fettsäuren					●	●		●	●					●					Nüsse, Samen, Pflanzenöle. Top 5: Haselnüsse, Sesam, Olivenöl, Rapsöl, Avocado
Omega-3-Fettsäuren	●	●	●			●		●	●	●	●	●	●					●	Pflanzenöle, Nüsse, fetter Fisch. Top 5: Rapsöl, Leinöl/-samen, Walnüsse, Makrele, Hering
Fettlösliche Vitamine																			
Vitamin A		●	●	●	●	●		●		●	●	●						●	Milchprodukte, Eier, fetter Fisch, Fleisch. Top 5: Camembert, Eigelb, A[..] Thunfisch, Bioleber
Beta-Carotin		●	●	●	●	●		●	●	●	●	●						●	Grünes u. rotes Gemüse/Ob[..]. Top 5: Möhren, Grünkohl, Fe[..]salat, Aprikosen, Grapefruit
Vitamin D		●				●	●	●					●						Gemüse, Milchprodukte, Eie[..] Fisch, Fleisch. Top 5: Sahne, Eier, Bückling, Hering, Biorinderleber
Vitamin E	●	●	●	●		●	●	●	●				●	●	●	●	●		Milchprodukte, Nüsse, Pflanzenöle, Vollkornprodukte, Fi[..]. Top 5: Butter, Haselnüsse, Olivenöl, Avocados, Weizenkeime

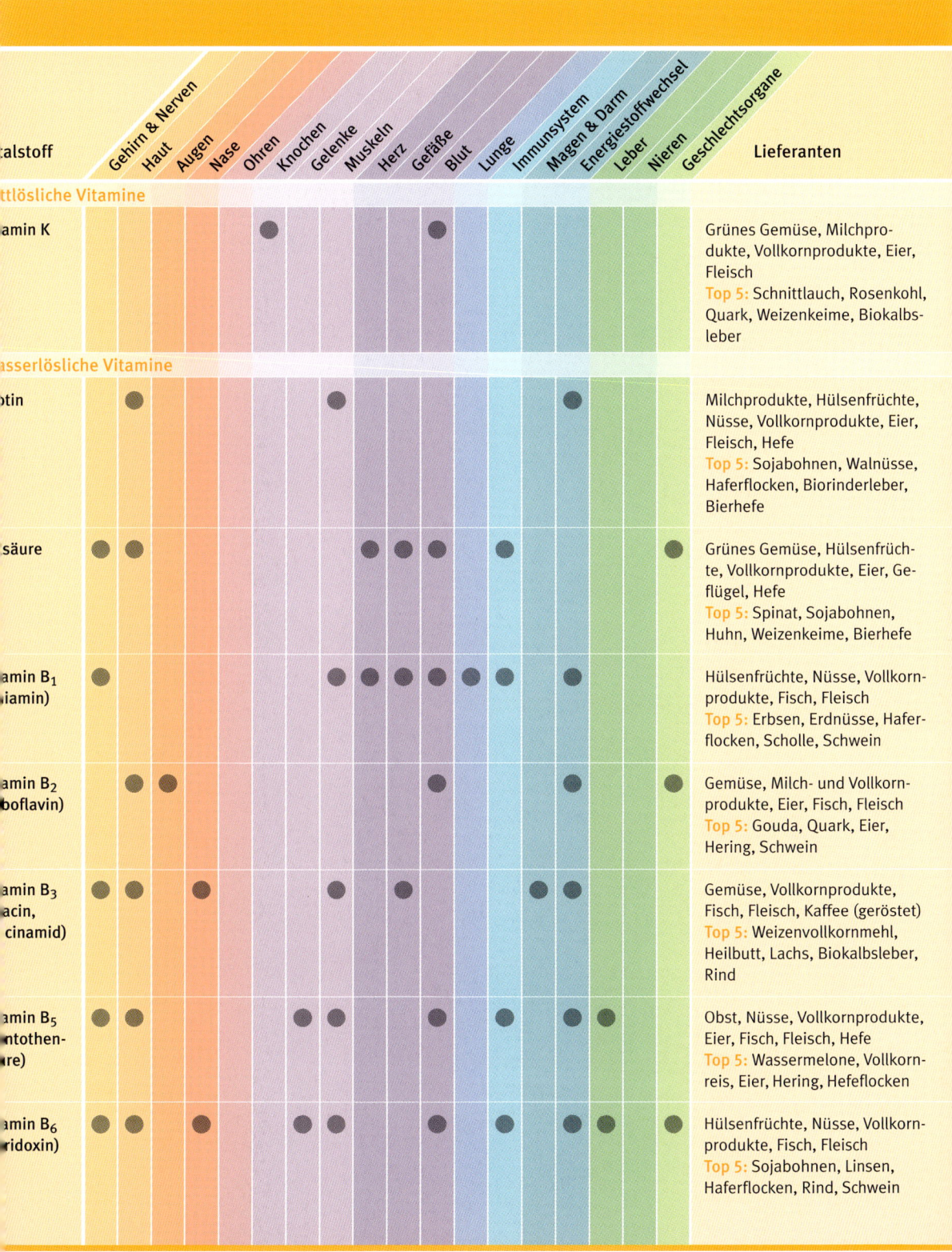

talstoff	Gehirn & Nerven	Haut	Augen	Nase	Ohren	Knochen	Gelenke	Muskeln	Herz	Gefäße	Blut	Lunge	Immunsystem	Magen & Darm	Energiestoffwechsel	Leber	Nieren	Geschlechtsorgane	Lieferanten
ttlösliche Vitamine																			
amin K					●					●									Grünes Gemüse, Milchprodukte, Vollkornprodukte, Eier, Fleisch **Top 5:** Schnittlauch, Rosenkohl, Quark, Weizenkeime, Biokalbsleber
asserlösliche Vitamine																			
otin		●					●						●						Milchprodukte, Hülsenfrüchte, Nüsse, Vollkornprodukte, Eier, Fleisch, Hefe **Top 5:** Sojabohnen, Walnüsse, Haferflocken, Biorinderleber, Bierhefe
säure	●	●						●	●	●		●						●	Grünes Gemüse, Hülsenfrüchte, Vollkornprodukte, Eier, Geflügel, Hefe **Top 5:** Spinat, Sojabohnen, Huhn, Weizenkeime, Bierhefe
amin B$_1$ (iamin)	●							●	●	●	●	●		●					Hülsenfrüchte, Nüsse, Vollkornprodukte, Fisch, Fleisch **Top 5:** Erbsen, Erdnüsse, Haferflocken, Scholle, Schwein
amin B$_2$ (boflavin)		●	●							●				●				●	Gemüse, Milch- und Vollkornprodukte, Eier, Fisch, Fleisch **Top 5:** Gouda, Quark, Eier, Hering, Schwein
amin B$_3$ (acin, cinamid)	●	●		●			●		●					●	●				Gemüse, Vollkornprodukte, Fisch, Fleisch, Kaffee (geröstet) **Top 5:** Weizenvollkornmehl, Heilbutt, Lachs, Biokalbsleber, Rind
amin B$_5$ (ntothen- re)	●	●				●	●			●		●		●	●				Obst, Nüsse, Vollkornprodukte, Eier, Fisch, Fleisch, Hefe **Top 5:** Wassermelone, Vollkornreis, Eier, Hering, Hefeflocken
amin B$_6$ (ridoxin)	●	●		●		●	●			●		●		●	●			●	Hülsenfrüchte, Nüsse, Vollkornprodukte, Fisch, Fleisch **Top 5:** Sojabohnen, Linsen, Haferflocken, Rind, Schwein

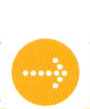

AUF EINEN BLICK: SO ESSEN SIE IHREN KÖRPER FIT

Vitalstoff	Gehirn & Nerven	Haut	Augen	Nase	Ohren	Knochen	Gelenke	Muskeln	Herz	Gefäße	Blut	Lunge	Immunsystem	Magen & Darm	Energiestoffwechsel	Leber	Nieren	Geschlechtsorgane	Lieferanten
Wasserlösliche Vitamine																			
Vitamin B₁₂ (Cobalamin)	●	●	●	●				●	●	●	●			●					Milchprodukte, Eier, Fisch, Fleisch, milchsauer Vergoren· **Top 5:** Käse, Eier, Hering, Bio· leber, Sauerkraut
Vitamin C	●	●	●		●	●	●		●	●	●	●	●			●		●	Gemüse und Obst **Top 5:** Paprika, Brokkoli, Hag· butten, Sanddorn, Zitrusfrüc·
Mineralstoffe																			
Bor	●				●								●					●	Gemüse, Obst, Hülsenfrücht· Nüsse, Meeresfrüchte **Top 5:** Tomaten, Äpfel, Sojab· nen, Walnüsse, Austern
Chrom		●	●				●		●						●				Gemüse, Obst, Milchprodukt· Vollkornprodukte, Fleisch, Kä· **Top 5:** Brokkoli, Äpfel, Hafer· cken, Rind, Bitterschokolade
Eisen		●					●		●	●		●			●	●	●		Grünes Gemüse, Hülsenfrüch· Nüsse, Vollkornprodukte, Fle· **Top 5:** Brokkoli, Sojabohnen· Weizenkeime, Bioschweinel· Muskelfleisch
Fluorid						●													Milchprodukte, Meeresfrüch· Fleisch, Tee; auch durch Zah· pflege (Produkte mit Fluorid)· **Top 5:** Butter, Garnelen, Rind· filet, schwarzer Tee; Zahnpas·
Jod															●				Gemüse, Fisch, Meeresfrüch· **Top 5:** Spinat, Schellfisch, M· muscheln, Algen, Meersalz
Kalium	●			●			●	●			●		●	●		●			Gemüse, Obst, Hülsenfrücht· Vollkornprodukte, Fisch, Fleisch **Top 5:** Tomaten, Champigno· Bananen, Apfelschorle, Boh·
Kalzium	●					●	●		●	●	●		●			●	●		Grünes Gemüse, Milchprodu· Hülsenfrüchte, Nüsse, Kräut· **Top 5:** Grünkohl, Hartkäse, Quark, Sojabohnen, Kerbel

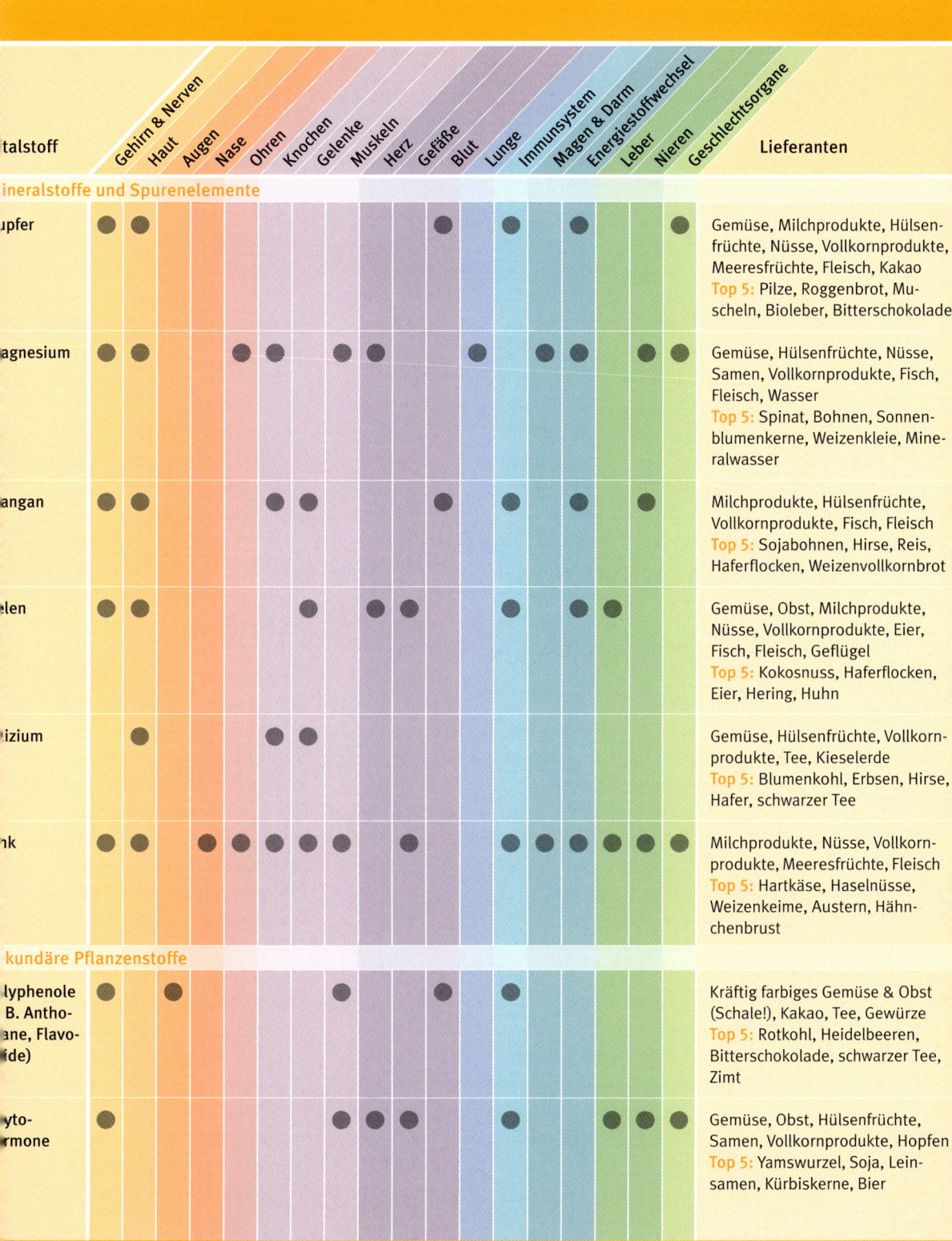

talstoff	Gehirn & Nerven	Haut	Augen	Nase	Ohren	Knochen	Gelenke	Muskeln	Herz	Gefäße	Blut	Lunge	Immunsystem	Magen & Darm	Energiestoffwechsel	Leber	Nieren	Geschlechtsorgane	Lieferanten
ineralstoffe und Spurenelemente																			
upfer	●	●								●		●		●				●	Gemüse, Milchprodukte, Hülsenfrüchte, Nüsse, Vollkornprodukte, Meeresfrüchte, Fleisch, Kakao. **Top 5:** Pilze, Roggenbrot, Muscheln, Bioleber, Bitterschokolade
agnesium	●	●		●	●		●	●			●		●	●			●	●	Gemüse, Hülsenfrüchte, Nüsse, Samen, Vollkornprodukte, Fisch, Fleisch, Wasser. **Top 5:** Spinat, Bohnen, Sonnenblumenkerne, Weizenkleie, Mineralwasser
angan	●	●				●	●			●		●		●			●		Milchprodukte, Hülsenfrüchte, Vollkornprodukte, Fisch, Fleisch. **Top 5:** Sojabohnen, Hirse, Reis, Haferflocken, Weizenvollkornbrot
elen	●	●					●		●	●		●		●	●				Gemüse, Obst, Milchprodukte, Nüsse, Vollkornprodukte, Eier, Fisch, Fleisch, Geflügel. **Top 5:** Kokosnuss, Haferflocken, Eier, Hering, Huhn
izium		●				●	●												Gemüse, Hülsenfrüchte, Vollkornprodukte, Tee, Kieselerde. **Top 5:** Blumenkohl, Erbsen, Hirse, Hafer, schwarzer Tee
nk	●	●	●	●	●	●	●	●		●		●	●	●	●	●	●	●	Milchprodukte, Nüsse, Vollkornprodukte, Meeresfrüchte, Fleisch. **Top 5:** Hartkäse, Haselnüsse, Weizenkeime, Austern, Hähnchenbrust
kundäre Pflanzenstoffe																			
lyphenole (z. B. Antho-ane, Flavo-ide)	●		●				●			●		●							Kräftig farbiges Gemüse & Obst (Schale!), Kakao, Tee, Gewürze. **Top 5:** Rotkohl, Heidelbeeren, Bitterschokolade, schwarzer Tee, Zimt
yto-rmone	●						●	●	●			●				●	●	●	Gemüse, Obst, Hülsenfrüchte, Samen, Vollkornprodukte, Hopfen. **Top 5:** Yamswurzel, Soja, Leinsamen, Kürbiskerne, Bier

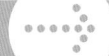 **MEHR WISSEN**

Wichtige Begriffe von A bis Z

Aminosäuren: Die Bausteine, aus denen sich Eiweiß zusammensetzt. Alle Zellen, Hormone, Muskeln, Enzyme bestehen aus Aminosäureketten. Manche Aminosäuren kann der Körper selbst herstellen, andere müssen auf dem Teller liegen – die nennt man essenziell, lebensnotwendig.

Antioxidanzien: Sie schützen jede Körperzelle vorm Altern und Erkranken, entschärfen → freie Radikale. Die wichtigsten: Vitamin C, E, Beta-Carotin, Zink, Selen und → sekundäre Pflanzenstoffe.

Basen: Chemische Verbindungen, deren pH-Wert › 7 und maximal 14 ist. Das Gegenstück zur → Säure.

Computertomographie (CT): Spezielles Röntgenverfahren, das mit Hilfe eines Computers Querschnittsbilder verschiedener Körperabschnitte anfertigt.

Elektrolyte: Im Körper gelöste, flüssige Salze. Leiten elektrischen Strom, regulieren den Wasserhaushalt. Dazu zählen Natrium, Kalium, Kalzium und Magnesium, Phosphat, Sulfat und Chlorid.

Elektronenmikroskop: Es arbeitet nicht mit sichtbarem Licht wie ein Lichtmikroskop, sondern mit einem Elektronenstrahl. Mit dessen viel kleinerer Wellenlänge kann man bis zu 20-millionenfach vergrößern. Das Rasterelektronenmikroskop (REM) lässt das Bild dreidimensional erscheinen.

Enzyme: Unsere kleinen Stoffwechselarbeiter. Sie beschleunigen chemische Reaktionen und steuern fast alles – von der Verdauung bis zum Knochenbau.

Fette: Der → Makronährstoff liefert dem Körper Energie (9 kcal/g) und dient ihm als Baustoff. Fett hält jede Zellwand geschmeidig. Ein Fettmolekül besteht aus Glycerin plus drei Fettsäuren.

Freie Radikale: Kurzlebige, aggressive, sauerstoffhaltige Moleküle, die im Stoffwechsel permanent entstehen. Der Körper hält sie grundsätzlich mit → Antioxidanzien selbst in Schach. Gelingt ihm das nicht mehr, machen sie alt und krank. Man spricht von → oxidativem Stress.

Genom: Unser Erbgut aus 25 000 Genen, jedes ein Code für die Produktion von Körpereiweiß.

GLYX: Steht für »glykämischer Index«. Die Skala von 1 bis 100 bewertet, wie stark und schnell ein kohlenhydrathaltiges Lebensmittel den Blutzuckerspiegel anhebt – und dadurch Insulin lockt, das Hormon, das Heißhunger macht und den Fettabbau bremst.

Hormone: Botenstoffe, die übers Blut Signale von einem Organ oder Gewebe zum anderen weiterleiten. Beeinflussen Stoffwechsel, Fortpflanzung, Wachstum, Hunger, Durst, Schlaf und Psyche.

IGeL: Steht für Individuelle GesundheitsLeistungen, die nicht im Leistungskatalog der gesetzlichen Krankenkassen enthalten sind, weil sie über das medizinisch Notwendige hinausgehen. Darum muss sie der Patient selbst zahlen. Infos und Preise: www.igelarzt.de

Kohlenhydrate: Der → Makronährstoff aus Getreide, Obst, Kartoffeln, Bier, Süßem liefert dem Körper die schnelle Energie (4 kcal/g). Je nachdem, wie viel Moleküle er hat, unterscheidet man Einfachzucker (Glukose, Fruktose, Galaktose), Zweifachzucker (Saccharose, Laktose, Maltose) und Mehrfachzucker (Stärke, Glykogen, Inulin, Ballaststoffe). Ein- und Zweifachzucker rutschen sofort vom Darm ins Blut, Mehrfachzucker müssen erst von → Enzymen aufgespalten werden.

Magnetresonanztomographie (MRT): Auch kurz Kernspin genannt. Sie macht mit Hilfe von Magnetfeldern und Radiowellen innere Organe sichtbar. MRT ist zwar aufwändig und teuer, belastet aber nicht mit Strahlen – und sieht auch die Weichteile im Gegensatz zum Röntgen.

Makronährstoffe: Oberbegriff für Kohlenhydrate, Fette und Eiweiße in der Nahrung. Liefern Energie und Bausubstanz für den Körper.

Mikronährstoffe: Vitamine, Mineralstoffe, Spurenelemente und → sekundäre Pflanzenstoffe, die – über die Nahrung aufgenommen – bereits in geringen Mengen ihre Wirkung im Körper entfalten.

Mikroorganismen: Überbegriff für Kleinstlebewesen, zu denen Algen, Bakterien und bestimmte Pilze zählen.

Minimalinvasiver Eingriff: Chirurgischer Eingriff mit Minischnitt und Miniinstrumenten. Eine Minikamera im Körper macht es möglich, dass das Operationsteam alles am Computerbildschirm sieht.

Neurotransmitter: Botenstoffe, zum Beispiel Serotonin und Acetylcholin, die ihre Botschaft von Nervenzelle (Neuron) zu Nervenzelle vermitteln.

Oxidativer Stress: Nehmen im Körper aggressive Sauerstoffmoleküle (→ freie Radikale) überhand, zerstören sie Zellen, setzen den vorzeitigen Alterungsprozess in Gang und verursachen Diabetes, Krebs, Arthritis, Alzheimer und Herzkrankheiten. Damit das nicht passiert, bekämpft der Körper sie mit → Antioxidanzien.

pH (potentia Hydrogenii): Der pH-Wert zeigt an, wie viel Wasserstoff in einer Lösung steckt – je niedriger, desto mehr. Es gilt: pH > 7 ist alkalisch. pH 7 ist neutral. pH < 7 ist sauer.

Positronen-Emissions-Tomographie (PET): Das moderne bildgebende Verfahren macht mit Hilfe radioaktiver Substanzen Vorgänge im Körper sichtbar – wie Durchblutung, Aktivität von Gehirnregionen. Häufig kombiniert man die PET mit der CT, die die anatomischen Bilder der Organe liefert.

Protein: Synonym für Eiweiß, dem Grundbaustein von Zellen, Abwehrkörpern, Enzymen, Hormonen … Alle Körperfunktionen basieren auf Proteinen, zum Beispiel Bewegung, Stoffwechsel, Fortpflanzung. Die Bausteine der Proteine sind die → Aminosäuren.

Säuren: Diese chemischen Verbindungen sind in der Lage, in einer (Körper-)Flüssigkeit ihre positiv geladenen Wasserstoff(H)-Ionen abzugeben – zum Beispiel Salzsäure, Schwefelsäure, Kohlensäure. Je weiter der pH-Wert unter 7 liegt, desto saurer ist eine Lösung. → Basen neutralisieren Säuren.

Sekundäre Pflanzenstoffe: All die guten Dinge, mit denen sich die Pflanze selbst schützt – und damit auch Ihren Körper –, zum Beispiel Farb- und Aromastoffe, Scharf-, Bitter- und Gerbstoffe. Sulfide (Kohl, Zwiebel) wirken antioxidativ, hemmen die Blutgerinnung und Entzündungen. Glukosinolate (Kohl, Radieschen, Rettich, Kresse) senken den Cholesterinspiegel. Carotinoide (in gelben und roten Gemüsen) fangen freie Radikale, Saponine (Hülsenfrüchte, Knoblauch, Zwiebeln) senken Blutfette. Polyphenole (viel in stark farbigen Gemüsen) verstärken die Wirkung von Vitamin C auf das 20-Fache und von Vitamin E auf das 50-Fache, hemmen Entzündungen, regulieren den Blutdruck, senken den Blutzuckerspiegel.

Zelle: Kleinste Einheit Ihres Körpers. Er besteht aus 70 Billionen Zellen, untergliedert in rund 220 Zelltypen – lauter Spezialisten für Nerven, Muskeln, Blut, Immunsystem …

Sachregister

Bücher & Websites, die weiterhelfen

BÜCHER

KörperWissen zum Weiterlesen

Coleman, Vernon: *Body Power – Das Geheimnis der Selbstheilungskräfte.* Kopp, Rottenburg

Döll, Michaela: *Entzündungen – die heimlichen Killer.* Herbig, München

Geißler-Roever, Andreas: *Ratgeber Hormone.* Humboldt, München

Gröber, Uwe: *Orthomolekulare Medizin. Ein Leitfaden für Apotheker und Ärzte.* WVG, Stuttgart

Grönemeyer, Dietrich: *Der kleine Medicus.* Rowohlt, Reinbek

Grunwald, Martin/Beyer, Lothar: *Der bewegte Sinn. Grundlagen und Anwendungen zur haptischen Wahrnehmung.* Birkhäuser, Basel u.a.

Harder, Bernd: *Der große IGeL-Check. Wann medizinische Zusatzleistungen sinnvoll sind und was sie kosten.* Knaur, München

Jacobi, Günther, u.a.: *Kursbuch Anti-Aging.* Thieme, Stuttgart

Krimmel, Lothar: *MEGO – Gebührenverzeichnis für Individuelle Gesundheitsleistungen.* Ecomed Medizin, Landsberg/Lech

Kunsch, Konrad u. Steffen: *Der Mensch in Zahlen. Eine Datensammlung in Tabellen.* Area, Erftstadt

Langbein, Kurt/Skalnik, Christian: *Gesundheit aktiv. Was wirklich hilft.* Ueberreuter, Wien

Leyner, Mark/Goldberg, Billy: *Warum haben Männer Brustwarzen?* Goldmann, München

Schäffler, Arne/Menche, Nicole: *Mensch, Körper, Krankheit.* Urban & Fischer, München

Schäffler, Arne: *Lehrbuch u. Atlas des menschlichen Körpers.* Komet, Köln

Schaenzler, Nicole/Bieger, Wilfried: *Laborwerte.* GRÄFE UND UNZER, München

Schaenzler, Nicole/Riker, Ulf: *Medizinische Fachbegriffe.* GRÄFE UND UNZER, München

Strunz, Ulrich: *77 Tipps für ein gesundes Herz. – Frohmedizin. – Mentalprogramm.* Alle drei Titel: Heyne, München

Thompson, Richard F.: *Das Gehirn. Von der Nervenzelle zur Verhaltenssteuerung.* Spektrum, Heidelberg

Tsiaras, Alexander: *Wunder Mensch. Eine faszinierende Reise durch unseren Körper.* Droemer, München

Ganzheitliche Therapien

Flemming, Gerda: *Die Methode Dorn. Eine sanfte Wirbel- und Gelenktherapie.* J. Kamphausen, Bielefeld

Grünwald, Jörg/Jänicke, Christof: *Grüne Apotheke.* GRÄFE UND UNZER, München

Heepen, Günther H.: *Schüßler-Kuren. Heilanwendungen mit den 12 Salzen.* GRÄFE UND UNZER, München

Jänicke, Christof/Grünwald, Jörg: *Alternativ heilen. Kompetenter Rat aus Wissenschaft und Praxis.* GRÄFE UND UNZER, München

Tempelhof, Siegbert: *Osteopathie – schmerzfrei durch sanfte Berührung.* GRÄFE UND UNZER, München

Wenzel, Petra: *Hausapotheke. Wirksame Hilfe aus Naturheilkunde und Schulmedizin.* GRÄFE UND UNZER, München

Werner, Monika/von Braunschweig, Ruth: *Praxis Aromatherapie.* Haug, Stuttgart

Wiesenauer, Markus: *Homöopathie Quickfinder – Der schnellste Weg zum richtigen Mittel.* GRÄFE UND UNZER, München

Zulley, Jürgen/Wirz-Justice, Anna: *Lichttherapie.* Roderer, Regensburg

Ernährung & Entschlackung

Bankhofer, Hademar: *Gesund bleiben. Das neue Verdauungstraining.* Herbig, München

Biesalski, Hans Konrad/Grimm, Peter: *Taschenatlas der Ernährung.* Thieme, Stuttgart

Biesalski, Hans Konrad, u.a.: *Vitamine, Spurenelemente und Mineralstoffe. Prävention und Therapie mit Mikronährstoffen.* Thieme, Stuttgart

Grillparzer, Marion: *siehe Seite 382*

Grimm, Hans-Ulrich: *Leinöl macht glücklich. Das blaue Ernährungswunder.* Dr. Watson Books, Stuttgart

Hamm, Michael: *Food Medizin.* Knaur, München

Kasper, Heinrich, u.a.: *Ernährungsmedizin und Diätetik.* Urban & Fischer, München

Kraske, M.: *Säure-Basen-Balance für Körper und Seele.* GRÄFE UND UNZER, München

Lützner, Hellmut: *Wie neugeboren durch Fasten.* GRÄFE UND UNZER, München

Strehlow, Wighard: *Die Ernährungstherapie der heiligen Hildegard.* Lüchow Verlag, Freiburg

Thust, Thomas M./Schlett, Siegfried: *Entgiften & Entschlacken.* GRÄFE UND UNZER, München

Watzl, Bernhard/Leitzmann, Claus: *Bioaktive Substanzen in Lebensmitteln.* Hippokrates, Stuttgart

Sport & Fitness

Buchhorn, Tomas/Winkler, Nina: *Das große GU-Laufbuch.* GRÄFE UND UNZER, München

Felsenberg, Dieter/Runge, Martin: *Sanfter Muskelaufbau.* Knaur, München

Freiwald, Jürgen: *Das neue Dehnen. Fakten, Legenden, Praxis.* Rowohlt Taschenbuch, Reinbeck

Hollmann, Wildor, u. a.: *Spiroergometrie. Kardiopulmonale Leistungsdiagnostik des Gesunden und Kranken.* Schattauer, Stuttgart

Hollmann, Wildor, u. a.: *Sportmedizin. Grundlagen für Arbeit, Training und Präventmedizin.* Schattauer, Stuttgart

Schmauderer, Achim: *Wirbelsäulen-Gymnastik. Die besten Übungen für einen starken Rücken.* GRÄFE UND UNZER, München

Schmidt, Matthias, u. a.: *Nordic Walking. Das ideale Training für den ganzen Körper.* GRÄFE UND UNZER, München

Tschirner, Thorsten: *Der BBP-Trainer. In sechs Wochen zur Superfigur.* GRÄFE UND UNZER, München

Sanfte Bewegung, Massage, Entspannung

Bleis, Carola: *Feldenkrais. Fit und beweglich auf sanfte Art.* BLV, München

Broome, Patrick/Bozic, Gabriela: *Yoga fürs Leben.* GRÄFE UND UNZER, München

Childre, Doc/Rozman, Deborah: *Verwandle deine Wut. Innere Ausgeglichenheit durch Herzintelligenz.* Herder, Freiburg

Johnen, Wilhelm: *Muskelentspannung nach Jacobson.* GRÄFE UND UNZER, München

Langen, Dietrich: *Autogenes Training.* GRÄFE UND UNZER, München

Mannschatz, Marie: *Meditation – Mehr Klarheit und innere Ruhe.* GRÄFE UND UNZER, München

Schutt, Karin: *Relax-Massagen.* GRÄFE UND UNZER, München

Storch, Maja, u. a.: *Embodiment. Die Wechselwirkung zwischen Körper und Psyche verstehen und nutzen.* Huber, Bern

 ZUM BESTELLEN

Vibrationstrainer, Trampolin & Co.

Einfach draufstellen – und Sie werden in Kurzzeit trainiert. 5 bis 10 Minuten täglich stählen Ihre Muskulatur, straffen das Bindegewebe und beugen Alterserscheinungen wie Arthrose und Osteoporose vor. Der Galileo Home plus arbeitet mit seitenalternierender Muskelstimulation und eignet sich auch gut für Menschen mit Rückenschmerzen. Sogar das Abnehmen fällt leicht: Die Vibrationen wirken besonders auf Bauch, Beine, Rücken und Po.

Galileo – Weltraummedizin für zu Hause

Im Galileo stecken 10 Jahre Forschungsarbeit (auch für die Weltraummedizin) und über 30 klinische Studien. Der Galileo Home plus (Seite 178) ist aktenkoffergroß, und die Vibrationsfrequenz lässt sich – wie bei den großen Trainingsgeräten von Spitzensportlern – variabel von 12 bis 27 Hz einstellen: von Entspannung und Lymphdrainage über leichtes bis hartes Muskeltraining. Gibt's bei fidolino.com mit Anleitung für 3 600 Euro (zzgl. Versand).

Das Fatburner-Mini-Trampolin

Muskel- und Ausdauertraining gleichzeitig: Das Fatburner-Trimilin wurde speziell für die Bedürfnisse übergewichtiger Menschen entwickelt. Die schwarze Sprungmatte mit höchster Elastizität und Lebensdauer garantiert optimalen Trainingseffekt. 20 Minuten auf dem Trampolin bringen genauso viel wie 30 Minuten Joggen. Das Mini-Trampolin passt mit 1,02 Meter Durchmesser in jedes Wohnzimmer und, wenn's sein muss, auch mal unters Bett. Für Rücken- und Gelenkgeplagte gibt es das Trimilin Swing, für Kinder und Leichtgewichte unter 75 Kilo das Trimilin »light« und für Platzsparer optional Klappbeine. Selbstverständlich sind alle Fatburner-Trimilins TÜV- und GS-geprüft. Von fidolino.com ab 167 Euro (zzgl. Versand).

Flexi-Bar & GLYX-Lampe und mehr

Bei fidolino.com finden Sie auch andere Produkte, die die Autorin Marion Grillparzer empfiehlt – für Gesundheit, Fitness, für ein leichteres oder einfach nur für ein schöneres Leben. Zum Beispiel den Flexi-Bar für das Muskeltiefentraining. Die GLYX-Lampe gegen Winterblues und Süßlust. Eine Körperfettwaage, die Ihr biologisches Alter verrät. Mit Dörrapparat, Flockenquetsche, Getreidemühle, Mixer und Wasserionisator ernten Sie täglich einen Schwung Vitalstoffe – genau das, was Ihr Körper braucht. Wer will, bekommt hier auch handsignierte Bücher der Autorin.

Alles kommt ganz bequem zu Ihnen nach Hause. Bestellung und Information unter:
www.fidolino.com
E-Mail: info@fidolino.com
Telefon: 0 81 21 / 47 88 16
Fax: 0 81 21 / 47 88 17

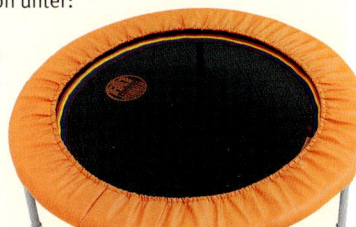

Wagner, Franz: *Reflexzonen-Massage*. GRÄFE UND UNZER, München

Zulley, Jürgen: *Mein Buch vom guten Schlaf*. Zabert Sandmann, München

Unterhaltsames

Bryson, Bill: *Eine kurze Geschichte von fast allem*. Goldmann, München

Scheurmann, Erich: *Der Papalagi. Die Reden des Südseehäuptlings Tuiavii aus Tiavea*. Lübbe, Bergisch Gladbach

Bücher von Marion Grillparzer

Erschienen im GRÄFE UND UNZER VERLAG, München:

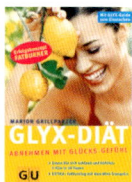

Die GLYX-Diät. Abnehmen mit Glücksgefühl

GLYX. Der 4-Wochen-Power-Plan

GLYX-Diät für Berufstätige

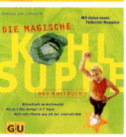

Das große GLYX-Kochbuch

GLYX-Diät-Kochbuch

GLYX-Backen

GLYX-Kompass

Meine GLYX-Zahlen

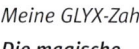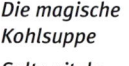

Die magische Kohlsuppe

Salto vitale. In 24 Stunden in ein neues Leben starten

Joker! 100 Ideen und Rezepte für mehr Lebenslust, Gesundheit & Fitness

Mini-Trampolin. Schlank und fit im Flug

Oh, Fido! Das Glück hat Pfoten, das Chaos auch

ZEITSCHRIFTEN

Psychologie heute

Gehirn & Geist

Natur & Heilen

Spektrum der Wissenschaft

Zeit Wissen

Geo

WEBSITES

Rund um das Thema Ernährung:

www.slowfood.de

www.foodwatch.de

Medizinische Infos:

www.aerztezeitung.de

www.gesundheitsinformation.de

www.laborlexikon.de

www.medizinfo.de

www.netdoktor.de

www.onmeda.de

www.surfmed.de

Aus der Welt der Wissenschaft:

www.wissenschaft-online.de

www.wissenschaft.de

www.g-o.de

Sonstiges:

www.darmkrebs.de – die Darmkrebs-seite der Felix Burda Stiftung

www.mamazone.de – Frauen und Forschung gegen Brustkrebs

www.therapeuten.de – hilft bei der Therapeutensuche

www.tickle.com – spannende Tests

www.umwelt-apotheker.de – Haaranalysen & Wohngiftanalyse

Websites von Marion Grillparzer:

www.mariongrillparzer.de

www.die-glyx-diaet.de – das Forum zum gemeinsamen Abnehmen

www.xunt.de – das Weblog

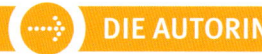

DIE AUTORIN

Marion Grillparzer

Jahrgang 1961, ist Diplom-Ökotrophologin und ausgebildete Journalistin. Sie lebt und arbeitet in München als freie Autorin.

Seit vielen Jahren führt sie Interviews mit internationalen Experten zu ihren Schwerpunktthemen Ernährung und Gesundheit. Aus ihrer langjährigen Zeitschriftenerfahrung entwickelte sie ein neues Ratgeberkonzept – mit bunten Elementen wie Interviews, Reportagen, Kommentaren, Geschichten von und über Menschen:

»Ich will nicht, dass die Leute einschlafen beim Lesen.«

Mit fröhlicher Feder übersetzt sie trockene Wissenschaft in spannende Lektüre und motiviert den Leser, etwas zu ändern in seinem Leben.

Ihr Motto: »Gesundheitsrezepte müssen einfach sein!«

Bei GU erschienen unter anderem ihre Bestseller »Fatburner. So einfach schmilzt das Fett weg«, »GLYX-Diät – Abnehmen mit Glücksgefühl«, »Die magische Kohlsuppe«, »Salto vitale« und »Joker!«.

Auf die Frage, warum ihre Bücher so erfolgreich sind, sagt sie:

»Ich mag den Menschen, und das liest man.«

Natürlich gesund

Beschwerden von Körper & Seele verstehen und ganzheitlich heilen

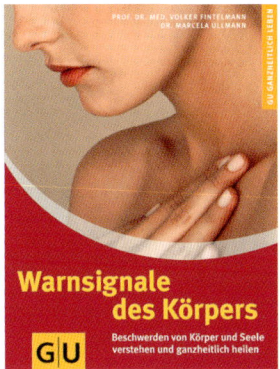

ISBN (10)   3-7742-6673-5
ISBN (13) 978-3-7742-6673-5
192 Seiten | 16,90 € [D]

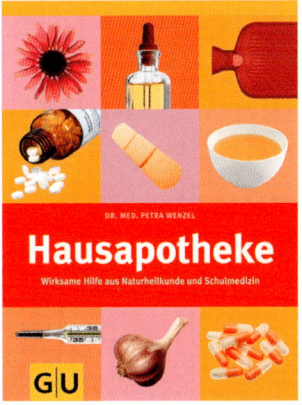

ISBN (10)   3-8338-0210-3
ISBN (13) 978-3-8338-0210-2
288 Seiten | 19,90 € [D]

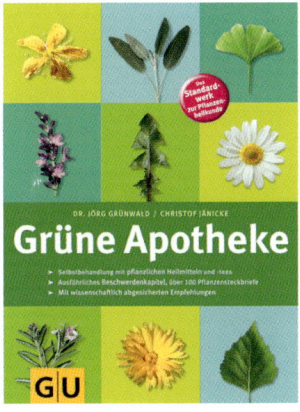

ISBN (10)   3-7742-6464-3
ISBN (13) 978-3-7742-6464-9
416 Seiten | 24,90 € [D]

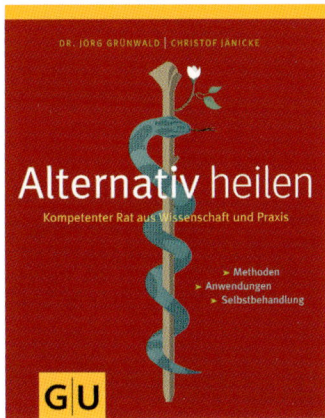

ISBN (10)   3-7742-8777-5
ISBN (13) 978-3-7742-8777-8
736 Seiten | 39,90 € [D]

Das zeichnet unsere Bücher aus:

Fundiert – von anerkannten Experten geschrieben

Praxisorientiert – für jeden Laien gut umsetzbar

Modern gestaltet – auch beim Durchblättern ein Genuss

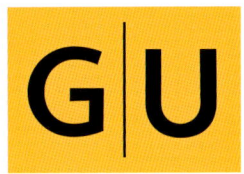

Willkommen im Leben.

Impressum

Programmleitung: Ulrich Ehrlenspiel
Redaktion: Reinhard Brendli
Lektorat: Felicitas Holdau
Fachliche Beratung: Dr. med. Arne Schäffler
Bildredaktion: Henrike Schechter

Layout: independent Medien-Design (Claudia Hautkappe)
Satz: Felicitas Holdau
Herstellung: Markus Plötz
Lithos: Fotolito Longo, Bozen
Druck u.Bindung: Printer, Trento

ISBN (10) 3-8338-0221-9
ISBN (13) 978-3-8338-0221-8

Auflage	5.	4.	3.	2.	1.
Jahr	2011	10	09	08	07

Fotos und Illustrationen

Arco Images: S. 83; Avenue Images: hintere Umschlagseite (li.), S. 3, 145, 204; Blend Images: S. 241; Corbis: S. 66, 91, 116, 134, 261, 267, 272, 305, 324, 358, 367; Digital Vision: S. 11, 18; The M. C. Escher Company: S. 85; Studio L'Evèque/Harry Bischof: S. 258; Dieter Felsenberg: S. 176; Herta Flor: S. 39; Florapress: S. 59; Focus/SPL: hintere Umschlagseite (2. v. li., 2. v. re.), S. 2, 4, 5, 13, 14, 23, 33, 38, 42, 60, 65, 74, 80, 87, 89, 93, 96, 100, 112, 120, 127, 128, 137, 138, 141, 150, 160, 177, 190, 195, 198, 207, 209, 213, 214, 222, 228, 232, 238, 244, 248, 250, 255, 264, 268, 274, 278, 283, 295, 296, 301, 310, 312, 316, 330, 335, 337, 343, 344, 348, 355, 357; Ingo Fro-böse: S. 234; Galileo: S. 178; Gaby Gerster: S. 7; Getty: vordere Umschlagseite, Buchrücken, S. 1, 17, 57, 68, 119, 157, 163, 225, 231, 289, 299, 320; Martina Görlach: S. 302; Marion Grillparzer: S. 171; Martin Grunwald: S. 70; Hanns Hatt: S. 110; Carl-Hermann Hempen: S. 309; Manfred Jahreiß: hintere Umschlagseite (re.), S. 189; Jump: S. 29, 131, 173, 192, 219, 227, 257; Jupiterimages/Corbis: S. 185, 186, 360; Christian Kieberl-Wigoschnig: S. 325; Werner Kieser: S. 146; Leonhard Lenz: S. 167, 237; Mauritius: S. 53; Medical art service, Ingrid Schobel: S. 20, 25, 34, 37, 46, 49, 77, 78, 98, 115, 125, 133, 140, 142, 143, 147, 152, 154, 158, 183, 194, 217, 242, 263, 276, 280, 285, 287, 290, 315, 328, 347, 352, 359; Medicalpicture: S. 197; Lennart Nilsson: S. 180; Okapia: S. 8, 41; Photodisc: S. 27; Picture Press: S. 221, 247; Tom Roch: S. 164; Stockbyte: S. 210; Stockdisk: S. 148; Stockfood: S. 103, 106, 293, 332, 341; Ulrich Strunz: S. 208; Superbild: S. 73, 123; M. Weber: S. 381; Wildlife: S. 174; Jürgen Zulley: S. 94

Wichtiger Hinweis

Die Gedanken, Methoden und Anregungen in diesem Buch stellen die Meinung beziehungsweise Erfahrung der Verfasserin dar. Sie wurden von der Autorin nach bestem Wissen erstellt und mit größtmöglicher Sorgfalt geprüft. Dennoch sind Sie selbst aufgefordert, in eigener Verantwortung zu entscheiden, ob und inwieweit Sie diese Vorschläge umsetzen können und möchten. Keinesfalls bieten diese jedoch Ersatz für eine kompetente Behandlung gesundheitlicher Störungen durch einen Arzt oder Therapeuten.
Weder Autorin noch Verlag können für eventuelle Nachteile oder Schäden, die aus den im Buch gegebenen praktischen Hinweisen resultieren, eine Haftung übernehmen.

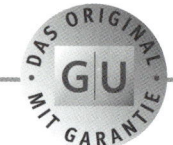

Umwelthinweis

Dieses Buch wurde auf chlorfrei gebleichtem Papier gedruckt. Um Rohstoffe zu sparen, haben wir auf Folienverpackung verzichtet.

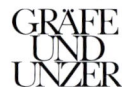

GRÄFE UND UNZER

Ein Unternehmen der
GANSKE VERLAGSGRUPPE